普通高等教育案例版系列教材

供临床、预防、基础、口腔、麻醉、影像、药学、检验、护理、法医等专业使用

医学微生物学

案例版

第3版

主　审　李　凡

主　编　黄　敏　张　佩

副主编　李咏梅　伦永志　王　丽　孙剑刚

编　者　（以姓氏笔画为序）

王　丽　（吉林大学）	王　岚　（沈阳医学院）
王　燕　（广东医科大学）	卢　颖　（锦州医科大学）
付玉荣　（潍坊医学院）	伦永志　（莆田学院）
汤　华　（天津医科大学）	孙文长　（大连医科大学）
孙剑刚　（湖北科技学院）	李咏梅　（北华大学）
张　伟　（大连医科大学）	张　佩　（锦州医科大学）
张轶博　（锦州医科大学）	钟民涛　（大连医科大学）
姚淑娟　（齐齐哈尔医学院）	黄　敏　（大连医科大学）

编写秘书　张　伟　（大连医科大学）

科学出版社

北　京

郑 重 声 明

为顺应教学改革潮流和改进现有的教学模式，适应目前高等医学院校的教育现状，提高医学教育质量，培养具有创新精神和创新能力的医学人才，科学出版社在充分调研的基础上，首创案例与教学内容相结合的编写形式，组织编写了国内首套案例版系列教材。案例教学在医学教育中，是培养高素质、创新型和实用型医学人才的有效途径。

案例版教材版权所有，其内容和引用案例的编写模式受法律保护，一切抄袭、模仿和盗版等侵权行为及不正当竞争行为，将被追究法律责任。

图书在版编目（CIP）数据

医学微生物学 / 黄敏，张佩主编 . —3 版 . —北京：科学出版社，2020.1
ISBN 978-7-03-063015-5

Ⅰ.①医… Ⅱ.①黄…②张… Ⅲ.①医学微生物学－医学院校－教材 Ⅳ.① R37

中国版本图书馆 CIP 数据核字（2019）第 245966 号

责任编辑：王　颖 / 责任校对：郭瑞芝
责任印制：霍　兵 / 封面设计：陈　敬

科学出版社 出版
北京东黄城根北街 16 号
邮政编码：100717
http://www.sciencep.com

北京汇瑞嘉合文化发展有限公司 印刷
科学出版社发行　各地新华书店经销
*

2007 年 2 月第 一 版　开本：850×1168　1/16
2020 年 1 月第 三 版　印张：20 1/2
2024 年 1 月第十七次印刷　字数：610 000

定价：**98.00 元**
（如有印装质量问题，我社负责调换）

前　言

为了培养 21 世纪创新型的医学人才，提高高等医学教育教学质量，加大教材建设和改革力度，根据教育部提出的深化教学改革精神，2018 年 6 月，科学出版社在北京组织召开了案例版系列教材第 3 版的主编会，制订了《医学微生物学》第 3 版修订编写的指导思想。

第 3 版教材在第 2 版教材的基础上，更加强调如何促进学生学习的主动性、互动性。特别是教材中案例的设计更加真实和标准化，可以提高学生的学习兴趣，通过案例题引导学生主动寻找问题的答案，使学生早接触医学、早接触临床。本书又是一部新型教材，是在纸质版基础上与数字相结合的融合教材，并有配套的《医学微生物学思维导图与复习考试指南》，更有利于培养学生自主学习的能力。

本书共设 38 章，131 幅插图。有别于其他教材的特点有：

1. 在绝大多数章均有真实案例和标准化案例分析融汇其中，有利于提高学生分析问题和解决问题的能力。

2. 在重点章节，设有针对重点和难点的数字内容，便于学生的深入学习（通过扫描封底二维码可获取）。

3. 在每章后，设有英文小结，有利于提高学生专业英语的阅读能力。

4. 在重点章后，增设"进一步阅读文献"，为学有余力的学生提供了进一步阅读资料，有利于学生的个性化培养。

在本书出版之际，首先感谢科学出版社领导和编辑对本书出版付出的心血！对参加本书编写的各位编委所付出的辛苦劳动表示深深的谢意！

在本书编写过程中，虽然各位编委都尽了最大的努力，但由于编写案例教材经验不足，加之时间和水平有限，难免存在不当之处，敬请使用和关心本书的广大师生和读者批评指正。

黄　敏

2019 年 1 月

目　　录

绪　　论

第一节　微生物与病原微生物

微生物（microorganism）是广泛存在于自然界中的一群肉眼不能直接看见，必须借助光学显微镜或电子显微镜放大数百倍、数千倍甚至数万倍才能观察到的微小生物的总称。它们具有体形微小、结构简单、繁殖迅速、种类繁多、容易变异及适应环境能力强等特点。

一、微生物的种类和分布

自然界存在的微生物至少有十万种以上，按其有无细胞结构、分化程度、化学组成等差异可分成三大类。微生物的种类及主要特性见绪表1。

绪表1　微生物的种类及主要特性

特征	非细胞型微生物	原核细胞型微生物	真核细胞型微生物
结构	非细胞	原核细胞	真核细胞
大小	最小，$0.02 \sim 0.3\mu m$	介于两者之间，$0.2 \sim 20\mu m$	最大，$5.0 \sim 30\mu m$
细胞壁	–	+/-	+
细胞器	–	+	高度发达
核酸	DNA 或 RNA	DNA+RNA	DNA+RNA
繁殖方式	复制	二分裂	无性 + 有性
人工培养基	–	+/-	+
抗生素敏感	–	+	+/-

1. 非细胞型微生物（acellular microbe）　没有典型的细胞结构，亦无产生能量的酶系统，由单一核酸（DNA 或 RNA）和蛋白质组成，只能在活细胞内增殖。病毒属于此类微生物。

2. 原核细胞型微生物（prokaryotic microbe）　细胞核分化程度低，只有 DNA 盘绕而成的拟核（nucleoid），没有核膜与核仁；细胞器不完善，只有核糖体，DNA 与 RNA 可同时存在。依据 16S rDNA 序列分析，这类微生物可分为古细菌（archaebacterium）和细菌（bacterium）。古细菌是一类细胞结构更原始，其 16S rRNA 与其他原核细胞型微生物和真核细胞型微生物截然不同，包括产甲烷菌（methanogen）、极端嗜盐菌（extreme halophile）和嗜热嗜酸菌（thermoacidophile）。目前尚未发现具有肯定致病性的古生菌。细菌种类繁多，包括细菌、螺旋体、支原体、立克次体、衣原体和放线菌等，后五类的结构和组成与细菌接近，故按照分类学的观点将它们列入广义的细菌的范畴。

3. 真核细胞型微生物（eukaryotic microbe）　细胞核的分化程度较高，有核膜、核仁和染色体；胞质内有完整的细胞器（如内质网、高尔基体及线粒体等）。真菌属于此类。

二、微生物与人类的关系

微生物在自然界中的分布极为广泛，空气、土壤、江河、湖泊、海洋等都有数量不等、种类不一的微生物存在。在人类和动、植物的体表及其与外界相通的腔道中也有多种微生物存在。

绝大多数微生物对人类和动、植物的生存是有益且必需的。只有一小部分微生物可引起人或动、植物的疾病。

自然界中氮、碳、硫等多种元素的循环是靠微生物的代谢活动进行的。例如，空气中的氮气只有依靠微生物的作用才能被植物吸收，土壤中的微生物能将动、植物蛋白质转化为无机含氮化合物，以供植物生长的需要，而植物又为人类和动物所利用。因此，没有微生物，植物就不能新陈代谢，而人类和动物也将无法生存。

在农业方面，人类广泛利用一些微生物的特性，开辟了以菌造肥、以菌催长、以菌防病、以菌治病等农业增产新途径。在工业方面，微生物在食品、制革、纺织、石油、化工、环保等领域的应用越来越广泛，特别是在医药工业方面，几乎所有的抗生素都是微生物的代谢产物。另外，还可利用微生物来生产维生素、辅酶等药物。

即使是许多寄生在人类和动物腔道中的微生物，在正常情况下也是无害的，而且有的还具有拮抗外来菌的侵袭和定居，以及提供人类必需的营养物质（如多种维生素和氨基酸等）的作用。部分微生物能引起人类或动、植物的病害，这些具有致病性的微生物称为病原微生物（pathogenic microbe），它们可引起人类的伤寒、痢疾、结核、肝炎、艾滋病（AIDS）、禽流感等。有些微生物能使工农业产品和生活用品腐蚀和霉烂等。有些微生物在正常情况下不致病，而在特定条件下可引起疾病，称为条件致病性微生物（conditioned pathogen）。

第二节　医学微生物学及其发展简史

微生物学（microbiology）是生物学的一个分支，主要研究微生物的基本结构、代谢、遗传变异及其与人类、动物、植物、自然界的相互关系。随着研究范围的日益扩大和深入，微生物学又逐渐形成了许多分支学科，着重研究微生物学基本问题的有普通微生物学、微生物分类学、微生物生理学、微生物生态学、微生物遗传学、分子微生物学等。按研究对象可分为细菌学、真菌学、病毒学等。按研究和应用领域可分为农业微生物学、工业微生物学、医学微生物学、兽医微生物学、食品微生物学、海洋微生物学、土壤微生物学等。

医学微生物学（medical microbiology）主要研究与人类疾病有关的病原微生物的生物学性状、致病与免疫机制、特异性诊断及防治措施等，以控制和消灭感染性疾病以及与之有关的免疫损伤等，达到保障和提高人类健康水平的目的，是基础医学的一门重要学科。掌握了医学微生物学的基础理论、基本知识和基本技能，可为学习基础医学及临床医学各科的感染性疾病、超敏反应性疾病等打下基础，运用所学知识控制和消灭感染性疾病，为保障人民健康服务。

医学微生物学是人类在探讨传染性疾病的病因、流行规律及防治措施的过程中，通过长期反复实践、认识，并随着科学的进步逐渐发展和完善起来的科学。医学微生物学的发展过程大致可分为三个时期。

一、微生物学的经验时期

古代人类虽未观察到具体的微生物，但早已将微生物知识用于工农业生产和传染病病因推论及疾病防治中。民间应用盐腌、糖渍、烟熏、风干等方法保存食物，实际上是防止微生物生长繁殖导致食物腐烂变质的有效措施。北宋末年（11世纪初）刘真人就曾提出肺痨病是由小虫引起的。意大利Fracastoro（1483～1553）认为传染病的传播有直接、间接和通过空气传染等数种途径。乾隆年间（18世纪）师道南在《天愚集》鼠死行篇中生动描述了当时鼠疫猖獗流行的景况，同时正确地指出了鼠疫的流行环节。

在预防医学方面，明朝隆庆年间（1567～1572）我国开创了用人痘接种预防天花的方法，并先后传至俄国、朝鲜、日本、土耳其、英国等国家。人痘接种预防天花是我国对预防医学的一大贡献。

二、实验微生物学时期

最早发现微生物的是荷兰人列文虎克（Antonie van Leeuwenhoek，1632～1723），他于1674年用自制的原始显微镜，从雨水、牙垢、粪便等标本中第一次观察并描述了各种形态的微生物，为微生物的存在提供了有力证据，也为微生物形态学的建立奠定了基础。此后，法国科学家巴斯德（Louis Pasteur，1822～1895）用实验证明了有机物质的发酵与腐败是由微生物所引起的，而酒类变质是

笔记栏

因为污染了杂菌。他创用加温处理以防酒类变质的消毒法，就是至今仍沿用于酒类和乳类的巴氏消毒法。巴斯德的研究开创了微生物的生理学时代。人们认识到不同微生物间不仅有形态学上的差异，在生理学特性上亦有所不同，进一步肯定了微生物在自然界中所起的重要作用。在巴斯德的影响下，英国外科医生李斯德（Joseph Lister，1827～1912）创用石炭酸喷洒手术室和煮沸手术用具，为防腐、消毒以及无菌操作打下了基础。微生物学的另一位奠基人是德国学者科赫（Robert Koch，1843～1910），他创用固体培养基，将细菌从环境或患者排泄物等标本中分离成单一菌落，以便于对各种细菌分别进行研究，同时创用了染色方法和实验性动物感染，为发现各种传染病的病原体提供了实验手段。1884年他提出了确定病原微生物的标准，即著名的科赫法则（Koch's rule）。该法则在当时对鉴定病原菌起到了重要的指导作用，也奠定了研究微生物致病性的基础。在19世纪的最后20年中，大多数细菌性传染病的病原体由科赫和在他带动下的一大批学者发现并成功分离培养，如炭疽芽胞杆菌、伤寒沙门菌、结核分枝杆菌、霍乱弧菌、白喉棒状杆菌、葡萄球菌、鼠疫耶尔森菌、肉毒梭菌等。1892年俄国学者伊凡诺夫斯基（Ивановский）发现了第一种病毒即烟草花叶病毒，开创了人类对病毒的认识。1901年美国学者Walter-Reed首先分离出对人类致病的黄热病毒。之后人们又相继分离出了人类和动、植物的许多病毒。

随着病原微生物学的发展，人们也在不断探索防治传染性疾病的方法。18世纪末，英国医生琴纳（Edward Jenner，1749～1823）创用牛痘预防天花，是近代抗感染免疫的开端。随后巴斯德成功研制出鸡霍乱、炭疽和狂犬病疫苗；1891年德国学者Behring用含白喉抗毒素的动物免疫血清成功治愈一名白喉患儿，推动了预防医学和抗感染免疫的发展。

在研制抗病原菌的药物方面，1910年德国化学家欧立希（Paul Ehrlich）首先合成治疗梅毒的砷剂，开创了微生物传染性疾病的化学治疗途径。之后又有一系列磺胺药被相继合成，在治疗传染性疾病中得到了广泛应用。1929年英国细菌学家弗莱明（Alexander Fleming）发现青霉产生的青霉素能抑制金黄色葡萄球菌的生长，1940年弗洛瑞（H.W. Florey）等将青霉培养液加以提纯，获得了青霉素纯品，并将其用于治疗感染性疾病，取得了惊人的效果。青霉素的发现和应用极大地鼓舞了微生物学家，随后链霉素、氯霉素、金霉素、土霉素、四环素、红霉素等抗生素不断被发现并广泛应用于临床，为人类健康作出了重大贡献。

三、现代微生物学时期

近几十年来，生物化学、遗传学、细胞生物学、分子生物学等学科的发展，以及电子显微镜、免疫学技术、单克隆抗体技术、分子生物学技术的进步，促进了医学微生物学的发展。人们相继发现了一些新的病原微生物，如军团菌、幽门螺杆菌、弯曲菌、埃博拉病毒、人类免疫缺陷病毒、SARS冠状病毒、高致病性禽流感病毒（H5N1）、新型流感病毒（H1N1）等，以及一种只含蛋白质、无核酸组分的传染性蛋白因子，称为朊粒（prion）（绪表2）。

人类基因组计划启动之后，病原微生物基因组的研究取得了重要成果，已完成多种微生物全基因组测序，其中包括与人类有关的近百种病毒和200多种细菌，如流感嗜血杆菌、结核分枝杆菌、幽门螺杆菌等。这些研究将对微生物致病性的探讨、病原体的诊断及防治措施的改进或更新等产生深刻的影响。例如，利用转基因动物、基因剔除动物研究微生物致病机制；聚合酶链反应（PCR）、DNA芯片技术在感染性疾病诊断上的运用；通过对全基因组序列分析，选择药物作用的新靶点、预测病原体保护性抗原、开发抗微生物新药和新疫苗等。此外，微生物基因组学的成就还将很快体现在微生物产业中，通过构建更多高效的基因工程菌，可以生产出各种外源基因表达的产物。

新型疫苗的研制进展也很快，从过去的死菌苗，经历了减毒活疫苗、亚单位疫苗、基因工程疫苗，到1993年Ulmer等开创的核酸疫苗，被誉为疫苗学的新纪元。近十几年来，病原微生物检验方法发展很快。免疫荧光、放射性核素和酶联三大标记技术，为临床微生物学检验的快速、微量和自动化发展奠定了基础。多种抗生素的发现对细菌性感染的防治起着极大的作用。对老药的修饰改造和新抗菌药物的研制，在很大程度上改善了耐药菌株给治疗带来的困难。

在医学微生物学及其相关学科的发展中，全球有近60位科学家因作出突出贡献而荣获诺贝尔奖，我国学者也作出了重大贡献。20世纪40年代，我国学者黄祯祥发现并首创了病毒体外培养技术，为现代病毒学奠定了基础。1955年我国第一代病毒学家汤飞凡首次发现了沙眼衣原体，是世界上发现重要病原体的第一个中国人。病毒学家朱既明在国际上首次将流感病毒裂解为亚单位，提出了流感病毒结构图像，为研究亚单位疫苗提供了原理和方法。我国在病原微生物研究和预防医学方面也取得了重大成就，有关流行性出血热的病因、EB 病毒和鼻咽癌的发病机制、肝炎病毒及 SARS 冠状病毒的研究已进入世界前列。

虽然人类在医学微生物学领域及控制传染病方面已取得巨大成就，但距离控制和消灭传染病的目标还有很大差距。目前由病原微生物引起的多种传染病仍严重威胁着人类的健康。新病原体的不断出现造成新现（emerging）传染病；原流行的病原体因变异、耐药等原因重新流行，导致再现（re-emerging）传染病。至今仍有一些传染病的病原体尚未被完全认识，某些疾病还缺乏有效的防治方法。因此，医学微生物学今后要继续加强以下方面的研究。

（1）加强传染性疾病和感染性疾病的病原学研究，及时发现新的病原体及其变异情况，为及时诊治疾病提供病原学依据。

（2）加强对病原微生物的生物学性状及致病机制的研究，为开发新的抗微生物新药提供理论基础。

（3）加强抗感染免疫的研究，研制更多的免疫原性好、副作用小的新型疫苗，以提高防治效果。

（4）建立特异的快速、早期诊断方法，为临床和流行病学诊断提供依据。

随着社会的进步和医学的发展，我们相信大部分传染病将被控制在较低的发病率，少数传染病将被消灭。但微生物将永远伴随人类而存在，新的病原微生物还将不断出现，人类同传染病的斗争永远也不会停止。因此，医学微生物学工作者任重而道远，要为保障人民健康，提高民族素质作出更大的贡献。

绪表2　1973年以来发现的重要病原微生物

病原微生物	所致疾病	发现年代
轮状病毒（rotavirus）	婴儿腹泻	1973
细小病毒 B19（parvovirus）	慢性溶血性贫血	1975
埃博拉病毒（Ebola virus）	出血热	1977
嗜肺军团菌（*Legionella pneumophila*）	军团菌病	1977
空肠弯曲菌（*Campylobacter jejuni*）	肠炎	1977
汉坦病毒（Hantaan virus）	肾综合征出血热（HFRS）	1978
嗜人 T 淋巴细胞白血病毒（human T lymphotropic virus）Ⅰ型（HTLV-Ⅰ）	成人 T 细胞白血病	1980
大肠埃希氏菌 O157（*Escherichia coli* O157）	肠出血性综合征	1982
嗜人 T 淋巴细胞白血病毒Ⅱ型（HTLV-Ⅱ）	毛细胞白血病	1982
伯氏疏螺旋体（*Borrelia burgdorferi*）	莱姆病	1982
人类免疫缺陷病毒（human immunodeficiency virus，HIV）	艾滋病（AIDS）	1983
肺炎衣原体（*Chlamydia pneumoniae*）	衣原体肺炎	1983
幽门螺杆菌（*Helicobacter pylori*）	胃炎	1983
朊粒（prion）	克 - 雅病变种（疯牛病）	1986
人疱疹病毒 -6 型（human herpesvirus 6，HHV-6）	幼儿急诊	1986
戊型肝炎病毒（hepatitis E virus）	戊型肝炎	1988
丙型肝炎病毒（hepatitis C virus）	丙型肝炎	1989
霍乱弧菌 O139（*Vibrio cholerae* O139）	流行性霍乱	1992

病原微生物	所致疾病	发现年代
汉赛巴尔通体（Bartonella henselae）	猫抓病	1992
辛诺柏病毒（Sin Nombre virus）	呼吸窘迫综合征	1993
人疱疹病毒-8 型（HHV-8）	卡波西肉瘤	1994
Sabia 病毒	巴西出血热	1994
庚型肝炎病毒（hepatitis G virus）	庚型肝炎	1995
西尼罗病毒（West Nile virus，WNV）	西尼罗热	1999
尼派病毒（Nipah virus）	病毒性脑炎	1999
SARS 冠状病毒（SARS coronavirus）	严重急性呼吸综合征（SARS）	2003
高致病性禽流感病毒（H5N1）	人感染高致病性禽流感	2004
变异猪链球菌	猪链球菌病	2006
新甲型 H1N1 流感病毒	甲型 H1N1 流感	2009
发热伴血小板减少综合征布尼亚病毒	发热伴血小板减少综合征	2009
中东呼吸综合征冠状病毒（MERS coronavirus）	中东呼吸综合征（MERS）	2012
H7N9 禽流感病毒	H7N9 禽流感	2013

（黄　敏　张　佩）

第一篇 细 菌 学

第一章 细菌的形态与结构

细菌（bacterium）是属于原核生物界的单细胞微生物。本章讨论的是狭义范畴的细菌，其特点是体积微小，结构简单，无核膜、核仁及典型的细胞核，不进行有丝分裂，缺少核糖体（核蛋白体）以外的细胞器。细菌分布广泛、数量和种类繁多，与人类健康与疾病密切相关。因此，掌握和了解细菌的形态与结构对于鉴别细菌、诊断疾病和防治细菌感染性疾病等，具有重要的理论和实践意义。

第一节 细菌的大小与形态

细菌具有相对恒定的形态与结构，而且细菌的结构与其生理活动、抵抗力、致病性和免疫性有着密切的关系。

一、细菌的大小

细菌个体微小，须经显微镜放大数百倍至上千倍方能看到。一般以微米（micrometer，μm；1μm = 1/1000mm）作为测量其大小的单位。各种细菌大小不一，同种细菌也可因环境影响和菌龄的不同而有差异。

二、细菌的形态

细菌是无色半透明的，只有经过染色后才能清楚地观察到细菌的轮廓及其结构。在细菌学中，经典的染色方法是革兰氏染色法（Gram stain）。经此法染色后，可将细菌分成革兰氏阳性（G⁺）菌和革兰氏阴性（G⁻）菌两大类。依据细菌的外形可分成球菌、杆菌和螺形菌三大类。

（一）球菌

多数球菌（coccus）的直径在 0.8 ～ 1.2μm，外观呈球形或近似球形。由于细菌繁殖时细胞分裂平面不同，以及分裂后菌体间相互黏附程度不一，可以形成不同的排列方式。据此可将球菌分为双球菌、链球菌和葡萄球菌等（图 1-1）。

图 1-1 细菌形态模式图

1. 双球菌（diplococcus）　细菌在一个平面上分裂，分裂后两个菌体成双排列，如脑膜炎奈瑟菌、肺炎链球菌等。

2. 链球菌（streptococcus）　细菌在一个平面上分裂，分裂后多个菌体粘连，呈链状排列，如溶血性链球菌。

3. 四联球菌（tetrads）　细菌在两个垂直的平面上分裂，分裂后四个菌体黏附在一起呈正方形，如四联加夫基菌。

4. 八叠球菌（sarcina）　细菌在三个相互垂直的平面上分裂，分裂后八个菌体重叠在一起，如藤黄八叠球菌。

5. 葡萄球菌（staphylococcus）　细菌在多个不规则的平面上分裂，分裂后多个菌体杂乱无章地堆积成葡萄串状，如金黄色葡萄球菌。

各类球菌在标本或培养物中除上述的典型排列方式外，还可有分散的单个菌体存在。

（二）杆菌

不同杆菌（bacillus）的大小、长短、粗细和弯曲度差异较大。大杆菌如炭疽芽胞杆菌长 3～10μm，宽 1.0～1.5μm；中等大小的杆菌如大肠埃希氏菌长 2～3μm，宽 0.5～0.7μm；小杆菌如流感嗜血杆菌长仅有 0.3～1.4μm，宽 0.5～0.7μm。杆菌中同一种细菌的粗细相对稳定，而长短常因环境条件不同而有变化。杆菌多数外形呈杆状。杆菌菌体两端多数为钝圆，少数为平齐（如炭疽芽胞杆菌）、两端尖细（如梭杆菌）或末端膨大成棒状（如白喉棒状杆菌）。有些杆菌菌体短小，近似椭圆形，称为球杆菌（coccobacillus），如大肠埃希氏菌；有的杆菌呈分枝生长趋势，称为分枝杆菌（mycobacterium）；有的末端常呈分叉状，称为双歧杆菌（bifidobacterium）。多数杆菌分裂后分散无特殊排列，少数呈链状、分枝状、八字形或栅栏状排列（图1-1）。

（三）螺形菌

螺形菌（spiral bacterium）菌体弯曲或扭转，根据菌体的弯曲数量可分为两类。

1. 弧菌（vibrio）　菌体长 2～3μm，只有一个弯曲，呈弧形或逗点状，如霍乱弧菌。

2. 螺菌（spirillum）　菌体较长，3～6μm，有多个弯曲，如鼠咬热螺菌。

也有的菌体细长弯曲呈弧形或螺旋形，称为螺杆菌（helicobacter），如幽门螺杆菌（图1-1）。

上述各种典型形态是细菌在幼龄和适宜条件下所表现出的固定状态。一般细菌在适宜的生长条件下培养 8～18 小时后形态比较典型。当环境条件改变或菌龄长时常出现梨形、气球形和丝形等不规则形，称为衰退型（involution form）。因此，观察细菌的大小和形态时，宜选择其最适生长繁殖条件下的对数生长期。

第二节　细菌的结构

案例 1-1
　　完整的细菌细胞结构对维持细菌致病性能及代谢活动具有重要的作用，当细菌受到物理、化学、生物因素影响时，细菌的某些基本结构（如细胞壁）和特殊结构（如荚膜）会受到影响而形成细胞壁缺陷型和无荚膜细菌，从而影响细菌致病能力和实验室检验。
思考题：
　　1. 细菌细胞壁缺陷型（L 型细菌）的形成条件有哪些？有何特点？
　　2. 细菌特殊结构与其致病作用相关性如何？

随着细菌染色技术的改进和电子显微镜及超薄切片技术的应用，人们对于细菌细胞的结构和功能有了比较清楚的了解。各种细菌都具有的结构称为细菌的基本结构，由外向内依次为细胞壁、细胞膜、细胞质和核质（图1-2）；仅某些细菌在一定条件下所具有的结构称为细菌的特殊结构，如荚膜、鞭毛、菌毛和芽胞。

图 1-2　细菌细胞结构模式图

糖萼
菌毛
染色体
细胞膜
细胞壁
性菌毛
核糖体
中介体
颗粒
鞭毛

一、细菌的基本结构

细菌的基本结构包括细胞壁、细胞膜、细胞质和核质。

（一）细胞壁

细胞壁（cell wall）位于细菌细胞最外层，紧贴细胞膜之外，坚韧而有弹性，因其折光性强在普通光学显微镜下不易看到，可通过膜壁分离法、特殊染色法及电子显微镜等进行观察。其厚度因菌种不同而异，平均为 15～30nm，占菌体干重的 10%～25%。

1.共同化学组分　细菌细胞壁的化学组成较复杂，而且革兰氏阳性菌和革兰氏阴性菌也不完全相同。其共同的主要成分是肽聚糖（peptidoglycan），又称黏肽（mucopeptide）、糖肽（glycopeptide）或胞壁质（murein），而且肽聚糖是原核生物细胞所特有的物质。革兰氏阳性菌的肽聚糖由聚糖骨架（carbohydrate backbone）、四肽侧链（tetrapeptide side chain）和五肽交联桥（pentapeptide cross bridge）三部分组成，革兰氏阴性菌的肽聚糖由聚糖骨架和四肽侧链两部分组成（图 1-3）。

图 1-3　细菌细胞壁肽聚糖结构模式图

各种细菌细胞壁的肽聚糖骨架均相同，是由 N- 乙酰葡萄糖胺（N-acetylglucosamine，G）和 N- 乙酰胞壁酸（N-acetylmuramic acid，M）经 β-1,4 糖苷键连接，交替排列形成。但四肽侧链的组成及其联结方式随菌种而异。如金黄色葡萄球菌（G^+）细胞壁四肽侧链的氨基酸依次为 L- 丙氨酸、D- 谷氨酸（或 D- 异谷氨酰胺）、L- 赖氨酸、D- 丙氨酸。第三位的 L- 赖氨酸通过一个由 5 个甘氨酸组成的交联桥连接于相邻聚糖骨架上四肽侧链第四位的 D- 丙氨酸上，构成机械强度十分坚韧的三维立体框架结构；而在大肠埃希氏菌（G^-）的四肽侧链中，第三位的氨基酸为二氨基庚二酸（diaminopimelic acid，DAP），因无五肽交联桥，其中多数侧链呈游离状态，只有部分由 DAP 与相邻四肽侧链第四位的 D- 丙氨酸直接连接，形成二维结构，为单层平面较疏松的网络，不如金黄色葡萄球菌的肽聚糖坚固（图 1-4）。其他细菌的四肽侧链中第三位氨基酸变化最大，多数革兰氏阴性菌为 DAP，而革兰氏阳性菌或为 DAP、L- 赖氨酸或其他 L- 氨基酸。

案例 1-1 提示：
　　细胞壁肽聚糖合成环节可被环境因素所破坏或抑制。

图 1-4 革兰氏阳性菌和革兰氏阴性菌细胞壁结构模式图

肽聚糖是保证细菌细胞壁机械强度十分坚韧的化学成分，凡能破坏肽聚糖结构或抑制其合成的物质，均能损伤细胞壁而使细菌变形或裂解。例如，溶菌酶（lysozyme）能切断 N- 乙酰葡萄糖胺和 N- 乙酰胞壁酸之间的 β-1,4 糖苷键的分子连接，破坏聚糖骨架，引起细菌裂解。噬菌体的某些产物如 N- 乙酰葡萄糖胺酶和 N- 乙酰胞壁酸酶亦能降解肽聚糖的成分而溶解细胞壁。青霉素能干扰甘氨酸交联桥与四肽侧链上 D- 丙氨酸之间的连接，使细菌不能合成完整的细胞壁，亦可导致细菌死亡。人与动物细胞无细胞壁，亦无肽聚糖结构，故溶菌酶和青霉素对人体细胞均无毒性作用。除肽聚糖这一基本成分外，革兰氏阳性菌和革兰氏阴性菌的细胞壁还各有其特殊的结构和组分。

2.革兰氏阳性菌细胞壁特有组分 大多数革兰氏阳性菌细胞壁中含有大量的磷壁酸（teichoic acid），少数是磷壁醛酸，是革兰氏阳性菌细胞壁特有的成分，约占细胞壁干重的50%。磷壁酸是由核糖醇（ribitol）或甘油残基（glycerol residue）经磷酸二酯键（phosphodiester linkage）互相连接而成的多聚物，穿插于肽聚糖层中。磷壁醛酸与磷壁酸相似，只是其结构中以糖醛酸代替磷酸。

磷壁酸分壁磷壁酸和脂（膜）磷壁酸两种，前者与细胞壁中肽聚糖的 N- 乙酰胞壁酸连接，后者与细胞膜连接，两者的另一端均游离伸展在细胞壁之外。磷壁酸还可作为噬菌体的特异性吸附受体。另外，某些细菌（如 A 群链球菌）表面的磷壁酸与胞壁的其他成分协同，能黏附在人体表面，与细菌的致病性有关。磷壁酸抗原性很强，是革兰氏阳性菌的重要表面抗原，与血清学分型有关（图 1-5）。

图 1-5 革兰氏阳性菌细胞壁特有组分结构模式图

某些革兰氏阳性细菌细胞壁表面还有一些特殊的表面蛋白。例如，A 群链球菌的 M 蛋白和金黄色葡萄球菌的 A 蛋白（staphylococcal protein A，SPA）等与致病性和抗原性有关。

3.革兰氏阴性菌细胞壁特有组分 外膜（outer membrane）是革兰氏阴性菌特有的组分，位于细胞壁肽聚糖层的外侧，由内向外依次包括脂蛋白、脂质双层、脂多糖三部分（图 1-6）。整个外膜结构较厚，约占革兰氏阴性菌细胞壁干重的80%。

（1）脂蛋白（lipoprotein）：由脂质和蛋白质构成，其脂质部分非共价连接于外膜脂质双层的磷脂上，蛋白部分连接在肽聚糖侧链的DAP上，使外膜与肽聚糖层构成一个整体。

图 1-6 革兰氏阴性菌细胞壁特有组分结构模式图

（2）脂质双层（lipid bilayer）：是革兰氏阴性菌细胞壁的主要结构，其结构类似细胞膜，为液态的脂质双层，中间镶嵌有一些特殊的蛋白质，称为外膜蛋白（outer membrane protein，OMP）。有的 OMP 可作为噬菌体和性菌毛的受体；有的参与特殊物质的扩散过程；有的为孔蛋白如大肠埃希氏菌的 OmpF、OmpC，允许水溶性分子通过；某些细菌的 OMP 还与致病性有关。其功能除进行细胞内外的物质交换外，还能阻止多种大分子物质和青霉素、溶菌酶等进入细胞。所以革兰氏阴性菌对溶菌酶、青霉素以及去污剂和碱性染料等比革兰氏阳性菌有较大的抵抗力。

（3）脂多糖（lipopolysaccharide，LPS）：是革兰氏阴性菌的内毒素，借疏水键与外膜相连。由脂质 A、核心多糖和特异多糖三种成分组成（图 1-7）。

图 1-7　革兰氏阴性菌脂多糖模式图

1）脂质 A（lipid A）：是细菌内毒素的毒性部分和主要成分，与细菌致病性有关。为一种糖磷脂，由 D- 氨基葡糖双糖通过 β-1,6- 糖苷键连接形成基本骨架，双糖骨架的游离羟基和氨基可携带多种长链脂肪酸和磷酸基团。各种革兰氏阴性菌脂质 A 骨架基本一致，其主要差别在于脂肪酸的种类和磷酸基团的不同，因此其毒性和生物活性无种属特异性。

2）核心多糖（core polysaccharide）：位于脂质 A 的外层，由己糖（葡萄糖、半乳糖等）、庚糖、2- 酮基 -3- 脱氧辛酸（2-keto-3-deoxyoctonic acid，KDO）、磷酸乙醇胺等组成，经 KDO 与脂质 A 共价连接。具有属特异性，同一属细菌的核心多糖相同。

3）特异多糖（specific polysaccharide）：位于脂多糖的最外层，是由数个至数十个低聚糖（3 ～ 5 个单糖）重复单位所构成的多糖链。为革兰氏阴性菌的菌体抗原（O 抗原），具有种特异性。不同种别的革兰氏阴性菌，其特异多糖的种类和排列顺序不同，决定了细菌抗原的特异性。如果细菌特异多糖有缺损，则细菌菌落由光滑（smooth，S）型转变为粗糙（rough，R）型。

少数革兰氏阴性菌如流感嗜血杆菌、脑膜炎奈瑟菌等的 LPS 结构不典型，其外膜糖脂含有短链分枝状聚糖组分，称为脂寡糖（lipooligosaccharide，LOS）。LOS 与哺乳动物细胞膜的鞘糖脂成分非常相似，可使上述细菌逃避宿主免疫细胞的识别。因此，LOS 作为重要的毒力因子受到了广泛关注。

此外，在革兰氏阴性菌细胞膜和外膜的脂质双层之间有一空隙，占细胞体积的 20% ～ 40%，称为周质间隙（periplasmic space）。该间隙含有多种蛋白酶、解毒酶、核酸酶及特殊结合蛋白，在细菌获得营养、解除有害物质毒性等方面具有重要作用。

革兰氏阳性菌和革兰氏阴性菌细胞壁结构与成分的比较见表 1-1。

表1-1　革兰氏阳性菌与革兰氏阴性菌细胞壁结构与成分的比较

细胞壁	革兰氏阳性菌	革兰氏阴性菌
强度	较坚韧	较疏松
厚度	20 ～ 80nm	10 ～ 15nm
肽聚糖层数	可多达 50 层	1 ～ 2 层
肽聚糖含量	占细胞壁干重的 50% ～ 80%	占细胞壁干重的 5% ～ 20%
糖类含量	约 45%	15% ～ 20%
脂类含量	1% ～ 4%	11% ～ 22%
磷壁酸	+	-
外膜	-	+

4. 细胞壁的功能　细胞壁坚韧而有弹性，其主要功能有以下方面。

（1）维持菌体固有的外形：保护细胞不受菌内高渗透压的破坏。

（2）抵抗环境中的低渗作用：可抵御某些理化因素的侵害，起到屏障作用。

（3）参与菌体内外物质的交换：细胞壁上的微孔可容许水及直径小于 1nm 的物质自由通过，而阻留大分子物质；细胞壁上特有的转运蛋白参与物质转运，故细菌细胞壁可与细胞膜共同完成细菌细胞内外物质的交换。

（4）决定细菌的抗原性：细胞壁上带有多种抗原决定簇，可以诱发机体的免疫应答。如革兰氏阳性菌的磷壁酸是重要的表面抗原，与血清型分类有关。

（5）与致病性有关：革兰氏阴性菌细胞壁上的脂多糖具有内毒素作用，如使机体发热、引发白细胞反应等。LPS 也可增强机体非特异性抵抗力，并有抗肿瘤等有益作用。此外，细胞壁还参与细菌细胞分裂。乙型溶血性链球菌表面的 M 蛋白与脂磷壁酸结合在细胞表面形成微纤维而介导菌体与宿主细胞的黏附，是其致病因素之一。

（6）与耐药性有关：L 型细菌可使作用于细胞壁的抗菌药物失效；革兰氏阴性菌外膜通透性及主动外排作用已成为细菌重要的耐药机制。

> **案例 1-1 提示：**
>
> 　　L 型细菌分布非常广泛，凡有细菌的地方皆有 L 型细菌存在，其返祖成为原菌株后具有致病性，某些 L 型细菌本身也能致病，尤其易形成一些慢性感染。致病特征为间质性炎症，与病毒、支原体等无壁微生物引起的感染相似，实验室检查时从培养特征上应注意与支原体相区别。

5. 细菌细胞壁缺陷型（细菌 L 型）　细胞壁是保持细菌完整并使其具有一定形态的重要结构。在某种情况下（如受溶菌酶或青霉素作用）肽聚糖结构可遭破坏，或其合成受到抑制。当细菌细胞壁受损后，细菌并不一定死亡而是成为细胞壁缺陷的细菌，称为 L 型细菌（L forms of bacteria, or L-formed bacteria）。因其最早在 Lister 研究院发现，故取其第一个字母"L"命名。L 型细菌缺乏完整的细胞壁，不能维持其固有的形态，呈现高度多形性。革兰氏阳性菌形成的 L 型细菌细胞壁几乎完全缺失，原生质仅被一层细胞膜包绕，称为原生质体（protoplast）。原生质体在低渗的环境中，很容易胀裂死亡，但在高渗环境中仍可生存。革兰氏阴性菌形成 L 型时，由于有外膜保护，故对低渗环境仍有一定的抵抗力，称为原生质球（spheroplast）。L 型细菌形态多样，染色不易着色或着色不均，但无论其原菌为革兰氏阳性菌还是革兰氏阴性菌，形成 L 型后大多染成革兰氏阴性。L 型细菌难以培养，需在高渗（补充 30～50g/L NaCl、100～200g/L 蔗糖或 70g/L 聚乙烯吡咯烷酮等）低琼脂（8～10g/L）含血清（10%～20% 人或马血清）的培养基中才能缓慢生长，2～7 天后形成中间厚四周薄的"油煎蛋"状细小菌落，有的 L 型细菌则形成颗粒状菌落或丝状菌落。L 型细菌在液体培养基中生长后呈较疏松的絮状颗粒，沉于管底，培养液则澄清。去除诱变因素后，L 型细菌可回复为原菌。

L 型细菌仍有一定的致病能力，通常引起慢性感染，在临床上可引起尿路感染、骨髓炎、心内膜炎等，但常规细菌学检查结果常呈阴性。因此，当临床上遇有症状明显而标本培养为阴性者，应考虑 L 型细菌感染的可能性。L 型细菌所致疾病不宜继续使用抑制细胞壁合成的抗生素药物来治疗。

（二）细胞膜

细胞膜（cell membrane）又称胞浆膜（cytoplasmic membrane），是一层位于细胞壁内侧、紧密包绕着细胞质的半渗透性生物膜，厚约 7.5nm，占细胞干重的 10%～30%。柔韧致密，富有弹性。

1. 基本结构与化学组成

（1）基本结构：细菌细胞膜的结构与真核细胞基本相同，是由脂质双层夹着可移动的蛋白质构成（图 1-8）。脂质双层大多为磷脂，其亲水性极性基团（磷酸、甘油等）朝向膜的两侧，疏水性的非极性基团（脂肪酸）则朝向膜内。蛋白质有多种，多数为有特殊作用的酶类和载体蛋白。

（2）化学组成：细菌细胞膜由磷脂和蛋白质组成。磷脂由磷酸、甘油、脂肪酸和胆碱组成，但不含胆固醇；蛋白质分为表面蛋白和载体蛋白。

蛋白质 碳水化合物
脂质

图 1-8 细菌细胞膜结构模式图

2. 主要功能

（1）渗透和转运：细菌细胞膜有许多微孔，具有选择性通透作用，可允许一些小分子可溶性物质通过；并通过向细胞外分泌水解酶，将大分子营养物质分解为简单的小分子化合物，然后摄入细胞内供营养所需。此外，细菌可通过细胞膜排出菌体内的代谢产物。

（2）呼吸和分泌：细菌无线粒体结构。需氧菌的细胞膜上含有细胞色素及氧化还原酶系统，其中包括一系列脱氢酶系，可进行转运电子及氧化磷酸化作用，参与细胞呼吸过程，与能量的产生、储存和利用有关。此外，由多种细胞膜蛋白、外膜蛋白和辅助蛋白组成的革兰氏阴性菌合成蛋白质的分泌系统（ I ～ V 型），与细菌的代谢和致病性密切相关。

（3）生物合成：细胞膜上含有合成多种物质的酶类，可参与合成肽聚糖、磷壁酸、磷脂、脂多糖等菌体成分。

（4）参与细菌分裂：参与细菌分裂的结构是中介体（mesosome，间体）。此种结构需用电子显微镜观察，可看到细菌部分细胞膜向胞质内凹陷折叠成囊状物，多见于革兰氏阳性菌，可有一个或多个。中介体一端连在细胞膜上，另一端与核质相连，当细菌分裂时，中介体也一分为二各携一套核质进入子代细胞，有类似真核细胞纺锤丝的作用。中介体是细胞膜的延伸卷曲部分，它扩大了细胞膜的表面积，相应地增加了呼吸酶的含量，能够为细菌提供大量能量。其功能类似真核细胞的线粒体，故有拟线粒体之称。此外，中介体还与细胞壁合成和芽胞形成有关(图1-9)。

图 1-9 细菌中介体结构电镜图

（三）细胞质

细胞质（cytoplasm）又称细胞浆，是包在细胞膜内的溶胶状物质。

1. 化学组成 细胞质是细菌的基础物质，呈无色透明黏稠的溶胶状态。其基本成分是水、蛋白质、脂类、核酸及少量糖和无机盐。这些成分随菌种、菌龄和生长环境不同而异。

2. 主要功能 细胞质内含有核酸和多种酶系统，是细菌新陈代谢的重要场所，既能将从外界吸收的营养物质合成复杂的菌体物质，又能将复杂的菌体物质分解成简单的物质，以提供细菌生长繁殖所需的物质和能量。

3. 重要结构

（1）核糖体（ribosome）：是细菌的亚微结构，沉降系数为 70S，由 50S 和 30S 两个亚基组成。菌体中 90% 的 RNA 和 40% 的蛋白质存在于核糖体内。当信使核糖核酸（mRNA）与核糖体连成多聚核糖体时，即成为合成蛋白质的场所。某些抗生素如链霉素能与细菌核糖体的 30S 亚基结合，红霉素与 50S 亚基结合，从而干扰蛋白质合成而使细菌死亡。真核生物核糖体的沉降系数为 80S，由 60S 和 40S 两个亚基组成，所以上述药物对人类核糖体无作用。

（2）质粒（plasmid）：是染色体外的遗传物质、核外基因，是环状闭合双链 DNA 分子，可携带某些遗传信息，控制细菌某些特定的遗传性状。按其编码产物特性，可分为致育性质粒（fertility plasmid，F 质粒）、耐药性质粒（resistance plasmid，R 质粒）及毒力质粒（virulence plasmid，Vi 质粒）等。质粒并非细菌生长繁殖所必需，还可通过接合或转导作用等将有关性状传递给另一个细菌，如细菌耐药性等。

（3）胞质颗粒（cytoplasmic granules）：细菌细胞质内带有各种颗粒，多数为细菌储存的营养物质，包括多糖、脂类和多磷酸盐等。这些颗粒常随菌种、菌龄及环境不同而异。许多细菌含有储存高能磷酸键的多偏磷酸盐颗粒，称为异染质（volutin）。因其嗜碱性较强，用亚甲蓝染色着色深，用特殊染色法可染成与细菌其他部分不同的颜色，故又称异染颗粒（metachromatic granules），可作为鉴别细菌的依据，如白喉棒状杆菌的异染颗粒。

（四）核质

细菌是原核细胞，没有完整的细胞核，也无核膜、核仁、核基质（组蛋白）和有丝分裂器，故称核质（nuclear material）或拟核（nucleoid）。核质是细菌的遗传物质，控制细菌的各种遗传性状。现已证明，细菌的核质是单倍体，由细丝状闭环双链 DNA 反复卷曲盘绕成松散的网状结构，每个菌体中有 1～2 团，呈球形、棒状或哑铃状（图 1-10）。个别细菌可有 3 个或 4 个不同的染色体，某些疏螺旋体的染色体为线性双股 DNA 分子。

图 1-10 细菌核质电镜图

核质的化学组成除 DNA 外，还有少量 RNA 和组蛋白样的蛋白质，但不含组氨酸，也不形成核小体。大肠埃希氏菌的核质分子量约为 3×10^9，伸展后长度可达 1.1mm，约含有 4.7×10^6 个碱基对，可有 3000～5000 个基因。

二、细菌特殊结构

细菌的特殊结构有荚膜、鞭毛、菌毛及芽胞四种。

> 案例 1-1 提示：
> 细菌的特殊结构分别依据其组成成分及结构而赋予细菌一定的致病能力。

（一）荚膜

荚膜（capsule）是某些细菌在细胞壁外包绕的一层厚度 0.2μm 以上，在普通光学显微镜（光镜）下即可观察到的，与四周界限分明的黏液性物质。荚膜对碱性染料的亲和力低，用普通染色法不易着色，在显微镜下只能看到菌体周围有一层不着色的透明圈。当荚膜厚度小于 0.2μm 时，显微镜下不能直接看到，称为微荚膜（microcapsule），其作用同荚膜（图 1-11）。若黏液性物质疏松地附着在细菌细胞表面，边界不明显且易被洗脱者称为黏液层（slime layer）。介于荚膜和黏液层之间的结构称为糖萼（glycocalyx）。

图 1-11 细菌的荚膜
A. 荚膜染色光镜图；B. 荚膜电镜图

1. 化学组成 荚膜的化学组成随菌种而异。多数细菌的荚膜成分为多糖，如肺炎链球菌、脑膜炎奈瑟菌等；少数细菌的荚膜成分为多肽，如炭疽芽胞杆菌等；个别细菌的荚膜成分为透明质酸。多糖分子组成和构型的多样化使其结构极为复杂，成为血清学分型的基础。荚膜与同型抗血清结合发生反应后即逐渐增大，出现荚膜肿胀反应，可由此将细菌定型，如肺炎链球菌的荚膜肿胀试验。

荚膜对一般碱性染料亲和力低，不易着色，普通染色或墨汁染色只能见到菌体周围有未着色的透明圈。用特殊染色法可将荚膜染成与菌体不同的颜色。

2.功能

（1）抗吞噬作用：具有荚膜的细菌在体内能抵抗宿主吞噬细胞的吞噬作用及消化作用，增强细菌的侵袭力，因而荚膜是病原菌的重要毒力因子。

（2）黏附作用：荚膜多糖可使细菌彼此之间粘连，也可黏附于组织细胞或无生命物体表面，形成生物膜（biofilm），是引起感染的重要因素。如变异链球菌依靠荚膜将其固定在牙齿表面，利用口腔的蔗糖产生大量的乳酸，积聚在附着部位，导致牙齿表面的牙釉质破坏，形成龋齿。

（3）抗有害物质损伤作用：荚膜位于细菌细胞的最外层，保护菌体避免或减少受到溶菌酶、补体、抗菌抗体、抗菌药物等有害物质的损伤。

（4）抗干燥作用：荚膜多糖含有较多水分，细菌处于干燥环境中时，能从荚膜中获得一定量的水分以维持菌体必需的新陈代谢，使生命延续。

3.荚膜的形成条件　荚膜的形成与环境有密切关系。一般在动物体内，或在含有大量糖分或血清等的营养丰富的培养基中较易形成，在普通培养基上则容易消失。有荚膜的细菌在固体培养基上形成光滑（S）型或黏液（M）型菌落，失去荚膜后的菌落变为粗糙（R）型菌落，其毒力也随之减弱。

（二）鞭毛

鞭毛（flagellum）是细菌的运动器官，是从细胞膜长出，伸到细胞壁外面的细长呈波状弯曲的丝状物，比菌体长很多倍。鞭毛长 5～20μm，直径 12～30nm。

1.种类　根据鞭毛的数量及其排列，把带鞭毛的细菌分为四种（图 1-12）。

（1）单毛菌（monotrichate）：菌体只有一根鞭毛，位于一端，如霍乱弧菌。

（2）双毛菌（amphitrichate）：菌体两端各有一根鞭毛，如胎儿弯曲菌。

（3）丛毛菌（lophotricha）：又分为：①偏端丛毛菌，菌体的一端有一束鞭毛；②两端丛毛菌，菌体的两端各有一束鞭毛。

（4）周毛菌（peritrichate）：菌体周围有许多鞭毛，如伤寒沙门菌。

2.结构　电子显微镜（电镜）下鞭毛的超微结构由基础小体、钩状体和丝状体三部分组成（图 1-13）。

图 1-12　细菌鞭毛分布电镜图
A.丛毛菌；B.单毛菌；C.周毛菌；D.双毛菌

图 1-13　细菌鞭毛结构示意图

（1）基础小体（basal body）：位于根部，由圆柱和同心环组成。革兰氏阴性菌的环有 2 对，套在圆柱根部的是 M 环（membrane ring）和 S 环（supramembrane ring），以及圆柱外端的 P 环（peptidoglycan ring）和 L 环（lipopolysaccharide ring）；革兰氏阳性菌细胞壁因无外膜，故只有 M 环和 S 环。

（2）钩状体（hook）：位于丝状体与基础小体连接处，呈 90° 弯曲。

（3）丝状体（filament）：纤丝状伸出菌体外，是由鞭毛蛋白（flagellin）紧密排列缠绕形成的管状结构。鞭毛蛋白是一种弹力纤维蛋白，其氨基酸组成与骨骼肌的肌动蛋白相似，可能与鞭毛的运动有关。

3.功能

（1）赋予细菌运动性：有鞭毛的细菌能在液体环境中自由运动，速度迅速。其运动有化学趋向性，常向营养物质处前进而逃离有害物质。如具有单鞭毛的霍乱弧菌每秒移动距离可达 55μm，周毛菌每秒移动 25～30μm。

（2）与致病性有关：有些细菌如空肠弯曲菌、霍乱弧菌等通过活泼的鞭毛运动，穿透覆盖在小肠黏膜表面的黏膜层，使菌体黏附于肠黏膜上皮细胞，产生毒性物质而致病。

（3）具有抗原性：鞭毛的成分与菌体不同，主要为蛋白质，具有抗原性，称为 H 抗原，可用于血清学检查，在鉴定细菌时十分重要，如沙门菌的 Ⅰ 相、Ⅱ 相抗原。

4. 检查方法　鞭毛很细，需用电子显微镜观察，或经特殊染色法使鞭毛增粗后用普通光学显微镜观察。采用悬滴法及暗视野映光法观察细菌的运动状态。有鞭毛菌在半固体琼脂培养基上穿刺培养时呈扩散生长，在平板培养基上培养时呈弥漫状生长。

（三）菌毛

菌毛（pilus）是许多革兰氏阴性菌和少数革兰氏阳性菌菌体表面上的一种比鞭毛更细、更短而直硬的丝状物。其化学成分是菌毛蛋白（pilin），与运动无关。菌毛在普通光学显微镜下看不到，必须用电子显微镜观察（图 1-14）。根据其功能的不同，菌毛有普通菌毛和性菌毛两种。

细菌菌毛

图 1-14　细菌菌毛电镜图

1. 普通菌毛（common pilus or fimbria）　长 0.2～2μm，直径 3～8μm，遍布菌细胞表面，数目可达数百根。普通菌毛是细菌的一种黏附结构，细菌借此可牢固黏附在呼吸道、消化道或泌尿道黏膜细胞表面定居，进而侵入细胞内。普通菌毛与细菌致病性有关，失去菌毛，其致病性亦随之丧失。肠产毒性大肠埃希氏菌的定植因子（colonization factor）是一种特殊类型的菌毛（colonization factor antigen Ⅰ/Ⅱ，CFA Ⅰ/Ⅱ），黏附于小肠黏膜细胞。编码定植因子和肠毒素的基因均位于可接合传递的质粒上，是该菌重要的毒力因子。导致肾盂肾炎的大肠埃希氏菌，常借助其 P 菌毛（pyelonephritis-associated pili，P pili），黏附于肾脏的集合管和肾盏，引起上行尿路感染。

在革兰氏阳性球菌中，A 群链球菌的菌毛样结构与 M 蛋白和脂磷壁酸结合在一起，介导该菌与宿主黏膜上皮细胞的黏附。

2. 性菌毛（sex pilus）　仅见于少数革兰氏阴性菌，由一种称为致育因子（fertility factor，F factor）的质粒编码，又称 F 菌毛。性菌毛比普通菌毛长而粗，仅有 1～4 根，中空呈管状。有性菌毛的细菌称为雄性菌（F+ 菌），无性菌毛的细菌称为雌性菌（F- 菌）。F+ 菌与 F- 菌配对接合时，F+ 菌能通过性菌毛将遗传物质（如 R 因子）传递给 F- 菌，从而使后者获得 F+ 菌的某些遗传特性。细菌的耐药性、毒力即可通过此种方式传递。此外，性菌毛也是某些噬菌体吸附于菌细胞的受体。

（四）芽胞

芽胞（spore）是某些细菌在一定环境条件下，细胞质、核质逐渐脱水浓缩、凝聚，在菌体内形成的圆形或椭圆形的小体。芽胞不是细菌的繁殖方式，而是细菌的休眠状态。

芽胞外壁
芽胞壳
皮质层
核心

图 1-15　细菌芽胞结构及位置模式图

1. 结构及化学组成

（1）结构：成熟的芽胞具有多层厚膜结构，由内向外依次为核心、内膜、芽胞壁、皮质层、外膜、芽胞壳和芽胞外壁（图 1-15）。

（2）化学组成：芽胞的内膜和外膜由细菌原有的细胞膜形成；芽胞壁含有肽聚糖，发芽后成为细菌的细胞壁；皮质层是芽胞包膜中最厚的一层，由一种特殊的肽聚糖组成；芽胞壳为一种类似角蛋白的蛋白质，很致密，无通透性，可抵抗化学药物的透入。某些细菌的芽胞还具有芽胞外壁，是一层疏松的脂蛋白膜。芽胞的核心和皮质层中含有吡啶二羧酸（dipicolinic acid，DPA），与钙结合生成的盐能提高芽胞中各种酶的热稳定性。

2. 形态与特点 芽胞带有完整的核质、酶系统及合成菌体组分的结构，能保存细菌的全部生命必需的物质，但芽胞代谢过程缓慢，对营养物质的需求降低，分裂繁殖停止，是细菌的休眠状态，也是细菌维持生命的特殊形式。芽胞形成后，菌体即成为空壳。有些芽胞可从菌体脱落游离。

芽胞折光性强，壁厚，不易着色。染色时需经媒染、加热等处理。芽胞的大小、形状、位置等随菌种而异，有重要的鉴别价值（图1-15）。例如，炭疽芽胞杆菌的芽胞为卵圆形，比菌体小，位于菌体中央；破伤风梭菌芽胞为正圆形，比菌体大，位于顶端，状如鼓槌状（图1-16）；肉毒梭菌芽胞亦比菌体大，位于次极端。

图 1-16 破伤风梭菌芽胞

3. 形成与发芽 细菌形成芽胞的能力是由菌体内的芽胞基因决定的。芽胞一般只在动物体外才能形成，其形成条件因菌种而异，如炭疽芽胞杆菌的芽胞在有氧条件下形成，而破伤风梭菌则相反。营养缺乏尤其是碳、氮、磷元素不足时，细菌生长繁殖减速，启动芽胞形成的基因。但也有例外，苏云金杆菌形成芽胞则要求适宜的生长条件。芽胞形成后，若处于营养供应充足的环境，并在热、酸等刺激物作用下，芽胞皮质肽聚糖被自溶酶溶解，水分进入，芽胞发芽，形成新的菌体。一个细菌只能形成一个芽胞，一个芽胞发芽也只生成一个菌体，细菌数量并未增加，因而芽胞不是细菌的繁殖方式（图1-17）只是休眠形式。未形成芽胞而具有繁殖能力的菌体称为繁殖体（vegetative form）。

4. 功能 芽胞对热、干燥、辐射、化学消毒剂等理化因素均有较强的抵抗力。一般细菌繁殖体在80℃水中迅速死亡，而芽胞可在100℃沸水中生存数小时。被炭疽芽胞杆菌芽胞污染的草原，传染性可保持20～30年。芽胞并不直接引起疾病，但当发芽转化为繁殖体后，就能迅速繁殖而引起疾病。例如，土壤中常有破伤风梭菌的芽胞，一旦外伤深部创口被泥土污染，泥土中芽胞在适宜条件下即可发芽形成繁殖体而致病。被芽胞污染的用具、敷料、手术器械等，用一般方法不易将其杀死，杀死芽胞最可靠的方法是高压蒸汽灭菌法。进行消毒灭菌时，应以是否杀死芽胞作为判断灭菌效果的指标。

图 1-17 细菌芽胞形成模式图

第三节 细菌形态与结构检查法

一、显微镜放大法

细菌个体微小，需用显微镜放大后才能看到。放大1000倍左右，可清楚地看到细菌外表形态，如果经超薄切片后用电子显微镜放大数万倍，还可观察到细菌内部的超微结构。

（一）普通光学显微镜

普通光学显微镜（light microscope）以可见光（波长0.4～0.7μm，平均约0.5μm）为光源。其分辨率约为光波波长的一半，即0.25μm。0.25μm的微粒经油镜放大1000倍后成0.25mm，人的眼睛便能看清。一般细菌都大于0.25μm，故可用普通光学显微镜观察。

（二）暗视野显微镜

用暗视野聚光器代替普通光学显微镜的聚光器，光线由聚光器斜射到标本内的细菌菌体，利用光的散射作用使菌体发出亮光，反射到物镜中，故可在黑暗的视野中见到发亮的菌体，提高了观察效果。用这种方法可检查活菌动力及运动活泼的螺旋体。

（三）相差显微镜

检查未染色标本时，细菌的折光性与周围环境的折光相近，用普通显微镜不易看清，用暗视野显微镜检查也只能看到发亮的菌体外形，看不清内部结构。相差显微镜能弥补这两种镜检法的不足。光波透过标本内物体（细菌）密度不同的部位时，可引起光相差异，相差显微镜利用一块相差板的光栅作用，改变直射光的光相和振幅，使标本中的背景与细菌结构的对比较为明显。相差显微镜内相板可将一部分光线滤去，只将通过细菌菌体的光波送入目镜，故能较清晰地看到标本内细菌的运动及细胞内某些结构。

（四）荧光显微镜

自然界中有许多物质能吸收波长较短的紫外光，而将其转换成波长较长的可见光，这种物质叫作荧光物质。用特殊的荧光色素（如异硫氰酸荧光素、罗丹明等）将细菌染色，然后置于荧光显微镜下观察，可看到发出某种颜色荧光的细菌。

（五）电子显微镜

电子显微镜（电镜）的光源是波长极短的电子波。在高度真空条件下，电子波长可短到 0.005nm 左右，故电子显微镜放大倍数极高，可达数十万倍，能分辨 1nm 的物质。细菌的表面形态和内部超微结构均能清楚地显现。扫描电镜是用电子流对物体表面进行扫描，可清楚地显露物体三维空间立体形象。电子显微镜必须在干燥真空的状态下检查，故不能观察活的微生物。

二、染　色　法

（一）一般染色法

细菌在强光下呈透明或半透明，其菌体与玻璃片有相似的折光系数，在光学显微镜下较难看清楚。若将细菌制成涂片，固定后加以染色，即可在普通光学显微镜下清楚地看到细菌的形态。细菌的染色是染料分子与细菌成分相结合的化学反应。细菌的等电点较低（pH 2.0～5.0），在近于中性环境中，细菌多带负电荷，易与带正电荷的碱性染料结合而着色。因此，多用碱性苯胺染料如亚甲蓝、碱性复红、甲紫（龙胆紫）染色，有时也可用带负电荷的酸性染料如刚果红、苯胺黑染色。因酸性染料带负电荷，故菌体不着色，只能使背景着色，显出细菌的外形，称为负染色法（negative stain）。

（二）分类鉴别染色法

用两种以上的染料染色，可将细菌染成不同颜色。除可观察细菌的形态外，还能鉴别细菌，所以也称鉴别染色法。常用的有革兰氏染色法和抗酸染色法两种。前者应用尤为广泛。

1.革兰氏染色法（Gram stain）　是细菌学中最为经典的染色法，由丹麦细菌学家革兰（Christian Gram）于 1884 年创建。具体方法是：细菌涂片固定后，先用结晶紫初染，再加碘液媒染，使之生成结晶紫与碘的复合物，此时各种细菌均被染成深紫色。然后用 95% 乙醇脱色。有的细菌可被脱色，有的细菌则仍为紫色。最后用稀释复红或沙黄复染。此法可将细菌分成两大类：不被乙醇脱色仍保留紫色者为革兰氏阳性（G^+）菌；被乙醇脱色后复染成红色者为革兰氏阴性（G^-）菌。关于革兰氏染色的原理有多种解释：①细菌细胞壁的结构不同，革兰氏阳性菌细胞壁肽聚糖层数多，经乙醇脱水作用，肽聚糖网格状结构变得更致密，染料复合物不易从细胞内漏出。而革兰氏阴性菌细胞壁脂类含量多，易被乙醇溶解，使细胞壁通透性增高，结合的染料复合物容易漏出。②细菌的等电点不同，革兰氏阳性菌等电点（pH 2.0～3.0）低于革兰氏阴性菌（pH 4.0～5.0）。在同样条件下，革兰氏阳性菌带负电荷多，与带正电荷的结晶紫染料结合牢固不易脱色。③细菌的化学组成存在差异，革兰氏阳性菌菌体内含有大量核糖核酸镁盐，可与碘、结晶紫牢固结合，使已着色的细菌不被脱色。革兰氏阴性菌含核糖核酸镁盐很少，故易被脱色。

革兰氏染色法的临床意义：

（1）鉴别细菌：用革兰氏染色法可将所有细菌分成革兰氏阳性菌与革兰氏阴性菌两大类，有助于进一步缩小鉴定细菌的范围。

（2）选择治疗用药：革兰氏阳性菌和革兰氏阴性菌对化学治疗剂和抗生素的敏感性不同。大多数革兰氏阳性菌对青霉素、红霉素、头孢菌素、甲紫等敏感，而大多数革兰氏阴细菌对这几种药物不敏感，但对链霉素、氯霉素、庆大霉素、卡那霉素等敏感。临床上可以根据病原菌的革兰氏染色性，选择有效的药物用于治疗。

（3）研究细菌的致病性：大多数革兰氏阳性菌以外毒素致病；而革兰氏阴性菌主要以内毒素作为其致病物质。二者的致病机制和临床表现均不同。

2. 抗酸染色法（acid-fast stain） 本法可鉴别抗酸性杆菌和非抗酸性杆菌。具体方法是：将固定好的标本片经石炭酸复红加温染色，再用盐酸乙醇脱色，最后用亚甲蓝复染。结核分枝杆菌等抗酸性杆菌染成红色，非抗酸性菌经脱色而被复染成蓝色。细菌的抗酸性可能与菌体内含有分枝菌酸、脂类等成分有关。

3. 特殊染色法 细菌的特殊结构如芽胞、荚膜、鞭毛及细胞壁、异染颗粒等，用上述染色法染色不易着色，必须用特殊染色法才能着色。这些染色法不仅能使特殊结构着色，还可使它染成与菌体不同的颜色，以利于观察和鉴别。其中，复染色法是用酸性染料或墨汁衬底，再用碱性染料染色，可使背景和菌体着色而荚膜不着色，在菌体周围看到一透明圈。此法常用于观察细菌荚膜。

Summary

Bacteria are unicellular prokaryotic microorganisms that have no organelles except ribosomes, no membrane-enclosed nucleus and have normal peptidoglycan. They are measured in microns, commonly stained using Gram stain and have characteristic shapes. The common microscopic morphologies are cocci, rods and spiral shapes. Bacterial essential structures include cell wall, cytoplasmic membrane, cytoplasm and nuclear materials. In some species of bacteria, other particular structures may be present, they are capsule, flagella, pili and spore.

（李咏梅　韩慧明）

进一步阅读文献

1. Wilson BA，Salyers AA，Whitt DD，et al. Bacterial pathogenesis[M]. 3rd ed. United States: American Society for Microbiology，2011.

2. Carroll KC，Butel JS，Morse SA. Jawetz Melnick & Adelberg's Medical Microbiology [M]. 27th ed. New York:McGraw-Hill Education，2015.

第二章 细菌的生理

细菌同其他生物细胞一样，需从周围环境中摄取营养，以获得能量及合成自身成分的原料，同时排出多种代谢产物而进行自身的新陈代谢。了解细菌的生长繁殖规律及代谢规律、人工培养细菌的原则方法，不仅有助于阐明细菌的致病作用，对掌握细菌性疾病的诊断、治疗及预防也具有重要意义。

第一节 细菌的理化性状

一、细菌的化学组成

细菌的化学成分和其他生物细胞相似，包括水、蛋白质、糖类、无机盐、脂类及核酸等。水是细菌细胞的主要成分，占菌体重量的75%～90%。蛋白质占细菌固体成分的50%～80%。糖类占细菌固体成分的10%～30%，主要以多糖形式存在。无机盐类占菌体干重的3%～10%，其中磷的含量最多。脂类一般占细菌固体成分的1%～7%。细菌的核酸有核糖核酸（RNA）和脱氧核糖核酸（DNA）两种。前者约占细菌干重的10%；后者约占细菌固体成分的3%。

细菌除上述成分外，还含有一些特殊的化学组成，如肽聚糖、胞壁酸、磷壁酸、D型氨基酸、二氨基庚二酸（DAP）、吡啶二羧酸（DPA）等。除核酸相对稳定外，细菌化学成分的含量常可因菌种、菌龄、环境条件的改变而不同。

二、细菌的物理性状

1. 带电现象　细菌蛋白质同其他蛋白质一样，由多种氨基酸组成，是一种兼性离子，具有两性游离性质，在溶液中可电离成带正电荷的氨基（NH_3^+）和带负电荷的羧基（COO^-）。当溶液的pH高于细菌等电点时，羧基使细菌带负电荷；反之，氨基使细菌带正电荷。细菌的等电点为pH 2.0～5.0，革兰氏阳性菌的等电点为pH 2.0～3.0；革兰氏阴性菌的等电点为pH 4.0～5.0。通常细菌所处的环境（培养、染色、血清试验等）呈弱碱性（pH 7.2～7.6），因此细菌带负电荷，尤以革兰氏阳性菌所带负电荷更多。细菌的带电现象与细菌的染色反应、凝集反应、抑菌和杀菌作用等有密切关系。

2. 光学性质　细菌为半透明体。当光线照射时，不能全部透过细菌，部分被吸收，部分被折射，故细菌悬液呈混浊状态。菌数越多浊度越大，使用比浊法或光密度计可以粗略地估计细菌的数量。

3. 表面积　细菌体积微小，其单位体积的表面积远比其他生物大。例如，葡萄球菌直径约为1μm，$1cm^3$体积的细胞膜表面积可达60 000cm^2，而直径为1cm的生物体$1cm^3$体积的细胞膜表面积仅$6cm^2$，二者相差1万倍。细菌的细胞膜表面积大，有利于细菌的吸收、吸附及代谢，使细菌迅速繁殖。

4. 半通透性　细菌细胞膜、细胞壁都具有半通透性，允许水及部分小分子物质自由通过。细菌吸收营养物质和排出代谢产物，均依赖于这种通透作用。

5. 渗透压　细菌体内含有高浓度的营养物质和多种无机盐类，其渗透压比其他生物细胞高，革兰氏阴性菌为5～6个大气压（506.6～608.0kPa），革兰氏阳性菌高达20～25个大气压（2026.5～2533.1kPa）。细菌所处的环境一般均为低渗。由于细菌具有坚韧的细胞壁，能保护细菌在低渗环境中不致膨胀破裂。若使细菌处于比菌体内更高的高渗中，菌体内水分逸出，胞质浓缩，不能生长繁殖。日常生活中常用的盐腌、糖渍来保存食物即基于此原理。

第二节 细菌的营养与生长繁殖

案例 2-1

细菌生长是一个复杂的过程，只有在条件适宜的情况下才能以二分裂的方式繁殖，并依据营养类型的不同进行新陈代谢，产生一些具有医学意义的分解代谢和合成代谢产物。

思考题：

1. 细菌生长繁殖对气体有何要求？
2. 细菌的酶在新陈代谢过程中有何作用？其分解代谢产物对细菌鉴定有何意义？
3. 细菌合成代谢产物具有哪些临床意义？

一、细菌的营养类型

各种细菌的酶系统不同，合成和分解能力也有差异，因而对营养物质的需求各异。根据细菌对能源和碳源的需求情况，将细菌分成以下两种营养类型。

（一）自养菌

自养菌（autotroph）具有各种完备的酶系统，能在完全含无机物的环境中生长繁殖，能利用 CO_2、CO_3^{2-} 作为碳源，利用 N_2、NH_3、NO_2^-、NO_3^- 等为氮源，合成菌体的原生质。其能源主要来自无机化合物的氧化（化学能）或通过光合作用获得（光能）。

（二）异养菌

异养菌(heterotroph)是指需利用有机物作为营养和能源的细菌。它们需利用糖类、有机酸为碳源，利用蛋白质、蛋白胨、各种氨基酸为氮源，合成菌体原生质。这类细菌的能源来自有机物的分解。异养菌包括腐生菌（saprophyte）和寄生菌（parasite）两大类。前者以动、植物尸体，腐败食物等作为营养物质；后者寄生于活体内，从宿主体内的有机物中获取营养。所有致病菌都是异养菌，大部分属寄生菌。

二、细菌的营养物质

营养物质供给细菌所需要的碳源和氮源，产生能量以供生命活动的需要，包括水、碳源、氮源、无机盐和生长因子。

1. 水 水是细菌细胞的组成成分，也是良好的溶剂，营养物质的吸收、代谢产物的排泄都是以水作为媒介的。此外，新陈代谢过程中的生化反应也是在水中进行的。

2. 碳源 碳源是指含有碳元素的营养物。细菌以碳源合成其含碳物及骨架，并作为能量的来源。碳源可分为无机碳源和有机碳源两类，糖类是最易被利用的有机碳源，蛋白质的降解产物也可作为碳源。异养菌是以有机含碳化合物作为碳源和能源的。

3. 氮源 氮源是指含有氮元素的营养物，细菌以氮源合成含氮物，如蛋白质、核酸、酶等。氮源可分为无机氮源和有机氮源两类，蛋白质及氨基酸是最易被利用的有机氮源。异养菌是以有机含氮化合物作为氮源和能源的。

4. 无机盐 细菌需要的无机盐中含有钾、钠、钙、镁、铁、锌、硫、磷等元素。无机盐可参与菌体的构成、调节细胞渗透压、稳定酸碱平衡、维持酶活性、参与能量的储存和转运等。某些元素与细菌的生长繁殖和致病作用密切相关。钾、钙、镁等可作为菌体内酶的辅基，镁还是稳定核糖体、维持细胞膜功能及结构的完整所必需的。铁是细胞色素、细胞色素氧化酶、过氧化氢酶、过氧化物酶的组成成分，是细菌生长所必需的。在人体内，大部分铁均结合在铁蛋白、乳铁蛋白或转铁蛋白中，细菌必须与人体细胞竞争得到铁才能生长繁殖。具有载铁体（siderophore）的细菌就有此竞争力，它可与铁螯合和溶解铁，并带入菌体内以供代谢之需。硫可用来生成含硫氨基酸及其他化合物中的巯基。磷参与菌体成分如磷脂、核酸、酶等的合成，还可储存和转化能量，如 ATP 的高能磷酸键。

5. 生长因子 生长因子是指细菌生长所必须而本身又不能合成的一类营养物质，如维生素（主要是 B 族维生素）、嘌呤、嘧啶、氨基酸等。少数细菌还需要特殊的生长因子，如流感嗜血杆菌需要 X 因子、V 因子两种因子，X 因子是高铁血红素，V 因子是辅酶 I 或辅酶 II，两者为细菌呼吸所必需。

生长因子主要用来构成辅酶、提供细菌不能合成的氨基酸等，一般由血液、血清、酵母浸膏等供给。细菌天然培养基中常已含有生长因子，若用合成培养基，需添加生长因子。

三、细菌摄取营养物质的机制

细菌摄取营养物质的机制包括被动扩散和主动转运。

（一）被动扩散

被动扩散是一种简单的吸收方式。水分子由渗透压低的一侧向渗透压高的一侧转移，而溶质分子则由浓度高处向浓度低处扩散，不需要提供能量。被动扩散不是细菌摄取营养物质的主要方式。

（二）主动转运

主动转运是细菌摄取营养物质的主要方式。这种方式可以逆着浓度梯度进行，即营养物质可由低浓度侧向高浓度侧转运。其特点是需要能量、透性酶或载体蛋白等参与。主要通过以下三个转运系统来实现。

1. 依赖于周质间隙结合蛋白的转运系统（periplasmic-binding protein-dependent transport system） 营养物与周质间隙内的受体蛋白结合后，引起后者构型的改变，继而将营养物质转送给细胞膜上的 ATP 结合型载体，导致 ATP 水解提供能量使营养物通过细胞膜进入胞质内。革兰氏阳性菌以膜脂蛋白作为该系统的受体蛋白。

2. 化学渗透驱使转运系统（chemiosmotic-driven transport system） 该系统利用细胞内外两侧质子或离子浓度差产生的质子动力或钠动力作为驱使营养物质跨膜转移的能量。转运营养物质的载体是电化学离子梯度透性酶，此酶是一种能够进行可逆性氧化还原反应的疏水性膜蛋白，即在氧化状态时与营养物质结合，而在还原状态时其构象发生改变，使营养物质释放进入胞质内。

3. 基团转移系统（group transfer system） 基团转移是需要能量的一种运输方式。糖类、脂肪酸等的运输以此种方式进行（图 2-1），如大肠埃希氏菌摄入葡萄糖需要的磷酸转移酶系统。细胞膜上的载体蛋白首先在胞质内从磷酸烯醇丙酮酸获得磷酸基团，然后在细胞膜的外表面与葡萄糖结合，将其送入胞质内后释放出葡萄糖 -6- 磷酸。经过磷酸化的葡萄糖在胞内累积，不能逸出菌体。该系统的能量供体是磷酸烯醇丙酮酸。

图 2-1 细菌基团转移模式图

四、影响细菌生长的环境因素

（一）营养物质

充足的营养物质可以为细菌新陈代谢及生长繁殖提供必要的原料和丰富的能量。

（二）氢离子浓度

大多数嗜中性细菌生长的氢离子浓度（pH）范围为 6.0～8.0，嗜酸性细菌最适 pH 可低至 3.0，嗜碱性细菌最适 pH 可高至 10.5。绝大多数细菌生长繁殖的最适 pH 为 7.2～7.6，个别细菌如霍乱弧菌在 pH 8.4～9.2 条件下生长良好，乳酸杆菌在 pH 5.6 的环境中生长最佳，结核分枝杆菌生长的最适 pH 为 6.5～6.8。酸碱度影响细菌酶的活性，而酶参与营养物质的吸收、代谢及能量产生过程，故而直接影响细菌的生长繁殖。

（三）温度

绝大多数病原菌生长繁殖的最适温度为 37℃，与人体体温相同。个别细菌如鼠疫耶尔森菌最适温度为 28℃，弯曲菌属为 42℃。温度也影响细菌酶的活性，不同菌的最适生长温度不同，反映出所具有的酶不同。根据细菌生长所需要的温度不同，可将细菌分为三类，嗜冷菌（psychrophile），其生长范围为 –5～30℃，最适温度为 10～20℃；嗜温菌（mesophile），生长范围为 10～45℃，最适温度为 20～40℃；嗜热菌（thermophile），生长范围为 25～95℃，最适温度为 50～60℃。

> **案例 2-1 提示：**
> 依据细菌呼吸酶系统是否完善，决定细菌对气体的要求。

（四）气体

细菌生长繁殖需要氧气和二氧化碳。二氧化碳与体内某些有机酸结合，参与三羧酸循环和蛋白质、核酸的合成。大部分细菌在新陈代谢过程中自身产生的二氧化碳可满足自身需要，有些细菌如布鲁氏菌、脑膜炎奈瑟菌在初次分离培养时，需提供 5%～10% 的二氧化碳才能生长。

氧气用以氧化营养物质产生能量，以供生长繁殖之用。根据细菌对氧气的需求不同可将其分成下列四类。

1. 专性需氧菌（obligate aerobe）　必须在有氧气的环境中才能生长繁殖，如结核分枝杆菌。此类细菌具有比较完善的呼吸酶系统，需要以分子氧作为受氢体。

2. 微需氧菌（microaerophilic bacterium）　在低氧压（5%～6%）下生长最好，氧浓度大于 10% 对其有抑制作用，如空肠弯曲菌、幽门螺杆菌。

3. 兼性厌氧菌（facultative anaerobe）　在有氧或无氧的环境中都能生长，但以有氧时生长较好。大多数病原菌为兼性厌氧菌。

4. 专性厌氧菌（obligate anaerobe）　此类细菌缺乏完善的呼吸酶系统，只能在低氧分压或无氧的环境中才能生长繁殖，如破伤风梭菌。其在有氧环境中不能生长的原因为：①缺乏氧化还原电势较高的酶，如细胞色素酶和细胞色素氧化酶，在有氧条件下，营养物质均为氧化型，厌氧菌缺乏上述酶而不能氧化营养物质获得能量，即不能生长繁殖；②缺乏过氧化物酶与过氧化氢酶，细菌在有氧条件下新陈代谢产生的超氧阴离子（O_2^-）和过氧化氢（H_2O_2）具有强烈的杀菌作用，需氧菌因含有超氧化物歧化酶（superoxide dismutase，SOD），能将 O_2^- 转化为 H_2O_2，后者再由过氧化氢酶（触酶）和过氧化物酶分解成 H_2O，从而消除其毒性作用，厌氧菌因缺乏这两类酶而被 H_2O_2 杀死。

（五）渗透压

一般培养基的盐浓度（5g/L NaCl）和渗透压对大多数细菌是安全的也是必需的。少数嗜盐菌（halophilic bacterium）如副溶血性弧菌，需要在高浓度的盐环境（35g/L NaCl）中才能生长良好。

五、细菌的生长繁殖

（一）细菌个体的生长繁殖

细菌一般以简单的二分裂（binary fission）方式进行无性繁殖。球菌沿赤道线分裂，杆菌一般沿横轴分裂。细菌分裂开始时，胞体增大、染色体复制。革兰氏阳性菌胞质中有中介体，染色体与其相连并复制，中介体也一分为二，各自拉着染色体到细菌的两边；接着、赤道附近的细胞膜由外向内陷入，形成横隔，将细菌分隔为二；最后细胞壁向内生长，成为两个子代细菌的细胞壁，此时细菌分裂成两个子代菌细胞。革兰氏阴性菌胞质中无中介体，染色体直接结合在细胞膜上复制，产生的新染色体附着在邻近一个点上；然后在两个结合点之间形成新的细胞膜，将染色体分隔在两侧；最后细胞壁沿横隔内陷，此时细菌分裂成两个子代菌细胞（图2-2）。细菌每分裂一次称作一代，所需时间即代时（generation time）。在适宜的生长繁殖条件下，细菌的繁殖速度是相当快的，多数细菌的代时为20～30分钟，个别菌如结核分枝杆菌为18～20小时。

图 2-2　细菌分裂模式图

（二）细菌群体的生长繁殖

　　将一定量的细菌接种于一定量的液体培养基中，每隔一定时间取样检查细菌数，以细菌数的对数为纵坐标，以培养时间为横坐标，绘制出的曲线即为生长曲线（growth curve），生长曲线表示细菌群体生长的规律，可分为四个期（图2-3）。

图 2-3　细菌生长曲线
A. 迟缓期；B. 对数期；C. 稳定期；D. 衰亡期

　　1. 迟缓期（lag phase）　是细菌被接种于培养基后短暂的适应新环境的阶段。此期细菌胞体增大、代谢活跃，胞内积聚了大量的酶、辅酶、中间代谢产物，已为菌体分裂做好了准备，但不进行分裂繁殖。迟缓期的长短随接种细菌的数量、菌种、培养基中营养物质不同而不同，一般为1～4小时。

　　2. 对数期（logarithmic phase）　也称指数期（exponential phase），是细菌生长最迅速的阶段。此期细菌以恒定的速度分裂，菌数呈几何级数增长，即 2^0、2^1、2^2、2^3……处于对数期的细菌其形态、染色性、生理特性等均比较典型，对外界环境因素的作用也比较敏感，故应取此期的细菌做形态、染色、生化反应、药物敏感试验等方面的研究。对数期细菌几乎均为活的细菌，且生命力旺盛，因此在保存菌种时也要取此期的细菌。一般细菌在培养后8～18小时可达到对数期，个别细菌需较长时间，如布鲁氏菌为28～32小时。

　　3. 稳定期（stationary phase）　是细菌繁殖数与死亡数几乎相等，活菌数保持稳定的阶段。由于培养基营养物质消耗、酸性及其他有害代谢产物积聚、pH降低、离子强度及氧化还原电势改变，细菌的繁殖速度逐渐下降，细菌的死亡数则逐渐增加。此期的细菌易出现形态结构、生理特性的变异，芽胞、外毒素、抗生素等代谢产物也多在此期产生。

　　4. 衰亡期（decline phase）　是细菌死菌数超过繁殖数，活菌数下降的阶段。由于上述培养基环境的改变进一步加剧，此期死亡菌数越来越多，以致活菌数不断减少。衰亡期的细菌形态变化显著，难以辨认，生理活动也趋于停止，因此，不宜用陈旧培养物做细菌的鉴定。

第三节　细菌的新陈代谢和能量转换

细菌的新陈代谢（metabolism）包括细菌细胞内分解代谢（catabolism）和合成代谢（anabolism），其显著特点是代谢旺盛和代谢类型的多样化。

细菌的分解代谢和合成代谢是以胞外酶水解外环境中的大分子营养物质开始，产生亚单位分子（单糖、短肽、脂肪酸），经主动或被动转运机制进入胞质内。这些亚单位分子在一系列酶的催化作用下，经过一种或多种途径转变为通用的中间产物丙酮酸；再从丙酮酸进一步分解产生能量或合成新的碳水化合物、氨基酸、脂类和核酸。伴随代谢过程细菌还将产生许多在医学上有重要意义的代谢产物。

一、细菌的能量代谢

细菌的能量代谢活动主要涉及 ATP 形式的化学能。细菌的有机物分解或无机物氧化过程中释放的能量通过底物磷酸化或氧化磷酸化合成 ATP。

生物体能量代谢的基本生化反应是生物氧化。生物氧化的方式包括加氧、脱氢和脱电子反应，细菌则以脱氢或氢的传递更为常见。在有氧或无氧环境中，各种细菌的生物氧化过程、代谢产物和产生能量的多少均有所不同。以有机物为受氢体的称为发酵（fermentation），以无机物为受氢体的称为呼吸，其中以分子氧为受氢体的是需氧呼吸，以其他无机物（硝酸盐、硫酸盐等）为受氢体的是厌氧呼吸。需氧呼吸在有氧条件下进行，厌氧呼吸和发酵必须在无氧条件下进行。

病原菌合成细胞组分和获得能量的基质（生物氧化的底物）主要为糖类，通过糖的氧化或糖酵解释放能量，并以高能磷酸键的形式（ADP、ATP）储存能量。自然界中存在各种糖类，包括多聚糖（如淀粉、纤维素、几丁质、糖原等）、寡糖和各种单糖，其中最重要、最广泛存在的是葡萄糖。葡萄糖的降解代谢是细菌代谢中最重要的内容。现以葡萄糖为例，简述细菌的能量代谢。

（一）发酵

丙酮酸是细菌糖代谢中一个关键性的中间代谢物，几乎所有 6 碳、5 碳的糖类代谢都是首先转变为丙酮酸，然后由此进一步降解或合成其他物质。

1. EMP 途径（Embden-Meyerhof-Parnas pathway）　又称糖酵解途径（glycolytic pathway）或己糖二磷酸途径。这是大多数细菌共有的基本代谢途径，专性厌氧菌产能的唯一途径，除少数细菌外，所有发酵糖类的微生物几乎完全依赖此反应获得能量。反应最终的受氢体为未彻底氧化的中间代谢产物，产生的能量远比需氧呼吸少。1 分子葡萄糖可生成 2 分子丙酮酸，产生 2 分子 ATP 和 2 分子 $NADH+H^+$。关于丙酮酸以后的代谢随细菌的种类不同而异。

2. 磷酸戊糖途径　又称己糖单磷酸途径（hexose monophosphate pathway，HMP），是 EMP 途径的分支，由己糖生成戊糖的循环途径。其主要功能是为生物合成提供前体（提供合成核酸、核苷酸所需的戊糖磷酸）和还原能（$NADPH+H^+$），反应获得的 12 分子 $NADPH+H^+$ 可供进一步利用，产能效果仅为 EMP 途径的一半，所以不是产能的主要途径。

（二）需氧呼吸

需氧呼吸是需氧生物将底物完全氧化获得能量的主要方式，它是以分子氧作为最终电子受体的生物氧化过程；需氧呼吸是一个很复杂的过程，有许多酶的参与并需要通过一系列生化反应才完成；需氧呼吸可获得大量的能量（一分子葡萄糖经有氧氧化产生 32 分子 ATP），并产生许多中间代谢产物供生物合成各种细胞物质。需氧菌和兼性厌氧菌进行需氧呼吸。

（三）厌氧呼吸

专性厌氧菌没有需氧电子传递链和完整的三羧酸循环，1 分子葡萄糖经厌氧糖酵解只能产生 2 分子 ATP，最终以外源的无机氧化物（CO_2、SO_4^{2-}、NO_3^-）作为受氢体。厌氧呼吸是一类产能效率低的特殊呼吸。

二、细菌的代谢产物

案例 2-1 提示：
　　不同种类的细菌具有不同的酶，所以对糖、蛋白质的分解程度不同，其代谢产物也各异。据此，采用生化试验可进行细菌的鉴别，尤其是肠道杆菌。

（一）细菌分解性代谢产物及生化反应

　　利用生化试验的方法，检测细菌对糖、蛋白质的代谢产物，称为细菌的生化反应，主要用于细菌的鉴别诊断。

　　1. 糖发酵试验　各种细菌分解糖的种类、能力和产物均不一致。例如，大肠埃希氏菌具有乳糖分解酶，能分解乳糖；伤寒沙门菌和痢疾志贺氏菌不具有乳糖分解酶，则不能分解乳糖。大肠埃希氏菌还有甲酸解氢酶，能将分解糖产生的甲酸再分解为二氧化碳和氢气。所以，在实验室中常用糖发酵试验观察产酸产气现象，作为各类肠道杆菌鉴别依据之一。

　　2. 甲基红试验（methyl red test）　大肠埃希氏菌与产气肠杆菌都能分解葡萄糖产生丙酮酸，但在产气肠杆菌培养液中，两分子酸性丙酮酸转变成一个分子的中性乙酰甲基甲醇；而在大肠埃希氏菌培养液中，仍以两分子丙酮酸的形式存在，因此 pH < 4.5。当以甲基红为指示剂时，大肠埃希氏菌培养液呈红色，为甲基红试验阳性；而产气肠杆菌培养液呈橘黄色，为阴性。

　　3. V-P 试验（Voges and Proskauer test）　产气肠杆菌能够分解葡萄糖产生丙酮酸，两分子丙酮酸缩合成一个分子的乙酰甲基甲醇，若在培养液中加入氢氧化钾，则乙酰甲基甲醇在碱性环境中可被空气中的氧气氧化为二乙酰。二乙酰与培养基中的胍基结合，生成红色化合物，称为 V-P 试验阳性。大肠埃希氏菌则不能，为 V-P 试验阴性。

　　4. 枸橼酸盐利用试验（citrate utilization test）　产气肠杆菌可利用枸橼酸盐为碳源，在枸橼酸盐作为唯一碳源的培养基能生长，使培养基 pH 由酸性变为碱性（形成碳酸盐），使溴麝香草酚蓝指示剂变为深蓝色，为阳性反应。而大肠埃希氏菌则不能利用枸橼酸盐作为碳源，故在此培养基上不能生长，培养基不变色，为阴性。

　　5. 吲哚试验（indole test）　某些细菌如大肠埃希氏菌、变形杆菌、霍乱弧菌等含有色氨酸酶，能分解色氨酸生成吲哚（又名靛基质），吲哚无色，不能直接观察，加入对二甲基氨基苯甲醛试剂后，可形成红色的玫瑰吲哚，为吲哚试验阳性。产气杆菌不含有色氨酸酶，故吲哚试验为阴性。

　　6. 硫化氢试验（H_2S test）　普通变形杆菌、乙型副伤寒沙门菌等能分解培养基中的胱氨酸、甲硫氨酸等含硫氨基酸而产生硫化氢，硫化氢遇培养基中的醋酸铅或硫酸亚铁等化合物，可生成黑色的硫化铅或硫化亚铁沉淀物，为硫化氢试验阳性。

　　7. 尿素酶试验　变形杆菌含有尿素酶，能分解培养基中的尿素产生氨，使培养基的碱性增加，可使酚红指示剂变为红色，为尿素酶试验阳性。沙门菌无尿素酶，培养基颜色不改变，为尿素酶试验阴性。

　　细菌的生化反应可用于鉴别革兰氏阴性细菌，尤其是吲哚试验、甲基红试验、V-P 试验和枸橼酸盐利用试验（可缩写为 IMViC 试验）。大肠埃希氏菌的 IMViC 结果为＋＋－－；产气肠杆菌为－－＋＋。IMViC 试验常用于水质的细菌监测。

　　现代临床细菌学检查已经普遍采用微量、快速的生化鉴定方法。更为先进的全自动细菌鉴定仪实现了细菌生化鉴定的自动化。此外，应用气相、液相色谱法鉴定细菌分解代谢产物中挥发性或非挥发性有机酸和醇类，能够快速鉴定细菌的种类。

案例 2-1 提示：
　　并非所有细菌的代谢产物都有致病作用。有些细菌的代谢产物具有有益作用，因此可以利用其作为有意义的生物制剂。有些细菌的代谢产物还可用于鉴别细菌。

（二）细菌合成代谢产物及其医学意义

细菌利用分解代谢中的产物和能量不断合成菌体自身成分，如细胞壁、蛋白质、多糖、核酸等，同时还合成一些在医学上具有重要意义的代谢产物。

1. 热原质（pyrogen）　是许多革兰氏阴性菌和少数革兰氏阳性菌在代谢过程中合成的一种物质。将极微量热原质注入人或动物体内即可引起发热反应。革兰氏阴性菌的热原质是细胞壁中的脂多糖；革兰氏阳性菌的是致热性多糖。

热原质耐高温，不被高压蒸汽灭菌法所破坏。用吸附剂和特殊石棉滤板可除去液体中的大部分热原质，蒸馏法效果更好。玻璃器皿需在250℃高温干烤，才能破坏热原质。因此，在制备和使用注射药剂过程中应严格遵守无菌操作，防止细菌污染。

2. 毒素和侵袭性酶（toxin and invasive enzyme）　许多病原菌在代谢过程中可产生毒素。毒素有外毒素和内毒素两种。外毒素是多数革兰氏阳性菌和少数革兰氏阴性菌在代谢过程中产生并释放到菌体外的一种蛋白质。内毒素是革兰氏阴性菌细胞壁中的脂多糖，在细菌死亡或崩解后释放。有些细菌还能合成一些胞外酶，这些酶能增强病原菌的侵袭力，如产气荚膜梭菌的卵磷脂酶、链球菌的透明质酸酶等。

3. 抗生素（antibiotics）　是某些放线菌、真菌、细菌在代谢过程中产生的一种能选择抑制或杀死他种生物细胞的物质，如放线菌产生的链霉素、真菌产生的青霉素及头孢霉素等。抗生素已广泛用于细菌感染性疾病的治疗。

4. 细菌素（bacteriocin）　是某些菌株产生的一类具有抗菌作用的蛋白质。其作用范围比抗生素窄，仅对与产生菌有近缘关系的细菌有杀伤作用，如大肠埃希氏菌产生的大肠菌素，其只作用于同种或遗传学上相近种的菌株。由于细菌素的作用具有型特异性，可用于细菌的分型和流行病学调查。

5. 色素（pigment）　某些细菌在营养丰富、氧气充足、温度适宜时可产生色素。色素分水溶性色素和脂溶性色素两种。前者能弥散至培养基等周围环境中，如铜绿假单胞菌色素可使培养基呈绿色，其感染的脓液及纱布等敷料也均带绿色。后者只存在于菌体，不扩散至含水的培养基中，如金黄色葡萄球菌色素只使其菌落显色，培养基颜色不变。不同细菌可产生不同色素，有助于鉴别细菌。

6. 维生素（vitamins）　细菌能合成某些维生素，除供自身需要外，还可分泌至周围环境中。例如，人体肠道内的大肠埃希氏菌合成 B 族维生素和维生素 K，可供人体吸收利用。

第四节　细菌的人工培养

在掌握细菌生长繁殖规律的基础上，可根据需要采用人工方法分离培养或纯培养细菌。

一、培　养　基

培养基（culture medium）是指将细菌生长繁殖所需要的各种营养物质，按照一定的比例，合理调配而成的培养基质。

培养基的种类

培养基按其营养组成及用途不同分为以下几类。

1. 基础培养基（basic medium）　是由细菌所需要的最基本的营养物质配制而成的培养基，常用氯化钠、蛋白胨（提供碳和氮）、牛肉浸汁（提供碳、氮、生长因子等）、蒸馏水配制而成。一般的细菌在基础培养基上生长良好。基础培养基也是配制其他培养基的基础。

2. 营养培养基（enriched medium）　是在基础培养基中加入某些特殊营养物质配制而成的培养基，如加入葡萄糖、血液、血清等。有些细菌营养要求较高，在基础培养基中生长不良，需加入特殊营养物质才能生长，如链球菌、脑膜炎奈瑟菌等。

3. 选择培养基（selective medium）　是在基础培养基中加入某些化学物质，选择性地抑制某些细菌生长，有利于另一些细菌生长的培养基。例如，加入抗生素抑制革兰氏阳性菌生长、允许革兰氏阴性菌生长，或反之。

4. 鉴别培养基（differential medium）　是在基础培养基中加入酶的底物和指示剂，以鉴别细菌的培养基。由于细菌含有的酶不同，对底物的分解能力也不同，根据指示剂颜色变化，判定细菌对底物的分解能力，从而区分不同的细菌。

在实际应用中，有些培养基同时具有选择和鉴别细菌的作用。例如，在用于培养肠道致病菌的SS（Salmonella-Shigella）培养基中，胆盐能抑制革兰氏阳性菌、枸橼酸钠抑制非病原菌大肠埃希氏菌，乳糖是底物、指示剂为中性红，根据培养结果易于分离到致病菌沙门菌和志贺氏菌，且菌落不带有颜色。

5. 厌氧培养基（anaerobic medium） 是专门用于培养厌氧菌的培养基。可用物理方法使培养基与空气隔绝，造成无氧环境；也可用化学方法，如在培养基中加入还原剂，去除氧气后有利于厌氧菌生长；或用生物方法，如用庖肉培养基，肉渣含有的不饱和脂肪酸可吸收氧气。

培养基还可根据其物理性状分类为：①固体培养基，加入1%～2%的琼脂；②半固体培养基，加入0.2%～0.5%的琼脂；③液体培养基，不加入琼脂。琼脂本身对细菌没有营养作用，只是一种赋形剂，其熔点为98℃，凝固点为45℃，室温冷却后，使培养基凝成固体或半固体状态。固体培养基一般制成平板（或平皿）和斜面两种，平板培养基用于分离细菌菌落，斜面培养基用于增菌和短期保存菌种；半固体培养基用于检查细菌的动力和保存菌种；液体培养基用于增菌和生化反应鉴定细菌。

此外，还可将培养基分为天然培养基和合成培养基，前者的化学成分不确定，后者的化学成分是确定的。

二、细菌在培养基中的生长现象

（一）在液体培养基中的生长现象

细菌在液体培养基中可有三种生长情况：①混浊生长，培养基明显均匀混浊；②沉淀生长，试管底部有沉淀物，培养基清亮或轻度混浊；③表面生长，液面有膜状物（菌膜），培养基混浊。

（二）在半固体培养基中的生长现象

半固体培养基一般采用穿刺法接种细菌。培养后，有鞭毛的细菌可向培养基内扩散生长，使穿刺线模糊不清，培养基出现混浊，而无鞭毛的细菌只沿穿刺线生长，培养基仍然透明。

（三）在固体培养基中的生长现象

平板培养基一般应用于分离培养。采用分区划线法接种细菌，培养后细菌可形成菌落（colony），菌落是单个细菌在固体培养基上生长繁殖形成的肉眼可见的细菌集团（图2-4）。菌落的形状、大小、颜色、透明度、隆起度、表面性状、边缘性状、在血琼脂平板培养基上的溶血性等有助于细菌的鉴别。一般可将细菌菌落分为两种类型：①光滑（S）型菌落，表面光滑、湿润、边缘整齐；②粗糙（R）型菌落，表面粗糙、干燥、边缘不整齐。将一个菌落移种到另一个培养基，培养后得到纯种细菌，即为纯培养，可用于细菌的鉴定。斜面培养基一般采用连续划线法接种细菌，培养后细菌形成菌苔，菌苔（lawn）是由很多菌落融合在一起形成的。

图2-4 细菌分区划线形成的菌落

三、人工培养细菌的用途

（一）在医学中的应用

1. 病原菌的细菌学研究 在进行病原菌的细菌学研究时，必须首先经纯培养得到纯种细菌，才能作为研究的材料。

2. 感染性疾病的病原学诊断和治疗 从患者标本中分离并鉴定出病原菌是诊断传染性疾病的最可靠指标，病原菌的药物敏感性鉴定对临床应用抗生素治疗传染病具有指导意义，这些都需要人工培养细菌。

3.生物制品的制备　来源于细菌或其代谢产物，用于诊断、治疗和预防疾病的生物制品，如疫苗、类毒素、抗血清等，也需要人工培养细菌。

（二）在工农业生产中的应用

利用细菌培养和发酵过程中的多种代谢产物可制成抗生素、维生素、氨基酸、酒、酱油等产品。细菌培养物还可处理废水和垃圾，制造菌肥和农药等。

第五节　细菌分类

细菌分类（taxonomy of bacteria）是按一定的原则将类似的细菌归在一起，并与其他细菌相区别。按照细菌的分类原则，一个未知细菌经过研究后可归入分类系统中的适当位置。如果与已知细菌相同，就采用该已知细菌的名称；如果不同，则按命名原则确定新名称。这就是细菌的鉴定（identification of bacteria）。

一、细菌的分类原则与层次

（一）细菌的分类原则

细菌的分类原则上分为传统分类和种系分类两种。前者是以细菌的生物学性状为依据，后者则以细菌的发育进化关系为基础。细菌鉴定和分类的方法包括表型分类、分析分类和基因型分类。

1.表型分类　以细菌的形态和生理特征如菌体形态与结构、染色性、培养特性、生化反应及抗原性等作为标记的分类方法。现可借助计算机将拟分类的细菌按其性状的相似程度进行归类（一般种的水平相似度＞80%），以此划分种和属，称为数值分类。

2.分析分类　采用电泳、色谱、质谱等方法，对细菌组分、代谢产物组成（如细胞壁脂肪酸、全细胞脂类和蛋白质）等特征进行分析，为细菌分类提供依据。

3.基因型分类　在数值分类的基础上，引入核酸分析，包括 DNA 碱基组成〔（G+C）mol%〕、核酸分子杂交（DNA-DNA 同源性、DNA-rRNA 同源性）和 16S rRNA 同源性分析，比较细菌大分子（核酸、蛋白质）结构的同源程度，以细菌的遗传指征为依据进行细菌分类，揭示细菌进化的信息。这种分类也称为种系分类。

（二）细菌的分类层次

自然界生物可划分为六个界，即动物界（Animalia）、植物界（Plantae）、真菌界（Fungus）、真核原生生物界（Protista）、原核生物界（Procaryotae）和病毒界（Vira）。细菌属于原核生物界，其层次与其他生物相同，也是界、门、纲、目、科、属、种。细菌分类最基本的单位是"种"（species）。细菌及其他微生物的种应是具有高度的表型相似性的生物单位，即生物学性状基本相同的细菌群体构成一个菌种；性状相近关系密切的若干菌种组成一个"属"（genus）；属集合成"科"（family）。有时在两个主要分类单位间还添加次级分类单位，如链球菌按细胞壁多糖抗原分为 A～H、K～V 20 个群（group）；在沙门菌的属与种之间加有组的单位；志贺氏菌在属之下又分为 A、B、C 和 D 4 个群（group）。同一菌种的各个细菌，虽然性状基本相同，但在某些方面仍有一定差异，差异较明显的称为亚种（subspecies）或变种，差异小的则为型（type）。此外，还有亚型（subtype）等次级单位。

细菌可按抗原结构不同分为不同的血清型；按噬菌体和细菌素的敏感性不同而分为噬菌体型和细菌素型；按生化反应和其他某些生物学性状不同而分为不同的生物型。不同来源的同一菌种的细菌称为该菌的不同菌株（strain）。经国际细菌分类命名委员会确定的具有典型性状的菌株称为标准菌株（standard strain）或模式菌株（type strain），如 H37RV 即结核分枝杆菌的强毒标准菌株；金黄色葡萄球菌的标准菌株是 ATCC 25925；而 ATCC 25922 和 ATCC 27853 分别是大肠埃希氏菌和铜绿假单胞菌的标准菌株。

二、细菌的命名法

细菌的命名采用双拉丁名法，每个菌名由两个拉丁字组成，即由一个属名和一个种名构成。属名在前，是名词，首字母大写；种名在后，是形容词，不论是否为人名或地名均须小写；两者均用斜体表示。细菌学名的中文译名则种名在前，属名在后。例如，*Mycobacterium tuberculosis*（结核分枝杆菌）、*Salmonella typhi*（伤寒沙门菌）。属名也可用第一个字母代表，如 *M. tuberculosis*、*S. typhi* 等。有时某些常见的细菌也可用习惯通用俗名如 *tubercle bacilli*（结核杆菌）、*typhoid bacillus*（伤寒杆菌）等。有时泛指某一属细菌而不特指其中的某个细菌则可在属名之后加上 sp.，如 *Mycobacterium* sp.、*Salmonella* sp.，分别表示分枝杆菌属和沙门菌属细菌（sp. 代表菌种 species，复数用 spp.）。

Summary

The physiological processes of bacteria include ingestion and synthesis of nutrients, and carry on metabolism and replication. Bacteria multiply by binary fission. Bacterial growth may be influenced by nutrients（water, carbon sources, nitrogen sources, minerals and growth factors）, temperature, pH, gas and osmotic pressure.

Bacterial nutrient types are based on their source of carbon, they are autotrophs and heterotrophs.

Media are artificial prepared for bacterial growth and multiplication. Based on laboratory use, there are 5 kinds of media（basic media, enriched media, selective media, differential media, anaerobic media）, and they are also may be divided according to their physical condition into liquid, solid and semi-solid media.

The formal ranks used in the taxonomy of bacteria are kingdom, division, class, order, family, genus, species. Only family, genus, and species are commonly used. The species is designated by Latin binominal

（李咏梅　韩慧明）

进一步阅读文献

1. Wood JM. Bacterial osmoregulation：a paradigm for the study of cellular homeostasis[J]. Annu Rev Microbiol，2011，65：215-238.

2. Carroll KC，Butel JS，Morse SA. Jawetz Melnick & Adelbergs Medical Microbiology [M]. 27th ed. New York:McGraw-Hill Education，2015.

笔记栏

第三章　消毒灭菌与病原微生物实验室生物安全

微生物与其他生物一样，其生命活动受外界环境的影响。若环境适宜，微生物生长繁殖；若环境改变，微生物发生变异；若环境发生剧烈变化，微生物因代谢障碍而生长受到抑制甚至死亡。人类有时需要在没有微生物的条件下从事一些工作，特别是在预防病原微生物感染时，就需要采用多种物理、化学或生物学方法，通过改变外界环境条件，来抑制或杀死环境中的病原微生物，达到没有任何微生物可以生存的工作条件或者达到切断传播途径、控制或消灭传染病的目的。此外，微生物实验室和外科手术室等为防止微生物的污染或感染，也需杀灭物品或器械上的微生物。因此，在医学上经常采用物理、化学或生物学方法抑制或杀死环境中的病原微生物，从而控制或消灭传染源。

医学微生物学实验中进行的病原分离、培养、鉴定、保存和销毁，需要在生物安全实验室进行，以确保操作者和周围人群不被感染，环境不被污染。

第一节　消毒灭菌的常用术语

> **案例 3-1**
> 　　实验室在对细菌培养时，需先制备培养基，根据所培养的细菌不同，选择不同类型的培养基，如培养营养要求高的细菌时，需制备含血清的营养培养基，即在基础培养基中加入血清。细菌的保存常用细菌保存液，有时也用牛奶保存，如幽门螺杆菌。
> **思考题：**
> 　　1. 制备培养基过程中应注意什么？
> 　　2. 基础培养基和含血清的营养培养基如何进行消毒灭菌？用于保存菌种的牛奶，如何进行消毒灭菌？

以下术语常用来表示物理或化学方法对微生物的杀灭程度。

1. 消毒（disinfection）　是指杀死物体上或环境中的病原微生物，并不一定能杀死细菌芽胞或非病原微生物的方法。用来消毒的药物称为消毒剂（disinfectant）。

2. 灭菌（sterilization）　是指杀灭物体上所有微生物（包括病原微生物和非病原微生物、繁殖体和芽胞）的方法。

3. 无菌（asepsis）　通常是灭菌的效果，是指物体上不含活菌的意思。无菌并不只是单指没有活的细菌，还包括没有活的病毒、真菌等微生物。临床上进行外科手术等操作时，需要采用防止微生物进入机体或其他物品的无菌操作技术。

> **案例 3-1 提示：**
> 　　微生物实验室的许多操作也要严格无菌操作，如培养基的制备过程中应注意无菌操作，防止微生物的污染。

4. 抑菌（bacteriostasis）　是指抑制人体内部或外部细菌生长繁殖的方法。常用的抑菌剂为各种抗生素，可在体内抑制细菌的繁殖，或在体外用于抑菌试验以检测细菌对抗生素的敏感性。

5. 防腐（antisepsis）　是指防止或抑制微生物生长繁殖的方法。

此外，还有一些与微生物清除和消毒有关的术语，如：①清洁，指能减少微生物附着在无机物体表面数量的方法，达到人类可以接受的水平以满足公众健康需要；②净化，指能显著减少或破坏一定空间中微生物数量和生物活性的方法。

第二节　消毒灭菌的方法

消毒与灭菌的方法一般可分为物理方法和化学方法两大类。

一、物理消毒灭菌法

物理消毒灭菌法主要有热力灭菌法、电磁波辐射灭菌法、滤过除菌法、干燥与低温抑菌法等。

1. 热力灭菌法　利用高温来杀灭微生物的方法。高温对细菌具有明显的致死作用，因此最常用于消毒和灭菌。多数无芽胞细菌经 55 ～ 60℃作用 30 ～ 60 分钟后死亡。湿热 80℃经 5 ～ 10 分钟可杀死所有细菌繁殖体和真菌。细菌芽胞对高温有很强的抵抗力，如炭疽芽胞杆菌的芽胞，可耐受 5 ～ 10 分钟煮沸，肉毒梭菌的芽胞则需煮沸 3 ～ 5 小时才死亡。

热力灭菌法分为干热灭菌法和湿热灭菌法两大类。在同一温度下，后者的效力比前者大，原因在于：①湿热水分充足使细菌蛋白更易凝固，实验证明，蛋白质含水越多，其凝固所需的温度越低；②湿热的穿透力比干热大；③湿热的蒸汽存在潜热，水由气态变为液态时释放潜热，可迅速提高灭菌的温度。

（1）干热灭菌法（sterilization by dry heat）：干热的杀菌作用是通过脱水干燥和大分子变性实现的。一般细菌繁殖体在干燥状态下，80 ～ 100℃经 1 小时可被杀死；芽胞则需要 160 ～ 170℃经 2 小时才死亡。常用的方法有以下几种。

1）焚烧（incineration）：直接点燃或在焚烧炉内焚烧。焚烧是一种彻底的灭菌方法，但仅适用于废弃物品或动植物尸体等。例如，被污染的纸张、草堆、实验动物尸体，都可用此法灭菌。

2）烧灼（flaming）：直接用火焰灭菌，适用于微生物实验室的接种环、试管口等的灭菌。

3）干烤（hot air sterilization）：利用密闭的干烤箱加温灭菌，适用于高温下不变质、不蒸发的物品，如一般的玻璃器皿、瓷器、平皿等。通常加温至 160 ～ 170℃维持 2 小时（一般不超过 170℃）可达到灭菌目的。

4）红外线（infrared）：是一种波长为 0.7 ～ 1000μm 的电磁波，尤以 1 ～ 10μm 波长的热效应最强。红外线的灭菌作用与干烤相似，但热效应仅限于物体表面，因此不能使物体均匀加热。此法多用于医疗器械的灭菌。

（2）湿热灭菌法（sterilization by moist heat）

1）煮沸法（boiling）：煮沸的温度在 100℃，煮沸 5 分钟能杀死一切细菌的繁殖体。许多芽胞经煮沸数小时也不一定死亡，故煮沸法可用于饮水和一般外科器械（刀剪、注射器等）的消毒。若水中加入 10 ～ 20g/L 碳酸氢钠，可使其沸点提高至 105℃，既可促进杀灭芽胞，又可防止金属器皿生锈。海拔会影响水的沸点，高海拔地区应用煮沸法消毒时，可按海拔每升高 300 米增加 2 分钟的标准来延长消毒时间。

2）流动蒸汽消毒法（steam sterilization）：又称常压蒸汽消毒法，是利用 Arnold 消毒器在 1 个大气压下 100℃的水蒸气中进行消毒的方法。细菌的繁殖体 15 ～ 30 分钟可被杀灭，通常细菌的芽胞不能被杀灭。

3）间歇蒸汽灭菌法（fractional sterilization）：是利用反复多次的蒸汽灭菌，以达到灭菌目的。将灭菌物置于流通蒸汽灭菌器内，100℃加热 15 ～ 30 分钟，可杀死其中的繁殖体。然后置 37℃温箱中过夜，使芽胞发育成繁殖体，次日再加热灭菌。如此连续 3 次，可将所有繁殖体和芽胞杀死。本法适用于不耐高温的营养物质（如含血清、牛奶等培养基）的灭菌。

4）巴氏消毒法（pasteurization）：用较低温度杀灭液体中的病原菌或特定微生物，保持物品中所需不耐热成分不被破坏的消毒方法。此法由巴斯德创建，用于消毒牛乳、酒类。方法有：① 61.1 ～ 62.8℃加热 30 分钟；② 71.7℃加热 15 ～ 30 秒。现多采用后一种方法。

5）高压蒸汽灭菌法（sterilization by pressured steam）：是杀菌效果最好的灭菌方法。利用密闭的蒸汽锅，在 103.4kPa（1.05kg/cm^2）的蒸汽压下，温度达 121.3℃，维持 15 ～ 20 分钟，可杀死包括芽胞在内的所有微生物。此法适用于耐高温、耐湿物品的灭菌，如普通培养基、生理盐水、敷料、玻璃器皿、手术器械、手术衣等。但上述条件的高压蒸汽灭菌法尚不足以灭活朊粒。

案例 3-1 提示：

　　基础培养基通常使用高压蒸汽灭菌法灭菌，以杀灭包括细菌繁殖体和芽胞在内的所有微生物。含血清的营养培养基和用于保存细菌的牛奶，既要对其进行灭菌处理，又不能破坏其营养成分，故常用间歇蒸汽灭菌法灭菌。

　　2. 电磁波辐射灭菌法

　　（1）日光和紫外线：日光照射是一种有效的天然杀菌方法，其杀菌作用主要是靠日光中的紫外线（ultraviolet ray，UV）。波长在 240 ~ 280nm 范围内的紫外线具有杀菌作用，其中以 265 ~ 266nm 最强，这与 DNA 的吸收光谱范围一致。紫外线杀菌机制主要是使同一 DNA 链上相邻近的胸腺嘧啶共价结合而形成二聚体，从而干扰 DNA 的复制，导致细菌死亡或变异。紫外线对病毒也有灭活作用。紫外线穿透力不强，不能穿过普通玻璃、纸张、水蒸气等，故常用于物体表面和空气消毒，如微生物学实验室、烧伤病房和手术室的空气消毒，或不耐热物品的表面消毒。

案例 3-1 提示：

　　在制备培养基过程中，应注意无菌操作，通常可在经紫外线照射后的实验室中进行培养基的分装。

　　（2）电离辐射：电离射线具有较高的能量和穿透力，对微生物有致死作用，主要是 β 射线和 γ 射线。在足够剂量时，电离射线对各种细菌均有致死作用。其机制是干扰 DNA 合成、破坏细胞膜、引起酶系统紊乱及水分子经辐射产生游离基和新分子，如过氧化氢等。电离辐射是一次性医用塑料制品消毒灭菌的首选方法；亦可用于食品、药品和生物制品的消毒灭菌，而不会破坏其营养成分。

　　（3）微波：是波长为 1 ~ 1000nm 的电磁波，可穿透玻璃、陶瓷和薄塑料等物质，但不能穿透金属表面。微波主要靠热效应发挥作用，且其热效应必须在有一定含水量的条件下才能显现。此法主要用于食品、非金属器械、检验室用品、食品用具、药杯等的消毒。

　　3. 滤过除菌法（filtration）　　是用物理阻留的方法机械地将液体或空气中的细菌除去，以达到无菌目的。所用的器具称为滤菌器（filter）。滤菌器含有微细小孔，仅可除去细菌，不能除去病毒、支原体、衣原体及 L 型细菌等，此法主要用于一些不耐高温灭菌的血清、毒素、抗生素及空气除菌（如无菌护理室、手术室等的空气除菌是通过高效分子空气过滤器清除细菌等微生物）。滤菌器的种类很多，常用的有薄膜滤菌器，是由硝酸纤维素膜制成，用于除菌的滤膜孔径在 0.45μm 以下，最小的为 0.1μm。此外，还有玻璃滤菌器、石棉滤菌器（亦称 Seitz 滤菌器）、素陶瓷滤菌器等。

案例 3-1 提示：

　　在准备含血清培养基时，血清通常使用过滤除菌法除菌，以确保血清中的营养成分不被破坏。

　　4. 干燥与低温抑菌法　　有些细菌的繁殖体在干燥环境中会很快死亡，如脑膜炎奈瑟菌、淋病奈瑟菌、霍乱弧菌、苍白密螺旋体等。有些细菌的抗干燥力较强，如结核分枝杆菌可在干痰中数月不死。细菌芽胞的抵抗力更强，如炭疽芽胞杆菌的芽胞可耐干燥 20 余年。干燥法常用于保存食物，浓盐或糖渍食品可使细菌体内水分逸出，造成生理性干燥，使细菌的生命活动停止，从而防止食物变质。

　　低温可使细菌的新陈代谢减慢，故常用作保存细菌菌种。当温度回升至适宜范围时，细菌又能恢复生长繁殖。为避免解冻对细菌的损伤，可在低温状态下真空抽去水分，此方法称为冷冻真空干燥法（lyophilization）。该法是目前保存菌种的最好方法，一般可保存微生物数年至数十年。

二、化学消毒灭菌法

1. 消毒剂　多种化学药物能影响细菌的化学组成、物理结构和生理活动，进而达到防腐、消毒甚至灭菌的作用。消毒与防腐药物对人体组织细胞均有毒害作用，不能内用，只能外用或用于环境的消毒。

（1）消毒剂的作用机制：不同种类的化学消毒剂其杀菌机制也不同，主要有以下几种：①促使菌体蛋白质变性或凝固，如高浓度酚类、醇类、高浓度重金属盐类、酸碱类、醛类；②干扰细菌的酶系统和代谢，如某些氧化剂；③损伤细菌细胞膜，如低浓度酚类、表面活性剂、脂溶剂等。

（2）常用消毒剂的主要种类及用途

酚类：苯酚、甲酚皂（来苏尔）和氯己定等属酚类化合物，低浓度时破坏细菌的细胞膜，高浓度时使菌体蛋白质凝固。也有抑制细菌脱氢酶、氧化酶等作用。

醇类：其杀菌机制在于去除细菌菌膜中的脂类，并使菌体蛋白质变性。乙醇最常用，浓度为70%～75%时杀菌力最强，异丙醇的杀菌作用比乙醇强，且挥发性低，但毒性较高。两者主要用于皮肤消毒和浸泡体温计等。

重金属盐类：在高浓度时，易与带负电荷的菌体蛋白质结合，使之发生变性或沉淀，又可使细菌酶蛋白丧失活性。

氧化剂：常用的有高锰酸钾、过氧化氢、过氧乙酸等。它们的杀菌作用是依靠其氧化能力，可使酶蛋白中的—SH 基转变为—S—S—基，导致酶活性的丧失。3%～6% 的过氧化氢可杀死大多数细菌，10%～25% 时可杀死包括芽胞在内的所有微生物。过氧化氢熏蒸还可用于空气消毒。过氧乙酸为最常用的强氧化剂，易溶于水，对细菌繁殖体和芽胞、真菌、病毒等都有较好的杀灭作用，目前应用广泛；但其稳定性差，易分解并有刺激性与腐蚀性，不适用于金属器具等的消毒。

烷化剂：杀菌机制在于对细菌蛋白质和核酸的烷化作用，其杀菌谱广，杀菌力强。常用的有甲醛、环氧乙烷和戊二醛等。2% 戊二醛对橡胶、塑料和金属器械无腐蚀性，适用于精密仪器、内镜等医疗器械的消毒。甲醛对人体有潜在的毒性。环氧乙烷沸点为 10.8℃，易挥发，可用气态进行灭菌，已广泛用于医疗器械、一次性用具、密闭容器或房间气体的消毒灭菌。环氧乙烷对分枝杆菌、病毒、真菌和细菌芽胞均有较强的杀菌力，是目前最为常用的灭菌剂之一。烷化剂的不足之处为易燃，对人体有一定毒性。

常用消毒剂的种类、作用机制与用途见表 3-1。

表3-1　常用消毒剂的种类、作用机制与用途

类别	作用机制	常用消毒剂	用途
酚类	①蛋白质变性 ②损伤细胞膜 ③灭活酶类	30～50g/L 苯酚 2% 来苏尔 0.1～0.5g/L 氯己定（洗必泰）	地面、器具表面的消毒 皮肤消毒 术前洗手、阴道冲洗等
醇类	①蛋白质变性与凝固 ②干扰代谢	70%～75% 乙醇 50%～70% 异丙醇	皮肤、体温计消毒
重金属盐类	①氧化作用 ②蛋白质变性与沉淀 ③灭活酶类	0.05%～0.1% 升汞 20g/L 汞溴红（红汞） 0.1g/L 硫柳汞 10g/L 硝酸银	非金属器皿的消毒 皮肤、黏膜、小创伤消毒 皮肤、手术部位消毒 新生儿滴眼预防淋球菌感染
氧化剂	①氧化作用 ②蛋白质沉淀	1g/L 高锰酸钾 3% 过氧化氢 0.2%～0.3% 过氧乙酸	皮肤、尿道消毒、水果消毒 创口、皮肤黏膜消毒 塑料、玻璃器材消毒
含碘消毒剂	氧化作用	2.0%～2.5% 碘酊	皮肤黏膜消毒
含氯消毒剂	氧化作用	0.2～0.5mg/L 氯 100～200g/L 漂白粉	饮用水消毒 地面、厕所与排泄物消毒

笔记栏

续表

类别	作用机制	常用消毒剂	用途
表面活性剂	①损伤细胞膜 ②灭活氧化酶等酶活性 ③蛋白质沉淀	0.5～1g/L 苯扎溴铵（新洁尔灭） 0.5～1g/L 度米芬	外科手术洗手、皮肤黏膜消毒 皮肤创伤冲洗，金属器械消毒 棉织品、塑料、橡胶类消毒
烷化剂	菌体蛋白质、核酸的烷基化	10% 甲醛 0.05g/L 环氧乙烷 2% 戊二醛	浸泡、物品表面消毒、空气消毒 手术器械、敷料等消毒 精密仪器、内镜等消毒
染料	①影响核酸亲和力 ②干扰氧化过程	20～40g/L 甲紫	浅表创伤消毒
酸碱类	①破坏细胞膜和细胞壁 ②蛋白质凝固	5～10ml/m³ 醋酸加等量水蒸发 生石灰（1：8～1：4比例加水配成糊状）	空气消毒 地面、排泄物消毒

2. 防腐剂　某些低浓度的消毒剂可用作防腐剂。在生物制品中如菌苗、疫苗、抗血清、类毒素和某些药物制剂常需加入防腐剂，以防杂菌生长。常用防腐剂的种类和用途见表3-2。

表3-2　常用防腐剂的种类和用途

名称	常用浓度（g/L）	用途
苯酚	0.5	
硫柳汞	0.01	防止某些注射液、菌苗、疫苗、抗血清、类毒素变质
甲醛	0.01～0.2	
苯甲醇	1～2	兼有防腐和止痛双重作用
苯甲酸	0.1～0.2	防止中草药煎剂、合剂及糖浆发霉变质
尼泊金	0.05～0.1	

第三节　影响消毒灭菌的因素

消毒灭菌的效果受消毒剂本身、微生物种类和环境因素的影响。

一、消毒剂的性质、浓度和作用时间

消毒剂的种类不同其理化性质也不同，对微生物的作用大小就有差异。例如，表面活性剂对革兰氏阳性细菌的杀菌效果比对革兰氏阴性菌强。同一种消毒剂的浓度不同，其消毒效果也不一致。一般是消毒剂浓度与消毒效果成正比，但乙醇例外，以70%～75%浓度的乙醇杀菌力最强。原因是更高浓度的乙醇使菌体表面蛋白迅速脱水而凝固，反而影响乙醇继续向内部渗入，故杀菌效果差。消毒剂在一定浓度下，对细菌的作用时间越长，消毒效果也越强。

二、细菌的种类与数量

细菌的种类不同对消毒剂抵抗力也不同。例如，一般消毒剂对结核分枝杆菌的作用比其他细菌繁殖体作用差。菌量越大，其所需消毒时间越长。

三、温度与酸碱度

杀菌过程是一种化学反应过程，在不影响消毒剂性质的情况下化学反应的速度随温度升高而增快，故温度高消毒效果好。例如，用酚类消毒剂处理金黄色葡萄球菌，在20℃时可比在10℃时杀菌时间缩短 5 倍。细菌在适宜 pH 环境中抵抗力较强，在 pH 偏高或偏低的环境中，易被消毒剂杀死。例如，表面活性剂在碱性溶液中，酚类在酸性环境中，均使细菌对消毒剂更为敏感。

四、有机物

一般情况下，细菌与某些有机物（血清、血细胞、脓汁、汗渍等）混在一起时，这些有机物对细菌具有保护作用，从而影响杀菌效果。因此，临床上用消毒剂消毒皮肤和器械时，必须洗净后再消毒。对于痰、呕吐物、粪便的消毒，宜选择受有机物影响较小的漂白粉、生石灰及酚类消毒剂。

第四节　病原微生物实验室生物安全

医学微生物学实验中进行的病原分离、培养、鉴定、保存和销毁，特别是针对高致病性的病原微生物的操作，需要在生物安全实验室进行。实验室的生物安全不仅关系到实验操作者自身，还关系到周围人群和环境。

一、病原微生物的分类

根据病原微生物的传染性、感染后对个体或者群体的危害程度，可将病原微生物分为四类。

第一类是指能够引起人类或者动物非常严重疾病的微生物，以及我国尚未发现或者已经宣布消灭的微生物。如天花病毒、克里米亚 - 刚果出血热病毒（新疆出血热病毒）、埃博拉病毒等 20 余种病原体。

第二类是指能够引起人类或者动物严重疾病，比较容易直接或者间接在人与人、动物与人、动物与动物间传播的微生物。如汉坦病毒、高致病性禽流感病毒、人类免疫缺陷病毒、流行性乙型脑炎病毒、脊髓灰质炎病毒、狂犬病病毒、SARS 冠状病毒、结核分枝杆菌、炭疽芽胞杆菌、霍乱弧菌、鼠疫耶尔森菌、立克次体属等 70 余种病原体。

第三类是指能够引起人类或者动物疾病，但一般情况下对人、动物或者环境不构成严重危害，传播风险有限，实验室感染后很少引起严重疾病，并且具备有效治疗和预防措施的微生物。如腺病毒、肠道病毒、鼻病毒、轮状病毒、各类肝炎病毒、麻疹病毒、疱疹病毒、流感病毒、风疹病毒、破伤风梭菌、百日咳鲍特菌、脑膜炎奈瑟菌、志贺氏菌属、白假丝酵母菌、伯氏疏螺旋体、沙眼衣原体等 280 余种病原体。

第四类是指在通常情况下不会引起人类或者动物疾病的微生物。其危险性小、致病力低、实验室感染机会少。如减毒活疫苗以及不属于第一、二、三类的低毒力的病原微生物。

其中，第一、第二类病原微生物属高致病性病原微生物。

二、病原微生物实验室生物安全防护水平分级

根据实验室对病原微生物的生物安全防护水平（biosafety level，BSL）及实验室生物安全标准的规定，可将实验室分为一级、二级、三级、四级四个等级。

一级实验室为普通建筑结构实验室；二级实验室配备负压生物安全柜和高压蒸汽灭菌器等设备；三级实验室要求房间保持负压，有独立的送排风系统，排出的空气需经高效过滤器过滤；四级实验室的防护级别最高，配备生命支持系统，对实验室内部设施和外部环境都有更特殊的要求。一、二级实验室不得从事高致病性病原微生物实验活动。三、四级实验室可从事高致病性病原微生物实验活动。

实验室应有科学、严格的管理制度，定期对实验室设施设备、材料等进行检查、维护和更新。应对废水、废气及其他废物进行合理处置，防止环境污染。

三、实验室感染的控制以及监督和法律责任

实验室感染的控制工作包括定期检查实验室的生物安全防护、病原微生物菌（毒）种和样本保存与使用、安全操作、实验室排放的废水、废气及其他废物的处置等实施情况。

实验室发生高致病性病原微生物泄漏时，实验室工作人员应当立即采取控制措施，防止扩散，

具体包括：①封闭被病原微生物污染的实验室或可能造成病原微生物扩散的场所；②开展流行病学调查；③对感染者进行隔离治疗，对相关人员进行医学检查；④对密切接触者进行医学观察；⑤进行现场消毒；⑥对染疫或者疑似染疫的动物采取隔离、捕杀等措施。

监督的主要内容是病原微生物实验室执行国家有关法律、行政法规、国家标准和要求的记录、档案及报告的情况。法律责任的核心是承担造成传染病传播、流行或者其他严重后果的法律责任。

Summary

Several terms are used to describe processes for the killing or removal of microorganisms. Disinfection is to kill all potentially infective microorganisms without necessarily destroying all other viable microbes. Disinfectants can be sporostatic but are not necessarily sporicidal. Chemicals used for disinfection are called disinfectants. Sterilization means the use of physical and/or chemical methods to eliminate all microbial forms，including bacterial spores. Asepsis means the absence of viable microbes. Bacteriostasis means the use of bacterial inhibitor to inhibit the growth of microorganisms in or on a body. Bacteriostats used frequently are antibiotics. Antisepsis means the use of antiseptic agents to destroy or inhibit the growth of microorganisms.

（黄　敏　张　伟）

进一步阅读文献

1. Ryan KJ，Ray CG. Sherris Medical Microbiology [M]. 6th ed. New York:McGraw-Hill，2014:43-54.

2. Murray PR，Rosenthal KS，Pfaller MA. Medical Microbiology [M]. 8th ed. Elsevier，2016:11-14.

第四章 噬 菌 体

噬菌体（bacteriophage，phage）是侵袭细菌、放线菌或真菌等微生物的病毒，由英国细菌学家Twort（1915年）和法国细菌学家dHerelle（1917年）分别从葡萄球菌和痢疾志贺氏菌的培养物中发现，因其能使细菌裂解，故得名。后来发现放线菌、衣原体、螺旋体及真菌也有相应的噬菌体。噬菌体具有病毒的基本特性：个体微小，可以通过细菌滤器；无细胞结构，只能在活的微生物细胞内复制增殖，是一种专性胞内寄生的微生物。

噬菌体分布极广，凡是有细菌的场所，就可能有相应噬菌体的存在。噬菌体有严格的宿主特异性，只寄居在易感宿主菌体内，故流行病学可利用噬菌体进行细菌的鉴定与分型，以追查感染源。

第一节 噬菌体的生物学性状

案例 4-1

　　1958年某炼钢工人不慎大面积烧伤，并造成细菌性感染，经检测是铜绿假单胞菌（绿脓杆菌），对该患者使用了当时仅有的几种抗生素进行治疗，但未取得明显疗效。后某医学院分离出此菌，并找到该菌对应的特异性噬菌体，患者经该噬菌体治疗后取得明显疗效。

思考题：

　　1. 噬菌体治疗后获得明显疗效的相关机制是什么？

　　2. 此案例给予我们什么启示？

1. 形态与结构 噬菌体的体积微小，需要用电子显微镜观察。其形态多为蝌蚪形，也有的呈球形和细杆形。蝌蚪形噬菌体的结构分头部和尾部两部分（图4-1）。头部由蛋白质包绕核酸组成；尾部与吸附、裂解宿主细胞壁和噬菌体装配等相关。

2. 化学组成 噬菌体主要是由核酸和蛋白质组成。蛋白质构成噬菌体的头部和尾部，起着保护核酸的作用。核酸是噬菌体的遗传物质，核酸类型为DNA或RNA，为双链或单链。有些噬菌体核酸的碱基与正常碱基不同，如T偶数噬菌体为5-羟甲基胞嘧啶代替胞嘧啶，细菌则无此碱基。所以，在研究噬菌体与细菌相互作用时可将其作为噬菌体的标记。

3. 培养特性 培养噬菌体必须用活细菌。其增殖有严格寄生性和高度特异性，如一种噬菌体只能在相对应的某种细菌内增殖。其寄生的特点也有型的特异性，有的噬菌体仅能感染细菌的某一型。

图 4-1 噬菌体结构模式图

（头部、核酸、尾领、尾鞘、尾丝、尾刺、尾板）

案例 4-1 提示：

　　该医学院是根据噬菌体培养特性的严格寄生性和高度特异性找到的铜绿假单胞菌的特异性噬菌体。

4. 抗原性 噬菌体具有抗原性，能刺激机体产生抗体。该抗体能抑制相应噬菌体，使其失去感染敏感细菌的能力，但对已吸附或已进入宿主菌的噬菌体不起作用。

5. 抵抗力 噬菌体对理化因素的抵抗力比细菌强。加热70℃ 30分钟仍不失活，也能耐受低温。大多数噬菌体能抵抗乙醚、氯仿和乙醇。消毒剂需作用较长时间才能使噬菌体失去活性。噬菌体对紫外线和 X 射线敏感，受紫外线照射 10 ～ 15 分钟即失去活性。

第二节　毒性噬菌体

　　根据与宿主菌的相互关系，噬菌体感染细菌有两种后果：一是噬菌体在宿主菌体内增殖，产生许多子代噬菌体，并最终裂解细菌，建立溶菌周期（lytic cycle），这种噬菌体称为毒性噬菌体（virulent phage）；二是噬菌体核酸与细菌染色体整合，不产生子代噬菌体，也不引起细菌裂解，但噬菌体的 DNA 随着细菌基因组的复制而复制，并随细菌的分裂而分配至子代细菌的基因组中，细菌变成溶原性细菌（lysogenic bacteria），建立溶原周期（lysogenic cycle），这种噬菌体称为温和噬菌体（temperate phage）或溶原性噬菌体（lysogenic phage）（图 4-2）。

图 4-2　噬菌体与细菌的相互关系

　　毒性噬菌体与动物病毒在宿主细胞内的增殖过程相似，大致包括吸附、穿入、生物合成、成熟与释放四个阶段。

　　1. 吸附（absorption）　噬菌体首先借助其表面蛋白与其宿主菌表面受体发生特异性结合，其特异性取决于两者分子结构的互补性。不同噬菌体的吸附方式不同，只要细菌具有特异性受体，无论死活，均能吸附，但是噬菌体不能进入已死亡的宿主菌体内。

　　2. 穿入（penetration）　有尾噬菌体吸附于细菌后，分泌酶类溶解细胞壁，使细胞壁出现小孔，尾鞘再收缩将头部的核酸通过尾髓压入细菌细胞内，蛋白质外壳留在细菌细胞壁外。无尾噬菌体和细杆形噬菌体的核酸则以脱壳的方式进入宿主菌内。

　　3. 生物合成（biosynthesis）　噬菌体核酸进入细菌后，一方面通过早期转录产生早期蛋白质，并复制子代核酸，再进行晚期转录，产生噬菌体的结构蛋白（头部外壳和尾部）以及释放溶解细菌的酶类；另一方面，以噬菌体核酸为模板，大量复制子代噬菌体的核酸。

　　4. 成熟与释放（maturation and release）　子代噬菌体的蛋白质与核酸分别合成后，按一定程序装配，成为完整的子代噬菌体。子代噬菌体在细菌体内增殖到一定程度时，由于噬菌体合成酶类的溶解作用，细菌被裂解，噬菌体全部释放出来，再感染其他敏感细菌。某些丝状噬菌体以出芽方式逐个释放子代噬菌体。

　　在液体培养基中，噬菌体裂解细菌，使菌液由混浊变透明；而在固体培养基中，将适量的噬菌体和宿主菌液混合接种培养后，培养基表面可出现透亮的溶菌空斑，称为噬斑（plaque）。不同噬斑的大小、形状和透明度等对于噬菌体的鉴定具有意义。噬斑的数目可用于测定标本中噬菌体的数量，即噬斑形成单位（plaque forming unit，PFU）。

　　案例 4-1 提示：
　　案例中分离得到的噬菌体也只能是铜绿假单胞菌特异性的毒性噬菌体，其在繁殖过程中最终裂解该菌。

第三节 温和噬菌体

温和噬菌体的基因组整合于宿主菌基因组中，这种整合在细菌染色体上的噬菌体基因称为前噬菌体（prophage）。染色体上带有前噬菌体的细菌变为溶原性细菌，其特性主要有：①能正常进行分裂，将前噬菌体传到子代细菌；②产生"免疫"，前噬菌体编码的阻遏蛋白能抑制后进入细胞内的毒性噬菌体的生物合成，故可使细菌免遭毒性噬菌体裂解；③有些细菌在转变为溶原性细菌后，可导致细菌基因型和性状的改变，称为溶原性转换（lysogenic conversion），如白喉棒状杆菌产生白喉毒素、A群链球菌产生红疹毒素都是变成溶原性细菌的结果，这些毒素的基因都是前噬菌体；④有时前噬菌体偶尔可自发地或在某些理化和生物因素的诱导下脱离宿主菌染色体而进入溶菌周期，终止溶原状态，裂解细菌。温和噬菌体具有的这种产生成熟子代噬菌体颗粒和裂解宿主菌的潜在能力，称为溶原性（lysogeny）。溶原状态的自发终止频率为 $10^{-5} \sim 10^{-2}$。紫外线照射或丝裂霉素诱导可使90%溶原性细菌释放出前噬菌体（图4-2）。

第四节 噬菌体的应用

1. 细菌的鉴定和分型 由于噬菌体裂解细菌有种的特异性，故可用于细菌的鉴定。如利用已知的噬菌体鉴定未知的霍乱弧菌、鼠疫耶尔森菌、枯草芽胞杆菌等。噬菌体裂解细菌又有型特异性，所以也可利用噬菌体对某一种细菌分型，即该菌的噬菌体型。如利用伤寒沙门菌 Vi 噬菌体已将有 Vi 抗原的伤寒沙门菌分为 96 个噬菌体型。细菌的噬菌体分型在流行病学调查上对追查和分析细菌性感染的传染源很有帮助。

2. 检测标本中的未知细菌 噬菌体在自然界中分布广泛，凡有细菌的地方，如污水、土壤、人和动物的排泄物等都可能有噬菌体。所以，从标本中检出某种噬菌体常提示该标本中曾有相应的细菌存在。另外，根据噬菌体必须在活的敏感细菌内才能增殖这一特性，将检测标本与已知噬菌体放到一起培养，如噬菌体明显增加，虽然细菌培养阴性，也提示该标本中有相应的细菌存在。

3. 基因工程的工具 噬菌体在基因工程上可做外源基因的载体，常用的有以下 2 种。

（1）*E. coli* K12 λ 噬菌体：是一种温和噬菌体，含有双链 DNA，在与外源基因重组后再转入到 *E. coli* 中，能在细菌细胞内扩增外源基因或表达外源基因产物。因其可与较大的 DNA 片段（20kb 以上）重组，故可用来建立真核细胞染色体的基因文库。

（2）*E. coli* M13 噬菌体：是一种丝状的噬菌体，含单链环状 DNA，进入宿主细胞后，先变成双链复制中间型（replicative intermediate，RI），然后进行复制。每个细胞内拷贝数可达 200 个。子代噬菌体释放并不使细菌裂解。此 RI 如与外源 DNA 重组转入受体菌，外源 DNA 则在受体菌内扩增并以单链形式分泌到菌体外，可作 DNA 序列分析的模板。

4. 治疗细菌性感染 传统的噬菌体疗法是将自然分离的毒性噬菌体（大部分来自环境）直接应用于患者，通过裂解相应的病原体以达到治疗细菌感染的目的。在传统的噬菌体疗法的基础上，现代噬菌体疗法也不断被开发出来：具有更广宿主范围的噬菌体基因工程、具有强大杀菌能力的单一噬菌体成分的提取，具有更强大抗菌作用更少耐药性的噬菌体与抗生素联合疗法等。在面临多重耐药细菌引起的严重感染威胁以及未来新引入的抗生素稀缺的背景下，新的噬菌体疗法不断显示出其强大的应用价值，尤其是对铜绿假单胞菌、金黄色葡萄球菌等一些容易产生耐药性的细菌感染的临床治疗。

> **案例 4-1 提示：**
> 综上可以看出，噬菌体在治疗临床上的细菌性感染，尤其是耐药性细菌的感染方面有着广阔的应用前景。

Summary

Bacteriophages are viruses that infect bacteria. All phages contain a protein head which can vary in size and shape. The virus genome inside the head may be either DNA or RNA. Virulent phages can multiply on bacteria and kill the cell by lysis at the end of the life cycle which is called lytic cycle.

Temperate phages are those that can either multiply via the lytic cycle or integrate their DNA into the chromosomes of the host cells and carry on lysogenic cycle. Temperate phage can integrate its DNA into the host chromosome and is called prophage at this stage, then prophage replicates along with the host chromosome and is passed on to the daughter cell, the process is called lysogenic cycle. When a lysogenic bacterium is exposed to unfavorable conditions（ultraviolet or mutagen）, the lysogenic cycle can be terminated, and lead to the lytic cycle. A plaque is an apparent area due to the lysis of bacteria. Each plaque arises from a single infectious phage. The infectious phage that gives rise to a plaque is called a plaque forming unit（PFU）. Genes carried by the phage can be expressed in the lysogenic bacterium, and these genes may change the properties of the bacterial cell, this process is called lysogenic conversion. Toxin production by *Corynebacterium diphtheriae* is mediated by a toxin gene carried by a phage.

（黄　敏　张　伟）

进一步阅读文献

1. Kakasis A, Panitsa G. Bacteriophage therapy as an alternative treatment for human infections. A comprehensive review[J]. Int J Antimicrob Agents, 2019, 53（1）:16-21.

2. Salmond GP, Fineran PC. A century of the phage: past, present and future[J]. Nat Rev Microbiol, 2015, 13（12）:777-786.

3. Viertel TM, Ritter K, Horz HP. Viruses versus bacteria-novel approaches to phage therapy as a tool against multidrug-resistant pathogens[J]. J Antimicrob Chemother, 2014, 69（9）:2326-2336.

第五章 细菌的遗传与变异

遗传与变异是所有生物的基本特征之一。细菌亦是一种生物，其形态结构、生理代谢、致病性、耐药性、抗原性等生物学性状都是由细菌的遗传物质所决定。遗传（heredity）使细菌的生物学性状保持相对稳定，且代代相传，使其物种得以保存。变异（variation）是指在细菌繁殖过程中，外界环境条件发生变化或细菌的遗传物质本身发生改变，导致细菌的生物学性状发生相应的变化。变异可使细菌产生新变种，变种的新特性靠遗传得以巩固，并使物种得以发展与进化。

由于细菌个体微小，结构简单，易于人工培育、繁殖速度快、易于识别和检出等特点，常被用作研究生物遗传和变异规律的实验材料，从而极大地丰富了现代分子生物学和分子遗传学的理论。近年来开展的微生物基因组计划，将会对细菌基因结构与功能的研究带来新的突破，使得可以从分子水平上了解细菌致病性和耐药性产生的机制，为感染性疾病的诊断和防治提供新的策略。因此，细菌遗传变异的研究具有重要的理论意义和实际价值。

第一节 细菌的变异现象

一种生物的遗传物质的总和构成该生物的基因型（genotype）。由基因表达产物决定，生物所表现的生物学性状，称为表型（phenotype）。细菌的变异有两种类型：①遗传型变异，又称基因型变异（genotypic variation），是细菌的基因结构发生了改变，如基因突变或基因转移与重组等，可以遗传至后代；②非遗传型变异，又称表型变异（phenotypic variation），是因环境条件因素所致细菌性状的变化，细菌基因结构无改变，不能遗传。

一、形态结构的变异

细菌的形态、大小以及许多结构，都可发生变异。鼠疫耶尔森菌在含 30～60g/L NaCl 的琼脂培养基上生长，可以出现大小不等的球形、杆状、逗点状和哑铃状等多形性改变；肺炎链球菌（Ⅲ型）在含有血清的培养基或机体内能够形成荚膜，在普通培养基上培养多次传代，荚膜逐渐消失；炭疽芽胞杆菌在 42℃经 10～20 天培养后，可失去形成芽胞的能力，毒力也相应减弱；将普通变形杆菌接种于 1g/L 苯酚琼脂培养基上培养，则细菌失去鞭毛。这种失去鞭毛的变异称为 H-O 变异（其中 H 来源于德语 hauch，意为薄膜，菌落似薄膜，称为 H 菌落；O 来源于德语 ohne hauch，意为无薄膜，代表失去鞭毛的菌落，称为 O 菌落）。

二、毒力变异

毒力变异表现为毒力的增强或减弱。例如，白喉棒状杆菌不产生白喉外毒素，但当该菌感染 β-棒状杆菌噬菌体后变成溶原性细菌，则能产生外毒素引起白喉。Calmette 和 Guerin 两人将有毒力的牛型结核分枝杆菌接种在含甘油、胆汁和马铃薯的培养基中，经 13 年 230 次传代，得到一株毒力减弱但仍保持免疫原性的变异菌株，即卡介苗（bacillus of Calmette Guerin，BCG），用于结核病预防。

三、菌落变异

细菌在固体培养基上生长的菌落可发生变异。通常由患者体内新分离的菌落多为 S（smooth）型菌落，表面光滑、湿润、边缘整齐。经多次人工培养后，菌落可逐渐变异为 R（rough）型菌落，表面粗糙、干皱、边缘不整齐。这种光滑型与粗糙型之间的变异称为 S-R 变异，多见于肠道杆菌。此种变异是因失去细胞壁脂多糖的特异多糖引起的。S-R 变异时，往往涉及细菌多种性状的改变，如毒力减弱或消失、抗原性减弱、生化反应不典型等。但应注意，结核分枝杆菌、炭疽芽胞杆菌、鼠疫耶尔森菌的毒力菌株都是 R 型。

四、抗原性变异

肠道杆菌的鞭毛抗原、菌体抗原常发生变异。沙门菌属 H 抗原可产生由 I 相变成 II 相或由 II 相变成 I 相的相变异。革兰氏阴性细菌如果丧失细胞壁上的 LPS，则细菌将失去特异性 O 抗原。

五、酶活性变异

有些细菌在发生变异后，酶活性发生改变，不能合成某种营养成分，在缺乏该营养成分的最低营养培养基上不能生长，称这类细菌为营养缺陷型（auxotroph）；或失去发酵某种糖的能力，在以该种糖类为唯一碳源的培养基上不能生长。

六、耐药性变异

耐药性变异是指细菌对某种抗生素由敏感变成耐受，成为耐药菌株。自抗生素广泛应用以来，细菌对抗生素耐药株的不断增长是世界范围内的普遍趋势。例如，金黄色葡萄球菌对青霉素的耐药菌株已从 1946 年的 14% 上升至目前的 90% 以上。耐甲氧西林金黄色葡萄球菌（methicillin resistant *Staphylococcus aureus*，MRSA）逐年上升，我国于 1980 年前仅为 5%，1985 年上升至 24%，1992 年以后达 70%。耐青霉素的肺炎链球菌也达 50% 以上，1998 年首次报道粪肠球菌耐万古霉素。有些细菌还表现为同时耐受多种抗菌药物，即多重耐药性（multiple drug resistance，MDR），甚至有的细菌变异后产生对药物的依赖性，如痢疾志贺氏菌链霉素依赖株，离开链霉素则不能生长。细菌的耐药性变异给临床治疗带来了很大的麻烦，并成为当今医学上的重要问题。

第二节 细菌的遗传物质

细菌的遗传物质是 DNA，遗传信息正是由 DNA 构成的特定基因来传递。细菌的基因组是指细菌染色体和染色体以外遗传物质所携带基因的总称。染色体以外的遗传物质是指质粒 DNA 和转位因子等。

一、细菌染色体

细菌染色体是一个环状双螺旋 DNA 长链，无组蛋白，在细菌内呈超螺旋形式缠绕成团，外无核膜包围，故称核质。染色体是遗传的物质基础，其遗传功能单位是基因。大肠埃希氏菌（*E. coli*）染色体长 1000 ~ 1300μm，在菌体内高度盘旋缠绕成丝团状，分子量（M_W）约为 3×10^9 道尔顿（Da），约含有 5000 个基因，编码 2000 多种酶及其他结构蛋白。细菌染色体上的基因与真核细胞不同，无内含子，染色体 DNA 的复制全过程约需 20 分钟。但是近年来研究发现细菌的染色体非常复杂，很难用统一的结构来描述，如细菌 DNA 结构除了常见的环状结构以外，还有线状的结构。

近年来大量细菌基因组测序工作的完成，使人类对细菌基因结构的认识也越来越深入。到目前为止已完成了 200 多种细菌的全基因组序列测序工作。随着更多细菌基因组测序工作的完成，对细菌基因组的认识势必会更全面更深入。

二、质 粒

质粒（plasmid）是细菌染色体以外的遗传物质，由双链闭合环状 DNA 组成，通常以超螺旋状态存在于细胞质中。细菌质粒的相对分子质量一般较小，仅为细菌染色体的 0.5% ~ 3%。根据相对分子质量的大小，大致上可以把质粒分成大小两类：大质粒可含几百个基因，小质粒仅含 20 ~ 30 个基因。

质粒基因可编码很多重要的生物学性状，据此可将质粒分为不同类型。常见质粒：①致育质粒，又称 F 质粒（fertility plasmid），大小约 100kb，编码有性生殖功能。携带 F 质粒的细菌称为 F⁺ 菌株，为雄性菌，能长出性菌毛；无 F 质粒的细菌称为 F⁻ 菌株，为雌性菌，无性菌毛。F 质粒编码性菌毛，性菌毛可介导 F⁺ 菌株与 F⁻ 菌株的接合（conjugation）进而传递 F 质粒，使获得 F 质粒的细菌获得新的生物学性状。②耐药性质粒，编码细菌对抗生素或重金属盐类的耐药性。耐药性质粒分为两类，其中可以通过细菌间的接合进行传递的称为接合性耐药质粒，又称 R 质粒（resistance plasmid）。R 质粒多见于革兰氏阴性菌。另一类是不能通过接合传递的非接合性耐药质粒，但它可通过噬菌体传递。非接合性耐药质粒往往在革兰氏阳性菌（如葡萄球菌）中较多见。③毒力质粒，又称 Vi 质粒（virulence plasmid），编码与该菌致病性有关的毒力因子。例如，致病性大肠埃希氏菌产生的耐热性肠毒素是由 ST 质粒决定的，产生的不耐热肠毒素是由 LT 质粒决定的，细菌黏附定植在肠黏膜表面是由 K 质粒决定的；某些金黄色葡萄球菌产生表皮剥脱性毒素引起烫伤样皮肤综合征，就是该菌所携带的毒力质粒决定的。④细菌素质粒，编码各种细菌产生细菌素，如 Col 质粒编码大肠埃希氏菌产生大肠菌素。⑤代谢质粒（metabolic plasmid），编码产生相关的代谢酶，如沙门菌发酵乳糖的能力通常是由质粒决定的，另又发现了编码脲酶及枸橼酸盐利用酶的若干种质粒。

细菌携带哪种质粒，则具有其相应的功能，但也有某种质粒可同时决定几种功能，如 F 质粒除有致育性功能外，还具有辅助质粒转移的能力，某些耐药性质粒上还带有编码毒力因子的基因，故携带此种质粒的细菌，不仅获得了耐药性，致病性也得到了增强。

质粒有以下主要特性。

1. 具有自我复制能力　一个质粒是一个复制子（replicon）。有的质粒在细胞质内的拷贝数只有 1～2 个，其复制往往与染色体的复制同步，称为严紧型质粒（stringent plasmid）；有的质粒拷贝数较多，可随时复制，与染色体的复制不相关，两者之比可为 20∶1 或更大，称为松弛型质粒（relaxed plasmid）。

2. 可赋予细菌某些重要的生物学性状　如致育性、耐药性、致病性等。

3. 可以转移　质粒可以经接合、转化或转导等方式从一个细菌转移至另一个细菌，携带的性状也随之转移。质粒不仅可在同种、同属的细菌内转移，有的甚至还可以在不同种属的细菌间转移。

4. 可以自行丢失或经人工处理而消除　质粒并非是细菌生长繁殖不可缺少的遗传物质。携带质粒的细菌失去质粒后即失去其控制的生物学性状，但不影响细菌的生存。

5. 具有相容性与不相容性　几种质粒可同时共存于同一细菌细胞内，这种现象称为相容性（compatibility）。但有些质粒不能共存于同一细菌细胞内，称为不相容性（incompatibility）。

三、噬 菌 体

温和噬菌体感染细菌后，其基因的遗传信息可赋予宿主菌某些生物学性状。噬菌体结构简单、基因数少，是分子生物学与基因工程的重要研究工具（详见第四章）。

四、转 位 因 子

转位因子（transposable element）是细菌染色体 DNA 或质粒 DNA 分子上的一段核苷酸序列，能在质粒之间或质粒与染色体之间自行转移位置，是细菌体内可移动的遗传物质，通过位移改变细菌遗传物质的核苷酸序列而引起某些性状的变异。转位因子主要包括插入序列和转座子等，它们广泛存在于革兰氏阳性和革兰氏阴性细菌中。

（一）插入序列

插入序列（insertion sequence，IS）是在细菌中首先发现的最简单的一类转位因子，长度一般不超过 2kb，约为 0.8～1.4kb，不携带使细菌表现任何性状的基因，只编码转移位置时所需的转位酶，与插入点附近的序列共同起作用。几乎所有的细菌都具有插入序列，不同种的细菌具有其特征性插入序列，而不同细菌中又往往能够发现相关的插入序列。有些质粒也含有插入序列，对于高频重组菌（见本章第三节）的形成至关重要。

（二）转座子

转座子（transposon，Tn）是除携带与转座有关的基因外，还常带有耐药基因、重金属抗性基因、毒素基因等及其他结构基因的一类转位因子。长度一般超过 2kb，约为 2.5～20kb。当 Tn 插入某一基因时，一方面可引起插入基因失活产生基因突变，另一方面在插入部位又出现一个耐药基因，使细菌产生耐药性。转座子转移位置也是引起细菌染色体畸变的原因，可使插入位置邻近的染色体发生缺失、易位、倒位等。

（三）转座噬菌体

大肠埃希氏菌 Mu 噬菌体（mutator phage，诱变噬菌体）是一种温和噬菌体，但又与一般温和噬菌体不同，它含有与转位功能有关的基因和反向重复序列，可随机整合到宿主菌染色体的任何位置，导致宿主菌变异。一些致病菌采用相似的机制来协调一系列毒力因子的表达，编码毒力因子的基因可聚集在一起形成致病岛或毒力岛，两侧有转座子样可移动元件，使其能在染色体内部移动或转移至其他细菌。

五、整 合 子

1989 年 Stroke 和 Hall 首次提出整合子（integron）的概念。整合子是细菌基因组中保守的、自我移位有缺陷，常以转座子或接合性质粒作为移动工具的转座子样 DNA 元件。整合子存在于许多细菌的基因组中，定位于染色体和质粒或转座子上。所有已知的整合子一般都包含三个必要成分：两端为高度保守序列（conserved segment，CS），中间为可变区。在 5′ 端保守段包含编码整合酶的 *Int* 基因、*Int* 特异重组位点（attI）和负责基因转录的启动子 P1（Pant）与 P2，但 P2 很少见，仅少数整合子含有。3′ 端保守段的结构则因整合子类型的不同而异。可变区含有一个或多个基因盒（gene cassette），但其并非是整合子的必需组成部分。基因盒含有一个结构基因，多数情况下为耐药基因。基因盒是单一的可移动的 DNA 分子，通常以环形独立的状态存在。只有当它被整合子捕获并整合到整合子中才能转录。基因盒通常不含启动子，但一旦基因盒插入整合子，这个基因就能在 5′ 端的共同启动子 Pant 作用下转录。整合子含有位点特异重组系统和基因盒的遗传结构，是一个基因整合和切除系统，可使细菌捕获耐药基因而获得耐药性，同时也可使多种耐药基因在细菌之间水平传播。

第三节 细菌变异的机制

细菌的遗传型变异，主要通过基因突变、基因的转移与重组两种方式实现。

一、基 因 突 变

突变（mutation）是细菌的遗传基因发生突然而稳定的结构改变，导致细菌性状的遗传型变异。具有某种突变型的细胞或个体称为突变体（mutant）。细菌在生长繁殖过程中，突变是经常发生的。突变包括基因突变和染色体畸变两种。基因突变发生在 DNA 中一对或少数几对碱基的置换、增加或缺失，称为点突变。染色体畸变则涉及大段的 DNA 发生易位、缺失、重复或倒位等变化，经常导致细菌的死亡。细菌以基因突变较为常见。

（一）基因突变的类型

1. 自然突变（spontaneous mutation）　是指细菌在自然条件下发生结构变化所致的变异。研究表明，引起细菌自然突变的原因是多种多样的，可能是细菌所处的外界环境引发的，如宇宙间普遍存在的短波辐射、热及自然界存在的一些具有致突变作用的物质，也可能是细胞内自身的化学反应、DNA 分子内部自身的运动、转座子的转座等因素造成的。在细菌生长繁殖过程中，突变经常自发发生，但自然突变率极低，一般在 $10^{-9} \sim 10^{-6}$。

2. 诱发突变（induced mutation）　是用人工方法诱导细菌产生的突变。能够诱导细菌产生变异的各种理化因素称为诱变剂（mutagen）。常用的物理因素有高温、X 射线、γ 射线、紫外线等，化学因素有金属离子、化学试剂等。诱发突变的发生概率可比自发突变提高 10 倍至 10 万倍，平均 1000 倍。由于基因的自发突变率很低，在实际生产中，为了获得优良菌种，常利用诱变剂来对细菌进行诱变，从而提高突变率。

（二）基因突变的规律

1. 随机性　就细菌的某一群体而言，基因突变的发生，从时间、个体、位点和所发生的表型变化等方面都带有明显的随机性。无论细菌是自然突变还是诱发突变，所产生的突变株极少，只有在未变异的细菌不适宜生长繁殖而突变株能繁殖的条件下，突变株才有机会被选择出来。彷徨试验和影印试验是证明突变随机性的两个经典试验。

（1）彷徨试验（fluctuation test）：是由 Luria 和 Delbruck 在 1943 年完成的。他们先将一定数量（10^3/ml）对特定噬菌体敏感的大肠埃希氏菌悬液分别装入 A、B 两支试管内，每管 10ml。B 管中的菌液再分装入 20 支小试管中，每管 0.5ml，每种培养基可容纳 10^9 个菌。培养 24 ~ 36 小时后，分别将大试管和小试管内的细菌培养液涂布于含有噬菌体的平板上，测定噬菌体抗性菌的菌落数。从理论上讲，如果噬菌体抗性菌株是接触噬菌体而诱导产生的，那么不同试管内菌液所含的噬菌体抗性菌落数应大体相等。如果抗性菌的出现是由于细菌在生长过程中自发突变而产生的，由于突变在时间和个体上的随机性，则不同试管中的噬菌体抗性菌落数应有显著不同。实验结果发现，从同一大试管中取出菌液涂布的 20 个平板，各平板上噬菌体抗性菌生长的菌落数相差不大，说明抽样误差不大；而从 20 支小试管内取出菌液涂布相应的 20 个平板，各平板上噬菌体抗性菌菌落数量极不均匀，相差悬殊（图 5-1）。这就表明大肠埃希氏菌对噬菌体的抗性来自基因突变，这种突变发生在大肠埃希氏菌接触相应的噬菌体之前，由细胞在分裂过程中自发地、随机地产生。噬菌体在这里仅起着筛选抗噬菌体突变型的作用。

图 5-1　彷徨试验示意图

（2）影印试验（replica plating）：是由 Lederberg 等在 1952 年完成的。先将对抗生素敏感的菌种均匀涂布于普通营养琼脂平板上，长出均匀的菌落后作为母平板（master plate），然后取一块包无菌丝绒的压模在母平板表面轻轻按印，使棉绒表面粘有菌落的印迹，再将丝绒面分别印在不含抗生素的普通营养琼脂平板和含有抗生素的琼脂营养平板上，从而获得细菌分布与原始平板完全相同的复制平板，培养后，根据耐药菌落出现的位置，从无抗生素影印平板的相应部位刮取菌苔转种至含抗生素的液体培养基中增菌培养，可见细菌生长（图 5-2）。在整个试验过程中，该细菌从未接触过抗生素，但已具有对抗生素的抗性，无可争议地证明了抗生素仅起选择作用。影印试验最初是为证明微生物的抗药性突变是自发的，与相应的环境因素无关而设计的，目前已广泛应用于营养缺陷型突变体（auxotrophic mutant）、耐药性突变体（drug-resistant mutant）的筛选等研究工作中。

图 5-2　影印试验示意图

2. 独立性　突变的发生一般是独立的，即在某一个体中可以发生任何基因的突变，而且某一基因的突变，不会影响任何其他基因的突变率。

3. 稳定性　基因突变的实质是遗传物质发生改变，因此突变型的基因也具有相对稳定的结构，可以遗传给后代。

4. 可逆性　从自然界获得的未发生突变的原始菌株通常称为野生株（wild strain），其表现型称为野生型（wild type），经突变后性状改变了的菌株称为突变株（mutant strain）。野生型菌株经突变成为突变型菌株后，经再一次突变，有时突变株又获得了野生型的表型，这第二次突变称为回复突变（back mutation）。回复突变并不一定恢复原来的基因型，它可以是一个抑制基因突变代偿了第一次突变在性状上的改变。回复突变若发生在同一基因的不同部分，称为基因内抑制；若发生在不同的基因，则称为基因间抑制。

（三）细菌基因突变的分子机制

1. 碱基置换　是指 DNA 中核苷酸的一个碱基被另一个碱基所取代，包括转换（transition）和颠换（transversion）两种形式。转换是指嘌呤之间或嘧啶之间的互变，而颠换是指嘌呤和嘧啶之间互相置换。从遗传信息改变的角度来看，不同的碱基变化对遗传信息的改变是不同的。①同义突变（samesense mutation）：是指某个碱基的改变并没有引起产物氨基酸序列的改变，这与密码子的简并性有关。②错义突变（missense mutation）：是指碱基序列的改变引起产物氨基酸序列的改变，甚至影响到蛋白质活性，从而影响了表现型。温度敏感性突变体（temperature-sensitive mutants，ts）是一种在亲代能生长的温度范围内在较低的温度（30℃）下能生长，而在较高温度（42℃）不能生长的突变体。其发生的原因是错义突变使某些酶的肽链结构发生改变，降低了酶的抗热性，因此在较高温度下不能生存。这种突变体也称为条件致死性突变体（conditionally lethal mutants），表现为条件性致死效应：细菌在许可条件下可正常生长，在非许可条件下则死亡。这种突变体常被用来研究基因尤其是必需基因在细菌生存和生长中的作用。③无义突变（nonsense mutation）：单个碱基的突变导致终止密码子的形成，使 mRNA 的翻译提前终止，形成不完整的肽链，因而其产物一般是没有活性的。

2. 移码突变（frameshift mutation）　是指在 DNA 分子的编码区发生 1～2 个核苷酸的插入或缺失，使翻译的开放阅读框发生位移，从而导致该位置以后的氨基酸序列全部改变。

3. 缺失和重复　大片段的缺失或重复（超过几个碱基对）是基因突变的主要原因之一。例如，在野生型大肠埃希氏菌 lacI 基因中，含有 3 个重复的 CTGC 碱基序列。但在突变型 FS5、FS25 中增加了一个 CTGC 序列，而在 FS2、FS84 突变型中，则缺失了一个 CTGC 序列。

二、基因的转移和重组

细菌的遗传型变异，还可通过两个不同种属细菌之间发生遗传基因的转移和重组来实现。遗传物质由一个细菌（供体菌，donor）进入另一个细菌（受体菌，recipient），使受体菌获得供体菌的某些特性，称为基因转移（gene transfer）。转移的基因可与受体菌基因进行重组（recombination）。基因转移和重组的方式有转化、接合、转导、溶原性转换和原生质体融合五种方式。

1. 转化（transformation）　是受体菌直接摄取供体菌的游离 DNA 片段，并将其整合于自己的基因中，从而获得供体菌部分遗传特性的过程。转化现象首先是 1928 年由 Griffith 在肺炎链球菌中发现。Ⅲ型肺炎链球菌有荚膜而毒力强，属光滑（S）型菌落；Ⅱ型肺炎链球菌无荚膜而毒力弱，属粗糙（R）型菌落。分别用Ⅱ R 型菌和Ⅲ S 型菌注射小鼠，前者存活，后者死亡，而且从死鼠心血中分离到Ⅲ S 型菌。若将Ⅲ S 型菌加热杀死后再注射小鼠，则小鼠存活。若将加热杀死的Ⅲ S 型菌与活的Ⅱ R 型菌混合在一起注射小鼠，则小鼠死亡，并从死鼠心血中分离出活的Ⅲ S 型菌。这表明活的Ⅱ R 型菌从死的Ⅲ S 型菌中获得了产生Ⅲ S 型菌荚膜的遗传物质，使活的Ⅱ R 型菌转化为Ⅲ S 型菌（图5-3）。后来 Avery（1944 年）用活的Ⅱ R 型菌加上提取的

图5-3　肺炎链球菌转化试验

Ⅲ S 型菌 DNA 片段注射小鼠，同样致小鼠死亡，且从死鼠中分离到Ⅲ S 型菌，进一步证实了引起转化的物质是 DNA。

细菌发生转化与下列因素有关：①供体菌与受体菌的 DNA 应具有同源性，即亲缘关系越近，转化率越高。②受体菌处于感受态（competence），此时细菌容易吸收供体菌的 DNA 而发生转化。感受态细菌一般只发生在细菌对数生长期的后期，且保持时间短，仅数分钟至 3～4 小时。在自然状态下，具有转化能力的细菌不多，但通过人为诱导的方法，如 Ca^{2+} 或 Mg^{2+} 处理、温度休克和电穿孔等，可使许多不具有自然转化能力的细菌（如大肠埃希氏菌）细胞获得摄取 DNA 的能力。这也是基因工程的基础技术之一（图 5-4）。

图 5-4 细菌的转化

2. 接合（conjugation） 是供体菌和受体菌通过直接接触，将供体菌的遗传物质（质粒）转移给受体菌。质粒有接合性质粒和非接合性质粒。接合性质粒有 F 质粒、R 质粒、Col 质粒、毒力质粒等。

（1）F 质粒的接合：带有 F 质粒的细菌有性菌毛（仅 1～4 根），相当于雄性菌（F^+ 菌），无 F 质粒的细菌无性菌毛，相当于雌性菌（F^- 菌）。当 F^+ 菌与 F^- 菌接触时，F^+ 菌的性菌毛末端与 F^- 菌表面受体结合，菌毛缩短使两菌紧靠并沟通，F^+ 菌的 F 质粒中的一条 DNA 进入 F^- 菌体内，从而使 F^- 菌获得 F^+ 菌的性状，长出性菌毛，而原来的 F^+ 菌仍为 F^+ 菌（图 5-5）。少数 F 质粒可整合到受体菌染色体上，与染色体一起复制，整合后的细菌能以高频率转移染色体上的基因片段给另一 F^- 受体菌，使 F^- 受体菌获得供体菌的某些遗传性状，故与 F 质粒重组的细菌称为高频重组菌（high frequency recombinant，Hfr）（图 5-6）。Hfr 与 F^- 菌接合时，最先转移的是 Hfr 的染色体 DNA，F 质粒位于最后。在转移过程中，由于受各种因素的影响，Hfr 菌染色体 DNA 很易断裂。所以，位于后端的 F 质粒几乎不能转移。因此 Hfr 与 F^- 菌接合时，F^- 菌不能变成 F^+ 菌（图 5-7）。Hfr 菌中的 F 质粒有时也会从染色体上脱离，终止其 Hfr 状态，当脱离出现偏差时，可携带相邻的染色体基因或 DNA 片段，称为 F' 质粒。F^+、Hfr、F' 三种菌都有性菌毛，均可通过接合方式进行基因的转移。

图 5-5 F 质粒的接合

图 5-6 高频重组菌的产生

图 5-7　Hfr 质粒的接合

（2）R 质粒的接合：R 质粒上可含有一种或多种耐药性基因。R 质粒的结构分为两部分（图 5-8），即耐药传递因子（resistance transfer factor，RTF）和耐药决定因子（resistance determinant）。耐药传递因子编码性菌毛，功能与 F 质粒相似。耐药决定因子编码对抗菌药物的耐药性。这两部分可以单独存在，也可以结合在一起成为一个复合物，但必须两部分结合在一起时，才能将耐药性转移给

图 5-8　R 质粒结构模式图

其他细菌。例如，金黄色葡萄球菌的 R 质粒，它只带有编码产生青霉素酶的耐药决定因子，而无耐药传递因子，因此葡萄球菌不能通过接合方式直接向其他细菌传递耐药决定因子，而以噬菌体转导方式向其他细菌转移遗传物质。在肠杆菌科细菌中 R 质粒具有上述两部分结构，则可通过接合方式，在不同种、属细菌之间直接转移遗传物质。所以，许多细菌即使从未接触过某些药物，也可从耐药菌株直接获得 R 因子而产生耐药性，这是近年来临床上耐药株日益增多的重要原因之一。如果 R 质粒在传递过程中丢失，细菌的耐药性亦可随之消失。

R 质粒决定细菌产生耐药性的机制，目前认为有以下几种：①某些细菌的 R 质粒可编码产生各种酶，如青霉素酶、头孢菌素酶等，此类酶可使 β- 内酰胺类抗生素的内酰胺环发生水解，使它形成不具抗菌活性的化合物；②R 质粒可通过控制某些细菌的细胞膜，使其通透性发生改变，以阻止四环素、异烟肼等药物进入菌体内发挥作用；③质粒控制细菌改变接受药物的作用部位，如链霉素的抗菌作用是通过它与细胞核糖体上 30S 亚单位结合，从而影响细菌蛋白质的生物合成过程。R 质粒可控制细菌 30S 亚单位发生改变，使链霉素不能与细菌结合。因此，链霉素不能发挥杀菌作用。

3. 转导（transduction）　是以噬菌体为媒介，将供体菌的遗传物质转移到受体菌中，使受体菌获得供体菌部分遗传性状的过程。根据噬菌体转导的性状范围，可分为普遍性转导和局限性转导。

（1）普遍性转导（generalized transduction）：是以噬菌体为媒介，将供体菌染色体上任何一个或数个基因（甚至质粒基因）装入噬菌体蛋白质外壳中，转导给受体菌的过程（图 5-9）。普遍性转导又分为两种。

图 5-9　普遍性转导示意图

1）完全转导（common transduction）：噬菌体在转导过程中，将供体菌的 DNA 片段通过交换整合在受体菌的 DNA 中，成为受体菌的一部分，并随染色体同步复制，随细菌分裂而分配至子代

菌体中，使受体菌及其子代均表现出供体菌的某些性状。

2）流产转导（abortive transduction）：噬菌体在转导过程中带出供体菌的 DNA 片段至受体菌，但未整合在受体菌的 DNA 中，仍保持游离状态，也不复制，因此当细菌分裂时始终只有一个子代细菌保留此基因及某种性状。

（2）局限性转导（restricted transduction）：温和噬菌体进入溶原期时，以前噬菌体形式整合在细菌染色体的某一位置，当其自发或经诱导终止溶原状态，前噬菌体脱离细菌染色体时，脱离的碱基位置发生差错，携带出与它紧密连锁的细菌 DNA 片段，并转移、整合到受体菌中去，使受体菌获得供体菌的某种遗传性状（图 5-10）。如 λ 噬菌体可整合在大肠埃希氏菌染色体的半乳糖苷酶基因（gal）与生物素基因（bio）之间，在切割脱离时约有 10^{-6} 概率发生偏差，带走其两侧的 gal 或 bio 基因。由于所转移的只限于供体菌 DNA 上的个别特定的基因，所以称为局限性转导。

图 5-10　局限性转导示意图

转导可发生于革兰氏阳性菌和革兰氏阴性菌中，如大肠埃希氏菌 K12 通过温和噬菌体转导，将一种决定半乳糖发酵特性的基因（gal）传递给痢疾志贺氏菌，使痢疾志贺氏菌获得发酵半乳糖的性质。金黄色葡萄球菌对青霉素、氯霉素、四环素和红霉素等的耐药性基因，也可通过噬菌体的转导，将耐药性传递给敏感菌。

4. 溶原性转换（lysogenic conversion）　溶原性细菌因染色体上整合有前噬菌体而获得新的遗传性状称为溶原性转换，如白喉棒状杆菌、产气荚膜梭菌和肉毒梭菌可因溶原性转换而分别获得产生白喉毒素、α 毒素和肉毒毒素的能力。同样，某些沙门菌属的细菌也可因溶原性转换而获得新抗原，故也称抗原性转换。

5. 原生质体融合（fusion of protoplast）　细菌形成原生质体后，在聚乙二醇（PEG）作用下可以发生两个细菌细胞的融合。融合的细菌可在高渗培养基中生长。融合体具有两套亲本的染色体，因此可以表现两者的特性。原生质体融合技术常用于生物工程的研究和应用。

第四节　细菌遗传变异在医学中的意义

一、诊断方面

在临床细菌学检查工作中，经常会遇到一些不典型的细菌。要做出正确的诊断，不但要熟悉细菌的典型特征，还要了解细菌变异的规律。例如，随着耐药性菌株的增多，金黄色葡萄球菌绝大多数菌株所产生的色素由金黄色变为灰白色。目前从病灶中分离出的葡萄球菌已很少再见到典型的金黄色菌落。以往以产生金黄色色素为致病性的指标已不再适用，而改用根据凝固酶的产生来区分。又如感染患者可因青霉素、先锋霉素等抗生素的治疗以及机体免疫力的产生，使细菌失去细胞壁变成 L 型。L 型细菌在普通培养基上不易生长，必须应用高渗培养基进行分离。

二、治疗方面

由于抗生素的广泛使用，临床分离的细菌耐药菌株日益增多。目前金黄色葡萄球菌对青霉素耐药株为 90% 以上。引起肠道感染的细菌中，发现有同时对多种抗生素耐药的菌株。所以，在治疗选药时应加以注意。治疗前应先做药物敏感试验选择用药。对于某些慢性传染病需要长期用药者，应考虑几种药物联合应用，可获得比较好的治疗结果。

三、预 防 方 面

使用菌苗注射是提高机体特异性免疫的有效措施，目前使用的活菌苗，如卡介苗、炭疽菌苗及鼠疫菌苗，都是病原微生物的减毒变异株制成的。在制备死菌苗时，也应选择光滑型菌落的细菌，才能取得较好的免疫效果。

四、检查致癌物质方面

正常细胞发生遗传信息的改变可致肿瘤，因此导致突变的条件因素均被认为是可疑的致癌因素。目前采用的 Ames 试验是以细菌作为诱变对象，将待测的化学物质作用于鼠伤寒沙门杆菌的组氨酸营养缺陷型细菌后，再将此菌接种于无组氨酸的培养基中。如果该化学物质有促变作用，则有少数细菌可回复突变而获得在无组氨酸培养基上生长的能力。这种以该菌株的回复突变作为检测致癌因子指标的方法比较简便，可供参考。

五、流行病学方面

分子生物学分析方法可用于流行病学调查，用来追踪基因水平的遗传物质的转移与播散，有其独特的优点。例如，用质粒指纹图（plasmid fingerprinting，PFP）的方法来检测不同来源细菌所带质粒的大小，经同一种限制性内切酶切割后进行琼脂糖凝胶电泳，比较所产生片段的数目、大小及位置是否相同或相近，确定某一感染暴发流行菌株或相关基因的来源，也可用于调查医院内耐药质粒在不同细菌中的播散情况。另外，根据对噬菌体的敏感性和溶原性，以及对细菌素的敏感性等也可研究流行菌株的同源性。

六、分子生物学与基因工程方面

微生物的遗传学研究是从细菌开始的，并由此发展了分子生物学、分子遗传学和基因工程等理论。目前分子生物学研究中使用的许多工具酶（连接酶、聚合酶、*Taq* 酶、限制性内切酶等）、载体（质粒、噬菌体、腺病毒等）以及 DNA 重组方法（转化、转导、转染等）和基因功能定位的方法都是细菌遗传和变异研究重大发现的延伸。基因工程是在分子生物学和分子遗传学基础上综合发展起来的一门生物技术。它是根据遗传变异中细菌基因可转移和重组而获得新性状的原理，从供体菌细胞 DNA 上切取所需要的目的基因，然后结合到载体（质粒或噬菌体）上，再将此重组体转移到一个受体菌体内，此细菌经表达并扩增就能得到大量目的基因的产物。目前通过基因工程已能使细菌大量生产胰岛素、干扰素、生长激素等生物制品，也可通过基因工程技术生产基因工程疫苗，如重组乙型肝炎病毒表面抗原疫苗等。

细菌的表观遗传学

表观遗传学（epigenetics）是近几年兴起的而且发展迅速的一个研究遗传的分支学科。所谓表观遗传是指在没有 DNA 序列变化的情况下，基因功能发生了可遗传的变化，并最终导致了表型的变化。因此，基因表达正确与否，既受控于 DNA 序列，又受制于表观遗传学信息。目前的研究表明，表观遗传主要通过 DNA 的甲基化、组蛋白修饰、染色质重塑和非编码 RNA 调控等方式控制基因表达。

DNA 甲基化是指在甲基化酶的作用下，将一个甲基添加在 DNA 分子的碱基上。DNA 甲基化修饰主要发生在胞嘧啶上。例如，当一个基因的启动子序列中的胞嘧啶被甲基化以后，尽管基因序列没有发生改变，但基因不能启动转录，也就不能发挥功能，导致生物表型的改变。

DNA 甲基化在细菌的生命周期中发挥着重要作用。DNA 复制的时限，初级染色体往子代细胞的分配，DNA 修复、转录的时限以及质粒的接合等现象都对特定 DNA 区域的甲基化状态非常敏感。细菌通过 DNA 甲基化决定基因表达的模式，即决定从亲代到子代可遗传的基因表达状态。

笔记栏

Summary

Heredity and variety is one of the most common characteristics of life. Heredity is the genetic transmission of a particular quality or trait from parent to offspring. Variation is the deviation in characters of the offspring from those of its parents. Both heredity and variation are determined by genetic material. The DNA replication process of bacteria genome is accurate, but occasional inaccuracies produce a slightly altered nucleotide sequence in one of the progeny cells, such a mutation is heritable and is called genotypic variation. Phenotypic variation occurs when the expression of genes is only changed in bacterial response to the environment. It is reversible, being dependent on environment condition, and is not a form of mutation.

The major genetic material of bacteria is chromosome. Plasmid, transposable element and bacteriophage are genetic materials out of the chromosome. Plasmids are circular extra-chromosomal DNA molecules that replicate independently of the host chromosome. Transposable elements are segments of DNA which can move from one location of the genome to another and move as a DNA entity. Bacteriophages are certain types of bacterial viruses that can infect bacteria, actinomyces and other microorganisms.

One of variation mechanisms of bacteria is by mutation, including spontaneous mutation and induced mutation. Another of variation mechanisms is by transfer and recombination of genes. Transformation, conjugation, transduction, lysogenic conversion and protoplast fusion are five types of transfer and recombination of genetic material. Transformation is directly uptaken from donor DNA by recipient cells. It depends on competence of recipient cells for transformation. Conjugation is a process of genetic transfer that involves donor cells and recipient cells contact. It is a plasmid-encoded mechanism. In transduction, DNA is transferred from cell to cell through the agency of viruses. Lysogenic conversion is that the presence of prophage DNA constitutes a genetic alterative to the host bacterium. Protoplast fusion is two protoplast from their respective bacteria are mixed and fused by use of polyethylene glycol, then the recombinant bacteria are selected.

（汤　华）

进一步阅读文献

1. Beitelshees M, Hill A, Jones CH, et al. Phenotypic variation during biofilm formation: implications for anti-biofilm therapeutic design [J]. Materials（Basel）, 2018, 11（7）:1-18.

2. Rosenberg E, Zilber-Rosenberg I. The hologenome concept of evolution after 10 years[J]. Microbiome, 2018, 6（1）:78.

3. Nande R, Greco A, Gossman MS, et al. Microbubble-assisted p53, RB, and p130 gene transfer in combination with radiation therapy in prostate cancer [J]. Curr Gene Ther, 2013, 13（3）:163-174.

4. Maddamsetti R, Lenski RE. Analysis of bacterial genomes from an evolution experiment with horizontal gene transfer shows that recombination can sometimes overwhelm selection [J]. PLoS Genet, 2018, 14（1）:e1007199.

5. Hazen TH, Kaper JB, Nataro JP, et al. Comparative genomics provides insight into the diversity of the attaching and effacing *Escherichia coli* virulence plasmids [J]. Infect Immun, 2015, 83（10）:4103-4117.

第六章 细菌的耐药性及防治

细菌的耐药性（drug resistance）是指细菌对于抗菌药物的相对不敏感性或耐受性。细菌耐药性的形成与扩散已严重影响了临床对于感染性疾病治疗的效果，以致细菌耐药性的防治成为现代医学密切关注的一个重要问题。

第一节 抗菌药物的种类及其作用机制

抗菌药物（antimicrobial drugs）是指一类能够选择性抑制或杀灭病原菌的化学药物。抗菌药物用于治疗由细菌等病原性微生物引起的感染性疾病，主要包括抗生素和化学合成治疗剂。此外，天然药物中的某些植物（或称为中草药）也具有选择性抑制或杀灭细菌、真菌、病毒等微生物的活性，因此也属于抗菌药物的范畴。

案例 6-1

患者，男，72 岁，因反复咳嗽、咳痰 20 余年，加重 5 天就诊，临床诊断为慢性支气管炎急性发作。该患者曾用过的抗菌药物主要包括复方磺胺甲噁唑（复方新诺明）、氨苄西林、左氧氟沙星、阿奇霉素、头孢曲松、头孢氨苄等，痰标本微生物学检查发现肺炎克雷伯菌，药物敏感试验结果显示该病原菌对复方新诺明、氨苄西林、左氧氟沙星、阿奇霉素、头孢曲松、头孢氨苄均为耐药。

思考题：

1. 该患者曾用过的抗菌药物分别属于哪些种类？
2. 该细菌对这些不同种类抗菌药物形成耐药性的机制是什么？
3. 在患者的后续治疗中应当怎样防止该细菌耐药性的进一步形成与扩散？

一、抗菌药物的种类

根据抗菌药物的来源与性质的不同，可将其分为抗生素（antibiotic）、化学合成治疗剂和抗菌天然药物三大类别。以下为临床常用于治疗细菌感染的抗菌药物。

1. 抗生素 抗生素是微生物产生的（也可人工合成），具有选择性抑制或杀灭其他微生物或癌细胞作用的天然有机化合物。根据其化学结构的不同可分为 β- 内酰胺类、氨基糖苷类、大环内酯类、四环素类、氯霉素类、利福霉素类等。

（1）β- 内酰胺类：是一类含有 β- 内酰胺环（β-lactam ring）的肽类抗生素，包括青霉素类（penicillins）、头孢菌素类（cephalosporins）、碳青霉烯类（carbapenems）、单 β- 内酰胺类（single-ring lactam antibiotics）、头霉素类（cephamycins）及氧头孢烯类（oxacephems）。β- 内酰胺类抗生素具有与 D- 丙氨酰 -D- 丙氨酸相似的结构，因此可竞争结合细菌的转肽酶和羧肽酶而抑制肽聚糖的交联，造成细胞壁合成障碍以致菌细胞破裂死亡。

1）青霉素类：青霉素（penicillin）是人类最早发现和应用于临床的肽类抗生素，主要由青霉菌属（*Penicillium*）的点青霉菌（*P. notatum*）、产黄青霉菌（*P. chrysogenum*）和皮壳青霉菌（*P. crustacesum*）产生，临床常用青霉素包括青霉素 G、苯唑西林、阿莫西林等。

2）头孢菌素类（cephalosporins）：或称为先锋霉素类，是头孢菌属（*Cephalosporium*）的顶头孢霉菌（*C. acremonium*）产生的肽类抗生素。根据头孢菌素的抗菌谱、抗菌作用与酶耐受性，可分为第一代头孢菌素（头孢唑啉、头孢拉定、头孢氨苄、头孢羟氨苄等）、第二代头孢菌素（头孢孟多、头孢呋辛、头孢克洛等）、第三代头孢菌素（头孢噻肟、头孢曲松、头孢他啶、头孢哌酮等）、第四代头孢菌素（头孢匹胺、头孢匹罗、头孢吡肟等）。

（2）氨基糖苷类（aminoglycosides）：氨基糖苷类抗生素是放线菌目（Actinomycetales）、链

霉菌科（Streptomycetaceae）、链霉菌属（*Streptomyces*）的某些菌种产生的一种含有氨基环多醇环的聚阳离子化合物，主要包括链霉素、庆大霉素、卡那霉素、阿米卡星等。

（3）大环内酯类：大环内酯类抗生素（macrolide antibiotics）是由放线菌目、链霉菌科、链霉菌属的某些菌种产生的一类具有大内酯环的广谱抗生素，主要包括红霉素、罗红霉素、阿奇霉素等。

（4）四环素类（tetracyclines）：四环素类抗生素是放线菌目、链霉菌科、链霉菌属的某些菌种产生的一类含四个熔合环的羟基萘核的抗生素，主要包括土霉素、金霉素、米诺环素（二甲胺四环素）等。

（5）氯霉素类（chloramphenicols）：氯霉素类抗生素是放线菌目、链霉菌科、链霉菌属的委内瑞拉链霉菌（*S. venezuelae*）产生的唯一天然含硝基苯的抗生素，主要包括氯霉素、甲砜霉素。

（6）其他：如多黏芽胞杆菌（*Bacillus polymyxa*）产生的多黏菌素类抗生素（主要为多黏菌素 B 等），地中海链丝菌（*S. mediterranei*）产生的利福霉素 B（rifamycin B）和利福霉素小单孢菌（*M. rifomycetica*）产生的利福霉素 S 等，以及东方链霉菌（*S. orientalis*）产生的万古霉素，弗氏链霉菌（*S. fradiae*）产生的磷霉素等。

2. 化学合成治疗剂 或称为化学治疗剂（chemotherapeutic agent），是指那些只能用人工方法合成的用于治疗由微生物、寄生虫所致疾病的各种化学药物。常见种类包括以下几种。

（1）磺胺类与二氨嘧啶类：磺胺类（sulfonamides）常见包括磺胺嘧啶（SD）、磺胺甲基异噁唑（SMZ）等。二氨嘧啶类（diaminopyridines）化合物临床常用的是甲氧苄啶（TMP，磺胺增效剂）。

（2）硝基呋喃类（nitrofurans）：是人工合成的在呋喃环第 5 位含硝基的呋喃衍生物，包括呋喃妥因（呋喃坦啶）、呋喃唑酮（痢特灵）等。

（3）喹诺酮类（quinolones）：常见包括诺氟沙星、氧氟沙星、环丙沙星、左氧氟沙星等。

3. 抗菌天然药物 是具有抗菌活性的天然药物化合物，如获自黄连或黄柏的小檗碱（黄连素）或黄柏碱，获自黄芩的黄芩苷与黄芩苷元，获自大青叶的靛苷，获自白头翁的白头翁皂草苷，获自四季青的总黄酮苷，获自穿心莲的黄酮类。许多天然药物富含鞣酸，也具有较强的抗菌活性。

二、抗菌药物的作用机制

各种抗菌药物分别以不同的机制作用于细菌等微生物或某些肿瘤细胞的不同代谢环节，根据抗菌药物对细菌作用的靶位，可将其分为以下几类。

1. 干扰细胞壁合成 除古细菌和支原体等少数细菌外，肽聚糖是各种细菌细胞壁的基本结构成分。β- 内酰胺类抗生素、万古霉素等抗生素可分别抑制肽聚糖合成不同阶段的酶活性，从而干扰细菌细胞壁的合成。例如，青霉素与头孢菌素的 β- 内酰胺环具有与肽聚糖的 D- 丙氨酰 -D- 丙氨酸相似的结构，能够与 D- 丙氨酰 -D- 丙氨酸竞争与转肽酶及羧肽酶的结合，从而干扰 D- 丙氨酰 -D- 丙氨酸与甘氨酸五肽或二氨基庚二酸的交联。

2. 影响细胞膜的结构与功能 多黏菌素类抗生素是具有二极性的多肽类抗生素，其亲水性的多肽端能够同细菌细胞膜的蛋白质结合，疏水性的脂肪端则能够同细菌细胞膜的磷脂结合，导致细菌细胞膜分子的定向排列发生改变以致细胞膜形成分层和通透性增加，使菌细胞内的电解质、氨基酸等物质外漏而造成细菌死亡。

3. 影响蛋白质合成 氨基糖苷类、四环素类、氯霉素类、大环内酯类抗生素分别能够与细菌核糖体的大亚基或小亚基结合，从而干扰细菌蛋白质的合成。例如，氨基糖苷类抗生素能够同细菌核糖体 30S 小亚基结合，抑制菌细胞蛋白质合成的起始密码子识别阶段；四环素类抗生素与细菌核糖体 30S 亚基结合，阻止其与氨基酰 -tRNA 的联结而抑制细菌的蛋白质合成。

4. 影响核酸的合成或结构 利福霉素类等抗生素可分别与细菌的核酸聚合酶以及 DNA 或 RNA 的碱基结合，干扰细菌核酸的复制或功能。例如，利福霉素类药物能够与细菌 RNA 聚合酶的 β 亚基结合，对 RNA 的转录以及 DNA 复制的起始阶段产生抑制作用。

第二节 细菌的耐药机制

细菌对于抗菌药物的耐受性既可天然具有也可后天形成，天然具有的耐药性称为细菌的天然耐药性或固有耐药性，后天形成的耐药性称为细菌的耐药性变异（drug resistance variation）或称为获得耐药性（acquired drug resistance）。

一、细菌耐药的遗传机制

（一）细菌的天然耐药性

细菌的天然耐药性是细菌在长期的生物演化过程中形成的一种天然特性或固有特性，其机制是细菌天然缺乏抗菌药物作用的代谢机制或靶位。天然耐药性常常具有细菌生物种类的分布特点或规律，而不是某一个或某一些菌种或菌株的分布特点或规律。例如，天然具有肽聚糖细胞壁的细菌是一类缺乏胆固醇代谢活性和细胞膜不含胆固醇的原核细胞微生物，因此对两性霉素 B 与毛地黄皂苷等作用于细胞膜胆固醇的药物不敏感，但对干扰肽聚糖合成的青霉素与头孢菌素等药物敏感。

（二）细菌的获得耐药性

细菌的获得耐药性是细菌在生活过程中发生的耐药性变异，以致对原来敏感的抗菌药物变为不敏感或敏感性降低。获得耐药性并不是细菌的物种固有特性，而具有细菌的菌株分布特点或规律。例如，在发现青霉素并应用于临床之初期，绝大多数金黄色葡萄球菌对青霉素具有高度敏感性；然而目前从临床分离的金黄色葡萄球菌的许多菌株由于广泛携带青霉素抗性基因，以致 90% 以上的金黄色葡萄球菌对青霉素具有耐药性。细菌可通过染色体耐药基因突变、获得外源性耐药基因、改变代谢或菌细胞结构与功能、产生钝化酶等机制，发生耐药性变异而获得耐药性。

1. 染色体耐药基因突变 染色体 DNA 是控制细菌生物学特性表达及其功能的主要遗传物质，染色体耐药基因突变可导致该基因产物上抗菌药物作用靶位点的结构改变，使抗菌药物不能再同该靶位点结合以致不能发挥抗菌作用。例如，利福平可与结核分枝杆菌利福平敏感菌株的 DNA 依赖性 RNA 聚合酶结合，干扰细菌 RNA 的合成。结核分枝杆菌利福平耐药菌株的染色体 DNA 上 *rpoB* 基因发生了突变，导致其 RNA 聚合酶的 β 亚单位结构改变，以致利福平不能与其结合。

2. 获得外源性耐药基因 R 质粒、转座子、整合子（integron）是常见的同细菌耐药性有关的染色体外遗传物质，这些遗传物质可随细菌母细胞分裂繁殖传递给子代细菌，也可通过接合、转化、转导等方式在细菌之间传递，导致细菌产生获得耐药性和耐药性扩散，甚至产生对多种抗菌药物不敏感的多重耐药性（multiple drug resistance，MDR）或泛耐药性（pan-drug resistance，PDR）菌株。

二、细菌耐药的生化机制

细菌耐药的生化机制主要包括药物作用靶位的改变、抗菌药物的渗透障碍、主动外排机制、细菌生物被膜形成和钝化酶的产生等。

1. 改变抗菌药物靶位 喹诺酮类抗菌药物耐药菌株可改变其 DNA 旋转酶的结构，造成喹诺酮类抗菌药物不能与之结合而形成喹诺酮耐药性。结核分枝杆菌的利福平耐药菌株由于染色体上 *rpoB* 基因突变，导致 RNA 聚合酶的 β 亚单位结构改变以致不能与利福平结合。

2. 改变抗菌药物透过性 抗菌药物需穿过细菌细胞壁进入菌细胞内发挥抗菌作用，许多革兰氏阴性细菌的耐药菌株可通过改变其细胞壁外膜的药物透过性以阻止抗菌药物进入菌细胞。例如，大肠埃希氏菌、铜绿假单胞菌、淋病奈瑟菌等细菌可通过改变其外膜蛋白质的比例或结构，降低对氨苄西林等抗生素的透过性。

3. 主动外排机制 许多细菌的耐药菌株还可通过加强抗菌药物的外排机制表达耐药性，这种外排机制依赖于一种需要能量的"外排泵"将抗菌药物排出菌细胞。例如，大肠埃希氏菌、铜绿假单胞菌、淋病奈瑟菌、金黄色葡萄球菌、化脓性链球菌等可通过外排机制，产生四环素类、喹诺酮类、大环内酯类、氯霉素类、β-内酰胺类等抗生素的耐药性。

4. 产生钝化酶　细菌的耐药菌株可由染色体基因或质粒基因编码产生钝化酶（modified enzyme），钝化酶通过破坏或修饰抗菌药物的结构而使其丧失抗菌活性。常见钝化酶包括：

（1）β-内酰胺酶（β-lactamase）：是细菌耐药菌株的染色体或质粒编码产生的一类青霉素和（或）头孢菌素钝化酶，该酶通过破坏这些抗生素的β-内酰胺环而使其丧失抗菌活性。

（2）氨基糖苷类钝化酶（aminoglycoside-modified enzyme，CAT）：是细菌耐药菌株的质粒编码产生的一类钝化酶，可通过磷酸转移、乙酰转移、腺苷转移的机制改变抗菌药物的分子结构而使其丧失抗菌活性。

（3）氯霉素乙酰转移酶（chloramphenicol acetyl transferase）：是细菌耐药菌株的质粒编码产生的一类钝化酶，可使氯霉素分子乙酰化而丧失抗菌活性。

5. 细菌生物被膜的作用　细菌生物被膜（bacterial biofilm，BF）是指细菌黏附于接触表面，分泌多糖基质、纤维蛋白、脂质蛋白等多聚物，将其自身包绕其中而形成的大量细菌聚集膜样物。它是细菌形成的一种群体性保护生存状态，具有抵御抗菌药物渗入及机体免疫物质损伤的作用，从而大大增强了细菌的耐药性。

第三节　细菌耐药性的防治

细菌耐药性的防治原则和措施主要包括加强细菌耐药性形成与扩散机制及其对策的研究、加强抗菌药物的管理与合理使用、建立科学的疗效评估体系、妥善处理细菌的耐药菌株，以及建立与健全细菌耐药性监测和通报机制等。

1. 加强细菌耐药性形成与扩散机制及其对策的研究　加强与细菌耐药性形成相关的细菌学、分子生物学、生物化学、药理学、药物学、流行病学等学科的基础与应用研究，建立针对细菌耐药性形成与扩散的主动防治体系及指导新抗菌药物的开发。

2. 加强抗菌药物的管理与合理使用　加强抗菌药物生产、销售、保藏、使用等环节的药政管理工作，以保证抗菌药物的优质、安全和有效使用。对于抗菌药物的选择和使用，需以病原学诊断及病原体的药物敏感性为基本依据。

3. 建立科学的疗效评估体系　疗效评估或疗效判断是对施用于患者的治疗方案、药物、方法及其在患者身体所产生的生理与病理效应进行评估和预测的方法与策略。科学的疗效评估体系不但有助于对感染性疾病患者治疗情况的近期效果进行评估，而且也有助于对其远期效果进行评估。

4. 妥善处理细菌的耐药菌株　包括加强对耐药菌株感染患者排泄物及其污染物的管理和处理，加强密切接触患者的医护人员的无菌操作观念及其防护措施，加强对病原菌传播途径尤其是呼吸道、消化道等易传播途径感染患者的隔离措施，加强对患者的疗效评估和病原学监测，严格遵守抗菌药物规范使用的原则与方法。

5. 建立与健全细菌耐药性监测和通报机制　建立与健全细菌耐药性监测和通报机制及网络系统，及时发现和分析医院内外分离病原菌耐药性的状况、规律及其发展趋势，进行监测、报告和预测。

Summary

Antimicrobial drugs are the drugs with the activity to kill or inhibit the growth of bacteria or other pathogens selectively，including antibiotics，chemical synthetic therapeutic agent and antimicrobial natural drugs. On the clinic，the basic principle for using the antimicrobial drugs is to help the patient to recover from illness by killing or inhibiting the growth of pathogens in the patient body. Drug resistance of bacteria is relatively insusceptibility or resistance of bacteria to the antimicrobial drugs， including natural drug resistance and secondary drug resistance. The natural drug resistance refers to natural tolerance of bacteria to the antimicrobial drugs，which belongs to the property of biological species. The secondary drug resistance is obtained through variation of bacteria，which obtained resistant genes during their growth and reproduction. The mechanisms of secondary drug resistance include resistance genetic mutation on chromosome，obtaining resistance genes from outside，changing of the metabolic activity or cell structure and function，and synthesis of the modified enzymes in the resistant strain. The basic principle and method to control the drug resistance of bacteria is to use antimicrobial drugs rationally.

（钟民涛）

第七章 细菌的感染与免疫

细菌突破宿主的防御机制，在体内生长繁殖、释放毒性代谢产物，引起不同程度的病理过程，称为细菌的感染（bacterial infection）。引起感染的细菌可来自宿主体外，也可来自宿主体内。来自宿主体外的致病菌从一个宿主到另一个宿主体内并引起感染的过程称为传染（infection or communication）。能使宿主感染的细菌称为致病菌或病原菌（pathogenic bacteria，pathogen）。不能造成宿主感染的细菌为非致病菌或非病原菌（nonpathogenic bacteria，nonpathogen）。有些细菌在正常情况下不致病，但在宿主免疫功能下降或菌群失调等特定条件下可引起疾病，这类细菌称为机会致病菌（opportunistic pathogen）或条件致病菌（conditioned pathogen）。

细菌入侵机体后，在建立感染的同时，能激发宿主免疫系统产生一系列免疫应答与之对抗，其发生、发展和结局根据致病菌和宿主两力量强弱而定，可为无感染；或形成感染但逐渐消退，患者康复；或感染扩散，患者死亡。

第一节 正常菌群与机会致病菌

一、正常菌群

微生物在自然界分布广泛，土壤、空气、水及各种物体表面均有微生物存在。人类与自然环境密切接触，因此人的体表及与外界相通的腔道中也寄居有种类不一和数量不等的微生物。当人体免疫功能正常时，这些微生物对机体无害而且有利，与人体和平共处，不表现出致病作用，称为正常微生物群（normal microbe），其中以细菌为主，故通称为正常菌群（normal flora）。

1.正常菌群的组成和分布　人体各部位常见的正常菌群见表7-1。

表7-1　人体各部位常见的正常菌群

部位	主要菌类
皮肤	葡萄球菌、链球菌、类白喉棒状杆菌、铜绿假单胞菌、丙酸杆菌、白假丝酵母菌、非致病性分枝杆菌
口腔	葡萄球菌、甲型和丙型链球菌、肺炎链球菌、非致病性奈瑟菌、乳杆菌、类白喉棒状杆菌、放线菌、螺旋体、白假丝酵母菌、梭杆菌
鼻咽腔	甲型和丙型链球菌、葡萄球菌、肺炎链球菌、非致病性奈瑟菌、类杆菌、流感嗜血杆菌
外耳道	葡萄球菌、类白喉棒状杆菌、铜绿假单胞菌、非致病性分枝杆菌
眼结膜	葡萄球菌、干燥棒状杆菌、非致病性奈瑟菌
肠道	双歧杆菌、大肠埃希氏菌、脆弱类杆菌、产气肠杆菌、变形杆菌、铜绿假单胞菌、葡萄球菌、肠球菌、消化链球菌、产气荚膜梭菌、破伤风梭菌、真杆菌、乳杆菌、白假丝酵母菌
尿道	葡萄球菌、类白喉棒状杆菌、非致病性分枝杆菌
阴道	嗜酸乳杆菌、B群链球菌、类白喉棒状杆菌、脆弱类杆菌、阴道棒状杆菌、表皮葡萄球菌、白假丝酵母菌

2.正常菌群的生理作用　正常菌群与其宿主生态环境在长期进化中形成生理性组合的动态平衡。正常菌群对维持这种平衡起重要作用，其生理意义：

（1）拮抗作用：正常菌群，特别是其中占绝对优势的厌氧菌对来自人体以外的致病菌有明显的生物拮抗作用，阻止其在机体内定植（colonization），从而构成一种生物屏障。其机制主要是：①占位性保护作用，正常菌群通过其配体与相应上皮细胞表面受体结合而黏附，并能形成细菌生物被膜（bacterial biofilm），发挥屏障和占位性保护作用，使外来致病菌不能定植。②产生有害代谢产物（乳酸、脂肪酸、细菌素、抗生素等），如厌氧菌产生脂肪酸降低环境中的 pH 与氧化还原电势，使不耐酸的细菌和需氧菌受到抑制。③争夺营养，在含有一定营养物的环境中，正常菌群通过争夺营养大量繁殖而处于优势地位，不利于致病菌的生长。

（2）营养作用：正常菌群参与机体的物质代谢、营养物质的转化及合成，表现为蛋白质、糖的代谢及维生素的合成。例如，肠道内的大肠埃希氏菌、脆弱类杆菌等可产生维生素 K 和 B 族维生素，乳酸杆菌与双歧杆菌等可合成烟酸、叶酸等，供人体吸收利用。

（3）免疫作用：正常菌群能促进宿主免疫器官的发育成熟，亦可刺激其免疫系统产生免疫应答，其产生的免疫物质如分泌型免疫球蛋白 A（SIgA）、效应 T 细胞既限制了正常菌群本身的危害作用，又对与正常菌群有交叉抗原组分的致病菌产生一定程度的抑制或杀灭作用。正常菌群能激活巨噬细胞，增强其吞噬和抗原提呈能力，并释放多种细胞因子，以抵御外来致病菌的入侵。

（4）抗衰老作用：正常菌群中的双歧杆菌、乳杆菌及肠球菌有抗衰老作用。有研究认为该机制与其产生过氧化物歧化酶（superoxide dismutase，SOD）有关。SOD 是一种抗氧化损伤的生物酶，能催化自由基（O_2^-）歧化，以清除 O_2^- 的毒性，保护组织细胞免受其损伤。

（5）抗肿瘤作用：正常菌群中的双歧杆菌和乳杆菌均有抑制肿瘤作用，其可能的机制是：①通过自身产生的多种酶类将某些致癌物转化为非致癌性，如降解亚硝胺为仲胺和亚硝酸盐并排出体外；②通过激活巨噬细胞等的免疫功能而抑制肿瘤。

二、机会致病菌

正常微生物群与其宿主之间相互依赖并相互制约，当微生物群、宿主及外环境处于动态平衡时，称为微生态平衡（microeubiosis）。当宿主（免疫、营养及代谢等）、正常微生物群（种类、数量、位置等）或外界环境（理化和生物）等因素破坏了这种微生态平衡，微生物群由生理性组合转变为病理性组合，就会导致微生态失调（microdysbiosis）。

微生态失调时正常微生物的种群会出现定位、定量或定性异常，正常菌群就会转变为机会致病菌，引起机会性感染。常见的诱发因素主要有以下几类：

1. 异位寄生（abnormal habitation）　正常菌群寄居部位改变可引起疾病。例如，大肠埃希氏菌从原寄居的肠道进入泌尿道或手术时通过切口进入腹腔、血流等，引起肾盂肾炎、膀胱炎、腹膜炎、败血症等；拔牙时，正常寄居在口腔或鼻咽部的甲型链球菌可侵入血流，导致菌血症，如患者有先天性瓣膜缺损或人工瓣膜，甲型链球菌可在心瓣膜上黏附定植，进而繁殖形成生物被膜，引起亚急性细菌性心内膜炎。

2. 宿主免疫功能低下　应用大剂量糖皮质激素、恶性肿瘤患者应用抗肿瘤药物或接受放射治疗及艾滋病患者等，宿主免疫功能下降。正常菌群在寄居部位引起感染灶，进而穿透黏膜屏障进入组织或血液扩散。

3. 菌群失调（flora disequilibrium）　常发生在长期或大量应用抗菌药物后，一部分敏感菌受抑制，耐药菌失去制约而得以生长，造成宿主某些部位的正常菌群在组成上和数量上的异常变化，称为菌群失调。由此而导致的病症称为菌群失调症（dysbacteriosis），也称二重感染或重叠感染（superinfection）。

机会致病菌常见的是革兰氏阴性菌如大肠埃希氏菌、克雷伯菌、假单胞菌等，革兰氏阳性菌如金黄色葡萄球菌等，以及某些无芽胞厌氧菌。真菌中以白假丝酵母菌最常见，其次为新生隐球菌，也可见曲霉菌和毛霉菌。

第二节　细菌的致病性

细菌能引起感染的能力称为致病性（pathogenicity）或病原性。细菌的致病性是对特定宿主而言，有的只对人类有致病性，有的只对某些动物有致病性，有的则对人类和动物均有致病性。不同致病菌对宿主可引起不同的病理过程，如伤寒沙门菌对人类引起伤寒，而结核分枝杆菌引起结核病。

致病菌的致病性强弱程度称为毒力（virulence）。各种致病菌的毒力不同，并可随不同宿主、种类及环境条件不同而发生变化。即使同种细菌也常因菌型、菌株的不同而有一定的毒力差异，可有强毒、弱毒与无毒株之分。

毒力常用半数致死量（median lethal dose，LD_{50}）或半数感染量（median infective dose，ID_{50}）表示，即在规定的时间内，通过合适的感染途径，使一定体重和年龄的健康实验易感动物 50% 死亡或感染所需要的最小的细菌数量。

病原菌的致病性与其毒力、侵入机体的数量、侵入途径及机体的免疫状态密切相关。

<h2 style="text-align:center">一、细菌的毒力</h2>

构成细菌毒力的主要因素是侵袭力和毒素。

（一）侵袭力

致病菌能突破宿主的防御机制，侵入机体并在体内定居、繁殖和扩散的能力称为侵袭力（invasion）。构成细菌侵袭力的物质主要有细菌表面结构（黏附素、荚膜），侵袭性物质（侵袭素、侵袭性酶类）和细菌生物被膜等。

1. 黏附素（adhesin） 黏附（adhesion）是绝大多数细菌感染的第一步，是指细菌附着于宿主呼吸道、消化道和泌尿生殖道黏膜细胞的功能。黏附使细菌免于被呼吸道的纤毛运动、肠蠕动、黏液分泌、尿液冲洗等活动所清除，得以在局部定居、繁殖，产生毒性物质或继续侵入细胞、组织，直至形成感染。黏附作用需要两个基本条件，即黏附素和宿主细胞表面的黏附素受体。黏附素是细菌表面结构中与黏附相关的分子，根据其来源可分为菌毛黏附素和非菌毛黏附素。菌毛黏附素能使菌体黏附于宿主靶细胞上，如大肠埃希氏菌的菌毛黏附素和淋病奈瑟菌的菌毛黏附素。非菌毛黏附素是细菌表面存在于菌毛之外且与黏附有关的分子，如某些革兰氏阴性菌外膜蛋白（outer membrane protein，OMP）和革兰氏阳性菌细胞壁表面分子。部分细菌的黏附素及其相应受体见表7-2。

表7-2 部分细菌的黏附素及其相应受体

微生物	黏附素	受体
金黄色葡萄球菌	脂磷壁酸	纤维粘连蛋白
A 群链球菌	LTA-M 蛋白复合体	纤维粘连蛋白
肺炎链球菌	表面蛋白	N- 乙酰氨基己糖半乳糖
大肠埃希氏菌	Ⅰ型菌毛	D- 甘露糖
	定居因子抗原	GM- 神经节苷脂
	P 菌毛	P 血型糖脂
其他肠道细菌	Ⅰ型菌毛	D- 甘露糖
淋病奈瑟菌	菌毛	GD1- 神经节苷脂
梅毒螺旋体	P1，P2，P3	纤维粘连蛋白
沙眼衣原体	表面凝集素	N- 乙酰葡糖胺
肺炎支原体	P1 蛋白	唾液酸
霍乱弧菌	Ⅳ型菌毛	岩藻糖和甘露糖

2. 荚膜和微荚膜 荚膜具有抗吞噬和抗体液中杀菌物质的作用，使细菌能抵抗和突破宿主的免疫防御功能，并迅速繁殖，产生病变。研究表明，将无荚膜的肺炎链球菌注射入小鼠腹腔，细菌可被小鼠吞噬细胞吞噬、杀灭；但若接种有荚膜的菌株，细菌则大量繁殖，小鼠常于注射后 24 小时内死亡。A 群链球菌的 M 蛋白、伤寒沙门菌的 Vi 抗原及大肠埃希氏菌的 K 抗原等结构，通称为微荚膜，其功能与荚膜相似。

3. 侵袭性物质

（1）侵袭素：有些细菌可在黏附部位引起局部感染，有的细菌会侵入细胞内并扩散到其他的细胞、组织或全身而引起侵袭性感染。细菌的这一侵袭能力是受其侵袭基因（invasive gene，*inv* 基因）控制的。由 *inv* 基因编码的蛋白质称为侵袭素（invasin），能介导细菌侵入邻近的上皮细胞。具有侵袭能力的常见病原菌有肠侵袭性大肠埃希氏菌、志贺氏菌、鼠伤寒沙门菌、淋病奈瑟菌等。

（2）侵袭性酶类：许多细菌能产生具有侵袭性的胞外酶，可协助病原菌的抗吞噬作用并有助于细菌在体内扩散。例如，致病性葡萄球菌的血浆凝固酶能使血浆中的液态纤维蛋白原转变为固态的纤维蛋白围绕在细菌表面，可抵抗宿主吞噬细胞的吞噬作用。A 群链球菌产生的透明质酸酶能降解细胞间质的透明质酸，利于细菌及其毒素在组织中扩散。淋病奈瑟菌、脑膜炎奈瑟菌、流感嗜血杆菌等可产生分解 SIgA 的蛋白酶，降低黏膜局部 SIgA 的特异性免疫功能。

图 7-1 细菌生物被膜定植于输液管内壁的铜绿假单胞菌生物被膜扫描电镜照片（×3000）

4. 细菌生物被膜 是细菌附着在有生命或无生命的材料表面后，由细菌及其分泌的胞外多聚物共同组成的呈膜状的高度组织化的细菌群体（图 7-1）。组成生物被膜的细菌可以是一种或多种。生物被膜是细菌的保护性生存方式，与浮游细胞（planktonic cell）相比，这种黏附方式不仅利于细菌附着于某些支持物表面不易被流动体液冲走，更利于抵抗宿主的免疫细胞、免疫分子及抗菌药物的攻击，同时可增强毒力基因和耐药基因的传递。生物被膜中的细菌容易对多种抗生素产生耐药，造成多重耐药性。细菌的生物被膜现象与许多慢性难治性细菌感染及医院内感染密切相关，因此在现代临床医学中具有重要意义。

（二）毒素

细菌毒素（toxin）按其来源、性质和作用特点等的不同，分为外毒素（exotoxin）和内毒素（endotoxin）。

1. 外毒素 主要是由革兰氏阳性菌和少数革兰氏阴性菌合成和分泌的毒性蛋白质，如革兰氏阳性菌中的破伤风梭菌、肉毒梭菌、白喉棒状杆菌、产气荚膜梭菌、A 群链球菌、金黄色葡萄球菌，以及革兰氏阴性菌中的痢疾志贺氏菌、鼠疫耶尔森菌、霍乱弧菌、肠产毒型大肠埃希氏菌、铜绿假单胞菌等均能产生外毒素。大多数外毒素在细菌细胞内合成后分泌至细胞外；也有些外毒素存在于菌体内，待菌细胞破裂后释放出来，如痢疾志贺氏菌和肠产毒型大肠埃希氏菌的外毒素。

外毒素具有如下特性。①大多数外毒素为蛋白质：大多数外毒素由 A、B 两个亚单位组成，亦称 A-B 毒素。A 亚单位是毒性活性部分，决定毒素的致病作用；B 亚单位无致病作用，是介导外毒素分子与靶细胞结合的部分，具有对靶细胞的亲和性，它的作用是介导 A 亚单位进入靶细胞内。A 亚单位与 B 亚单位独立存在时对宿主细胞无致病作用，因此外毒素分子结构的完整性是致病的必要条件。②毒性作用强且对组织器官有高度选择性：肉毒梭菌外毒素是目前已知的最剧烈毒物。外毒素对组织有高度选择性，通过与特定靶细胞表面受体结合，直接或进入细胞后引起特征性病变。③抗原性强：外毒素抗原性强，其抗体称为抗毒素（antitoxin）。外毒素可用人工方法（0.3%～0.4%甲醛溶液）处理脱毒（改变 A 亚单位活性），但保留其抗原性（B 亚单位不变），从而制成无毒的外毒素，称为类毒素（toxoid），用于人工主动免疫预防相应疾病。④绝大多数外毒素不耐热，易被蛋白酶分解破坏：如白喉外毒素在 58～60℃经 1～2 小时、破伤风外毒素在 60℃经 20 分钟即被破坏。但葡萄球菌肠毒素例外，它能耐受 100℃ 30 分钟。

根据外毒素对宿主靶细胞的亲和性及作用机制不同，可将其分为神经毒素（neurotoxin）、细胞毒素（cytotoxin）和肠毒素（enterotoxin）三大类（表 7-3）。

表7-3 外毒素的种类和作用

类型	细菌	外毒素	作用机制	疾病	症状和体征
神经毒素	破伤风梭菌	痉挛毒素	阻断抑制性神经递质的释放	破伤风	骨骼肌强直性痉挛
	肉毒梭菌	肉毒毒素	抑制胆碱能运动神经元释放乙酰胆碱	肉毒中毒	肌肉松弛性麻痹

续表

类型	细菌	外毒素	作用机制	疾病	症状和体征
细胞毒素	白喉棒状杆菌	白喉毒素	灭活延长因子 -2,抑制靶细胞蛋白质的合成	白喉	肾上腺出血、心肌损伤、外周神经麻痹
	金黄色葡萄球菌	毒素休克综合征毒素 -1	增强对内毒素作用的敏感性	毒素休克综合征	发热、皮疹、休克
		表皮剥脱毒素	表皮与真皮脱离	烫伤样皮肤综合征	表皮剥脱性病变
	A 群链球菌	致热外毒素	破坏毛细血管内皮细胞	猩红热	高热、全身鲜红色皮疹
肠毒素	霍乱弧菌	霍乱肠毒素	激活肠黏膜腺苷酸环化酶,提高细胞内环腺苷酸(cAMP)水平	霍乱	严重的腹泻、呕吐,米泔水样粪便
	肠产毒型大肠埃希氏菌	耐热与不耐热肠毒素	不耐热肠毒素同霍乱肠毒素,耐热肠毒素使细胞内环鸟苷酸(cGMP)水平增高	腹泻	腹泻、呕吐
	产气荚膜梭菌	肠毒素	同霍乱肠毒素	食物中毒	腹泻、呕吐
	金黄色葡萄球菌	肠毒素	作用于呕吐中枢	食物中毒	呕吐为主、腹泻

2. 内毒素 是革兰氏阴性菌细胞壁中的脂多糖(LPS)组分,在菌细胞破裂后被释放出来。螺旋体、衣原体、立克次体亦有类似的 LPS。内毒素是革兰氏阴性菌的主要毒力因子。内毒素的特性:①为脂多糖,由类脂 A、核心多糖和 O 特异多糖组成。②毒性作用相对较弱,且对组织无选择性。各种革兰氏阴性菌产生的内毒素的致病作用基本相似,其原因在于不同革兰氏阴性菌 LPS 主要毒性组分类脂 A 高度保守,结构基本相似。③抗原性较弱,刺激机体产生中和抗体的作用弱,不能用甲醛溶液脱毒成为类毒素。④对一般理化因素稳定,可耐热 100℃ 1 小时不失活性,加热 160℃ 2～4 小时或用强酸强碱、强氧化剂煮沸 30 分钟才被灭活。因此,临床实际工作中要注意防止内毒素的污染。

内毒素引起的主要生物学作用:

(1)发热反应:1ng 水平的 LPS 足以引起健康成人产生发热反应,其机制是 LPS 作用于巨噬细胞、血管内皮细胞,并激活致敏淋巴细胞,产生和释放白介素 -1(IL-1)、IL-6、肿瘤坏死因子(TNF-α)等。这些细胞因子作为内源性致热原(endogenous pyrogen)作用于下丘脑体温调节中枢,导致产热增加、微血管扩张、炎症反应等对宿主有益的免疫保护反应。

(2)白细胞反应:当内毒素进入血液后,血循环中中性粒细胞数量急剧减少,系与中性粒细胞大量移行并黏附于组织毛细血管壁有关。数小时后,LPS 刺激骨髓释放中性粒细胞进入血流,使血液中中性粒细胞数量显著升高。但伤寒沙门菌内毒素是例外,始终使血液中白细胞数量减少,其机制尚不清楚。

(3)内毒素血症与内毒素休克:当血液中细菌或病灶内细菌释放大量内毒素入血或输液中含有内毒素时,可导致内毒素血症(endotoxemia)。内毒素作用于巨噬细胞、中性粒细胞、内皮细胞、血小板、补体系统、凝血系统等并诱生 TNF-α、IL-1、IL-6、IL-8、组胺、5- 羟色胺、前列腺素、激肽等生物活性物质,使小血管功能紊乱而造成微循环障碍,表现为微循环衰竭和低血压、组织器官毛细血管灌流不足、缺氧、酸中毒等。高浓度的内毒素也可激活补体替代途径,引发高热、低血压,以及活化凝血系统,最终导致弥散性血管内凝血(disseminated intravascular coagulation,DIC),严重时可导致以微循环衰竭和低血压为特征的内毒素休克甚至死亡。

细菌外毒素与内毒素的主要区别见表 7-4。

表7-4 外毒素与内毒素的主要区别

区别点	外毒素	内毒素
来源	革兰氏阳性菌与部分革兰氏阴性菌	革兰氏阴性菌
存在部位	由活菌分泌释放,少数菌崩解后释出	细胞壁组分,菌裂解后释出

续表

区别点	外毒素	内毒素
化学成分	蛋白质	脂多糖
稳定性	60～80℃ 30分钟被破坏	160℃ 2～4小时被破坏
毒性作用	强，对组织器官有选择性毒性效应，引起特殊临床表现	较弱，各菌的毒性效应大致相同，引起发热、白细胞变化、微循环障碍、休克、DIC等全身反应
抗原性	强，刺激机体产生抗毒素；甲醛液处理脱毒形成类毒素	弱，甲醛液处理不形成类毒素，刺激机体产生的中和抗体作用弱

二、细菌侵入的数量

感染的发生除致病菌必须具有一定的毒力外，还需有足够的数量。所需菌量的多少，一方面与致病菌毒力强弱有关，另一方面取决于宿主免疫力的高低。一般细菌毒力越强，引起感染所需的菌量越小，反之则所需菌量越大。例如，毒力强大的鼠疫耶尔森菌，在无特异性免疫力的机体中，有数个菌侵入就可发生感染，而毒力弱的某些沙门菌，常需摄入数亿个菌才引起急性胃肠炎。

三、细菌侵入的部位

具有一定毒力和足够数量的致病菌，若侵入易感机体的部位不适宜，仍然不能引起感染。例如，伤寒沙门菌需经口进入，破伤风梭菌的芽胞需进入深部创伤，在厌氧环境中才能发芽。有些致病菌适宜的侵入部位有多处，如结核分枝杆菌，可经呼吸道、消化道、皮肤创伤等形成感染。各种致病菌都有其特定的侵入部位，这与致病菌需要特定的生长繁殖微环境有关。

第三节 抗细菌感染免疫

机体免疫防御机制可分为固有免疫（innate immunity）和适应性免疫（adaptive immunity）。致病菌侵入人体后，首先遇到的是机体固有免疫的防御，一般7～10天后，适应性免疫应答开始启动，然后两者配合，相互协作和制约，使机体能够阻止、抑制和杀灭致病菌，清除其毒力因子或成分，终止感染并恢复和维持机体生理结构及功能。

一、固有免疫

固有免疫也称为天然免疫，是人类在长期的种系发育和进化过程中逐渐建立起来的天然防御机制，是负责监视和清除致病菌的快速反应系统。因其并非针对某一特定致病菌，故又称为非特异性免疫（nonspecific immunity）。固有免疫由屏障结构、吞噬细胞和体液中的抗菌物质组成。

（一）屏障结构

1.皮肤与黏膜　人体与外界环境接触的表面覆盖着一层完整的皮肤和黏膜，是机体抗感染的"第一道防线"。

（1）机械阻挡与排除作用：健康完整的皮肤和黏膜有阻挡和排除病原微生物的作用。皮肤的多层角化上皮能阻挡病原微生物的入侵，黏膜单层上皮细胞也有机械阻挡作用，如呼吸道黏膜上皮细胞的纤毛运动，口腔唾液的吞咽及肠蠕动，尿液的冲洗等均能起到排菌作用。当皮肤黏膜屏障功能受损，就容易被致病菌所感染。

（2）分泌杀菌物质：皮肤和黏膜能分泌多种杀菌物质。例如，皮肤汗腺分泌的乳酸，皮脂腺分泌的脂肪酸，胃液中的胃酸，肠液中的蛋白酶和泪液中的溶菌酶等。这些物质有的能使液体呈酸性，不利于细菌生长，有的则可破坏细菌的细胞壁，促使其死亡。

（3）正常菌群的拮抗作用：寄居在皮肤和黏膜表面的正常菌群构成微生物屏障，通过与致病菌竞争受体和营养物质、产生抗菌物质等机制，对外来致病菌有拮抗作用。

2.血脑屏障　人的血脑屏障由软脑膜、脉络丛的脑毛细血管内皮细胞和星状胶质细胞等组成，主要依靠脑毛细血管内皮层的紧密连接和微弱的吞噬作用阻挡病原微生物及其毒性产物从血流进入脑组织和脑脊液，保护中枢神经系统。婴幼儿的血脑屏障发育不完全，故易发生中枢神经系统感染。

3. 胎盘屏障 由母体子宫内膜的基蜕膜和胎盘绒毛膜组成。正常情况下，母体感染的病原微生物及其有害产物不能通过胎盘屏障进入胎儿使其感染。但若妊娠在 3 个月以内，胎盘屏障尚未发育完善，病原体则容易从母体通过胎盘进入胎儿体内，干扰其正常发育，造成畸形、早产甚至死胎。药物也可通过不完善的胎盘影响胎儿。因此，在妊娠早期，应尽量防止母体感染和尽可能不用或少用副作用大的药物，降低新生儿畸形率。

（二）吞噬细胞

1. 来源、种类及分布 人类吞噬细胞分为大吞噬细胞和小吞噬细胞两类，均来自骨髓。小吞噬细胞即外周血中的中性粒细胞。大吞噬细胞即单核吞噬细胞系统（mononuclear phagocyte system，MPS），包括血液中的单核细胞和各种组织器官中的巨噬细胞。

2. 吞噬作用（phagocytosis） 当致病菌突破皮肤黏膜屏障进入组织后，中性粒细胞首先从毛细血管中逸出，聚集到病菌所在部位，大多数情况下，致病菌被吞噬消灭。若不被杀死，当细菌游走到附近淋巴结时，则由淋巴结中的吞噬细胞将其吞噬消灭。只有毒力强、数量多的致病菌才能侵入血流或其他器官，然后再由这些部位或器官中的吞噬细胞继续吞噬处理。吞噬过程可分为以下几个阶段（图 7-2）。

图 7-2 吞噬细胞的吞噬杀菌过程示意图

（1）趋化：在趋化因子的作用下，吞噬细胞穿过毛细血管定向聚集到局部炎症部位。趋化因子的种类很多，主要包括补体的活化产物 C5a、C3a、C567，细菌成分或代谢产物、炎症组织分解产物以及某些细胞因子等。

（2）识别：病原微生物表面存在一些进化上高度保守的共有的分子结构称为病原相关分子模式（pathogen-associated molecular pattern，PAMP），如细菌细胞壁成分肽聚糖、脂多糖、甘露聚糖、病毒双链 RNA（dsRNA）等均可作为 PAMP。在宿主免疫细胞表面存在一类识别 PAMP 并介导固有免疫启动的受体，称为模式识别受体（pattern recognition receptor，PRR），如吞噬细胞膜上的 LPS 识别受体 CD14 分子、甘露糖受体等。PAMP 为病原微生物的分子标志，不存在于高等哺乳动物中，机体固有免疫系统的吞噬细胞通过 PRR 来感知 PAMP，从而识别并结合入侵的病原体及其产物。另外，中性粒细胞和单核巨噬细胞均具有抗体 IgG Fc 受体和补体 C3b 受体，借助抗体和补体的调理作用，吞噬细胞的吞噬和杀伤效力明显增强。

（3）吞入：吞噬细胞与病原体结合后，接触病原体部位的细胞膜内陷，或伸出伪足将致病菌包围并摄入细胞质内，形成由部分包膜包绕成的吞噬体（phagosome），此过程为吞噬。对病毒等较小病原体，只在其附着处的细胞膜向细胞质内陷形成吞饮体（pinosome），将病毒包裹在内，称为吞饮（pinocytosis）。

（4）杀灭与消化：当吞噬体形成后，吞噬细胞胞质内的溶酶体（lysosome）与之靠近并融合形成吞噬溶酶体（phagolysosome）。

吞噬细胞的杀菌机制分依氧和非依氧两大类。依氧杀菌机制主要因吞噬引起呼吸爆发而致，杀菌过程需要分子氧参加。呼吸爆发过程中吞噬细胞内氧化酶和其他酶类活化，产生多种反应性氧中介物（reactive oxygen intermediate，ROI）和反应性氮中介物（reactive nitrogen intermediate，RNI）。ROI 有过氧化氢（H_2O_2）、超氧阴离子（O_2^-）、游离羟基（OH^-）和单态氧（$^1O_2$），RNI 有一氧化氮（NO）、亚硝酸盐（NO_2^-）及硝酸盐（NO_3^-）等。此类物质对细菌等病原体有直接的毒性作用，具有高效的杀伤活性。另外，髓过氧化物酶（myeloperoxidase，MPO）和卤化物的协同作用会大大增强杀菌作用。

非依氧杀菌机制不需要分子氧参加，主要与溶菌酶、防御素、乳铁蛋白及酸性代谢产物有关。被杀灭的病原体进一步由蛋白水解酶、核酸酶、脂酶等降解消化，最后将残渣排至吞噬细胞外。

3. 吞噬作用的后果　致病菌被吞噬细胞吞噬后，其后果随菌种、毒力和机体免疫力不同而异，包括完全吞噬和不完全吞噬，同时会造成组织损伤。

（1）完全吞噬：病原菌被吞噬后，在吞噬溶酶体中被杀灭和消化，未消化的残渣被排出胞外，此为完全吞噬。如化脓性球菌被吞噬细胞吞噬后，一般在 5 ～ 10 分钟死亡，30 ～ 60 分钟被破坏。

（2）不完全吞噬：某些胞内寄生菌，如结核分枝杆菌、伤寒沙门菌、布鲁氏菌和军团菌等，在免疫力低下的机体中，只被吞噬却不被杀死，称为不完全吞噬。此种吞噬对机体不利，因病原菌在吞噬细胞内得到保护，可以免受体液中非特异性杀菌物质、特异性抗体和抗菌药物的作用，有的甚至可在细胞内繁殖，导致吞噬细胞死亡，或随游走的吞噬细胞经淋巴液或血液扩散到其他部位，引起感染的转移或扩散。

（3）组织损伤：吞噬细胞在吞噬过程中，溶酶体释放出的多种水解酶也能破坏邻近的正常组织细胞，造成组织损伤和炎症反应。

（三）体液因素

正常体液和组织中含有多种杀伤或抑制致病菌的物质，常配合其他杀菌因子发挥作用。

1. 补体系统　是存在于正常体液中具有酶活性的一组球蛋白，由巨噬细胞、肠上皮细胞、肝细胞等产生。补体系统可通过经典途径、旁路途径或凝集素途径激活。补体系统活化后产生多种生物活性分子，通过不同的机制发挥抗感染免疫作用。例如，补体活化产物 C3a、C5a 具有趋化作用，可吸引吞噬细胞到达炎症部位；C3b、C4b 具有调理作用，促进吞噬细胞的吞噬活性；膜攻击复合体 C5b-9 则能溶解破坏某些细菌和包膜病毒。

2. 溶菌酶　为一种碱性蛋白，主要来源于巨噬细胞，广泛分布于血清、唾液、乳汁和黏膜分泌液中，作用于革兰氏阳性菌的胞壁肽聚糖，使之裂解而溶菌。革兰氏阴性菌的肽聚糖含量少，其外还有外膜包围，故对溶菌酶不敏感。若同时存在相应抗体，则溶菌酶也能破坏革兰氏阴性菌。

3. 防御素　是一类富含精氨酸和半胱氨酸残基的阳离子小分子抗微生物肽，主要存在于中性粒细胞嗜天青颗粒中，也存在于小肠帕内特细胞（潘氏细胞）中。防御素具有十分广泛的抗微生物活性，对细菌、真菌、病毒都有杀灭活性，其杀菌机制是破坏病原体细胞膜的完整性，使其溶解死亡。

4. 其他杀菌和抑菌物质　正常体液中还有乙型溶素、吞噬细胞杀菌素、乳素等杀菌或抑菌免疫分子。

二、适应性免疫

适应性免疫是个体出生后，在生活过程中与致病菌及其毒性代谢产物等抗原分子接触后产生的一系列免疫防御功能，又称获得性免疫（acquired immunity）。适应性免疫担负着人体"第二道防线"的作用，仅对诱发免疫力的相同致病菌起作用，故亦称为特异性免疫（specific immunity）。适应性免疫包括体液免疫和细胞免疫。

体液免疫是指由特异性抗体起主要作用的免疫应答，在抗微生物感染中占有极为重要的地位，主要针对胞外寄生菌及其毒素。当机体 B 淋巴细胞受到某些致病菌感染或其毒性产物刺激后，在 CD4[+]Th2 细胞辅助下，B 淋巴细胞活化、增殖、分化为浆细胞，进而合成和分泌 IgG、IgM、IgA、IgD 和 IgE 五类免疫球蛋白。抗体是体液免疫的效应分子，根据它们在抗菌免疫中的作用，可分为抗菌抗体和抗外毒素抗体（即抗毒素）。细胞免疫是 T 细胞介导的免疫应答。当病原体侵入机体后，经抗原提呈细胞加工处理，形成抗原肽 -MHC 分子复合物，提呈给 T 淋巴细胞识别。T 细胞受抗原刺激后，活化、增殖、分化为效应 T 细胞，主要是 CD4[+]Th1 细胞和细胞毒性 T 细胞（cytotoxic T cell，CTL，Tc）。CD4[+]Th1 细胞可辅助巨噬细胞杀灭胞内菌，CTL 可特异、高效、连续地杀灭胞内菌感染的靶细胞。

分布在消化道、呼吸道、泌尿生殖道等部位黏膜下的淋巴样组织，构成了机体局部黏膜防御系统，称为黏膜免疫系统（mucosal immune system，MIS）。肠道中的肠壁集合淋巴结在诱导黏膜免疫应答中起重要作用。位于黏膜上皮中的 M 细胞（mucoid cell）是启动黏膜免疫应答的关键细胞。当病原体侵入时，M 细胞可将抗原内吞，再将其转运到上皮下方的集合淋巴结中。抗原很快被抗原提呈细胞摄取，并提呈给 T、B 淋巴细胞，诱导产生特异性免疫应答。MIS 的主要功能是产生具有局部免疫作用的保护性免疫分子，即分泌型 SIgA。SIgA 能阻止病原体自黏膜入侵。绝大多数的病原体是从黏膜入侵，故黏膜免疫在抗菌免疫中的作用十分重要。

三、抗细菌感染免疫的特点

根据致病菌与宿主细胞的关系，致病菌可分为胞外菌（extracellular bacteria）和胞内菌（intracellular bacteria）。胞外菌寄居于宿主细胞外的组织间隙和血液、淋巴液、组织液等体液中。胞内菌可分为兼性（facultative）胞内菌和专性（obligate）胞内菌两类。兼性胞内菌既可在宿主细胞内寄居并生长繁殖，亦可在细胞外环境中生存和繁殖。专性胞内菌只能在活细胞内生长繁殖。

（一）抗胞外菌感染的免疫

人类的多数致病菌属胞外菌，主要有葡萄球菌、脑膜炎奈瑟菌、大肠埃希氏菌、破伤风梭菌等。胞外菌的主要致病机制是通过产生内毒素、外毒素等致病物质和引起感染部位炎症反应而致病。抗胞外菌感染的作用主要在于抵抗细菌的入侵、抑制细菌的生长繁殖、杀灭细菌细胞、中和毒素并最终清除细菌和毒素。其中，非特异性免疫有一定的防卫作用，体液免疫起主要作用，细胞免疫起辅助作用。

1. 吞噬细胞的吞噬作用　在多数情况下，胞外菌易于被吞噬细胞吞噬、杀灭和消化。中性粒细胞在对胞外菌尤其是化脓性细菌的吞噬、杀灭中起重要作用。巨噬细胞杀灭胞外菌的能力不及中性粒细胞，但活化后的巨噬细胞吞噬杀菌能力大大增强。

2. 抗体和补体的作用　胞外菌的清除主要依赖特异性抗体的作用，抗体对胞外菌的作用主要表现为以下方面。

（1）阻止细菌黏附：黏膜免疫系统分泌的 SIgA 对阻止致病菌的黏附起重要作用。SIgA 可与细菌菌毛等黏附素结合，封闭黏附素与靶细胞表面相应受体的结合，阻止致病菌在消化道、呼吸道或泌尿生殖道等黏膜表面定植。乳汁中的 SIgA 可将母体抗体传递给新生儿，保护新生儿免受感染。

（2）调理吞噬作用：中性粒细胞和单核吞噬细胞表面具有抗体 IgG 的 Fc 段受体和补体 C3b 受体，因此结合了致病菌的抗体以及激活的补体可通过与相应受体的结合，促进吞噬细胞的吞噬杀伤能力。

（3）激活补体：当菌细胞抗原与抗菌抗体形成复合物后，可激活补体系统形成攻膜复合体破坏菌细胞。补体激活过程中产生的 C3a、C5a 等能介导炎症反应，C3b、C4b 可覆盖于致病菌表面，并与吞噬细胞上的补体受体 CR1 和 CR3 结合，增强调理吞噬作用。

（4）中和细菌外毒素：特异性抗毒素抗体与细菌外毒素结合可封闭毒素的活性部位，而外毒素与抗毒素形成的免疫复合物最终被吞噬细胞吞噬清除。抗毒素只能与游离的外毒素结合才有中和作用，因外毒素一旦与靶细胞结合，抗毒素就不能中和其毒性。故应用抗毒素进行人工被动免疫时应尽可能早期、足量。

3. 细胞免疫的作用　细胞免疫在某些胞外菌感染中也起到一定的作用。参与胞外菌免疫应答的 T 细胞主要是 CD4$^+$ Th2 细胞，除辅助 B 细胞对胸腺依赖性抗原（TD-Ag）产生抗体外，还能产生 IL-4、IL-5、IL-6、IL-10 等多种细胞因子，诱发炎症反应，促进巨噬细胞的吞噬和杀伤，吸引和活化中性粒细胞等，引起局部炎症反应，以阻止致病菌从感染部位扩散。

（二）抗胞内菌感染的免疫

对医学重要的兼性胞内菌有结核分枝杆菌、麻风分枝杆菌、伤寒沙门菌、布鲁氏菌、嗜肺军团菌、单核细胞李氏菌等。立克次体、柯克斯体、衣原体等属于专性胞内菌。胞内菌感染的特点除细胞内寄生外，还有低细胞毒性，呈慢性进程。病变主要由病理性免疫损伤引起，常有肉芽肿形成并多伴有迟发型超敏反应。在致病过程中，胞内菌也有存在于血液和细胞外的阶段，因而抗体也有辅助抗菌作用。

1. 吞噬细胞　胞内菌主要被单核吞噬细胞吞噬，吞噬泡内的胞内菌具有抑制吞噬泡与溶酶体融合的能力。在特异性细胞免疫产生之前，未活化的单核吞噬细胞不能完全杀死吞入的细菌。当其被细胞因子如干扰素 IFN-γ 刺激活化后方能杀伤胞内菌。中性粒细胞在感染早期有一定作用。自然杀伤（NK）细胞可直接杀伤感染的靶细胞，并可释放 IFN-γ 参与激活细胞免疫应答。

2. 细胞免疫　因特异性抗体不能进入细胞内发挥作用，抗胞内菌感染的免疫主要是以 T 细胞介导的细胞免疫为主。CD4$^+$Th1 细胞是胞内菌感染的重要免疫因素。Th1 释放 IL-2、IFN-γ、TNF-α 等多种细胞因子，引起迟发型超敏反应，增强巨噬细胞的杀伤能力，从而有利于对胞内菌的清除。CTL 在抗胞内菌感染中也有重要作用，可特异性直接杀伤靶细胞，通过释放穿孔素（perforin）和颗粒酶（granzyme）等毒性分子导致靶细胞裂解；也可通过活化后膜表面表达乙型跨膜糖蛋白（FasL），与靶细胞表面的 Fas 分子结合，引起靶细胞凋亡。胞内致病菌释出后，再由抗体或补体调理后被吞噬细胞吞噬消灭。CTL 也可以非溶细胞机制，如分泌细胞因子 IFN-γ、TNF-α 等发挥抗感染作用。

第四节　感染的发生与发展

一、感染的来源和传播途径

来源于宿主体外的感染称为外源性感染（exogenous infection），来源于患者自身体内或体表的感染称为内源性感染（endogenous infection）。根据感染发生的场所，可分为社区获得性感染（community-acquired infection）和医院获得性感染（hospital-acquired infection）。

（一）外源性感染

外源性感染是指病原体来自宿主体外的感染。

1. 传染源　主要有三种。

（1）患者：是传染病的主要来源，致病菌可通过多种方式在人与人之间传播。患者感染后从潜伏期到病后一段恢复期，均有可能将致病菌传播给周围正常人，因此对患者及早作出诊断并争取防治是控制和消灭传染病的根本措施之一。

（2）带菌者（carrier）：包括健康带菌者和恢复期带菌者。前者指携带有某种致病菌但未出现临床症状的人；后者指恢复期传染病患者，体内可持续排菌一段时间。两者均为重要的传染源。由于带菌者没有临床症状，不易被人们察觉，故危害性高于患者。脑膜炎奈瑟菌、白喉棒状杆菌常有健康带菌者，伤寒沙门菌、志贺氏菌等可有恢复期带菌者。

（3）病畜和带菌动物：某些细菌可引起人畜共患病，因而病畜或带菌动物的致病菌也可传播给人，如鼠疫耶尔森菌、炭疽芽胞杆菌、牛结核分枝杆菌、布鲁氏菌及引起食物中毒的沙门菌等。

2. 传播途径　指病原菌进入宿主的门户以及排出途径，主要有以下几种。

（1）呼吸道：致病菌从患者或带菌者的痰液、唾液等散布到周围空气中，经呼吸道途径传给他人。例如，咳嗽、喷嚏、大声说话时喷出的飞沫，其中含有大量细菌。也可通过吸入带有致病菌的尘埃或经手接触呼吸道分泌物而引起感染。常见经呼吸道传播的病原菌有结核分枝杆菌、白喉棒状杆菌、百日咳鲍特菌、嗜肺军团菌等。

（2）消化道：致病菌从消化道进入，又经粪便排出，污染食物、饮用水等，再通过食物、饮用水等又传入宿主，称为粪－口途径。水、手指、苍蝇等昆虫是传播的重要媒介。常见经消化道传播的病原菌有沙门菌、志贺氏菌、霍乱弧菌及引起食物中毒的各种细菌。

（3）泌尿生殖道：主要通过性接触引起的传播，由此所引起的疾病称为性传播疾病（sexually transmitted disease，STD）。通过性传播的细菌有淋病奈瑟菌、杜克雷嗜血杆菌等。此外，经性传播的病原体还有解脲脲原体、人型支原体、沙眼衣原体、梅毒螺旋体等。

（4）皮肤：皮肤出现创伤、烧伤等可导致致病菌入侵，如金黄色葡萄球菌、铜绿假单胞菌等可引起皮肤化脓性感染。泥土、人和动物粪便中有破伤风梭菌、产气荚膜梭菌等芽胞存在。当芽胞进入深部伤口，微环境适宜时就会发芽、繁殖，产生外毒素而致病。通过破损皮肤接触患病动物及受染的皮毛，可感染炭疽芽胞杆菌等致病菌。

（5）节肢动物叮咬：节肢动物为媒介引起的感染，如人类鼠疫由鼠蚤传播。

（6）多途径：有些细菌如结核分枝杆菌、炭疽芽胞杆菌等可经呼吸道、消化道和皮肤等多途径感染人体。

（二）内源性感染

致病菌主要来自于体内正常菌群，其感染具有条件依赖性。当大量使用广谱抗生素导致菌群失调以及各种原因使机体免疫力降低时常引起感染。此外，还包括少数曾感染过而潜伏下来的细菌的重新感染，如结核分枝杆菌。婴幼儿、老年人、晚期肿瘤患者、艾滋病患者、器官移植使用免疫抑制剂者均易于发生内源性感染。内源性感染已成为临床细菌感染中的常见病，是细菌感染的新动向，也是医院内感染的常见现象之一。

二、感染的类型

感染的发生、发展与结局是宿主机体与致病菌相互作用的复杂过程。根据两者力量对比，感染会出现以下几种类型。

（一）隐性感染

当机体抗感染免疫力较强或入侵细菌数量不多、毒力较弱时，致病菌感染后机体损害较轻，不出现或出现不明显的临床症状为隐性感染（inapparent infection），又称为亚临床感染（subclinical infection）。一般在传染病流行中，约90%以上的人为隐性感染者，如结核、白喉、伤寒等许多致病菌均有隐性感染。隐性感染后机体常可获得一定的特异性免疫力，能抵抗相同致病菌的再感染。

（二）显性感染

当入侵的细菌数量较多、毒力较强，同时机体抗感染的免疫力较弱时，致病菌在入侵后生长繁殖并引起不同程度的组织器官损伤，出现一系列明显的临床症状和体征称为显性感染（apparent infection）。显性感染如果是由宿主体外具有传染性的致病菌引起，并出现临床症状则统称为传染病（infectious disease），而内源性感染引起的疾病一般不属于传染病。

由于人群免疫力不同以及致病菌菌种、菌型及毒力等的差异，显性感染又有轻重缓急等不同模式。

1. 临床上按病情缓急不同，显性感染可分为三类。

（1）急性感染（acute infection）：发病急，病程短，一般数日至数周。病愈后致病菌常从体内消失，大多为胞外菌感染。急性感染常见的致病菌有产气荚膜梭菌、霍乱弧菌、A群链球菌、大肠埃希氏菌等。

（2）慢性感染（chronic infection）：病程缓慢，病情较急性感染轻，常持续数月至数年，可反复发作，主要见于胞内菌。例如，结核分枝杆菌引起的结核，幽门螺杆菌引起的慢性胃炎等。

（3）亚急性感染（subacute infection）：病情发展不及急性感染迅速，病程不及慢性感染持续时间长，如亚急性细菌性心内膜炎。

2. 临床上按感染部位及性质不同，显性感染可分为两类。

（1）局部感染（local infection）：致病菌侵入机体后，局限在某一部位生长繁殖，释放毒素，引起局部病变，如化脓性球菌所致的疖和痈。

案例 7-1
　　王女士前段时间在右侧上唇鼻唇沟附近长了一个小疖，红肿间可见一黄色小脓点，自觉不好看，将疖肿挤破。第二天发觉右侧面部红肿明显，并恶寒、高热、头痛、全身不适，到医院后出现意识模糊，经医生检查，诊断为面部蜂窝织炎、颅内化脓性感染。
思考题：
　　王女士的面部疖肿为何会导致颅内化脓性感染？

（2）全身感染（systemic infection，generalized infection）：致病菌或其毒性代谢产物通过血流播散至全身，引起全身急性症状。临床上常见类型有以下五类。

1）毒血症（toxemia）：致病菌侵入机体后只在局部组织中生长繁殖，细菌不进入血循环，但其产生的外毒素入血。外毒素经血到达易感的组织和细胞，可引起特殊的临床表现，如白喉、破伤风等。

2）内毒素血症（endotoxemia）：革兰氏阴性菌侵入血流，在血中大量生长繁殖，死亡崩解释放出大量的内毒素，或输液中含有内毒素入血，也可以是局部感染病灶内有大量革兰氏阴性菌死亡释放内毒素入血引起。宿主会出现内毒素休克、DIC，甚至死亡，如小儿中毒性细菌性痢疾。

3）菌血症（bacteremia）：致病菌由局部侵入血流，但未在血液中繁殖，只是短暂地通过血液到达适宜的部位再进行繁殖致病。例如，伤寒、布鲁氏菌病等。

4）败血症（septicemia）：致病菌侵入血流后，在其中大量繁殖并产生毒性代谢产物，引起全身严重中毒症状，如高热、皮肤和黏膜瘀斑、肝脾大等。鼠疫耶尔森菌、炭疽芽胞杆菌等可引起败血症。

5）脓毒血症（pyemia）：化脓菌侵入血流后，在其中大量繁殖，并通过血流扩散到机体其他组织或器官，产生新的化脓性病灶。例如，金黄色葡萄球菌脓毒血症常引起多发性的肝脓肿、肾脓肿和皮下脓肿等。

> **案例 7-1 提示：**
> 疖肿为局部感染，一般不伴有全身症状，因此预后良好。但面部疖肿尤其是在由鼻部及上唇周围构成的面部"危险三角区"内的疖肿切忌进行挤压和挑刺处理。因为面部静脉特殊的解剖结构特点，疖肿被挤压后细菌容易扩散入血，可通过面部的静脉到达颅内海绵窦，导致颅内化脓性感染及败血症和脓毒血症等全身感染，病情凶险，死亡率较高。

（三）带菌状态

有时致病菌在显性或隐性感染后并未立即消失，而会在体内存留一定时间，与机体免疫力保持相对平衡，是为带菌状态，此时宿主便是带菌者。带菌者没有临床症状，但能不断或间歇排出致病菌，成为重要的传染源。例如，伤寒、白喉等患者病后常可出现带菌状态。及时发现和治疗带菌者，对控制传染病的流行具有重要意义。

第五节 医院感染

医院感染（nosocomial infection，hospital infection）又称为医院获得性感染（hospital acquired infection）。广义上讲，医院感染是指各类人员在医院内获得的感染，包括住院患者、门诊患者、探视者、陪护人员及医院内工作人员等。目前，医院感染的发生率高达 5% ～ 20%，已成为全球性公共卫生问题。

一、医院感染的分类

（一）内源性医院内感染

内源性医院内感染（endogenous nosocomial infection）亦称自身感染，是指患者在医院内由于某种原因使自身寄居的正常菌群成为机会致病菌大量繁殖而导致的疾病。

（二）外源性医院内感染

外源性医院内感染（exogenous nosocomial infection）是指患者在医院环境中遭受医院内非自身存在的病原体入侵而发生的感染。外源性医院感染的微生物主要来自其他患者或携带者，其次来自周围环境或污染的医疗器械。外源性医院内感染又可分为交叉感染（cross infection）、环境感染（environmental infection）和医源性感染（iatrogenic infection）。

1. 交叉感染 是指由患者之间及患者与医护人员之间通过咳嗽、交谈、密切接触等方式而直接感染或通过生活用品间接感染。

2. 环境感染 是指在医院环境内，因吸入污染的空气，或接触受污染的医院内设施而获得的感染。

3. 医源性感染 是指患者在医护人员进行治疗、诊断和预防过程中，由于医疗器械消毒不严而造成的感染。例如，输液药物被微生物污染可引起输液反应；注射用针头被污染可引起注射部位感染；插入的导管被细菌生物被膜污染，也可造成难治性感染。

二、医院感染的主要微生物

医院感染的微生物主要为细菌和真菌，其次为病毒和衣原体。既可由致病微生物引起，也可由机会致病性微生物所致，但以后者为主。最常见的医院感染微生物见表 7-5。医院感染的微生物适应性强，对常用的抗生素多呈耐药，治疗较难。

表7-5　医院感染常见的微生物

感染种类	微生物名称
尿路感染	大肠埃希氏菌、克雷伯菌、沙雷菌、变形杆菌、铜绿假单胞菌、肠球菌、白假丝酵母菌等
呼吸道感染	流感嗜血杆菌、肺炎链球菌、金黄色葡萄球菌、肠杆菌科细菌、呼吸道病毒等
伤口和皮肤脓毒症	金黄色葡萄球菌、大肠埃希氏菌、变形杆菌、厌氧菌、凝固酶阴性葡萄球菌等
胃肠道感染	沙门菌、宋内志贺氏菌等

三、医院感染的流行病学特征

医院感染同其他感染性疾病的传播一样也包括传染源、传播途径和易感者三个基本因素。

（一）传染源

1. 患者　是最重要的传染源。患者从疾病的潜伏期至恢复期都有大量的病原微生物排出体外，传播给周围人群。从患者体内排出的病原体常具有毒力和耐药性都较强的特性。

2. 带菌者　隐性感染者和恢复期带菌者排出的病原微生物可感染他人。带菌者因无明显临床症状，不易被人们察觉和防范，因而是一个特别重要的传染源。

3. 环境传染储源　医院是各种微生物高度集中的场所。自然界中许多腐生菌在医院的环境中极易生长，通过污染空气、食物、水或医疗设备和物品而传播。

4. 动物传染源　鼠类带菌传染的危险性最大，是某些病原微生物的重要宿主和传播媒介。

（二）传播途径

1. 接触传播　是医院感染最常见也是最主要的传播方式之一，可分为直接接触传播和间接接触传播。

2. 空气传播　是以空气为媒介通过微生物气溶胶而发生的传播。

3. 媒介物传播　根据媒介物不同分为经水和食物传播、经血和血制品传播、经药品和医疗器具传播。经上述媒介物传播是医院感染的重要特点。

4. 昆虫传播　医院内的鼠类以及蚊、蚤、蝇、蟑螂等昆虫是某些病原微生物的储存宿主或中间宿主，可通过叮咬和机械性损伤而传播。

（三）易感者

病原体传播到宿主后能否引起感染取决于病原体的毒力和宿主的易感性。宿主的易感性由病原体的定植部位和宿主的防御功能所决定。当机体免疫功能和防御功能低下时，宿主为易感者。而现代医疗手段在不同程度上抑制或破坏了患者原有的防御功能和微生态平衡，因此成为医院感染率逐渐上升的重要因素。

四、医院感染的危险因素

医院感染的发生往往由特定的因素决定。若采用控制传染病发生的常规措施，如消灭传染源、切断传播途径及保护易感者，并不能完全控制医院感染的发生。在临床工作中应警惕引发医院感染的危险因素。

（一）易感对象

1. 年龄因素　老年人和婴幼儿易发生医院感染。老年人随着年龄的增长、器官的老化及功能衰退，免疫功能也不断降低，而且常伴有慢性疾病。婴幼儿因免疫器官发育欠成熟，功能尚未发育完善，从母亲获得的被动免疫力逐渐消失。因此，这两类人群较易发生感染。

2. 基础疾病　患有免疫功能缺陷和免疫功能紊乱或其他基础疾病，如内分泌功能失调、恶性肿瘤、尿毒症等疾病的患者。虽然疾病种类不同，但均具有免疫功能低下、易发生感染的共同特点。

（二）诊疗技术及侵入性检查与治疗

1. 诊疗技术　易引起医院感染的诊疗技术主要包括两类。

（1）器官移植：进行器官移植的患者术前常有基础疾病而致免疫功能低下，加上手术创伤以及防止排斥反应而采用免疫抑制剂等原因，导致免疫功能进一步降低，所以该类患者易发生感染。

（2）血液透析和腹膜透析：血液透析和腹膜透析是治疗患者肾功能不全、尿毒症的重要手段。此类患者已有基础疾病和免疫功能低下，再进行这种创伤性治疗操作，患者极易发生感染。

2. 侵入性检查与治疗

（1）侵入性检查：支气管镜、膀胱镜、胃镜等侵入性检查一方面破坏了黏膜屏障，将这些部位的正常菌群带入相应检查部位，另一方面因器械消毒灭菌不彻底，将其中的微生物带入检查部位而造成感染，是引起患者医院感染的危险因素。

（2）侵入性治疗：气管切口或气管插管、留置导尿管、大静脉插管、伤口引流管、心导管及人工心脏瓣膜等均属侵入性治疗用品，不仅可能破坏皮肤黏膜屏障引起感染，更重要的是，这些侵入性治疗所用的生物材料很容易引起细菌等黏附，细菌黏附后通过分泌胞外多糖，相互粘连形成细菌生物被膜，导致细菌对抗生素的敏感性显著下降，并能逃逸机体免疫系统的杀伤作用，故感染常呈现慢性或反复发作的特点。

（三）损害免疫系统的因素

1. 放射治疗　是治疗肿瘤的一种方法。该方法对肿瘤组织无选择性作用，在损伤肿瘤组织的同时也破坏了正常组织，损害免疫系统。

2. 化学治疗　是用细胞毒药物治疗恶性肿瘤的方法。这类化疗药物亦可直接作用于正常组织细胞，损伤和破坏免疫系统的功能。主要有烷化剂类、抗代谢类及抗肿瘤抗生素等。

3. 激素的应用　主要是肾上腺皮质激素，它具有抗炎作用、免疫抑制作用、抗毒素作用及抗休克作用，临床常用来治疗急危重病症、自身免疫病及过敏性反应等。激素是一种免疫抑制剂，使用不当或长期使用，也会引起医院感染。

（四）其他危险因素

抗生素使用不当甚至滥用，进行外科手术及各种引流以及住院时间过长等。

五、医院感染的预防和控制

目前国际上普遍认为易感人群、环境及病原微生物是发生医院感染的主要因素，在一定意义上讲，控制医院感染的危险因素是预防和控制感染最有力和最有效的措施。国内外预防和控制感染的具体做法主要是消毒灭菌、隔离、净化以及对媒介因素与易感人群等采取相应措施。为此，我国在预防控制医院感染方面制定和颁布了消毒灭菌原则、合理使用抗生素、医院重点部门管理的要求以及一次性使用医用器具和消毒药械、污水及污物处理等管理措施。

（一）消毒灭菌

在医院的常规工作过程中，必须严格执行无菌操作技术，加强对医疗器械的消毒灭菌。主要内容包括：

（1）进入人体组织或无菌器官的医疗用品必须灭菌；接触皮肤黏膜的器械和用品必须消毒；提倡使用一次性注射器、输液器和血管内导管。

（2）污染医疗器材和物品，均应先消毒后清洗，再消毒或灭菌。

（3）医务人员应了解消毒剂的性能、作用以及使用方法。配制时，应注意有效浓度、作用时间及影响因素。要警惕耐消毒剂的病原微生物存在。

（4）连续使用中的氧气湿化瓶、雾化器、呼吸机及其管道等，应定期消毒；湿化液应每日更换灭菌水；用毕消毒后干燥保存。

（5）消毒灭菌后，应进行效果监测。

（6）医护人员应经常洗手，注意手部皮肤清洁和消毒。因接触传染是导致医院感染的最重要因素，手卫生达标可明显减少医院感染的发生。

（二）隔离预防

隔离预防（isolation precaution）是防止病原微生物从患者或带病原者传给其他人群的一种保护性措施。隔离预防曾是防止传染病流行传播的有效措施。随着现代医学的发展，医院内由机会性致病微生物引起的感染发生率日益增高，原有的传染病隔离预防措施已不能完全适应这种情况。在现代医院感染的感染链中，不易控制病原体及宿主因素这两个环节。因此，医院感染的隔离预防应以切断感染的传播途径作为制定措施的依据，同时考察病原微生物和宿主因素的特点。

（三）合理使用抗菌药物

抗菌药物是医院内应用最广泛的一类药物。抗菌药物使用不当是造成医院感染的重要原因，合理使用抗菌药物是降低医院感染率的有效手段。

医院感染的预防和控制除采取上述措施外，还应对医院重点部门，如急诊室、重症监护室、治疗室、婴儿室、手术室、检验科、供应室等密切监测和预报。此外，一次性使用的医用器具、医院污物等应按照有关部门的规定和要求来规范化管理或毁坏处理，以期切断医院感染的传播途径，有效预防和控制医院感染。

Summary

Bacteria can be classified into three groups：pathogens，opportunistic pathogens and nonpathogens. Pathogens are capable of establishing infection and leading to diseases in healthy individuals. Opportunistic pathogens are those that rarely if ever cause disease in immunocompetent people but from serious infection in immunocompromised patients. Nonpathogens do not result in diseases and may be part of the normal flora in certain sites of host. Virulence is a quantitative measure of pathogenicity and is measured by LD_{50} or ID_{50}. Virulence depends primarily on invasiveness and toxins. Toxins fall into two general categories，exotoxins and endotoxins.

Pathogens may enter the body by various routes，including respiratory，gastrointestinal，urinary or genital tracts，wounds and so on. Many opportunistic pathogens are carried as part of normal flora. The two main arms of our host defenses are innate immunity and acquired immunity. The former involves physical chemical，normal flora barriers，and phagocytes，which is the first line of defense against infection agents. The acquired immunity includes humoral immunity and cellular immunity. Humoral immunity are mainly utilized to cope with extracellular pathogens and their toxins. Cellular immunity are important to fight against intracellular pathogens.

（张　佩）

进一步阅读文献

1. Hall CW，Mah TF. Molecular mechanisms of biofilm-based antibiotic resistance and tolerance in pathogenic bacteria[J]. FEMS Microbiol Rev，2017，41（3）:276-301.

2. Romanò CL，Toscano M，Romanò D，et al. Antibiofilm agents and implant-related infections in orthopaedics：where are we?[J]. J Chemother，2013，25（2）:67-80.

3. López-Collazo E，del Fresno C. Pathophysiology of endotoxin tolerance：mechanisms and clinical consequences [J]. Crit Care，2013，17（6）:242.

第八章　细菌感染的诊断方法和防治原则

细菌感染的诊断是通过对临床标本中分离出的细菌进行正确鉴定以明确细菌与感染的因果关系，为临床诊断、治疗、预后以及流行病学调查提供合理的依据。细菌感染的特异性预防包括人工主动免疫和人工被动免疫，而特异性治疗主要是应用抗生素等抗菌药物。

第一节　细菌感染的诊断

细菌感染的诊断主要包括以检测细菌及其代谢产物、抗原或核酸为目的的细菌学诊断（bacteriological diagnosis）以及以检测患者血清中特异抗体为目的的血清学诊断（serological diagnosis）。

一、细菌学诊断

（一）细菌标本的采集和送检原则

1. 无菌操作　所有取材过程应严格执行无菌操作，尽量避免杂菌污染。

2. 正确取材　应在疾病早期和尚未使用抗菌药物之前采集标本；尽量采集病变明显部位的材料。例如，流行性脑脊髓膜炎患者应取脑脊液、血液或血瘀斑液；伤寒病患者则应取病程 1～2 周内的血液、2～3 周时的粪便。

3. 采集双份血清　血清学检测需采集急性期和恢复期双份血清，当恢复期血清抗体效价达到急性期效价的 4 倍及以上时有诊断意义。血清标本应置于 -20℃ 条件下保存。

4. 妥善送检　将采集的标本进行正确标记并核对检验单，对已使用过抗菌药物患者的标本应注明药物名称，以便实验室对应处理。标本应尽快送检，多数细菌标本可直接或冷藏送检，对于不耐寒的细菌，如淋病奈瑟菌、脑膜炎奈瑟菌等要注意保温。含杂菌多的标本必要时可加入甘油缓冲盐水保存液。另外，在标本的采集、处理及运送过程中时还应确保实验室生物安全。

（二）细菌形态学检查

细菌形态学检查包括不染色标本检查法和染色标本检查法。前者主要用于观察活体细菌的动力及其运动状况，如观察疑为螺旋体或霍乱弧菌的标本，通常采用悬滴法或压滴法，运用暗视野显微镜、相差显微镜进行观察。最常用的染色标本检查法是革兰氏染色法，其次还有抗酸染色法、荧光染色法等。凡在形态和染色性上特征明显且来自正确采集部位的病原菌，可直接涂片染色镜检，做出初步鉴定。例如，在流行性脑脊髓膜炎患者的脑脊液涂片中发现中性粒细胞内、外有革兰氏阴性双球菌，痰中检出抗酸性细长杆菌，脓液中发现革兰氏阳性葡萄状堆积的球菌，可分别初步诊断为脑膜炎奈瑟菌、结核分枝杆菌、葡萄球菌。在某些情况下可以利用免疫荧光抗体染色镜检进行快速诊断，如针对粪便标本霍乱弧菌的检测，在直接涂片后以特异性荧光抗体染色，在荧光显微镜下观察到荧光菌体就是所查找的细菌。直接涂片镜检通常只提供初步鉴定，确诊还需进一步鉴定。

（三）细菌的分离培养与鉴定

案例 8-1

科赫（Robert Koch，1843～1910），德国医师兼细菌学家，首创细菌染色法、固体培养基、分离和纯培养技术等。1876 年科赫用固体培养基分离出炭疽杆菌，这是人类第一次证明传染病的病因，后续又分离出伤寒杆菌、霍乱弧菌等，在此基础上其于 1882 年确认了结核病的病原菌——结核分枝杆菌，并因此获得 1905 年诺贝尔生理学或医学奖。

思考题：
　　1. 确诊细菌性感染最可靠的方法是什么？
　　2. 确诊细菌性感染最直接的方法是什么？
　　3. 细菌感染的实验室检查方法有哪些？

　　根据感染性疾病的不同，采集不同的标本（如血液、呼吸道分泌物、消化道排泄物、脑脊液等）进行细菌的分离培养，再结合细菌形态、菌落特征及生化试验、血清学鉴定、动物试验、药敏试验等结果进行鉴定，这是确诊细菌性感染最可靠的方法。

　　1. 分离培养　原则上所有送检标本均需进行分离培养。依据标本的来源、培养目的、培养基的不同，采用不同的分离培养方法获得单个菌落并进行纯培养。再根据菌落特征（大小、形态、颜色、透明度、溶血性等）做出初步鉴定，如生长在血平皿上的金黄色葡萄球菌可产生金黄色脂溶性色素及形成完全溶血环。但确诊还需结合镜下形态、生化试验和血清学鉴定等结果。

　　2. 生化试验　不同的细菌体内具有不同的酶系统，不同细菌对营养物质的分解能力及其代谢产物不尽相同。因此，可利用生物化学方法区别和鉴定细菌。例如，各种肠道杆菌的形态染色、菌落特征基本相似，但所含的糖酶各不相同，因此可利用含有不同糖的培养基进行生化反应，其结果可作为进一步鉴别的依据。

　　3. 血清学鉴定　是根据血清反应的特异性，利用已知的特异性抗体检查未知细菌抗原，以确定细菌的属、群、种、型。常用方法有凝集试验、免疫荧光技术、酶联免疫吸附试验等。

　　4. 动物试验　不是临床细菌学的常规检测技术，但对于测定细菌的毒力和致病性有重要意义，也可用于病原菌的分离。

　　5. 抗菌药物敏感试验　简称药敏试验，是在体外测定抗菌药物抑制或杀灭病原微生物能力的方法，对指导临床正确用药和控制耐药菌感染有重要意义。试验方法有纸片扩散法、试管稀释法、抗生素浓度梯度法（epsilometer test，E-test）和自动化仪器法等。其中以纸片扩散法和试管稀释法常用，前者是以抑菌圈的有无及大小来判定试验菌的药物敏感程度；而后者主要通过测定试验菌最低抑菌浓度（minimum inhibitory concentration，MIC）或最低杀菌浓度（minimum bactericidal concentration，MBC）来判断。E-test 法是一种结合稀释法和扩散法原理对细菌药敏试验直接定量检测的技术，利用预先设定的稳定且连续的抗菌药物浓度梯度，直接在琼脂培养板上确定不同抗菌药物抑制细菌的 MIC，现已有专业化试剂盒供操作者使用，简便易行，其结果的稳定性和重复性更好。

　　6. 自动微生物鉴定和药敏分析系统　是能够进行微生物快速鉴定以及抗菌药物敏感性测试的仪器。微生物鉴定系统是根据细菌生物学和代谢产物的差异，实现细菌生化模式到数字模式的快速转化，并赋予每种菌一组数码构建成数据库，形成自动微生物分析系统。而药敏分析系统是采用荧光测定法或比浊法测定细菌 MIC，并自动判读结果。该系统具有简易化、微量化、自动化、标准化和商品化的优点，目前已广泛应用于临床。

案例 8-1 提示：
　　许多细菌并不具备明显的染色形态特征，因此需要对标本中的细菌进行分离培养纯化后再做进一步鉴定，这是确诊细菌性感染最可靠的方法。

（四）细菌抗原的检测

　　用已知的特异抗体直接从患者标本中检测未知的细菌抗原成分。多种免疫学实验技术可用于此类检测，包括凝集试验、对流免疫电泳技术、酶免疫技术、免疫荧光技术等，具有特异、敏感、快速和简便的特点，既可直接检测标本中的微量抗原，也能检测分离培养物。例如，在患者使用抗生素后采集的标本，前述方法难以鉴定的病原菌，可以考虑进行病原菌抗原的检测。

（五）细菌核酸的检测

　　分子生物学诊断技术应用于临床已日趋广泛，主要有 PCR、核酸杂交、16S rRNA 基因序列分析技术等，常用于体外培养困难、培养成本高昂或耗时太长的病原体的检测，是确诊细菌性感染最直接的方法。

1.聚合酶链式反应（PCR） 这是一种选择性的DNA或RNA体外合成放大技术，具有快速、灵敏及特异和便捷的特点。尤其适用于混合标本、培养时间较长、常规培养困难的病原体的检测，如肠道病原菌、结核杆菌、幽门螺杆菌等特异性DNA片段的检测。目前，PCR技术和由此发展而来的逆转录PCR（reverse transcriptase PCR，RT-PCR）、实时荧光定量PCR（real-time PCR）等技术已广泛应用于感染性疾病的基因诊断。

2.核酸杂交（nucleic acid amplification） 其原理是应用放射性核素或荧光素、地高辛、辣根过氧化物酶等标记已知的单链核酸序列作为探针，在适当的条件下，按照碱基互补原则与待检标本的核酸单链退火形成双链杂交体，通过杂交信号的检测，鉴定标本中有无相应的病原菌特异性基因及其分子大小。该技术可直接检出标本中的病原体基因，对尚不能或难分离培养的病原体尤为适用。目前已用于结核分枝杆菌、幽门螺杆菌、空肠弯曲菌、致病性大肠埃希氏菌等多种细菌的诊断。

3.16S rRNA 基因序列分析（16S rRNA gene sequence analysis） 16S rRNA 基因是编码原核生物核糖体30S亚基的DNA序列，只存在于所有原核生物染色体内，具有多拷贝、多信息和长度适中的特点。16S rRNA 基因序列分析技术就是从标本中提取微生物的16S rRNA 基因片段，通过克隆、测序或酶切、探针杂交获得16S rRNA 基因序列信息，再与16S rRNA 数据库中的序列进行比较，从而鉴定标本中可能存在的病原体种类。该技术用于检测难分离培养、培养周期长或用常规检测无法区分的病原体。

> **案例 8-1 提示：**
> 不同的细菌具有不同的基因或碱基序列，故可直接检测标本中细菌的特异性基因序列进行分子生物学诊断，这是确诊细菌性感染最直接的方法。

（六）生物芯片技术

生物芯片技术是指将各种生物样品（核酸片段、蛋白质或酶、抗原或抗体、细胞或组织等）有序地固化于支持物的表面形成生物分子点阵，在一定条件下进行生化反应，采集并分析数据，判断样品中靶分子的种类及数量，从而实现对检测生物组分的自动、准确、快速、大信息量的筛选或检测。根据生物芯片材料和支持物类型可将其分为固态生物芯片和液态生物芯片等，主要应用于病原微生物的快速诊断、变异及耐药机制、基因分型及分子流行病学调查、抗感染药物研制等领域。

（七）其他检测法

如应用气相色谱法鉴别厌氧菌；噬菌体对细菌的分型鉴定；细菌L型的检测；放射性核技术检测幽门螺杆菌产生的尿素酶；质谱分析法对细菌的属、种进行鉴定与分类等。

二、血清学诊断

用已知的细菌或特异性抗原检测患者血清中有无相应抗体及其抗体效价的动态变化，可辅助诊断感染性疾病。该方法适用于抗原性较强的病原菌及病程较长的传染病的诊断。由于隐性感染或预防接种，人体血清中可能含有正常效价的抗体，但随病程延长其抗体效价将逐渐递增且超出正常值，当患者恢复期血清抗体效价比急性期升高4倍或4倍以上时，可确认为现症感染。常用于细菌感染的血清学诊断包括直接凝集试验、乳胶凝集试验、对流免疫电泳、酶联免疫吸附试验（ELISA）和免疫荧光试验等。

> **案例 8-1 提示：**
> 细菌感染的实验室检查方法主要包括细菌形态学检查、细菌的分离培养与鉴定、抗原检测、核酸检测以及血清学诊断等。

第二节 细菌感染的特异性预防

细菌感染的特异性预防是指应用获得性免疫的原理,给机体注射或服用疫苗、类毒素等免疫原性物质,或注射特异性抗体,以达到特异性防治病原菌感染的目的。其方法包括人工主动免疫(artificial active immunization)和人工被动免疫(artificial passive immunization)两种。人工制备的主动免疫制剂(免疫原)、被动免疫制剂(抗毒素等)、诊断制剂(诊断血清、诊断抗原等)等统称为生物制品(bioproduct)。

案例 8-2

为研制炭疽杆菌疫苗,巴斯德于1881年在一个农场进行了公开试验。先为一批羊注射了在45℃的条件下连续培养而毒性减弱了的炭疽杆菌,另一些羊则没有被注射。4周后,给每头羊注射毒力很强的炭疽杆菌,结果在48小时后,事先没有注射弱毒细菌的羊全部死亡;而注射了弱毒细菌的羊则健康如常。这一成就开创了用疫苗战胜传染病的新纪元。

思考题:

1. 预防传染病最有效的措施是什么?
2. 常用于人工主动免疫的生物制品有哪些?

一、人工主动免疫

人工主动免疫是指采用人工方法接种疫苗,使机体通过免疫系统的应答,产生适应性免疫。常用于传染病的特异性预防。

疫苗(vaccine)是用各种微生物及其成分制备的用于预防相应传染病的抗原性生物制品。疫苗接种已成为人类预防传染病的最重要、最有效的措施。用于人工主动免疫的疫苗分为传统疫苗和新型疫苗两类。传统疫苗包括死疫苗、活疫苗和类毒素等;新型疫苗包括多糖疫苗、联合疫苗、基因工程疫苗等。

案例 8-2 提示:

对病原菌感染的主要预防原则是使机体获得特异性免疫力。疫苗是用各种微生物及其成分制备的用于预防相应传染病的抗原性生物制品,采用人工方法接种疫苗已成为人类预防传染病的最重要、最有效的措施。

1. 死疫苗(killed vaccine) 亦称灭活疫苗,是用化学或物理方法将微生物杀死后仍保持免疫原性的生物制剂。其优点是抗原性稳定、易于保存;缺点是需要多次接种、用量较大,接种后机体可出现一定反应。常用的有霍乱、流行性脑脊髓膜炎、伤寒、钩端螺旋体等死疫苗。

2. 活疫苗(living vaccine) 亦称减毒活疫苗,选用减毒或无毒的但仍然保持免疫原性的活菌株制备而成。例如,卡介苗是将结核杆菌在人工培养基上传代后获得的减毒活菌株。活疫苗的最大特点在于接种后在可体内形成自然感染过程,类似轻型或隐性感染,可诱发稳定、持久、全面的免疫应答。一般认为活疫苗优于死疫苗(表 8-1)。

表8-1 活疫苗与死疫苗的比较

区别点	活疫苗	死疫苗
制剂特点	为非正常培养的弱毒或无毒活菌	通过理化方法灭活仍保持免疫原性
接种途径、接种量及次数	注射,自然量较小,1 次	注射,量较大,2～3 次
接种反应	可在体内增殖,类似轻型感染或隐性感染	在体内不增殖,可出现发热、全身或局部肿痛等反应
免疫类型及效果	体液免疫和细胞免疫,效果较好,维持时间长(1～5 年)	体液免疫,效果较差,维持时间短(0.5～1 年)
毒力回升及安全性	有可能,对免疫缺陷者有危险	不可能,安全性好

续表

区别点	活疫苗	死疫苗
疫苗稳定性与保存	相对不稳定，不宜保存，4℃存活2周	相对稳定，易保存，4℃可保存1年以上
生产和成本	生产较复杂、成本高	生产简单、成本低

3. 类毒素（toxoid）　是将某些细菌的外毒素经0.3%～0.4%甲醛处理，使其失去毒性仍保留免疫原性的生物制品。加入适量氢氧化铝等吸附剂（佐剂）即成为精制吸附类毒素。佐剂可延缓类毒素在体内的吸收时间，刺激机体产生足量的抗毒素。常用的类毒素有破伤风类毒素、白喉类毒素等。

4. 多糖疫苗（carbohydrate vaccine）　是提取纯化菌体中具有特异性保护作用的多糖成分所制成的疫苗。多糖疫苗相对传统疫苗更为安全有效，但无免疫记忆应答，且免疫原性较弱。目前广泛应用的多糖疫苗包括肺炎链球菌、脑膜炎奈瑟菌及流感嗜血杆菌的荚膜多糖疫苗等。

5. 联合疫苗（combined vaccines）　是指含有二个或多个活的、灭活的生物体或者提纯的抗原，经联合配制而成的疫苗，包括多联疫苗和多价疫苗。多联疫苗是具有多种免疫原的疫苗，可同时预防多种疾病，如白百破疫苗。多价疫苗是含有多价抗原成分的疫苗，可预防由同一病原体不同种或不同血清型引起的疾病，如23价肺炎链球菌多糖疫苗。

6. 基因工程疫苗（gene engineered vaccine）　是将病原体中能诱导保护性免疫应答的抗原决定簇基因克隆至载体质粒中，导入细菌、酵母菌等原核或真核表达系统中高效表达后制成的疫苗。基因工程疫苗包括①基因工程亚单位疫苗：是利用基因工程方法，将编码病原微生物保护性抗原肽段的基因导入受体菌或细胞，使之高效表达并分泌保护性抗原肽段，提取后加入佐剂而制成的疫苗，如处于研制中的结核分枝杆菌亚单位疫苗。②重组载体疫苗（recombinant carrier vaccine）：是利用重组DNA技术，将编码某一蛋白抗原的基因转入减毒的病毒或细菌体内而制成的疫苗。接种重组载体疫苗后，机体除了获得针对原疫苗株的免疫保护力外，还可获得插入目的基因对相关疾病的保护力。例如，表达痢疾志贺氏菌表面抗原质粒的伤寒Ty21a株为载体活疫苗，可同时预防志贺氏菌和沙门菌的感染。③核酸疫苗（nucleic acid vaccine）：亦称DNA疫苗，其原理是利用分子克隆技术获得病原体保护性抗原基因，将其与质粒重组后直接注射入宿主机体，在体内持续表达该抗原。该疫苗一般不与宿主细胞的染色体整合，却能够表达保护性抗原，并能诱导体液和细胞免疫应答，进而使机体产生特异性抗感染免疫力。针对一些难以培养的病原体、具有潜在致癌性或免疫病理作用，以及常规疫苗效果差或不良反应大的病原体感染的预防，可选用基因工程疫苗。

> **案例8-2 提示：**
> 　　用于病原菌感染的人工主动免疫常用的生物制品是疫苗，常见的疫苗包括灭活疫苗、减毒活疫苗、类毒素、多糖疫苗、联合疫苗、基因工程疫苗等。

二、人工被动免疫

人工被动免疫是指向机体输入由他人或动物产生的免疫效应物质（抗毒素、免疫球蛋白等），使机体立即获得免疫力的过程。其特点是输入后立即发生作用，但易被清除，免疫作用维持时间较短。主要用于治疗和紧急预防（表8-2）。

表8-2　人工主动免疫与人工被动免疫的比较

区别点	人工主动免疫	人工被动免疫
免疫物质	抗原	抗体或细胞因子等
接种次数	1～3次	1次
免疫出现时间	慢（2～4周）	快（立即）
免疫维持时间	长（数月至数年）	短（2～3周）

续表

区别点	人工主动免疫	人工被动免疫
主要用途	预防	治疗或紧急预防

1. 抗毒素（antitoxin） 用类毒素或外毒素多次注射马等实验动物,待其产生大量特异性抗体后,采血分离血清并经浓缩纯化后的制品即为抗毒素。主要用于治疗或紧急预防因细菌外毒素而致的疾病。常用的有破伤风精制抗毒素、白喉精制抗毒素、肉毒抗毒素和气性坏疽多价抗毒素等,使用时应注意避免Ⅰ型超敏反应的发生。

2. 抗菌血清（antiserum） 是指用细菌免疫动物而制成的含有特异性抗体的血清,曾被用于治疗细菌性传染病。除由极少数细菌如铜绿假单胞菌耐药菌株引起的传染病的治疗中考虑使用外,已很少应用。

3. 免疫球蛋白（immunoglobulin） 包括胎盘丙种球蛋白（placental gammaglobulin）和血清丙种球蛋白（serum gammaglobulin）。前者是从健康产妇的胎盘和婴儿脐带血中提取的丙种球蛋白制剂,后者是从正常人血浆中提取的丙种球蛋白制剂。两种球蛋白因含多价抗体,可抗多种病原体及其有毒产物,故用于常见致病菌感染的治疗或紧急预防。

4. 细胞免疫制剂 目前临床常用的制剂有 γ- 干扰素（IFN-γ）、转移因子（transfer factor, TF）、白细胞介素（interleukin, IL）、胸腺素（thymosin）、杀伤性 T 淋巴细胞（CTL）等。其主要功能是通过促进巨噬细胞活性及增强 T、B 淋巴细胞的反应,或通过激活补体或诱导干扰素的产生等,达到增强、促进和调节免疫功能的目的。

第三节　细菌感染的治疗

临床上细菌感染的治疗主要依赖抗菌药物完成,抗菌药物是指天然或人工合成的具有抗菌或其他活性的化合物。抗菌药物种类极多,在临床抗细菌感染过程中要根据病情正确选择和合理使用抗菌药物以控制感染,应密切关注不同病原菌对抗菌药物产生的耐药性状况以及各种抗菌药物对人体产生的不良反应。有关抗菌药物的分类及作用机制,请参见第六章具体内容。

Summary

The laboratory diagnoses of bacterial infectious diseases include the following methods of routine examination：morphologic identification, culture isolation and identification of the pathogenic bacteria, biochemical tests, zoopery, test of drug sensitivity, and serological identification et al. The rapid diagnoses of bacterial infectious diseases mainly employ molecular biotechnology such as PCR, hybridization of nucleic acid and gene chip et al. The vaccine is the most effective measure for prevention of bacterial infection. To control bacterial infections, the rational use of antibacterial agents should be done for different bacterial infections.

（孙剑刚）

第九章 球 菌

球菌（coccus）是细菌中的一大类，种类繁多，广泛分布于自然界，人和动物的体表及与外界相通的腔道中也常见球菌的存在。大部分是不致病的腐生或寄生菌，对人有致病性的称为病原性球菌（pathogenic coccus）。因其主要引起化脓性炎症，故又称为化脓性球菌（purulent coccus or pyogenic coccus），包括葡萄球菌属、链球菌属、肠球菌属及奈瑟菌属。

第一节 葡萄球菌属

案例 9-1

某中学 10 名学生在学校附近小卖部购买香肠面包为早餐，食用 2 小时后，先后出现低热、恶心、呕吐、腹痛、腹泻、头晕、头疼等症状，呕吐较重。经抗感染及补液和对症治疗后，病情迅速好转，所有学生在 2 天内痊愈，无死亡病例。采集剩余面包，应用 ELISA 技术检测出金黄色葡萄球菌肠毒素。

思考题：

1. 引起本病的病因是什么？有什么依据？

2. 通过此事件我们应汲取什么教训？

葡萄球菌属（*Staphylococcus*）是化脓性细菌中最常见者，因其常堆积成葡萄串状而得名，广泛分布于自然界的空气、水、土壤及物体表面，在人和动物体表及与外界相通的腔道中也存在。正常人鼻咽部带菌率达 20% ～ 50%，医务人员高达 70% ～ 80%。目前发现葡萄球菌属细菌有 55 个种，寄生于人体的有 16 种。多数不致病或条件致病，对人类致病的主要是金黄色葡萄球菌（*S. aureus*）。

一、金黄色葡萄球菌

（一）生物学性状

1. 形态与染色 革兰氏阳性球菌，直径约 1μm，由于细菌繁殖时呈多平面不规则分裂，故典型的葡萄球菌排列成葡萄串状（图 9-1）。固体培养基上生长的细菌排列典型，在脓汁或液体培养基中生长的细菌，常呈双球或短链状排列，易误认为链球菌，在青霉素作用下可变为 L 型。金黄色葡萄球菌无鞭毛，无芽胞，体外培养一般不形成荚膜，体内菌株形成荚膜较常见。葡萄球菌在衰老、死亡或被中性粒细胞吞噬后，以及某些耐药菌株可呈革兰氏阴性。

图 9-1 葡萄球菌的镜下所见
A. 电镜；B. 光镜

2. 培养特性　为需氧或兼性厌氧菌。营养要求不高，在普通培养基上生长良好，在含有血液和葡萄糖的培养基中生长更佳。最适 pH 为 7.4，最适温度为 37℃。耐盐性强，在含有 10% ～ 15% 的氯化钠培养基中能生长，故可用高盐培养基筛选菌种。在肉汤培养基中呈均匀混浊生长，管底稍有沉淀。在普通培养基上孵育 24 ～ 48 小时形成直径 1 ～ 2mm、圆形、隆起、表面光滑、湿润、有光泽、不透明、边缘整齐的菌落。能产生脂溶性色素而使菌落着色，金黄色葡萄球菌产生金黄色色素，使菌落呈现金黄色，是该菌的重要鉴别特性，也可借此区别于产生白色或柠檬色等色素的表皮葡萄球菌和腐生葡萄球菌。葡萄球菌在血琼脂平板上形成的菌落较大，致病性菌株菌落周围形成明显的完全透明溶血环（β溶血）。

3. 生化反应　触酶（过氧化氢酶）试验阳性，可用于区分葡萄球菌和链球菌。多数葡萄球菌能分解葡萄糖、麦芽糖和蔗糖，产酸不产气。致病性菌株能分解甘露醇，产酸。

4. 抗原结构　葡萄球菌抗原构造复杂，已发现 30 种以上，按其化学组成分有多糖抗原、蛋白质抗原和细胞壁成分抗原，其中以葡萄球菌 A 蛋白较为重要。

（1）葡萄球菌 A 蛋白（staphylococcal protein A，SPA）：存在于 90% 以上的金黄色葡萄球菌细胞壁上的一种表面蛋白，SPA 是一种单链多肽，与胞壁肽聚糖呈共价结合，是完全抗原。能与人及多种哺乳动物血清中的 IgG1、IgG2 和 IgG4 的 Fc 段非特异性结合，结合后 IgG 分子的 Fab 段仍然保持与相应抗原分子发生特异性结合的特性。采用含 SPA 的葡萄球菌作为载体，结合特异性抗体，检测标本中微量抗原，称为协同凝集试验（coagglutination），广泛应用于多种微生物抗原的检测。在体内，SPA 与 IgG 结合形成的复合物具有抗吞噬、促细胞分裂、损伤血小板和引起超敏反应等多种生物学活性。

（2）多糖抗原：具有群特异性，存在于细胞壁，借此可以分群。A 群多糖抗原的化学组成为磷壁酸中的 N- 乙酰葡糖胺核糖醇残基。B 群的化学组成是磷壁酸中的 N- 乙酰葡糖胺甘油残基。

（3）荚膜抗原：大多数金黄色葡萄球菌表面有荚膜多糖抗原，有利于细菌黏附到细胞或生物合成材料表面（如导管、人工关节、瓣膜等）。

5. 分类

（1）根据色素、生化反应等表型分类：金黄色葡萄球菌为人类重要的致病菌，表皮葡萄球菌（*S. epidermidis*）是人体正常菌群，与金黄色葡萄球菌相比，致病性弱，可引起条件致病性感染，腐生葡萄球菌（*S. saprophyticus*）通常不致病。此三种葡萄球菌的主要生物学性状见表 9-1。

表9-1　三种葡萄球菌的主要生物学性状

性状	金黄色葡萄球菌	表皮葡萄球菌	腐生葡萄球菌
菌落色素	金黄色	白色	白色或柠檬色
凝固酶	+	−	−
分解葡萄糖	+	+	−
甘露醇发酵	+	−	−
α 溶血素	+	−	−
耐热核酸酶	+	−	−
A 蛋白	+	−	−
磷壁酸类型	核糖醇型	甘油型	两者兼有
噬菌体分型	多数能	不能	不能
致病性	强	弱	无

（2）根据有无凝固酶分类：可分为凝固酶阳性株和凝固酶阴性株两大类。凝固酶阳性葡萄球菌可被相应噬菌体裂解，借此可分为 4 个噬菌体群 23 个噬菌体型。葡萄球菌的噬菌体分型在流行病学调查、追查传染源和研究噬菌体型与疾病类型间的关系方面有重要作用。

（3）根据核酸分析的遗传学分类：依据 16S rRNA 序列不同，将葡萄球菌属分为 55 个种，其中 11 个种又可进一步分为 25 个亚种。

6. 抵抗力　金黄色葡萄球菌对外界的理化因素抵抗力强，在干燥的脓汁、痰液中可存活 2 ～ 3 个月；加热 60℃ 1 小时或 80℃ 30 分钟才能将其杀死；耐盐性强；对甲紫等碱性染料敏感。近年来由于大量应用广谱抗生素，耐药菌株迅速增多，对青霉素 G 的耐药菌株已达 90% 以上，尤其是耐甲氧西林金黄色葡萄球菌（methicillin-resistant *S. aureus*，MRSA）已经成为医院内感染最常见的致病菌，致死率高。

（二）致病性

金黄色葡萄球菌具有葡萄球菌典型的生物学性状，致病性强，可产生多种外毒素与胞外酶。

1. 致病物质　金黄色葡萄球菌的毒力因子包括①酶：凝固酶、纤维蛋白溶解酶、耐热核酸酶、透明质酸酶、脂酶等；②毒素：葡萄球菌溶素、杀白细胞素、表皮剥脱毒素、毒性休克综合征毒素 -1、肠毒素等；③细菌的表面结构成分：荚膜、SPA、磷壁酸、胞壁肽聚糖等。

（1）凝固酶（coagulase）：是一种能使含有枸橼酸钠或肝素抗凝剂的人或兔血浆发生凝固的酶类物质。根据是否产生血浆凝固酶，可将葡萄球菌分为凝固酶阳性菌株和凝固酶阴性菌株两类。过去认为凝固酶阳性菌株有致病性，阴性菌株无致病性，因此凝固酶常作为鉴别葡萄球菌有无致病性的重要标志。但近年来发现后者也可致病。

凝固酶有两种：一种是分泌至菌体外的，称为游离凝固酶（free coagulase）。其作用类似凝血酶原物质，可被人或兔血浆中的协同因子（cofactor）激活变成凝血酶样物质，使液态的纤维蛋白原变成固态的纤维蛋白，从而使血浆凝固。另一种凝固酶结合于菌体表面并不释放，称为结合凝固酶（bound coagulase）或凝聚因子（clumping factor），可作为纤维蛋白原受体而引起细菌凝聚。

凝固酶和葡萄球菌的毒力关系密切。凝固酶阳性菌株进入机体后，使血液或血浆中的纤维蛋白沉积于菌体表面，阻碍体内吞噬细胞的吞噬，即使被吞噬，也不易被杀死。同时，凝固酶集聚在菌体四周，亦能保护病原菌不受血清中杀菌物质的作用。金黄色葡萄球菌引起的感染易于局限化和形成血栓，与凝固酶的生成有关。

（2）葡萄球菌溶素（staphylolysin）：致病性葡萄球菌能产生多种溶素（α、β、γ、δ），对人类有致病作用的主要是 α 溶素，其化学成分为蛋白质，不耐热，65℃ 30 分钟被破坏。α 溶素对多种哺乳动物红细胞有溶血作用，对白细胞、血小板、肝细胞、成纤维细胞、血管平滑肌细胞等均有毒性，可引起组织坏死。α 溶素是一种外毒素，具有良好的抗原性，经甲醛处理可制成类毒素。

（3）杀白细胞素（leukocidin）：又称 Panton-Valentine（PV）。杀白细胞素含快（F）和慢（S）两种蛋白质，分别作用于中性粒细胞和巨噬细胞细胞膜表面特异性受体卵磷脂和神经节苷脂，通过改变细胞膜的通透性而杀伤破坏细胞。杀白细胞素在抵抗宿主吞噬细胞、增强病原菌侵袭力方面具有一定意义。

（4）肠毒素（enterotoxin）：从临床分离的金黄色葡萄球菌约 50% 的菌株产生肠毒素，已确定 9 个血清型。肠毒素与产毒菌株污染牛奶、肉类、鱼、虾、蛋类等食品有关，在 20℃ 以上经 8 ～ 10 小时即可产生大量肠毒素。肠毒素是一组热稳定的可溶性蛋白质，分子量为 26 ～ 30kDa，经 100℃ 煮沸 30 分钟不被破坏，也不受胃肠液中蛋白酶的影响，故误食污染肠毒素的食物后，可能是毒素在肠道作用于神经受体，传入中枢，刺激呕吐中枢，引起以呕吐为主要症状的急性胃肠炎，称为食物中毒。葡萄球菌肠毒素属于超抗原（superantigen），类似丝裂原，可以不经抗原提呈细胞的处理，能非特异性激活 T 细胞并释放过量细胞因子致病。

案例 9-1 提示：

　　本病为金黄色葡萄球菌肠毒素引起的食物中毒。肠毒素是金黄色葡萄球菌在其生长繁殖过程中产生的致病物质，奶、肉、蛋、鱼及其制品等食品在加工储存运输过程中污染金葡菌的产毒菌株，食品在较高温度、通风不良且低氧压的环境下存放，产毒菌株容易产生肠毒素。该毒素耐热，耐胃肠液中的蛋白酶，可能诱发食物中毒。诊断依据：①食用同一来源的食物，集体发病，症状相似；②以呕吐为主要症状的急性胃肠炎；③剩余食物中检测出金黄色葡萄球菌肠毒素。

　　（5）表皮剥脱毒素（exfoliative toxin，exfoliatin）：也称表皮溶解毒素（epidemolytic toxin），可引起人类或新生小鼠的表皮剥脱性病变。主要发生于新生儿、婴幼儿和免疫功能低下的成人，引起葡萄球菌烫伤样皮肤综合征（staphylococcal scalded skin syndrome，SSSS），又称剥脱性皮炎。患者皮肤呈弥漫性红斑和水疱，继而表皮上层大片脱落。

　　（6）毒性休克综合征毒素 -1（toxic shock syndrome toxin-1，TSST-1）：由噬菌体Ⅰ群金黄色葡萄球菌产生的一类蛋白质，可引起发热、休克及脱屑性皮疹，并增加机体对内毒素的敏感性。感染产毒菌株后可引起机体多个器官系统的功能紊乱或毒性休克综合征（toxic shock syndrome，TSS）。

　　（7）其他酶类：葡萄球菌尚可产生葡激酶（staphylokinase），也称纤维蛋白溶酶（fibrinolysin）、耐热核酸酶（heat-stable nuclease）、透明质酸酶（hyaluronidase）、脂酶（lipase）等。

　　2. 所致疾病　金黄色葡萄球菌所致疾病有侵袭性和毒素性两种类型。

　　（1）侵袭性疾病：主要引起化脓性炎症，葡萄球菌可通过多种途径侵入机体，导致皮肤或深部器官的感染，甚至引起败血症。

　　1）局部感染：主要由金黄色葡萄球菌引起的皮肤软组织感染，如疖、痈、毛囊炎、脓疱疮、甲沟炎、睑腺炎、蜂窝织炎、伤口化脓等，感染的特点是脓汁呈黄色而黏稠、病灶界限清楚、多为局限性。此外，还可引起气管炎、肺炎、脓胸、中耳炎、骨髓炎、脑膜炎、心包炎等内脏器官感染。

　　2）全身感染：若皮肤的原发化脓灶受外力挤压或机体抵抗力下降，则会促进细菌从局部扩散入血流引起败血症、脓毒血症等。

　　（2）毒素性疾病：由金黄色葡萄球菌产生的有关外毒素引起。

　　1）食物中毒（food poisoning）：金黄色葡萄球菌食物中毒起病急，通常在进食含肠毒素食物后经 1～6 小时潜伏期，出现恶心、呕吐、上腹痛、腹泻等急性胃肠炎症状，呕吐最为突出。大多数患者于 24～72 小时内可自行恢复，预后良好。

　　2）烫伤样皮肤综合征（scalded skin syndrome）：多见于婴幼儿和免疫功能低下的成人。开始皮肤有红斑，1～2 天表皮起皱，继而出现含无菌清亮液体的水疱，轻微损伤可破溃，最后表皮脱落。

　　3）毒性休克综合征（toxic shock syndrome，TSS）：由产生 TSST-1 的金黄色葡萄球菌引起，是一种急性发作性多系统损害的病症。患者主要表现为突然高热、呕吐、腹泻、低血压、猩红热样皮疹，继而脱屑，严重时出现休克、心肾功能衰竭。

（三）免疫性

　　人类对金黄色葡萄球菌有一定的天然免疫力，仅当皮肤黏膜受创伤后或机体免疫功能低下时，才易引起感染。患病后所获免疫力不强，难以防止再感染。

（四）微生物学检查

　　1. 标本　根据病情不同可采取不同标本如脓汁、血液、脑脊液、呕吐物及粪便或可疑食物等。

　　2. 直接涂片镜检　取标本涂片，革兰氏染色后镜检，一般根据细菌形态、排列和染色性可作出初步诊断，但不能区别致病性和非致病性。

　　3. 分离培养与鉴定　将标本接种于血琼脂平板，37℃培养 18～24 小时后挑选可疑菌落进行涂片、染色、镜检。血液标本需先经肉汤培养基增菌后，再接种血琼脂平板。

致病性葡萄球菌的鉴定主要根据产生凝固酶和耐热核酸酶、金黄色色素、有溶血性、发酵甘露醇等作为参考指标。在最后判定时应结合临床,进一步的型别鉴定可以采用细菌核糖体基因分型法、质粒指纹图谱分型法等。

4. 药敏试验　金黄色葡萄球菌易产生耐药性变异,约 90% 的菌株产生 β- 内酰胺酶,对青霉素耐药。临床分离菌株必须做药敏试验。

5. 葡萄球菌肠毒素检查　对食物中毒患者的呕吐物、粪便或剩余食物作细菌分离培养和鉴定。可用 ELISA 法检测肠毒素,快速敏感。亦可用核酸杂交或 PCR 技术检测葡萄球菌是否为产肠毒素的菌株。

■ （五）防治原则

加强卫生宣传教育,讲究个人卫生,及时处理皮肤创伤。皮肤有化脓性感染的人员,尤其是手部,未治愈前不宜从事食品加工或饮食服务工作,以防止就餐人员食物中毒。

医务人员在接触感染者后,手指要充分消毒再接触其他患者,同时严格消毒医疗器械,以预防院内交叉感染。治疗时应根据药物敏感试验结果,选择敏感抗菌药物,尤其是耐甲氧西林金黄色葡萄球菌对许多抗生素呈多重耐药,其治疗在临床上十分棘手,万古霉素是目前临床上治疗 MRSA 唯一疗效肯定的抗生素。因此,应合理使用抗生素,加强消毒制度,早期检出带菌者,以防止耐药性菌株的扩散。对反复发作的顽固性疖病患者,采用自身菌苗或用类毒素人工主动免疫疗法有一定疗效。

> **案例 9-1 提示：**
> 　　应防止金黄色葡萄球菌污染食品,定期对食品生产加工人员进行健康检查,食物在运输储存过程中应保持低温,阴凉通风。身体局部的金黄色葡萄球菌化脓性感染（如手指化脓等）、上呼吸道感染（如鼻窦炎、化脓性肺炎、口腔疾病等）的人员要暂停其工作。

二、凝固酶阴性葡萄球菌

以往认为金黄色葡萄球菌是葡萄球菌属中唯一的致病菌,而凝固酶阴性葡萄球菌（coagulase negative staphylococcus, CNS）是对人类无害的共栖菌。近年来,临床和实验室检测结果均证实 CNS 已经成为医源性感染的常见病原菌,且其耐药性也给临床诊治造成了极大困难,逐渐引起医护人员和微生物学者的重视。凝固酶阴性葡萄球菌是人体正常菌群成员,与金黄色葡萄球菌相比,其毒力因子较少,致病性弱。其致病机制主要与细菌细胞壁外的黏液物质和溶血素有关。

凝固酶阴性葡萄球菌有 30 多种,包括表皮葡萄球菌、腐生葡萄球菌、人葡萄球菌（*S. hominis*）、溶血葡萄球菌（*S. haemolyticus*）、头葡萄球菌（*S. capitis*）等。从人类感染中分离最多的是表皮葡萄球菌。

凝固酶阴性葡萄球菌主要侵犯免疫功能低下者和儿童,常见的感染类型如下。

1. 尿路感染　为年轻妇女急性膀胱炎的主要致病菌,尿道感染仅次于大肠埃希氏菌。以表皮葡萄球菌、人葡萄球菌和溶血葡萄球菌多见。使用器械检查尿道或原有尿道疾病的老年男性患者易发生这类感染。

2. 细菌性心内膜炎　常因心瓣膜修复术而发生感染,主要为表皮葡萄球菌。

3. 败血症　凝固酶阴性葡萄球菌引起的败血症仅次于大肠埃希氏菌和金黄色葡萄球菌,常见的是溶血葡萄球菌和人葡萄球菌。

4. 术后及植入医用器械引起的感染　安装心脏起搏器、置换人工心瓣膜、长期腹膜透析、静脉滴注等也可造成凝固酶阴性葡萄球菌的感染。目前医院内耐甲氧西林表皮葡萄球菌感染已成为瓣膜修复术或胸外科手术的严重问题。

CNS 感染的诊断可依据凝固酶阴性、色素和不分解甘露醇等特点,与金黄色葡萄球菌相鉴别。注意加强院内感染的防治,因其易产生耐药性,应依据药敏试验结果选择抗生素。

第二节 链球菌属

案例 9-2

　　患儿，男，11 岁，因发热、眼睑水肿、血尿 3 天入院。入院前 3 周因发热咽痛而肌内注射青霉素 3 天，症状消失。查体：体温 39℃，血压 135/85mmHg，实验室检查：尿红细胞 +++，颗粒管型 3～5 个/高倍视野，抗链球菌溶血素 O（ASO）抗体 800 单位。疑诊为急性肾小球肾炎。

思考题：

　　1. 引起本病最可能的致病菌是什么？依据是什么？

　　2. 该致病菌是如何传播的？患儿的这次临床表现与 3 周前发热咽痛是否有联系？

　　链球菌属（Streptococcus）是另一大类常见的革兰氏阳性化脓性球菌，排列成双或长短不一的链状。目前有 50 多个种，在自然界广泛分布，也存在于人及动物粪便和健康人的鼻咽部，种类很多，多为正常菌群，不致病，少数可引起人类各种化脓性炎症（如扁桃体炎、丹毒、新生儿败血症、脑膜炎、产褥热等）、毒素性疾病（如猩红热）以及变态反应性疾病（如风湿热、肾小球肾炎等）。链球菌属中对人类致病的主要是 A 群链球菌和肺炎链球菌。

　　链球菌的分类常用以下三种方法。

　　1. 根据溶血现象分类　链球菌在血琼脂平板培养基上生长繁殖后，按产生溶血与否及其溶血现象分为三类。

　　（1）甲型溶血性链球菌（α-hemolytic streptococcus）：即 α 溶血或甲型溶血，菌落周围有 1～2mm 宽的草绿色溶血环，α 溶血环中红细胞不完全溶解。这类链球菌又称草绿色链球菌（viridans streptococcus），多为条件致病菌。

　　（2）乙型溶血性链球菌（β-hemolytic streptococcus）：即 β 溶血或乙型溶血，菌落周围形成 2～4mm 宽、界限分明、完全透明的溶血环，β 溶血环中红细胞完全溶解。这类链球菌又称溶血性链球菌（hemolytic streptococcus），其致病力最强，常引起人类和动物多种疾病。

　　（3）丙型链球菌（γ-streptococcus）：不产生溶血素，菌落周围无溶血环，故又称不溶血性链球菌（non-hemolytic streptococcus），一般不致病，常分布于乳汁和粪便中。

　　2. 根据抗原结构分类　Lancefield 血清学分群依据链球菌胞壁中多糖抗原不同，可分成 A～H、K～V 20 个群。对人致病的链球菌株 90% 左右属 A 群，B、C、D、G 群少见。同群链球菌因表面蛋白质抗原不同又分成若干型，如 A 群链球菌根据 M 抗原不同可分为 150 个型，B 群分 4 个型，C 群分 13 个型。链球菌群型与其溶血性之间无平行关系，但对人类致病的 A 群链球菌多数是乙型溶血，因此 A 群链球菌又称为溶血性链球菌。

　　3. 根据生化反应分类　对于一些不具有群特异性的链球菌，如草绿色链球菌、肺炎链球菌等，需要用生化反应、药敏试验和对氧的需要等方法分类。例如，按照对氧气的需求，可分为需氧、兼性厌氧和厌氧三大类链球菌。对人类致病的主要是前两类。厌氧性链球菌是口腔、消化道、泌尿生殖道的正常菌群，为条件致病菌。

一、A 群链球菌

　　A 群链球菌（group A streptococcus）主要成员为化脓性链球菌（Streptococcus pyogenes）或乙型溶血性链球菌，是人类常见的感染细菌，也是链球菌中对人致病作用最强的细菌。

（一）生物学性状

　　1. 形态与染色　球形或椭圆形，直径 0.6～1.0μm，呈链状排列，长短不一。无芽胞、无鞭毛（图 9-2）。在液体培养基中形成的链较固体培养基长。幼龄菌（2～3 小时培养物）可形成透明质酸荚膜，随培养时间延长，细菌产生的透明质酸酶使荚膜消失。革兰氏染色阳性，在陈旧培养基或脓液标本或被吞噬细胞吞噬后常呈革兰氏阴性。

图 9-2　链球菌镜下所见
A. 电镜；B. 光镜

2. 培养特性　多数菌株兼性厌氧。营养要求较高，需要在普通培养基中加入血液、血清、葡萄糖等营养物质才能生长。在液体培养基中常形成絮状沉淀，在固体培养基上形成细小、表面光滑、圆形、灰白色、半透明或不透明的菌落。多数菌株在血平板上生长的菌落周围，可产生较宽的透明溶血环（β溶血现象）。

3. 生化反应　分解葡萄糖产酸，不产气。不分解菊糖，不被胆汁溶解，据此可与肺炎链球菌鉴别。与葡萄球菌不同，不产生触酶。

4. 抗原构造　链球菌抗原结构比较复杂（图 9-3）。主要有三种：①多糖抗原：又称 C 抗原，

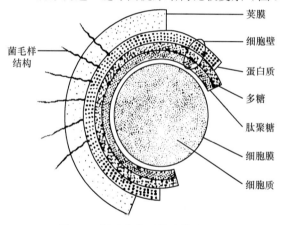

图 9-3　链球菌抗原构造模式图

细胞壁多糖组分，为群特异性抗原。对人致病的链球菌 90% 属于 A 群，其次为 B 群，其他群少见。②蛋白质抗原：又称表面抗原，是链球菌细胞壁外的 M 蛋白，位于 C 抗原外层，具有型特异性，与致病性关系密切。③核蛋白抗原：又称 P 抗原，无特异性，各种链球菌均相同，且与葡萄球菌有交叉抗原。

5. 抵抗力　不强，加热 60℃ 30 分钟即被杀死。在干燥尘埃中能生存数月。对常用消毒剂敏感。乙型溶血性链球菌对青霉素、红霉素和磺胺药均敏感，因此，链球菌感染的首选药物是青霉素，极少有耐药株。

图中标注：荚膜、细胞壁、蛋白质、多糖、肽聚糖、细胞膜、细胞质、菌毛样结构

（二）致病性

1. 致病物质　A 群链球菌有较强的侵袭力。其致病物质除菌体胞壁成分外，还产生多种侵袭性胞外酶和外毒素。

（1）菌体胞壁成分

1）脂磷壁酸（lipoteichoic acid，LTA）：人类口腔黏膜上皮细胞、淋巴细胞、血小板、红细胞、白细胞等细胞膜上均有 LTA 的结合位点。A 群链球菌通过 LTA 易与宿主细胞黏附。

2）F 蛋白：是化脓性链球菌重要黏附结构之一。位于化脓性链球菌细胞壁内，是纤维粘连蛋白（fibronectin）的受体成分暴露于菌体表面，能与上皮细胞表面的纤维粘连蛋白结合，使得链球菌黏附到上皮细胞表面，有利于细菌在宿主体内定植和繁殖。

3）M 蛋白：是链球菌细胞壁中的表面蛋白质，具有抗吞噬和抵抗细胞内杀菌的作用。M 蛋白有抗原性，能刺激机体产生型特异性抗体。因 M 蛋白与心肌、肾小球基底膜成分有共同抗原，针对 M 蛋白产生的特异性抗体可损害人类心血管、肾脏等组织，故与风湿性心肌炎、肾小球肾炎等超敏反应性疾病有关。

笔记栏

（2）侵袭性酶

1）透明质酸酶（hyaluronidase）：能分解细胞间质的透明质酸，使细菌易于在组织中扩散，又称扩散因子。

2）链激酶（streptokinase，SK）：又称链球菌溶纤维蛋白酶（streptococcal fibrinolysin），能激活血液中溶纤维蛋白酶原转化为溶纤维蛋白酶，可溶解血块或阻止血浆凝固，有利于细菌在组织中扩散。重组链激酶（r-SK）在临床上用于治疗急性心肌梗死患者。

3）链道酶（streptodornase，SD）：又称链球菌 DNA 酶（streptococcal deoxyribonuclease），主要由 A、C、G 群链球菌产生。此酶能分解黏稠脓液中具有高度黏性的 DNA，使脓汁稀薄易于扩散。因 SK、SD 能致敏 T 细胞，故常用 SK-SD 进行皮肤试验，检测受试者的细胞免疫功能。

4）胶原酶（collagenase）：能水解肌肉和皮下组织中的胶原蛋白纤维，便于细菌在组织中扩散。

（3）外毒素

1）链球菌溶血素（streptolysin）：可溶解红细胞，破坏白细胞、血小板。根据对氧（O_2）的稳定性，分为链球菌溶血素 O（streptolysin O，SLO）和链球菌溶血素 S（streptolysin S，SLS）两种。①SLO：绝大多数 A 群链球菌株和许多 C、G 群菌株能产生 SLO，SLO 为含巯基（—SH）的蛋白质，对氧敏感，遇氧时—SH 可被氧化为—S—S—基，失去溶血能力。若加入亚硫酸钠或半胱氨酸等还原剂，溶血作用可以逆转。SLO 对中性粒细胞有破坏作用，可引起胞内溶酶体的释放，导致细胞死亡。中性粒细胞释放出的水解酶类还可破坏邻近组织，加重链球菌的感染。SLO 对哺乳动物的血小板、心肌细胞、巨噬细胞、神经细胞等有毒性作用。SLO 抗原性强，85% 以上患者在感染后 2～3 周至病愈后数月至 1 年内可检出抗 SLO 抗体，即 ASO 抗体（anti-streptolysin O，ASO）。风湿热患者血清 SLO 抗体显著增高，活动性病例升高更显著。因此，测定 SLO 抗体含量，可作为近期链球菌感染或风湿热及其活动性的辅助诊断指标。②SLS：多数 A、C、G 群及某些其他群链球菌产生 SLS。SLS 是一种小分子糖肽，无抗原性，对氧稳定，对热和酸敏感。血琼脂平板上菌落周围的 β 溶血环由 SLS 所致。SLS 也能破坏白细胞和血小板。

2）致热外毒素（streptococcal pyrogenic exotoxin，SPE）：又称红疹毒素（erythrotoxin）或猩红热毒素（scarlet fever toxin），是人类猩红热的主要致病物质，由 A 群链球菌溶原菌菌株产生，能引起发热和红疹。SPE 为蛋白质，分为 A、B、C 三个血清型，对热稳定，具有免疫原性，相应的抗毒素能中和该毒素的活性。致热外毒素具有超抗原生物学活性。

2. 所致疾病 A 群链球菌引起的疾病约占人类链球菌感染的 90%，其传染源为患者和带菌者，传播途径有经空气飞沫、皮肤伤口等途径。链球菌可引起多种疾病，分为侵袭性、中毒性和变态反应性三类。

（1）侵袭性疾病

1）皮肤和皮下组织急性化脓性炎症：其病灶特点为界限不明显、脓性分泌物稀薄、细菌易于扩散，常引起脓疱疮、蜂窝织炎、丹毒。沿淋巴管和血流扩散可引起急性淋巴管炎、淋巴结炎及败血症。

2）其他器官及系统感染：有扁桃体炎、咽炎、中耳炎、乳突炎、肾盂肾炎、产褥热等。

（2）中毒性疾病

1）猩红热：由产生致热外毒素的 A 群链球菌引起的呼吸道传染病。多发于 10 岁以下儿童，潜伏期为 2～3 天，细菌经飞沫传播，黏附于咽部黏膜，产生 SPE，引起全身中毒症状。临床特征为发热、全身弥漫性鲜红色皮疹及皮疹退后明显的脱屑。猩红热一年四季都可发生，尤以冬春发病为多。

2）链球菌毒性休克综合征：以休克为主要症状，常伴有呼吸系统及其他多个脏器功能的衰竭。病死率可高达 30%。

（3）变态反应性疾病

1）风湿热：常继发于 A 群链球菌感染引起的咽炎，潜伏期为 1～5 周，易感人群为 5～12 岁的儿童。临床表现为多发性关节炎、心肌炎、心内膜炎、心包炎等。发病机制可能是免疫复合物沉积于心瓣膜或关节滑膜上所致，也可能是化脓性链球菌的抗原与上述组织间存在共同抗原，由交叉免疫反应造成免疫病理损伤。

2）急性肾小球肾炎：继发于 A 群链球菌感染引起的咽峡炎和皮肤感染，多见于儿童和青少年，临床表现为血尿、蛋白尿、少尿、水肿和高血压。其致病机制：一是链球菌的某些抗原与肾小球基底膜有共同抗原，机体针对链球菌所产生的抗体对肾小球基底膜发动免疫攻击，属Ⅱ型变态反应。二是链球菌 M 蛋白与相应抗体结合形成的免疫复合物沉积于肾小球基底膜，造成基底膜损伤，属于Ⅲ型变态反应。

> **案例 9-2 提示：**
> 　　引起该病的最可能的致病菌是 A 群链球菌，诊断依据：①发病前 3 周有上呼吸道感染史；②以血尿、水肿为主要症状，查体血压高；③实验室检查尿红细胞 +++，管型尿，ASO 升高。急性肾小球肾炎是该菌引起的变态反应性并发症，因患儿入院时咽部病灶已痊愈，微生物学检查已无意义。
> 　　该菌经飞沫、皮肤伤口等多途径侵入机体，引起侵袭性、中毒性和变态反应性疾病，其中急性肾小球肾炎为链球菌所致Ⅱ、Ⅲ型变态反应性疾病，故感染链球菌后 2～3 周体内可检出 ASO 抗体。患儿的临床表现与 3 周前链球菌感染所致咽痛发热有关。

（三）免疫性

A 群链球菌感染后，可建立牢固的型特异性免疫，由于链球菌型别多，各型间无交叉免疫力，故可反复感染。抗 M 蛋白抗体和抗红疹毒素抗体有免疫作用。

（四）微生物学检查

1. 标本　根据链球菌所致疾病不同，可采取脓汁、鼻咽拭子、血液等标本送检。链球菌所致变态反应性疾病患者取血做抗链球菌溶血素 O 抗体检测。

2. 直接涂片镜检　在脓性分泌物中，如发现有典型链状排列革兰氏阳性球菌，即可初步诊断。

3. 分离培养与鉴定　血液标本应先在葡萄糖肉汤中增菌后再接种血平板。脓汁或鼻咽拭子直接划线接种在血平板上，孵育后观察有无链球菌菌落。根据溶血性不同，可区分为甲型、乙型或丙型链球菌。挑取 β 溶血菌落进行鉴别并应排除金黄色葡萄球菌。如出现 α 溶血链球菌菌落则可能是肺炎链球菌或甲型溶血性链球菌。

4. PYR 试验　L-吡咯酮 β 萘胺反应试验（PYR），用于特异检测 A 群链球菌氨基肽酶，终产物与试剂反应显色或呈现荧光可快速诊断，其他溶血性链球菌则为阴性。

5. 血清学试验　抗链球菌溶血素 O 试验（antistreptolysin O test，ASO test），简称抗 O 试验，常用于风湿热的辅助诊断。风湿热患者血清中抗 O 抗体比正常人显著增高，大多在 250 单位左右，活动性风湿热患者一般超过 400 单位。

（五）防治原则

链球菌感染主要通过飞沫传染，应对患者和带菌者及时治疗，以减少传染源。同时，还应注意对空气、医疗器械和敷料等消毒。对急性咽峡炎和扁桃体炎患者，尤其是儿童，须彻底治疗，以防止急性肾小球肾炎、风湿热以及亚急性细菌性心内膜炎的发生。治疗 A 群链球菌感染时，青霉素 G 为首选药物。其他群细菌对抗生素的敏感度不同，最好做药物敏感试验。

二、肺炎链球菌

肺炎链球菌（*Streptococcus pneumoniae*），俗称肺炎球菌（pneumococcus）。其广泛存在于自然界，常寄居于正常人鼻咽腔中，多数菌株不致病或致病力弱，仅少数菌株致病，是大叶性肺炎、支气管炎和脑膜炎的主要病原菌。

（一）生物学性状

1. 形态与染色　革兰氏阳性球菌，菌体呈矛头状，常以钝端相对、尖端向外成对排列，直径约 1μm，无鞭毛，无芽胞。在机体内或含血清的培养基上形成较厚的荚膜，人工培养后荚膜逐渐消失。革兰氏染色时荚膜不着色，表现为菌体周围透明环（图9-4）。菌体衰老时，或由于产生自溶酶（autolysin）将细菌裂解后，可呈现革兰氏阴性。

2. 培养特性 兼性厌氧。营养要求较高，在含血液或血清的培养基中才能生长，形成细小圆形、表面光滑、灰白色、湿润并有草绿色溶血环的菌落，与甲型溶血性链球菌很相似。若孵育时间大于48小时，肺炎链球菌产生的自溶酶使菌体渐溶解，菌落中央下陷呈"脐状"。在血清肉汤中，初期呈混浊生长，稍久细菌的自溶酶使细菌自溶，培养液渐变澄清。

3. 生化反应 可分解葡萄糖、麦芽糖、乳糖、蔗糖等，产酸不产气。肺炎链球菌自溶酶可被胆汁或胆盐激活，使细菌加速溶解，故常用胆汁溶菌试验与甲型链球菌区别。

图9-4 肺炎链球菌（荚膜染色）

4. 抗原构造与分型

（1）荚膜多糖抗原：存在于肺炎链球菌荚膜中。根据荚膜多糖抗原性的不同，可将肺炎链球菌分为90多个血清型，其中有20多个型别可致病。

（2）菌体抗原

1）C多糖：存在于肺炎链球菌细胞壁中，为各型菌株所共有，具有种特异性。C多糖可被血清中一种被称为C-反应蛋白（C reactive protein，CRP）的β球蛋白沉淀。正常人血清中CRP含量极微，急性炎症时含量剧增，故用C多糖来检测CRP，对活动性风湿病及急性炎症性疾病的诊断有一定意义。

2）M蛋白：型特异抗原，肺炎链球菌M蛋白与细菌毒力无关，产生抗体无保护作用。

5. 抵抗力 较弱，对热、一般消毒剂敏感，有荚膜的肺炎链球菌抗干燥能力强，在干痰中可存活1～2个月。

（二）致病性与免疫性

1. 致病物质

（1）荚膜：肺炎链球菌主要的致病因素是荚膜，具有抗吞噬作用，有利于细菌在宿主体内定居并繁殖。

（2）肺炎链球菌溶素（pneumolysin）：可裂解人及羊、马等动物的红细胞。此外，还能活化补体经典途径，引起发热、炎症及组织损伤等作用。

（3）脂磷壁酸：在肺炎链球菌黏附于肺上皮细胞及血管内皮细胞表面时起主要作用。

（4）神经氨酸酶（neuraminidase）：与肺炎链球菌在鼻咽部和支气管黏膜上定植、繁殖和扩散有关。

2. 所致疾病 主要引起人类大叶性肺炎（lobar pneumonia），其次是支气管炎。成人大叶性肺炎以1、2、3型最多见，其中3型肺炎链球菌因产生大量荚膜，毒力强，病死率高。儿童大叶性肺炎以14型最常见。该菌常寄居在正常人口腔及鼻咽部，一般不致病，只形成带菌状态，但当机体免疫力下降时可致病。临床症状为突然发病，高热、寒战、胸痛、咳铁锈色痰。肺炎后也可继发胸膜炎、中耳炎、乳突炎、心内膜炎及化脓性脑膜炎。

3. 免疫性 肺炎链球菌感染后，机体可建立较牢固的型特异性免疫，故同型病原菌的二次感染少见。

（三）微生物学检查

1. 标本 根据感染部位不同采取不同标本，如痰、脓液、血液、脑脊液等。

2. 直接涂片镜检 对痰、脓液或脑脊液沉淀物标本，可涂片进行革兰氏染色镜检，若发现典型的成对排列、有荚膜的革兰氏阳性球菌，结合临床症状可作初步诊断。

3. 分离培养与鉴定 将痰或脓液直接接种于血琼脂平板上，37℃孵育24小时后，挑选α溶血的可疑菌落作进一步鉴定。血液及脑脊液先在血清肉汤培养基中增菌后，接种到血琼脂平板上分离培养并鉴定。

4.肺炎链球菌的鉴定 血琼脂平板上肺炎链球菌菌落周围有草绿色溶血环,主要应与甲型溶血性链球菌鉴别,其中以胆汁溶菌试验、奥普托欣(Optochin)试验、荚膜肿胀试验最为常用,必要时可做小鼠毒力试验。这些试验中,肺炎链球菌均为阳性,而甲型溶血性链球菌为阴性。

1)胆汁溶菌试验:胆汁可激活肺炎链球菌的自溶酶,加速菌体自溶。菌液中加入10%去氧胆酸钠或2%牛磺胆酸钠,或牛、猪等新鲜胆汁,37℃5~10分钟内出现细菌溶解,培养液变清者为阳性。该试验是鉴别肺炎链球菌和甲型溶血性链球菌的可靠方法。

2)Optochin试验:将待检测菌涂布于血平板表面,再将含有一定量的Optochin滤纸片贴于平板涂菌处,37℃48小时后观察抑菌圈的大小,肺炎链球菌抑菌圈的直径常在20mm以上,甲型溶血性链球菌常在12mm以下。

3)荚膜肿胀试验(capsule quellung reaction):也称为Quellung试验。肺炎链球菌与抗荚膜抗体混合,镜检观察。标本中肺炎球菌若与同型免疫血清相遇,荚膜将显著增大。该试验可用于快速诊断或肺炎链球菌的型别鉴定。

4)动物毒力试验:小鼠对肺炎链球菌高度易感,少量具有毒力的肺炎链球菌注入小鼠腹腔内,小鼠24小时内死亡。取心血或腹腔液培养可得到肺炎链球菌纯培养。甲型溶血性链球菌感染小鼠,小鼠一般不死亡。

(四)防治原则

多价肺炎链球菌荚膜多糖疫苗对预防肺炎链球菌感染有较好效果。目前这种多价疫苗已包括肺炎链球菌的23个型。治疗常用青霉素,人群肺炎链球菌感染的菌型不断变迁,且耐药菌株日益增多,因此需加强肺炎链球菌的菌型监测,在治疗前做常规药敏试验。

三、其他医学相关链球菌

(一)甲型溶血性链球菌

甲型溶血性链球菌又称草绿色链球菌(viridans streptococci),血平板上呈α溶血,是人类口腔、上呼吸道和消化道等部位的正常菌群,具有条件致病性。常见的致病菌种有唾液链球菌(*S. salivarius*)、血链球菌(*S. sanguis*)和变异链球菌(*S. mutans*)等。甲型溶血性链球菌胆汁溶菌试验及Optochin试验阴性。

在拔牙或摘除扁桃体时,寄居在口腔、龈缝中的甲型溶血性链球菌可侵入血流引起菌血症。一般情况下,少量菌很快被肝、脾和骨髓中吞噬细胞清除,但若心脏瓣膜已有缺陷或损伤,本菌可在损伤部位繁殖,引起亚急性细菌性心内膜炎。变异链球菌可引起龋齿。

(二)B群链球菌

B群链球菌(group B streptococcus)又称无乳链球菌(*S. agalactiae*),引起牛乳腺炎,危害畜牧业。B群链球菌是寄生于呼吸道、泌尿生殖道和直肠的正常菌群。母亲如携带细菌,分娩时胎儿可经产道被感染,也可由医护人员呼吸道传播引起,可引起新生儿败血症、脑膜炎、肺炎等。

(三)D群链球菌

D群链球菌(group D streptococcus)包括牛链球菌(*S. bovis*)和马肠链球菌(*S.equinus*),正常寄居在皮肤、上呼吸道、消化道和泌尿生殖道。D群链球菌感染者多为免疫功能低下者,如老年人、衰弱、恶性肿瘤患者,引起泌尿道、皮肤、肠道等感染,并可继发败血症。

第三节 肠球菌属

肠球菌属(*Enterococcus*)现归类于肠球菌科,有29个种和亚种。在自然界分布广泛,是人和动物肠道较为常见的细菌。肠球菌是机会致病菌,是医院内感染的重要病原菌之一。肠球菌细胞壁厚,对多种抗生素产生固有耐药,临床治疗较困难。

（一）生物学性状

最初肠球菌属被归入链球菌属 D 群链球菌。后来发现肠球菌在生理、生化特性方面不同于非肠球菌的其他 D 群链球菌成员，如牛链球菌。结合 DNA 杂交分析，现已将肠球菌从链球菌属中分离出来，建立了肠球菌科肠球菌属。肠球菌属由粪肠球菌（*E. faecalis*）、屎肠球菌（*E. faecium*）和坚韧肠球菌（*E. durans*）等组成，其中对人类致病者主要为粪肠球菌和屎肠球菌。在临床分离菌株中粪肠球菌占 85%～95%、屎肠球菌占 5%～10%，其余少数为坚韧肠球菌和其他肠球菌。

肠球菌为典型的革兰氏阳性球菌，成双或短链排列，故与肺炎链球菌很难区别。无芽胞，无鞭毛。兼性厌氧，营养要求较高，在含有血清的培养基上生长良好。在血平板培养基上生长时，可形成灰白色、不透明、表面光滑、直径 0.5～1.0mm 大小的圆形菌落，通常为非溶血性或偶见 α 溶血。水解七叶苷，触酶试验多为阴性，PYR 试验阳性。与链球菌的区别是能在 pH 9.6、含 6.5% NaCl 和 40% 胆盐的培养基中生长，并对多种抗生素表现为固有耐药。

（二）致病性

肠球菌是肠道正常菌群，通常定居于肠道和女性泌尿生殖道。肠球菌为机会致病菌，容易在年老体弱、皮肤和黏膜破损以及抗生素使用不当等条件下产生感染，可引起泌尿道、腹腔、盆腔、伤口等感染，亦可引起心内膜炎和败血症等。近年来，由于免疫抑制剂的广泛使用、侵入性治疗机会的增加以及过度使用抗生素等原因，肠球菌所致感染逐年增加，已成为医源性感染的主要致病菌之一。肠球菌感染多为内源性感染，但在医院内，耐药肠球菌可在患者之间传播，医务人员可携带耐药肠球菌，亦是造成医院感染的重要原因。

肠球菌产生多种致病物质，其中脂磷壁酸与黏附素可使细菌黏附定植于肠道、泌尿道上皮细胞及心内膜细胞；集聚因子（aggregation substance）是肠球菌产生一种表面蛋白，能聚集供体菌与受体菌以利于质粒转移，在体外增强其对上皮细胞的黏附；细胞溶素（cytolysin）由肠球菌质粒编码产生，可加重感染的严重程度；中性粒细胞化学趋化因子参与炎症反应；明胶酶（gelatinase）水解胶原蛋白等。肠球菌的耐药基因存在于质粒和染色体上，编码的蛋白质具有抗 β- 内酰胺酶、氨基糖苷类抗生素和万古霉素的功能，亦与该菌的毒力相关。

（三）微生物学检查

根据感染部位的不同分别收集脓液、尿液、穿刺液和血液等标本。

1. 直接涂片镜检　可见单个、成双或短链状排列的革兰氏阳性球菌。

2. 分离培养　将标本接种于血平板或选择性培养基（如胆汁 - 七叶苷琼脂）进行分离培养。

3. 细菌鉴定　分离到的细菌需做如下试验① PYR 试验：快速鉴定产生氨基肽酶的细菌，肠球菌为阳性；②盐耐受试验：能区别肠球菌与非肠球菌，肠球菌能在含 6.5% NaCl 培养基中生长，再利用胆汁 - 七叶苷试验和血清学方法对肠球菌作出鉴定。

4. 耐药性试验　肠球菌对常规剂量氨基糖苷类抗生素的耐药和对万古霉素的低度耐药，常为固有耐药。对氨基糖苷类和万古霉素的高水平耐药为获得性耐药。

（四）防治原则

患者防御机制正常时，大部分肠球菌感染经治疗可获痊愈。由于肠球菌对抗生素耐药性的增加，产 β- 内酰胺酶肠球菌、耐高浓度氨基糖苷类抗生素和万古霉素肠球菌的出现，给临床治疗带来了极大困难，已引起广泛重视。肠球菌感染的治疗应首先做药敏试验。控制耐万古霉素的肠球菌感染在于依据药敏试验和临床效果调整用药。控制耐万古霉素肠球菌感染的播散要实施严格的隔离及合理、谨慎使用万古霉素。

第四节　奈瑟菌属

奈瑟菌属（*Neisseria*）是革兰氏阴性球菌，常成对排列。无鞭毛，无芽胞，有菌毛和荚膜。专性需氧，能产生氧化酶和触酶。奈瑟菌属有 23 个种和亚种，其自然宿主是人类，其中对人有致病性的只有脑膜炎奈瑟菌和淋病奈瑟菌，其余均为鼻、咽喉和口腔黏膜的正常菌群。

一、脑膜炎奈瑟菌

案例 9-3

　　患儿，男，5岁。发热伴头痛、呕吐2天，服用退热药及抗生素后，症状无改善，头痛加剧，自诉颈部痛，烦躁。入院时喷射状呕吐，体温39℃，神志尚清。右眼结膜及全身皮肤有针头至绿豆大小不等的红色出血点，咽部充血，颈强直。脑脊液检查：外观混浊，白细胞数量明显增加，以中性粒细胞为主。将脑脊液离心沉淀后取沉渣涂片，革兰氏染色后镜检，发现中性粒细胞内外均有革兰氏阴性双球菌。

思考题：
　　1. 引起本病最可能的病菌是什么？还需做哪些微生物学检查以确定诊断？进行微生物学检查时应注意什么问题？
　　2. 该菌是如何传播的？所致疾病怎样进行特异性预防？

　　脑膜炎奈瑟菌（ *N. meningitidis* ）俗称脑膜炎球菌（meningococcus），是流行性脑脊髓膜炎（简称流脑）的病原菌。

（一）生物学性状

　　1. 形态与染色　革兰氏阴性双球菌，菌体呈肾形或蚕豆形，常成对排列，凹面相对，直径为 0.6～0.8μm，无芽胞，无鞭毛（图9-5）。在患者脑脊液中，脑膜炎奈瑟菌常位于中性粒细胞内，单个或成对排列（图9-6）。人工培养后常呈球形或卵圆形，大小不一。电镜下观察新分离的有毒菌株有微荚膜和菌毛。

图9-5　脑膜炎奈瑟菌纯培养物涂片　　　　　　　图9-6　脑膜炎奈瑟菌脑脊液涂片

　　2. 培养特性　营养要求较高，最常用的培养基是巧克力（色）平板培养基，即80℃加热的血琼脂平板培养基，由于血液经热变色似巧克力，故名。专性需氧，初次分离培养时，还需提供5%～10%的 CO_2。一般培养24～48小时后，形成直径1.0～1.5mm的无色、圆形、隆起、光滑、透明或半透明、似露滴状的菌落。在血琼脂平板上不溶血。因易产生自溶酶，人工培养物如不及时转种常死亡。

案例 9-3 提示：

　　引起本病最可能的病原菌是脑膜炎奈瑟菌。脑脊液离心沉淀涂片，中性粒细胞内外见革兰氏阴性双球菌，结合患儿临床表现和脑脊液检查特点可初步确定为脑膜炎奈瑟菌。将脑脊液标本增菌后接种于巧克力培养基，培养48小时后，如形成无色、圆形、隆起、光滑、透明或半透明、似露滴状的小菌落，取菌落涂片染色镜检可进一步明确诊断。

　　3. 生化反应　大多数脑膜炎奈瑟菌菌株可分解葡萄糖和麦芽糖，产酸不产气。氧化酶试验阳性。
　　4. 抗原结构与分类　脑膜炎奈瑟菌主要抗原有3种。
　　（1）荚膜多糖抗原：具有群特异性。根据此抗原性不同，可将脑膜炎奈瑟菌分为A、B、C、D、H、I、K、L、X、Y、Z、29E和W135共13个血清群。与人类疾病关系密切的主要是A、B、C、Y及

W135 群。我国流行的主要是 A 群，近年来发现也存在 B 群和 C 群的感染。

（2）外膜蛋白抗原：根据细菌外膜蛋白组分的不同，各血清群又可分为若干血清型。A 群所有菌株外膜蛋白相同。

（3）脂寡糖（lipooligosaccharide，LOS）：LOS 具有抗原性，可据此进行免疫学分型，分为 L1 ～ L12 型，A 群可分为 L9、L10 和 L11 三个血清型。LOS 是脑膜炎奈瑟菌的主要致病物质。

5. 抵抗力　该菌抵抗力很弱，对寒冷、日光、热力、干燥、紫外线及一般消毒剂均敏感。室温 3 小时、55℃ 10 分钟即死亡。1% 石炭酸、75% 乙醇（酒精）或 0.1% 新洁尔灭处理，数分钟内可被杀死。

（二）致病性与免疫性

1. 致病物质　奈瑟菌属致病物质主要是荚膜、菌毛、IgA1 蛋白酶和脂寡糖。

（1）荚膜：具有抗吞噬和保护菌体免受体液中杀菌物质的损伤作用，有利于细菌在体内存活和繁殖，增强细菌的侵袭力。

（2）菌毛：鼻咽部黏膜上皮细胞表面具有大量的脑膜炎奈瑟菌菌毛特异性受体，当菌毛与特异性受体结合后可介导菌体黏附于呼吸道黏膜上皮细胞表面，有利于细菌的黏附、侵入、定居、繁殖，并损伤黏膜上皮细胞。

（3）IgA1 蛋白酶：IgA1 蛋白酶破坏 SIgA1，帮助细菌黏附于黏膜。

（4）脂寡糖：是脑膜炎奈瑟菌最重要的致病物质。可引起发热和白细胞升高，作用于小血管和毛细血管，引起血栓、出血，表现为皮肤出血性皮疹或瘀斑以及微循环障碍。严重败血症时，可引起休克和弥漫性血管内凝血，预后不良。

2. 所致疾病　脑膜炎奈瑟菌是流行性脑脊髓膜炎（epidemic cerebrospinal meningitis）的病原菌，人类是其唯一易感宿主。传染源是该病患者和带菌者。5% ～ 10% 的正常人鼻咽部带有本菌，流行期可高达 70% 以上，是重要的传染源。目前我国流行的血清群 95% 以上是 A 群。近年亦有 B 群病例，多为散发，且病情重、死亡率高。

病原菌经呼吸道飞沫传播，也可通过接触患者呼吸道分泌物污染的物品而感染。6 个月内的婴儿可通过母体获得 IgG 抗体，故很少发生感染。6 个月至 2 岁婴儿免疫力最低，是脑膜炎奈瑟菌的易感人群。潜伏期 2 ～ 3 天，长者可达 10 天。细菌由鼻咽部侵入，依靠菌毛黏附于鼻咽部黏膜上皮细胞表面，并在局部繁殖。成人因隐性感染获得免疫力，所以感染后大多成为带菌状态或隐性感染，只有少数人发展成脑膜炎。流脑患者随致病菌毒力、数量和机体免疫力不同，病情轻重不一。流脑在临床上有三种类型，即普通型、暴发型和慢性败血症型。

普通型占 90% 左右，先有上呼吸道炎症，继而大量繁殖的病菌从鼻咽部黏膜进入血流，引起菌血症或败血症。患者出现恶寒、发热、恶心、呕吐和出血性皮疹。细菌到达中枢神经系统主要侵犯脑脊髓膜，引起化脓性炎症，此时患者可有剧烈头痛、喷射性呕吐、颈项强直等脑膜刺激症状。暴发型见于少数患者，表现为血中细菌大量繁殖，并释放大量内毒素，引起内毒素休克及 DIC。患者病情凶险，若不及时抢救，常于 24 小时内危及生命。慢性败血症型不多见，以成人患者为主，病程可迁延数日。普通型和暴发型以儿童罹患为主。

> 案例 9-3 提示：
> 　　病原菌主要经呼吸道飞沫传播，鼻咽部局部繁殖后入血，导致中枢神经系统感染。多数人感染后表现为带菌状态或隐性感染，只有少数人发展成脑膜炎。

3. 免疫性　机体对脑膜炎奈瑟菌的免疫力以体液免疫为主。显性感染、隐性感染或疫苗接种 2 周后，血清中群特异性 IgG、IgM 和 IgA 抗体水平明显升高。在呼吸道局部 SIgA 可阻止脑膜炎奈瑟菌的侵袭，血中抗体在补体参与下能杀伤脑膜炎奈瑟菌。

（三）微生物学检查

1. 标本　取患者脑脊液、血液或刺破皮肤出血瘀斑处取渗出物。带菌者检查可用鼻咽拭子。脑膜炎奈瑟菌因对低温和干燥极敏感，故标本采取后应注意保暖、保湿并立即送检。接种的培养基宜预先加温，以免病原菌死亡，影响检出率，最好是床边接种。

案例 9-3 提示：
　　脑膜炎奈瑟菌抵抗力很弱，对干燥、寒冷、热力及常用化学消毒剂等均很敏感。因此在采集和送检疑为脑膜炎患者的材料时要注意保暖保湿，迅速送检，最好是床边接种。

2. 直接涂片镜检　脑脊液离心沉淀后，取沉淀物涂片，革兰氏染色后镜检。也可消毒患者出血瘀斑处皮肤，用无菌针头挑破瘀斑取渗出物制成涂片，革兰氏染色后镜检。如镜下见到中性粒细胞内、外有革兰氏染色阴性双球菌时，即可作出初步诊断。

3. 分离培养与鉴定　血液与脑脊液标本在血清肉汤培养基中增菌后，接种到巧克力血琼脂平板培养基上，置于含 5% ～ 10% CO_2 的环境中孵育。挑取可疑菌落涂片染色镜检，并做生化反应及型特异性多价血清的凝集试验鉴定。

4. 快速诊断法　流脑患者脑脊液及血清中存在脑膜炎奈瑟菌可溶性抗原，可用已知的抗体检测此抗原用于流脑早期诊断，阳性率在 90% 以上。

（1）对流免疫电泳：此法较常规培养法敏感，特异性高。经治疗的患者也可用此法协助诊断。

（2）SPA 协同凝集试验：用脑膜炎奈瑟菌 IgG 抗体标记富含 SPA 的葡萄球菌菌体，然后加入待测血清或脑脊液，若标本中含有相应可溶性抗原，则可见葡萄球菌聚集在一起，形成肉眼可见的凝集现象。

（四）防治原则

预防流脑的关键是尽快隔离传染源、切断传播途径以及提高人群免疫力。

特异性预防可对儿童注射荚膜多糖疫苗。常用 A、C 双价或 A、C、Y 和 W135 四价混合疫苗。我国因流行的菌群以 A 群为主，故目前使用的为 A 群脑膜炎奈瑟菌疫苗，保护率可达 90%，免疫力维持 3 年以上。荚膜多糖抗原是胸腺非依赖性抗原，对 2 岁以下的婴幼儿免疫效果不佳。至今尚无安全有效的疫苗用于预防 B 群奈瑟菌感染。

流脑的治疗首选药物为青霉素 G，剂量要大，对过敏者可选用红霉素。

案例 9-3 提示：
　　对儿童注射荚膜多糖疫苗。我国因流行的菌群以 A 群为主，故目前使用的为 A 群脑膜炎奈瑟菌疫苗。

二、淋病奈瑟菌

案例 9-4
　　患者，女，32 岁，以外阴瘙痒，尿频、尿急、尿痛，阴道分泌物多为主诉就诊。追问病史，发病前 4 天曾有婚外性生活史。查体：阴道前庭及宫颈黏膜充血，水肿，宫颈口糜烂，阴道内见黄白色脓性分泌物，尿道口有脓性分泌物流出。宫颈分泌物涂片见大量多形核白细胞，细胞内见革兰氏阴性双球菌，宫颈分泌物 PCR 显示淋病奈瑟菌阳性。
思考题：
　　1. 该患者应诊断为什么病？诊断的主要依据是什么？
　　2. 该病应如何预防？

淋病奈瑟菌（*Neisseria gonorrhoeae*）俗称淋球菌（gonococcus），是人类淋病的病原体，1879年 Neisser 首次从尿道分泌物中发现。人是淋病奈瑟菌的唯一宿主，主要引起人类泌尿生殖系统黏膜的急性或慢性化脓性感染。目前淋病在我国流行严重，发病率高，危害性大。

（一）生物学性状

1. 形态与染色　菌体呈肾形，成对排列，凹面相对，大小为 0.6μm × 0.8μm。在脓性标本中，似一对咖啡豆，常存在于多形核白细胞内。革兰氏阴性，有荚膜和菌毛，无鞭毛，不形成芽胞。

2. 培养特性　专性需氧菌。初次分离培养时，须补充 5% ～ 10% CO_2。营养要求高，常用巧克力血琼脂平板培养基。培养 24 ～ 48 小时后，形成凸起、圆形、灰白色或半透明、光滑菌落。

根据菌落特征与毒力，淋病奈瑟菌可分为 T1 ～ T5 型。其中，T1、T2 型菌株菌落小，有菌毛，人工培养基转种后可转成 T3、T4 和 T5 型菌株，无菌毛，无致病性。

3. 生化反应　该菌生化反应不活泼，只分解葡萄糖，产酸不产气，不分解其他糖类，氧化酶试验阳性。

4. 抗原结构与分类

（1）外膜蛋白：可分为 PⅠ、PⅡ和 PⅢ三种。PⅠ为主要外膜蛋白，是淋病奈瑟菌分型的主要基础。

（2）脂寡糖抗原：脂寡糖具有内毒素活性，与致病性及免疫性有关。

（3）菌毛蛋白抗原：菌毛存在于有毒力的菌株，有利于黏附于宿主细胞表面。由不同菌株提取的菌毛，其抗原性不同，可逃逸机体的免疫攻击。

5. 抵抗力　与脑膜炎奈瑟菌相似，淋病奈瑟菌抵抗力弱，对冷、热、干燥及一般消毒剂敏感。该菌易产生耐药性。

（二）致病性与免疫性

1. 致病物质　淋病奈瑟菌主要致病物质是菌体表面结构，如菌毛、荚膜、外膜蛋白，以及脂寡糖和 IgA1 蛋白酶。IgA1 蛋白酶能破坏黏膜表面存在的特异性 IgA1 抗体，有利于淋病奈瑟菌黏附至黏膜表面。PⅠ可直接插入中性粒细胞的膜上，严重破坏膜结构的完整性，导致膜损伤，菌毛和荚膜具有抗吞噬作用。

淋病奈瑟菌主要侵犯黏膜，尤其对单层柱状上皮和移行上皮细胞（如前尿道、子宫颈、后尿道、膀胱黏膜）有很强的亲和力。淋病奈瑟菌侵入前尿道或宫颈后，借助菌毛、外膜蛋白 PⅡ黏附到柱状上皮细胞的表面进行繁殖，之后被柱状上皮细胞吞饮，进入细胞内大量繁殖，导致细胞损伤裂解。淋病奈瑟菌再移至黏膜下层，通过内毒素、补体和 IgM 等协同作用，诱导中性粒细胞聚集和吞噬，引起局部急性炎症，形成典型的尿道脓性分泌物。当细菌进入尿道腺体和隐窝后，潜藏的细菌可引起慢性淋病。

2. 所致疾病　人类淋病主要通过性接触，淋病奈瑟菌侵入泌尿生殖道而感染，潜伏期平均 3 ～ 5 天。男性淋病患者主要表现为急慢性尿道炎，如不及时治疗，细菌可上行感染引起附睾炎和前列腺炎。女性患者好发部位为宫颈，其次为尿道、尿道旁腺、输卵管及前庭大腺，主要表现为宫颈炎和尿道炎，出现尿频、尿急、尿痛、尿道或宫颈口流脓等症状。如累及前庭大腺和盆腔炎，可导致不孕。部分女性患者可以无症状或症状轻微，易被忽视。儿童淋病包括幼儿淋菌性阴道炎、新生儿淋菌性结膜炎。

> **案例 9-4 提示：**
> 　　该患者应诊断为淋病，是淋病奈瑟菌引起的急性泌尿生殖系统感染。诊断依据：①子宫颈及阴道红肿、宫颈口糜烂、有脓性分泌物等宫颈炎和阴道炎症状，尿频、尿急、尿痛及尿道口流脓等尿道炎症状；②发病前有不洁性生活史；③尿道或宫颈分泌物涂片革兰氏染色，镜下发现大量多形核白细胞，且白细胞内见革兰氏阴性咖啡豆形双球菌；④宫颈分泌物 PCR 显示淋病奈瑟菌阳性。

3. 免疫性　人类对淋病奈瑟菌感染无天然抵抗力，宿主防御淋病奈瑟菌的机制主要依赖于体液免疫。多数患者可自愈，并出现特异性 IgM、IgG 和 IgA，但不持久，再感染和慢性患者普遍存在。

（三）微生物学检查

1. 标本　用无菌棉拭子蘸取泌尿生殖道脓性分泌物或子宫颈口表面分泌物。

2. 直接涂片镜检　将脓性分泌物涂片检查，如发现多形核白细胞内有革兰氏染色阴性的双球菌，结合临床表现即可初步诊断。

案例 9-4 提示：

　　尿道或宫颈分泌物涂片革兰氏染色，如果镜下发现大量多形核白细胞，且白细胞内有数量不等的革兰氏阴性咖啡豆形双球菌有助于诊断。但女性患者宫颈和阴道中杂菌太多，可有假阳性，必要时应做培养，取可疑菌落涂片，查出革兰氏阴性双球菌方可确诊。

　　3. 分离培养与鉴定　淋病奈瑟菌抵抗力弱，标本采集后应注意保暖保湿，并立即送检接种。将脓性分泌物及时接种含多种抗生素（万古霉素、多黏菌素 B 等）预温的巧克力血琼脂平板，置于 5% ～ 10% CO_2 中，37℃ 孵育 1 ～ 2 天后，取可疑菌落涂片染色镜检，镜下见革兰氏阴性双球菌即可诊断，并做生化反应鉴定，如氧化酶试验、糖发酵试验，慢性淋病的检查多用此法。宫颈拭子培养诊断女性淋病，一次阳性检出率高达 80% ～ 90%。

　　4. PCR 检测　对淋病奈瑟菌培养阴性、病史及体征怀疑淋病奈瑟菌感染者，PCR 检测淋病奈瑟菌 DNA 可以协助诊断。PCR 法敏感性高，特异性强，适用于淋病的快速诊断和流行病学调查。

（四）防治原则

　　预防淋病的主要措施包括开展防治性病知识教育，杜绝不洁性关系。目前尚无淋病疫苗。婴儿出生时，不论母亲有无淋病，都应以 1% 硝酸银或氯霉素链霉素合剂滴入两眼，以预防新生儿淋菌性眼炎的发生。

　　淋病奈瑟菌耐药问题十分突出，尤以质粒介导的耐药严重且传播迅速，也可通过染色体介导。近年来，耐药菌株不断增加，特别是多重耐药菌株的出现给临床治疗带来了极大困难。可选择大观霉素(壮观霉素)、头孢曲松钠（头孢三嗪）、诺氟沙星（氟哌酸）等药物，必要时做药敏试验指导用药。

案例 9-4 提示：

　　预防淋病首先是社会预防，加强性病防治宣传教育。加强对淋病患者的管理。在患病期间不能从事保育员、护理及浴室工作等职业以防止扩散。早期发现患者及其性伴并给予合理治疗。

　　为预防感染，性伴侣任何一方染有淋病未彻底治愈之前，应避免性生活，并应严格分开使用毛巾、面盆、浴盆、床单等可致传染的媒介物品，污染物品可煮沸消毒。目前尚无有效淋病疫苗。

Summary

　　Cocci are a large group spherical-shaped bacteria and usually cause pyogenic infection. Pyogenic cocci include G+ *Staphylococcus*, *Streptococcus*, *Streptococcus pneumoniae* and G− *Neisseria gonorrhoeae* and *Neisseria meningitidis*. *Staphylococcus aureus*, coagulase-positive, cause invasive diseases and toxin associated diseases. Coagulase-negative staphylococci are normal human flora and sometimes cause infection in very young, old, and immunocompromised patients. Group A Streptococci are pathogens of pyogenic infection, toxic disease and poststreptococcal allergic diseases. Group B Streptococci cause neonatal infections, urinary tract infections, amnionitis, endometritis, wound infections, pneumonia, bacteremia.

　　α-hemolytic streptococci（viridans streptococcus）cause bacteremia, endocarditis, abscess formation, and dental caries. Penicillin is still uniformly effective in treatment. No effective vaccine has been produced. *Streptococcus pneumoniae* possess capsule of polysaccharide that permits typing with specific antisera. The capsular polysaccharide is immunological distinct for each of the more than 90 types. It produces alpha hemolysin and autolysin. *S. pneumoniae* cause pneumonia, meningitis, otitis media, sinusitis, bacteremia, pericarditis, arthritis. Immunity to infection with pneumococci is type-specific and depends both on antibodies to capsular polysaccharide and on intact phagocytic function. Penicillin G is the drug of choice. *N. meningitidies* are polysaccharide encapsulated, kidney-shaped, nonmotile diplococcus. *N. meningitidis* are grouped, on the basis of their capsular polysaccharides, into 13 serogroups. Resistance is very low. Pathogenic substances include capsule, pili and endotoxin. Humans are the only natural hosts. *N. meningitidis* is significant cause of acute bacterial meningitis. Penicillin G is the drug of choice for treating meningococcal disease. Groups A，C，Y，and W135 capsular polysaccharide vaccines are available. *N. gonorrhoeae* is frequently found intracellularly in polymorphonuclear leukocytes of the gonorrhea pustular exudate. Pathogenic substances include pili，outer membranous protein，LOS，and IgA1 proteinase. Humans are the only natural host. Asymptomatic carriage is the major reservoir and transmission is via sexual contact. *N. gonorrhoeae* causes gonorrhea. Babies may suffer ophthalmia neonatorum due to infected women. It may be prevented by the instillation of aqueous silver nitrate in the eyes of newborn babies. Drug-resistant *N. gonorrhoeae* strains are common. The choice of antibiotics depends on drug-sensitivity test. An effective vaccine is not available currently.

（卢　颖）

进一步阅读文献

1. Figueiredo AHA，Brouwer MC，van de Beek D. Acute Community-acquired bacterial meningitis[J]. Neurol Clin，2018，36（4）:809-820.

2. Horn J，Stelzner K，Rudel T，et al. Inside job：*Staphylococcus aureus* host-pathogen interactions[J]. Int J Med Microbiol，2018，308（6）:607-624.

3. Dietrich ML，Steele RW. Group A *Streptococcus*[J]. Pediatr Rev，2018，39（8）：379-391.

4. Weiser JN，Ferreira DM，Paton JC. *Streptococcus pneumoniae*：transmission，colonization and invasion[J]. Nat Rev Microbiol，2018，16（6）:355-367.

5. Quillin SJ，Seifert HS. *Neisseria gonorrhoeae* host adaptation and pathogenesis[J]. Nat Rev Microbiol，2018，16（4）:226-240.

6. Becker K，Heilmann C，Peters G. Coagulase-negative staphylococci[J]. Clin Microbiol Rev，2014，27（4）:870-926.

第十章 肠杆菌科

第一节 概 述

肠杆菌科（Enterobacteriaceae）细菌是一大群生物学性状相近，寄居在人和动物肠道内的革兰氏阴性杆菌，种类繁多，其中大多数是肠道的正常菌群，当宿主免疫力降低或细菌移位至肠外部位时，可成为条件致病菌而引起疾病；少数为病原菌，与医学有关的有埃希氏菌属、志贺氏菌属、沙门菌属、克雷伯菌属、变形杆菌属、摩根菌属、枸橼酸菌属、肠杆菌属、沙雷菌属和耶尔森菌属 10 个菌属，包括 25 个菌种。

肠杆菌科细菌具有下列共同生物学特性。

1. 形态与结构 （0.3～1.0）μm×（1.0～6.0）μm 中等大小的革兰氏阴性杆菌。无芽胞，多数为周身鞭毛菌，有菌毛，少数有荚膜或包膜。

2. 培养 兼性厌氧或需氧。营养要求不高，在普通琼脂平板上形成湿润、光滑、灰白色的直径 2～3mm 中等大小菌落。在血琼脂平板上，有些菌可产生溶血环。

3. 生化反应 分解多种糖类和蛋白质，形成不同代谢产物，常用以区别不同菌属和菌种。乳糖发酵试验在初步鉴别肠杆菌科中致病菌和非致病菌上有重要价值，一般非致病菌能分解乳糖，而致病菌多数不能。

4. 抗原构造 主要有菌体（O）抗原、鞭毛（H）抗原和荚膜（K）或包膜抗原，少数有菌毛抗原。

（1）O抗原：存在于细胞壁脂多糖（LPS）层，具有属、种特异性。其特异性取决于 LPS 分子末端重复结构多糖链的糖残基种类的排列。O 抗原耐热，100℃不被破坏。从患者标本新分离菌株的菌落大多呈光滑（S）型，在人工培养基上多次传代移种保存后，LPS 失去外层 O 抗原特异性侧链，此时菌落变成粗糙（R）型，称为 S-R 型变异。R 型菌株的毒力显著低于 S 型菌株。

（2）H抗原：存在于鞭毛蛋白。不耐热，60℃ 30 分钟即被破坏。H 抗原的特异性决定于多肽链上氨基酸的排列顺序和空间结构。细菌失去鞭毛后，运动随之消失；同时 O 抗原外露。

（3）荚膜或包膜抗原：位于 O 抗原外围，能阻止 O 抗原凝集现象。为多糖性质，但 60℃ 30 分钟可将其除去。重要的有伤寒杆菌的 Vi 抗原、大肠埃希氏菌的 K 抗原等。

5. 抵抗力 因无芽胞，对理化因素抵抗力不强。60℃ 30 分钟即死亡。易被一般化学消毒剂杀灭，常用氯进行饮用水消毒。胆盐和煌绿等染料对非致病性肠杆菌科细菌有抑制作用，藉以制备选择培养基来分离有关病原菌。

6. 变异 肠杆菌科细菌易出现变异菌株。除自发突变外，更因相互处于同一密切接触的肠道等微环境，可以通过转导、接合或溶原性转换等转移遗传物质，使受体菌获得新的性状而导致变异。最常见的是耐药性转移，也可出现毒素产生、生化反应特性改变，以及 H-O 抗原和 S-R 菌落变异等。这种易变性在其致病性、诊断和防治中都有重要意义。

第二节 埃希氏菌属

案例 10-1

4 岁男孩在随母亲旅游中，进食小店卖的水果沙拉，2 天后出现严重腹部疼痛，腹泻次数不断增加，且多次便血，伴发热、呕吐，到医院急诊，检查有溶血性贫血及血小板减少等溶血性尿毒综合征的表现。

思考题：

1. 本病最可能的病原菌是什么？
2. 针对该病例应做哪些微生物学检查？

笔记栏

埃希氏菌属（Escherichia）有 5 个种，其中大肠埃希氏菌（E. coli）最常见。大肠埃希氏菌是肠道中重要的正常菌群，婴儿出生后数小时就进入肠道，并终身伴随，为宿主提供一些具有营养作用的合成代谢产物。当宿主免疫力下降或细菌侵入肠道外组织或器官，引起肠外感染，以化脓性感染和尿路感染最为常见。同时，某些血清型大肠埃希氏菌具有致病性，引起肠道感染，导致人类腹泻。

大肠埃希氏菌在环境卫生和食品卫生学中，常被用作粪便污染的卫生学检测指标。在分子生物学和基因工程研究中，大肠埃希氏菌是重要的实验用菌。

一、生物学性状

1. 形态与结构　革兰氏阴性杆菌，中等大小，宽 0.4 ～ 1.0μm，长 0.7 ～ 3.0μm（图 10-1）。无芽胞，多数菌株有周身鞭毛，有普通菌毛和性菌毛。

2. 培养　兼性厌氧，营养要求不高，生长温度范围较广（15 ～ 45℃），在普通琼脂平板 37℃培养 24 小时后，大肠埃希氏菌形成直径 2 ～ 3mm 的圆形、凸起、灰白色 S 型菌落。在液体培养基中呈均匀浑浊生长。有些菌株对热的抵抗力较强，在 60℃ 15 分钟或 55℃ 60 分钟仍可存活。

图 10-1　大肠埃希氏菌
A. 电镜；B. 光镜

3. 生化反应　能发酵葡萄糖等多种糖类，产酸并产气。绝大多数菌株能发酵乳糖，可与沙门菌、志贺氏菌等区别。吲哚试验、甲基红试验、V-P 试验、枸橼酸盐试验（IMViC）结果为"＋＋－－"，为此结果可判断为典型的大肠埃希氏菌，表明被检物已被粪便污染，有传播肠道传染病的危险。

4. 抗原构造　大肠埃希氏菌有 O、H 和 K 三种抗原，可用于血清学分型。O 抗原超过 170 种，某些型别 O 抗原与腹泻和尿路感染密切相关。O 抗原刺激机体主要产生 IgM 类抗体。检测 O 抗原时，凝集试验必须采用加热煮沸过的菌体，以避免因 K 抗原和 H 抗原的存在而造成的不凝集现象。O 抗原凝集相对较慢，呈颗粒状。大肠埃希氏菌 H 抗原有 56 种。H 抗原位于鞭毛上，加热和用乙醇处理，可使 H 抗原变性或丧失。H 抗原刺激机体主要产生 IgG 类抗体，H 抗原的凝集出现较快，呈絮状。大肠埃希氏菌 K 抗原有 100 种以上。K 抗原位于 O 抗原外层，为多糖，与细菌的侵袭力有关。根据温度对凝集性、抗原性的效应以及细菌菌株与抗体的结合能力的不同，可将 K 抗原分为 L、A、B 三型。一个菌株一般只含一个型别的 K 抗原。大肠埃希氏菌血清型按 O ： K ： H 排列方式表示，如 O111（K58（B4）：H2。

二、致病性

多数大肠埃希氏菌是条件致病菌，主要引起肠道外感染；少数血清型为病原菌，引起肠道内感染。

（一）致病物质

大肠埃希氏菌具有多种致病物质，包括内毒素、荚膜、Ⅲ型分泌系统等肠杆菌科成员一般的毒力因子。Ⅲ型分泌系统是指能向真核靶细胞内输送毒性基因产物的细菌效应系统，由 20 余种蛋白组成。大肠埃希氏菌自身还具有一些特殊的毒力因子，主要是黏附素和外毒素，特别是在引起尿路感染和胃肠炎等疾病上起重要作用。

1. 定植因子　又称黏附素。大肠埃希氏菌的黏附素能使细菌紧密黏着在泌尿系和肠道的细胞上，避免因排尿时尿液的冲刷和肠道的蠕动作用而被排除。大肠埃希氏菌黏附素的特点是具有高度特异性，能刺激宿主产生特异性抗体。它们包括定植因子抗原Ⅰ、Ⅱ、Ⅲ（colonization factor antigen，CFA/Ⅰ，CFA/Ⅱ，CFA/Ⅲ）；集聚黏附菌毛Ⅰ和Ⅲ（aggregative adherence fimbriae，AAF/Ⅰ，AAF/Ⅲ）；束形成菌毛（bundle forming pili，Bfp）；紧密黏附素（intimin）；P菌毛（因能与P血型抗原结合而命名）；侵袭质粒抗原（invasion plasmid antigen，Ipa）蛋白和Dr菌毛（能与Dr血型抗原结合）等。

2. 外毒素　大肠埃希氏菌可产生多种外毒素，它们是志贺氏毒素Ⅰ和Ⅱ（Shiga toxin，Stx-Ⅰ，Stx-Ⅱ）；耐热肠毒素a和b（heat stable enterotoxin，STa，STb）；不耐热肠毒素Ⅰ和Ⅱ（heat labile enterotoxin，LT-Ⅰ，LT-Ⅱ）。此外，溶血素A（hemolysin A，HlyA）在尿路致病性大肠埃希氏菌所致疾病中有重要作用。

3. K抗原　具有抗吞噬作用。

（二）所致疾病

1. 肠道外感染　大肠埃希氏菌在肠道内多数不致病，若移位至肠道外的组织或器官则可引起肠道外感染。肠道外感染以尿路感染和化脓性感染最为常见，如尿道炎、膀胱炎、肾盂肾炎，亦可引起腹膜炎、阑尾炎、手术创口感染；婴儿、老年人或免疫力低下者的大肠埃希氏菌败血症；新生儿大肠埃希氏菌脑膜炎。大肠埃希氏菌常来源于患者肠道，为内源性感染。

（1）败血症：大肠埃希氏菌是引起败血症最常见的革兰氏阴性菌（占45%）。大肠埃希氏菌败血症常由大肠埃希氏菌性尿道感染和胃肠道感染引起，如肠穿孔导致的伴败血症的腹腔内感染。大肠埃希氏菌败血症的死亡率很高，尤其对免疫功能低下者或原发感染在腹腔或中枢神经系统的患者。

（2）新生儿脑膜炎：大肠埃希氏菌和B群链球菌是婴儿中枢神经系统感染的主要致病菌。约75%的大肠埃希氏菌新生儿脑膜炎分离株具有K1荚膜抗原，这一血清型在怀孕妇女和新生儿胃肠道中普遍存在。

（3）尿路感染：引起尿路感染的大肠埃希氏菌多来源于结肠，其污染尿道，上行至膀胱，甚至肾脏和前列腺。女性尿道较短而宽，不能有效防止细菌上行，故女性尿路感染比男性多，性交、怀孕亦为危险因素。男性前列腺肥大是最常见的诱因。此外，因尿道阻塞、尿道结石、先天畸形、神经功能紊乱等引起的尿潴留在两性均易发生尿路感染。插管和膀胱镜也有可能造成感染。尿路感染由某些特殊的血清型大肠埃希氏菌引起，最为常见的特殊血清型统称为尿路致病性大肠埃希氏菌（uropathogenic E. coli，UPEC），常见的有O1、O2、O4、O6、O7、O16、O18、O75等。这些血清型能产生特异的毒力物质，如P菌毛、AAF/Ⅰ、AAF/Ⅱ及Dr菌毛等黏附素和溶血素HlyA，后者能溶解红细胞和其他一些类型细胞，导致细胞因子的释放和炎症反应。

2. 胃肠炎　某些血清型可引起人类腹泻，又称胃肠炎，与污染的饮食有关，为外源性感染。根据其致病机制不同，可将致病性大肠埃希氏菌分为五种类型（表10-1）。

表10-1　引起胃肠炎的大肠埃希氏菌

菌株	作用部位	疾病与症状	致病机制	常见血清型
ETEC	小肠	旅行者腹泻；婴幼儿腹泻；水样便，恶心，呕吐，腹痛，低热	质粒介导LT和（或）ST，大量分泌液体和电解质	O6、O8、O15、O25、O27、O63、O78、O148、O115、O153、O159
EIEC	大肠	痢疾样腹泻；水样便，继以少量血便，腹痛和发热	质粒介导侵袭和破坏结肠黏膜上皮细胞	O28ac、O29、O112ac、O124、O136、O143、O144、O152、O164、O167
EPEC	小肠	婴儿腹泻；水样便，恶心，呕吐，发热	质粒介导黏附和破坏上皮细胞绒毛结构导致吸收受损和腹泻	O2、O55、O86、O111、O114、O119、O125、O126、O127、O128、O142、O158

续表

菌株	作用部位	疾病与症状	致病机制	常见血清型
EHEC	大肠	出血性腹泻、HUS；水样便，继以大量出血，剧烈腹痛，低热或无，可并发血小板减少性紫癜	溶原性噬菌体编码 Stx-Ⅰ 或 Stx-Ⅱ，中断蛋白质合成	O157、O26、O111
EAEC	小肠	婴儿腹泻；持续性水样便，呕吐，脱水，低热	质粒介导聚集性黏附上皮细胞，阻止液体吸收	O3、O42、O44、O86 等

（1）肠产毒素型大肠埃希氏菌（enterotoxigenic *E. coli*，ETEC）：ETEC 是 5 岁以下婴幼儿和旅游者腹泻的重要病原菌。致病物质主要是定植因子和肠毒素，前者使细菌黏附到小肠上皮细胞上，细菌繁殖并产生肠毒素，肠毒素导致腹泻。临床症状可从轻度腹泻至严重的霍乱样腹泻。

ETEC 的肠毒素分不耐热和耐热两型，均由质粒编码。不耐热肠毒素（heat labile enterotoxin，LT）可分为 LT-Ⅰ 和 LT-Ⅱ 两型，LT-Ⅱ 与人类疾病无关，LT-Ⅰ 是引起人类腹泻的致病物质，在结构和功能上与霍乱弧菌产生的肠毒素密切相关，对热不稳定，65℃ 30 分钟可被破坏。LT-Ⅰ 由 1 个 A 亚单位和 5 个 B 亚单位组成。A 亚单位是毒素的活性部位。B 亚单位与肠黏膜上皮细胞表面的 GM1 神经节苷脂结合后，使 A 亚单位穿入细胞膜活化腺苷酸环化酶，使胞内 ATP 转变为 cAMP。胞质内 cAMP 水平增高后，导致肠黏膜细胞内水、氯和碳酸氢钾等过度分泌至肠腔，同时钠的再吸收减少，可导致持续几天的腹泻。毒素还可刺激前列腺素的释放和炎症因子的产生，进一步导致水分的丧失。LT 与霍乱肠毒素两者间的氨基酸组成同源性达 75% 左右；它们的抗原性高度交叉；两者 B 亚单位的肠黏膜结合受体都是同一个 GM1 神经节苷脂。LT-Ⅰ 可刺激机体产生相应中和抗体，有保护作用。

ETEC 的耐热肠毒素（heat stable enterotoxin，ST）可分为 STa 和 STb 两型，STb 与人类疾病无关，STa 为低分子量多肽（M_W1500～4000），对热稳定，100℃加热 20 分钟仍具有活性。ST 免疫原性弱。STa 的作用机制与 LT-Ⅰ 不同，其引起腹泻是通过激活肠黏膜细胞上的鸟苷环化酶，使胞内 cGMP 增多而导致腹泻。很多 STa 阳性菌株同时产生 LT，具有更强的致病性。

编码 LT-Ⅰ 和 STa 的基因存在于一个转移性质粒上，该质粒同时携带编码黏附素（CFA/Ⅰ，CFA/Ⅱ，CFA/Ⅲ）的基因。黏附素是 ETEC 致病的另一重要因素。

（2）肠侵袭型大肠埃希氏菌（enteroinvasive *E. coli*，EIEC）：EIEC 在表型和致病性方面与志贺氏菌密切相关。主要侵犯较大儿童和成人。所致疾病与菌痢类似，临床表现有发热、腹痛、腹泻、脓血便及里急后重等症状。EIEC 不产生肠毒素，能侵袭结肠黏膜上皮细胞并在其中生长繁殖。细菌黏附到结肠上皮细胞上，引起细胞内吞，进入细胞质中增殖，最后杀死感染细胞，再扩散到邻近正常细胞，导致组织破坏和炎症发生。EIEC 侵袭结肠黏膜上皮细胞的能力与大质粒上携带的一系列侵袭性基因（pInv gene）有关。该大质粒与志贺氏菌携带侵袭性基因的大质粒高度同源。肠侵袭型大肠埃希氏菌无动力，其生化反应和抗原结构近似志贺氏菌，易被误诊为志贺氏菌。

（3）肠致病型大肠埃希氏菌（enteropathogenic *E. coli*，EPEC）：是最早发现的引起腹泻的大肠埃希氏菌，是婴幼儿腹泻的主要病原菌，严重者可致死。在医院中常引起暴发流行。该菌对较大儿童和成人的感染少见。EPEC 不产生肠毒素及其他外毒素，无侵袭力。病菌在十二指肠、空肠和回肠上段黏膜表面大量繁殖，黏附于微绒毛，导致刷状缘被破坏、微绒毛萎缩、上皮细胞排列紊乱和功能受损，严重干扰对肠道中液体等的吸收，造成水样腹泻，常为自限性，但可转变成慢性。

EPEC 黏附和破坏肠黏膜结构的过程是 Bfp 首先介导细菌与细胞的疏松黏附；随后细菌的Ⅲ型分泌系统主动分泌某些蛋白质进入宿主上皮细胞，其中有一种蛋白，称为转位紧密素受体（translocated intimin receptor，Tir），就被插入到上皮细胞膜中，作为细菌的一种外膜蛋白黏附素，即紧密黏附素的受体，介导细菌与细胞的紧密结合。细胞内肌动蛋白重排，导致微绒毛的破坏，严重干扰对肠道中液体等的吸收而致腹泻。

（4）肠出血型大肠埃希氏菌（enterohemorrhagic *E. coli*，EHEC）：亦称为 Vero 毒素大肠埃希氏菌（verotoxigenic *E. coli*，VTEC），为出血性结肠炎和溶血性尿毒综合征（hemolytic uremic syndrome，

HUS）的病原体。1982 年首先在美国发现，其血清型为 O157 ： H7。此后在世界各地有散发或地方小流行。1996 年 EHEC 在日本大阪地区发生流行，患者逾万，死亡 11 人。5 岁以下儿童易感染，感染菌量可低于 100 个。症状轻重不一，可为轻度水泻至伴剧烈腹痛的血便。约 10% 10 岁以下患儿可并发急性肾衰竭、血小板减少、溶血性贫血的 HUS，死亡率达 3% ～ 5%。污染的食物是重要的传染源，如未煮透的牛排和其他肉类制品、水、未经巴氏消毒的牛奶、果汁、生蔬菜和水果。牛可能是 O157 ： H7 的主要储存宿主。

EHEC 菌株表达志贺氏毒素，即 Stx-I 和（或）Stx-Ⅱ，引起上皮细胞微绒毛的破坏。EHEC 菌株还具有携带多种其他毒性因子的 60MDa 的质粒。Stx-I 与痢疾志贺氏菌产生的志贺氏毒素基本相同，Stx-Ⅱ 则有 60% 的同源。两型毒素均由溶原性噬菌体介导。Stx 由 1 个 A 亚单位和 5 个 B 亚单位组成。B 亚单位与宿主细胞特异糖脂受体结合。肠绒毛和肾上皮细胞有高浓度的糖脂受体。A 亚单位内在活化后裂解成两个分子，A 亚单位可裂解 60S 核糖体亚单位的 28S rRNA，阻止与氨酰 tRNA 的结合，终止蛋白质合成。肠绒毛结构的破坏引起吸收减低和液体分泌的相对增加。HUS 在产生 Stx-Ⅱ 的 EHEC 中较多，因 Stx-Ⅱ 能选择性地破坏肾小球内皮细胞，这种破坏引起肾小球滤过减少和急性肾衰竭。Stx 还能刺激炎症细胞因子如肿瘤坏死因子 -α（tumor necrosis factor-α，TNF-α）、白细胞介素 -6（interleukin-6，IL-6）的表达，此外，还可加强糖脂受体的表达。

EHEC 已分离到 50 多个血清型，引起人类疾病的主要是 O157 ： H7 血清型。但不同国家的流行株可以不相同。

案例 10-1 提示：
4 岁患儿有进食水果沙拉病史，2 天后出现严重腹痛，大便次数不断增加且多次便血，伴发热、呕吐，检查有溶血性贫血及血小板减少等溶血性尿毒综合征。以上症状提示最可能的病原菌是大肠埃希氏菌 O157 ： H7。

（5）肠集聚型大肠埃希氏菌（enteroaggregative *E. coli*，EAEC）：引起婴儿持续性腹泻、脱水，偶有血便。不侵袭细胞。可产生毒素和黏附素。所产毒素为肠集聚耐热毒素（enteroaggregative heat stable toxin，EAST），抗原上与 ETEC 的 ST 有关。EAEC 的特点是能在细胞表面自动聚集，形成砖状排列。感染导致微绒毛变短，单核细胞浸润和出血。介导这种排列的是质粒编码的 Bfp、AAF/Ⅰ 和 AAF/Ⅱ。EAEC 还能刺激黏液的分泌，促使细菌形成生物膜覆盖在小肠的上皮表面，产生毒素。

三、微生物学检查

（一）临床标本的检查

1. 标本 肠道外感染采取中段尿、血液、脓液、脑脊液等；胃肠炎则取粪便。

2. 分离培养与鉴定

（1）肠道外感染

1）涂片染色检查：除血液标本外，均需做涂片染色检查。

2）分离培养：血液接种肉汤增菌，待生长后再移种血琼脂平板。体液标本的离心沉淀物和其他标本直接划线分离于血琼脂平板。35 ～ 37℃ 孵育 18 ～ 24 小时后观察菌落形态。

3）鉴定：初步鉴定根据 IMViC（＋＋－－）试验，最后鉴定依据系列生化反应。尿路感染尚需计数菌落量，每毫升尿中细菌数 ≥ 10 万才有诊断价值。

（2）肠道内感染：将粪便标本接种于鉴别培养基，挑选可疑菌落并鉴定为大肠埃希氏菌后，再分别用 ELISA、核酸杂交、PCR 等方法检测不同类型致腹泻大肠埃希氏菌的肠毒素、毒力因子和血清型等特征。

案例 10-1 提示：
针对该可疑病例应及时对肠道内大肠埃希氏菌感染进行常规微生物学检查，并快速进行毒力和血清型等特征鉴定，以确定防治措施。

（二）卫生细菌学检查

寄居于肠道中的大肠埃希氏菌不断随粪便排除，可污染周围环境、水源、饮料及食品。样品中检出此菌越多，表示被粪便污染越严重，也间接表明可能有肠道致病菌污染。因此，卫生细菌学以"大肠菌群数"作为饮水、食品等粪便污染的指标之一。

大肠菌群指数是指每 1000ml（g）样品中的大肠菌群数。大肠菌群系指在 37℃ 24 小时内发酵乳糖产酸产气需氧和兼性厌氧的肠道杆菌，包括埃希氏菌属、枸橼酸杆菌属、克雷伯菌属及肠杆菌属等。我国卫生标准规定，大肠菌群数在每 1000ml 饮水中不能检出；每 100ml 瓶装饮料或果汁中不得超过 3 个。

四、防治原则

保持高卫生标准，减少接触引起大肠埃希氏菌性胃肠炎的危险。污染的水和食品是 ETEC 最重要的传染媒介，EHEC 则常由污染的肉类和未消毒的牛奶引起，充分的烹饪可减少 ETEC 和 EHEC 感染的危险。尿道插管和膀胱镜检查应严格无菌操作。对腹泻患者应进行隔离治疗，采取各种适宜的措施减少医院感染。

疫苗免疫预防的研究已在畜牧业领域中广泛开展。在家畜中，用菌毛疫苗防治新生畜崽腹泻已获得成功。例如，在孕牛产前 6 个月接种大肠埃希氏菌 K99 株的菌毛抗原，则新生牛犊吮乳后可被动获得特异菌毛抗体，而获得对同型菌毛型大肠埃希氏菌感染的免疫保护。

大肠埃希氏菌耐药性非常普遍，很多菌株都已获得耐一种或几种抗生素的质粒。因此，抗生素治疗应在药物敏感试验的指导下进行，特别是细菌性脑膜炎。

第三节　志贺氏菌属

案例 10-2

患者，男，23 岁，急性腹痛 2 天，每天脓血便 10 次左右，有明显里急后重感，肠鸣音亢进，体温 38℃，血压正常，白细胞增高，未见阿米巴原虫。

思考题：

1. 本例可初步诊断为哪种疾病？
2. 采用哪种方法能进行快速诊断？

志贺氏菌属（Shigella）是人类细菌性痢疾的病原菌，通称痢疾杆菌（dysentery bacterium）。细菌性痢疾是一种常见病，主要流行于发展中国家，全世界年病例数超过 2 亿，其中 500 万例需住院治疗，年死亡病例达 65 万。

一、生物学性状

1. 形态与结构　大小为宽 0.5～2μm，长 0.7～3.0μm，为革兰氏阴性的短小杆菌。无芽胞，无鞭毛，无荚膜，有菌毛。

2. 培养　营养要求不高，在普通琼脂平板上生长，形成直径 2mm 左右、半透明的光滑型菌落。志贺氏菌属中的宋内志贺氏菌常出现扁平的粗糙型菌落。

3. 生化反应　分解葡萄糖，产酸不产气。除宋内志贺氏菌个别菌株迟缓发酵乳糖（一般需 3～4天）外，均不分解乳糖，故在 SS（Salmonella–Shigella）等选择鉴别培养基上，呈无色半透明菌落。在克氏双糖管中，斜面不发酵，底层产酸不产气，硫化氢阴性，动力阴性。可与沙门菌、大肠埃希氏菌等区别。

4. 抗原构造　志贺氏菌属细菌有 O 和 K 两种抗原，O 抗原是分类的依据，分群特异抗原和型特异抗原，借此将志贺氏菌属分为 4 群（种）40 余血清型（包括亚型）（表 10-2）。K 抗原在分类上无意义，但可阻止 O 抗原与 O 抗体的结合。

表10-2　志贺氏菌属的分类

菌种	群型		亚型	甘露醇	鸟氨酸脱羧酶
痢疾志贺氏菌	A	1～10	8a，8b，8c	−	−
福氏志贺氏菌	B	1～6，x，y变型	1a，1b，2a，2b，3a，3b，3c，	+	−
鲍氏志贺氏菌	C	1～18	4a，4b	+	−
宋内志贺氏菌	D	1		+	+

（1）A群：为痢疾志贺氏菌（*S. dysenteriae*）。有10个血清型，其中8型可分为3个亚型，是唯一不能发酵甘露醇的一群志贺氏菌。

（2）B群：为福氏志贺氏菌（*S. flexneri*）。有13个血清型（包括变型和亚型），各型间有交叉反应。

（3）C群：为鲍氏志贺氏菌（*S. boydii*）。有18个血清型。

（4）D群：为宋内志贺氏菌（*S. sonnei*）。抗原单一，只有1个血清型。是唯一具有鸟氨酸脱羧酶的一群志贺氏菌。宋内志贺氏菌有Ⅰ相和Ⅱ相两个交叉变异相。Ⅰ相呈S型菌落，对小鼠有致病力，多自急性期感染患者标本中分离得到。Ⅱ相为R型菌落，对小鼠不致病，常从慢性患者或带菌者检出。

5. 抵抗力　志贺氏菌的抵抗力比其他肠道杆菌弱，加热60℃ 10分钟可被杀死。其对酸和一般消毒剂敏感。在各群志贺氏菌中，以宋内志贺氏菌抵抗力最强。在粪便中，由于其他肠道菌产酸或噬菌体的作用常使本菌在数小时内死亡，故粪便标本应迅速送检。但在污染物品及瓜果、蔬菜上，志贺氏菌可存活10～20天。在适宜的温度下，可在水及食品中繁殖，引起水源或食物型的暴发流行。由于磺胺及抗生素的广泛应用，志贺氏菌的多重耐药性问题日趋严重，给临床治疗带来了一定困难。

二、致病性与免疫性

（一）致病物质

志贺氏菌的致病物质包括侵袭力和内毒素，有的菌株还能产生外毒素。

1. 侵袭力　志贺氏菌有菌毛，侵袭和生长繁殖的靶细胞是回肠末端和结肠部位的黏膜上皮细胞。志贺氏菌先黏附于上皮细胞，诱导细胞内吞。通过Ⅲ型分泌系统向上皮细胞和巨噬细胞分泌4种蛋白（IpaA，IpaB，IpaC，IpaD），这些蛋白诱导细胞膜凹陷，导致细菌的内吞。志贺氏菌能溶解吞噬小泡，进入细胞质内生长繁殖，通过宿主细胞内肌动纤维的重排，推动细菌进入毗邻细胞，开始细胞到细胞的传播。这样，细菌可以逃避免疫的清除作用而得到自身保护，并通过诱导细胞凋亡从吞噬中得到存活。在此过程中，细菌还引起白细胞介素-1β（IL-1β）的释放，吸引多形核白细胞到感染组织，致使肠壁的完整性遭到破坏，从而得以到达较深层的上皮细胞，加速了细菌的扩散。

志贺氏菌的黏附和侵入、胞内繁殖及细胞间的扩散均由毒力质粒结构基因编码的蛋白质介导，但它们的表达却由染色体基因调节。因此，仅有质粒的存在还不足以保证功能性基因的活性。

2. 内毒素　志贺氏菌所有菌株都有强烈的内毒素。内毒素可作用于肠黏膜，使其通透性增高，进一步促进对内毒素的吸收，引起发热、神志障碍，甚至中毒性休克等一系列症状。内毒素能破坏肠黏膜，形成炎症、溃疡，呈现典型的脓血黏液便。内毒素还能作用于肠壁自主神经系统，使肠功能发生紊乱，引起肠蠕动失调和痉挛，尤其是直肠括约肌痉挛最明显，因而出现腹痛、里急后重等症状。

3. 外毒素　A群志贺氏菌Ⅰ型和Ⅱ型能产生外毒素，称为志贺氏毒素（shiga toxin，ST）。其与EHEC产生的毒素相同，由1个A亚单位和5个B亚单位组成。B亚单位与宿主细胞糖脂受体结合，导入细胞内的A亚单位可裂解60S核糖体亚单位的28S rRNA，阻止与氨酰tRNA的结合，致使蛋白质合成中断。毒素作用的基本表现是上皮细胞的损伤，但在小部分患者志贺氏毒素可介导肾小球内皮细胞的损伤，导致溶血尿毒综合征。

（二）所致疾病

志贺氏菌可引起细菌性痢疾。传染源是患者和带菌者，无动物宿主。痢疾志贺氏菌感染患者病情较重，宋内志贺氏菌多引起轻型感染，福氏志贺氏菌感染易转变为慢性，病程迁延。我国常见的流行型别主要为福氏志贺氏菌和宋内志贺氏菌。

急性期患者排菌量大，传染性强；慢性病例排菌时间长，可长期储存病原体；恢复期患者带菌可达 2 ～ 3 周，有的可达数月。传播途径主要通过粪 – 口途径，志贺氏菌随饮食进入肠道，潜伏期一般 1 ～ 3 天。志愿者研究表明，人类对志贺氏菌较易感，10 ～ 150 个志贺氏菌即可引起典型的细菌性痢疾。常见的感染剂量为 10^3 个细菌，比沙门菌和霍乱弧菌的感染剂量低。

志贺氏菌感染有急性和慢性两种类型。

1. 急性细菌性痢疾　经 1 ～ 3 天的潜伏期后，突然发病。表现为发热、腹痛和腹泻，腹泻次数由 10 多次增至数十次，并由水样腹泻转变为脓血黏液便，伴有里急后重、下腹部疼痛等症状。50% 以上的病例在 2 ～ 5 天内发病，发热和腹泻可自发消退，预后良好。但在体弱儿童和老年人，水分和电解质的丧失可导致失水、酸中毒，在不少病例中还可引起 HUS，甚至死亡。痢疾志贺氏菌引起的菌痢特别严重，死亡率可高达 20%。急性中毒性菌痢多见于小儿，各型志贺氏菌都有可能引起。常无明显的消化道症状而表现为全身中毒症状，是因内毒素致微血管痉挛、缺血和缺氧，导致 DIC、多器官功能衰竭、脑水肿。临床主要表现为高热、休克、中毒性脑病，可迅速发生循环及呼吸衰竭，死亡率高。

> **案例 10-2 提示：**
> 　患者急性腹痛 2 天，每天 10 次左右，脓血便，有明显里急后重感，肠鸣音亢进，低热等临床表现，初步诊断为急性细菌性痢疾。

2. 慢性细菌性痢疾　若急性细菌性痢疾治疗不彻底、反复发作、病程在 2 个月以上者则属慢性，有 10% ～ 20% 的患者可转为慢性或带菌者。症状不典型者，易被误诊而影响治疗。在少数患者，细菌可在结肠形成无症状的定植，是疾病持续流行的传染源。

（三）免疫性

志贺氏菌感染局限于肠黏膜，一般不入血。感染恢复后，大多数人在血液中可产生循环抗体，但此种抗体无保护作用。抗感染免疫主要是消化道黏膜表面的分泌型 IgA（SIgA）。病后免疫期短，也不牢固。

三、微生物学检查

（一）标本

取粪便标本应挑取粪便的脓血或黏液部分，避免与尿液混合。应在使用抗生素之前采样，标本应新鲜，若不能及时送检，宜将标本保存于 30% 甘油缓冲盐水或专门的运送培养基内。中毒性痢疾患者可取肛拭。

（二）分离培养与鉴定

将标本接种于肠道鉴别或选择培养基上，37℃孵育 18 ～ 24 小时。挑取无色透明可疑菌落做生化反应和血清学试验，以确定其菌群（种）和菌型。

（三）毒力试验

测定志贺氏菌的侵袭力可用 Senery 试验。系将受试菌 18 ～ 24 小时的固体培养物，以生理盐水制成 9 亿个 /ml 菌悬液，接种于豚鼠眼结膜囊内。若发生角膜结膜炎，则 Senery 试验阳性，表明受试菌有侵袭力。测定志贺氏菌的 ST，也可用 PCR 技术直接检测其产毒基因 *stxA*、*stxB*。

（四）快速诊断法

1. 免疫荧光菌球法　将标本接种于含有荧光素标记的志贺氏菌免疫血清液体培养基中，37℃孵育4～8小时。若标本中含有相应型别的志贺氏菌，则生长繁殖后与荧光抗体凝集成小球，在荧光显微镜下易被检出。

2. 协同凝集试验　以志贺氏菌IgG抗体与Cowan I 葡萄球菌结合成为试剂，用来检测患者粪便中有无志贺氏菌可溶性抗原。

3. 乳胶凝集试验　使志贺氏菌抗血清致敏胶乳颗粒与粪便中的志贺氏菌抗原起凝集反应。

4. 分子生物学方法　用PCR技术、基因探针检测特异性大质粒等。

> **案例 10-2 提示：**
>
> 　　急性细菌性痢疾起病急，病情进展快，进行快速诊断显得特别重要。此案例可根据各医院所能开展的以上四种快速诊断方法进行快速诊断。

四、防治原则

非特异性防治措施包括水、食物和牛奶的卫生学监测，垃圾处理和灭蝇；隔离患者和消毒排泄物；检测发现亚临床病例和带菌者，特别是饮食从业人员；抗生素治疗感染个体。

志贺氏菌的免疫防御机制主要依靠肠黏膜表面的SIgA，而SIgA需由活菌作用于黏膜局部才能诱发。因此，目前人们致力于活疫苗的研究，此类疫苗主要分为3类，即减毒突变株、用不同载体菌构建的杂交株及营养缺陷减毒株。

治疗志贺氏菌感染的药物颇多，如磺胺药、氯霉素、氨苄西林、呋喃唑酮（痢特灵）等。但此菌很易出现多重耐药菌株。同一菌株可对5～6种甚至更多药物耐药，给防治工作带来了很大困难。

第四节　沙门菌属

> **案例 10-3**
>
> 　　25岁女性，发热6天入院，食欲缺乏、乏力、腹胀。查体：体温40℃，相对缓脉，肝、脾略肿大，腹部见玫瑰疹。血白细胞$5×10^9$/L。便中查到少量脓球和白细胞，但两次血和粪便培养均未发现致病菌。两次取血做肥达试验，其结果如下：入院时，TH 1：80、TO 1：80、PA 1：40、PB 1：40；入院12天，TH 1：320、TO 1：320、PA 1：40、PB 1：20。
>
> 思考题：
> 　　1. 根据此结果可初步诊断为什么疾病？
> 　　2. 为进一步确诊，应首先做什么检查？

沙门菌属（*Salmonella*）细菌血清型现已达2400种以上，广泛分布于自然界，包括所有脊椎动物的肠道和很多种类的节肢动物中。大多数动物感染后无症状或为自限性胃肠炎。沙门菌属细菌绝大多数血清型宿主范围广泛，如鼠伤寒沙门菌（*S. typhimurium*）。但少数血清型有严格的宿主特异性，如引起肠热症的伤寒沙门菌（*S. typhi*）、甲型副伤寒沙门菌（*S. paratyphi A*）、肖氏沙门菌（*S. schottmuelleri*）和希氏沙门菌（*S. hirschfeldii*）主要是人的病原菌，极少能从动物中分离到。另有一些沙门菌有特殊的动物宿主，如猪霍乱沙门菌（*S. cholerae-suis*）为猪的病原菌，都柏林沙门菌（*S. dublin*）为牛的病原菌等。这种以家畜家禽为特殊宿主的沙门菌，偶尔也可感染人，引起人类食物中毒或败血症，但这取决于动物中沙门菌流行时可能发生的偶然情况，如污染了细菌可以在其中生长繁殖的食物以及宿主的免疫状况，这类细菌常见的有鼠伤寒沙门菌、猪霍乱沙门菌、肠炎沙门菌（*S. enteritidis*）、鸭沙门菌（*S. anatum*）等十余种。

一、生物学性状

（一）形态与染色

革兰氏阴性杆菌，大小为宽 0.6～2.0μm，长 2.0～4.0μm。有菌毛，除鸡沙门菌和雏沙门菌等个别外，都有周身鞭毛。一般无荚膜，均无芽胞。

（二）生化反应与培养特性

兼性厌氧，营养要求不高，在普通琼脂平板上可生长，在 SS 选择培养基上形成中等大小、无色半透明的 S 型菌落。

不发酵乳糖或蔗糖。对葡萄糖、麦芽糖和甘露醇发酵，除伤寒沙门菌不产气外，其他沙门菌均产酸产气。沙门菌在克氏双糖管中，斜面不发酵和底层产酸产气（但伤寒沙门菌产酸不产气），硫化氢阳性或阴性，动力阳性，可同大肠埃希氏菌、志贺氏菌等区别；在此基础上，利用尿素酶试验可同变形杆菌相区别。生化反应对沙门菌属各菌的鉴定有重要意义（表10-3）。

表10-3　主要沙门菌的生化特性

菌名	葡萄糖	乳糖	甘露醇	H2S	吲哚	V-P	甲基红	枸橼酸盐	动力
甲型副伤寒沙门菌	⊕	–	⊕	–/+	–	–	+	+	+
肖氏沙门菌	⊕	–	⊕	+++	–	–	+	±	+
鼠伤寒沙门菌	⊕	–	⊕	+++	–	–	+	+	+
希氏沙门菌	⊕	–	⊕	+	–	–	+	+	+
猪霍乱沙门菌	⊕	–	⊕	+/–	–	–	+	+	+
伤寒沙门菌	+	–	+	–/+	–	–	+	+	+
肠炎沙门菌	⊕	–	⊕	+++	–	–	+	+	+

注：⊕，产酸、产气；+，产酸；–，阴性。

（三）抗原构造

沙门菌属细菌的抗原主要有 O 和 H 两种，少数菌中尚有一种表面抗原，功能上与大肠埃希氏菌的 K 抗原类同。一般认为它与毒力（virulence）有关，故称 Vi 抗原（图 10-2）。

1.O 抗原　为细菌细胞壁脂多糖中特异多糖部分，100℃不被破坏。O 抗原至少有 58 种，现已排至 67（其中有 9 种被删除）。每个沙门菌的血清型含一种或多种 O 抗原。凡含有相同抗原组分的归为一个组，则可将沙门菌属分成 A～Z、O51～O63、O65～O67 共 42 个组。引起人类疾病的沙门菌大多数在 A～E 组。

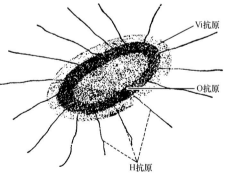

图 10-2　伤寒沙门菌的抗原结构模式图

2.H 抗原　存在于鞭毛蛋白，不耐热，60℃ 30 分钟即被破坏。H 抗原分第 I 相和第 II 相两种，第 I 相特异性高，又称特异相，以 a、b、c……表示。第 II 相特异性低，可为多种沙门菌共有，故又称非特异相，以 1、2、3……表示，一个菌株同时有第 I 相和第 II 相 H 抗原的称为双相菌，仅有一相者为单相菌。根据 H 抗原不同，可进一步将组内沙门菌分成不同的菌型。

3.表面抗原　主要是 Vi 抗原，新分离的伤寒沙门菌和希氏沙门菌（原称丙型副伤寒沙门菌，*S. paratyphi* C）有 Vi 抗原。Vi 抗原由聚 -N- 乙酸 -D 半乳糖胺糖醛酸组成，不稳定，经60℃加热、石炭酸处理或传代培养后易消失。Vi 抗原存在于菌表面，可阻止 O 抗原与其相应抗体发生凝集反应。

常见沙门菌的抗原组成见表 10-4。

表10-4 常见沙门菌的抗原组成

组	菌名	O抗原	H抗原 第1相	H抗原 第2相
A	甲型副伤寒沙门菌（*S. paratyphi* A）	1，2，12	a	—
B	肖氏沙门菌（*S. schottmuelleri*）	1，4，5，12	b	1，2
	斯坦利沙门菌（*S. stanley*）	4，5，12	d	1，2
	德尔卑沙门菌（*S. derby*）	1，4，12	f，g	—
	鼠伤寒沙门菌（*S. typhimurium*）	1，4，5，12	i	1，2
	海登堡沙门菌（*S. heidelberg*）	4，5，12	r	1，2
C1	希氏沙门菌（*S. hirschfeldii*）	6，7，Vi	c	1，5
	猪霍乱沙门菌（*S. choleraesuis*）	6，7	c	1，5
	孔成道夫沙门菌（*S. kunzendorf*）	6，7	—	1，5
	汤卜逊沙门菌（*S. thompson*）	6，7	k	1，5
	波斯坦沙门菌（*S. potsdam*）	6，7	1，v	e，n，z15
C2	纽波特沙门菌（*S. newport*）	6，8	e，h	1，5
	病牛沙门菌（*S. bovis-morbificans*）	6，8	r	1，5
D	仙台沙门菌（*S. sendai*）	1，9，12	a	1，5
	伤寒沙门菌（*S. typhi*）	9，12，Vi	d	—
	肠炎沙门菌（*S. enteritidis*）	1，9，12	g，m	—
	都柏林沙门菌（*S. dublin*）	1，9，12	g，p	—
	鸡沙门菌（*S. gallinarum*）	1，9，12	—	—
E1	鸭沙门菌（*S. anatum*）	3，10	e，h	1，6
	火鸡沙门菌（*S. meleagridis*）	3，10	e，h	1
E2	纽因顿沙门菌（*S. newington*）	3，15	e，h	1，6
E3	山夫顿堡沙门菌（*S. senftenberg*）	1，3，19	g，s，t	—
F	阿伯丁沙门菌（*S. aberdeen*）	11	i	1，2

（四）抵抗力

沙门菌对理化因素的抵抗力较弱，湿热65℃15～30分钟即被杀死。对一般消毒剂敏感，但对某些化学物质如胆盐、煌绿等的耐受性较其他肠道菌强，故可将此类物质用作沙门菌选择培养基的成分。本菌在水中能存活2～3周，在粪便中可存活1～2个月，在冰中能存活更长时间。

二、致病性与免疫性

（一）致病物质

沙门菌感染必须经口进入足够量的细菌，以突破机体防护屏障，如肠道正常菌群、胃酸的作用、局部肠道免疫等，定位于小肠才能引发疾病。

沙门菌有较强的内毒素，并有一定的侵袭力。个别菌尚能产生肠毒素。

1. 侵袭力 沙门菌有毒株能侵袭小肠黏膜。细菌先侵入回肠黏膜上的一类M（microfold，微皱褶）细胞表面，引发细胞肌动蛋白重排、内在化，于吞噬泡内繁殖，并释放至上皮下区，被固有层中的巨噬细胞吞噬和清除。沙门菌的黏附和穿入宿主细胞，由染色体上的侵袭素基因 *inv* 介导。

沙门菌还具有一种耐酸应答基因（acid tolerance response gene，*atr*），可使细菌在被吞噬细胞吞噬后，在吞噬体的酸性环境下得到保护，不被杀死，而在吞噬细胞中繁殖。

2. 内毒素　沙门菌死亡后释放出的内毒素，可引起宿主体温升高、白细胞数下降，大剂量时导致中毒症状和休克。

3. 肠毒素　个别沙门菌如鼠伤寒沙门菌可产生肠毒素，其性质类似 ETEC 产生的肠毒素。

（二）所致疾病

沙门菌中仅有引起伤寒和副伤寒的沙门菌对人类有直接的致病作用。部分沙门菌是人畜共患病的病原菌，动物宿主范围很广，人类因食用患病或带菌动物的肉、乳、蛋或被病鼠尿污染的食物等而罹患。由于喂饲动物所用含抗生素饲料的增多，耐药的沙门菌菌株增加，对人类造成了更大的潜在性危害。水源被粪便污染常是造成暴发流行的主要原因。

沙门菌引起的人类疾病有 4 种。

1. 肠热症　包括伤寒沙门菌引起的伤寒，以及甲型副伤寒沙门菌、肖氏沙门菌（原称乙型副伤寒沙门菌）、希氏沙门菌引起的副伤寒。伤寒和副伤寒的致病机制和临床症状基本相似，只是副伤寒的病情较轻，病程较短。沙门菌是胞内寄生菌。当细菌被摄入并通过胃后，细菌经 M 细胞被巨噬细胞吞噬，部分菌通过淋巴液到达肠系膜淋巴结大量繁殖，经胸导管进入血流引起第一次菌血症，细菌随血流进入肝、脾、肾、胆囊等器官。患者出现发热、不适、全身疼痛等前驱症状。从病菌经口进入到疾病发作的时间与感染剂量有关。短则 3 天，长者则可达 50 天，通常潜伏期为 1～2 周。病菌在上述器官繁殖后，再次入血造成第二次菌血症。在未经治疗病例，该时症状明显，体温先呈阶梯式上升，持续一周，然后高热（39～40℃）保持 7～10 天，同时出现相对缓脉，肝脾肿大，全身中毒症状显著，皮肤出现玫瑰疹，外周血白细胞相对下降。胆囊内细菌通过胆汁进入肠道，一部分随粪便排出体外，另一部分再次侵入肠壁淋巴组织，使已致敏的组织发生超敏反应，导致局部坏死和溃疡，严重的有出血或肠穿孔并发症。肾脏中的病菌可随尿排出。以上病变在疾病的第 2～3 周出现。若无并发症，自第 3～4 周后病情开始好转。

未经治疗的典型伤寒死亡率约为 20%。在同时存在血吸虫的地区，可出现伴随慢性菌血症，发热长达数月的慢性感染。

> **案例 10-3 提示：**
> 患者持续发热 6 天，食欲缺乏、乏力、腹胀。体检体温 40℃，相对缓脉，肝、脾略肿大，腹部见玫瑰疹。可初步诊断为肠热症。

2. 胃肠炎（食物中毒）　是最常见的沙门菌感染，约占 70%。由摄入大量（>10⁸）被鼠伤寒沙门菌、猪霍乱沙门菌、肠炎沙门菌等污染的食物引起。常见的食物主要为生前感染沙门菌的畜、禽肉类食品，其次为蛋类、奶和奶制品。细菌对肠黏膜的侵袭以及细菌释放的内毒素可能是主要致病机制。该病潜伏期为 6～24 小时，起病急，主要临床症状为发热、恶寒、呕吐、腹痛、水样腹泻，偶有黏液或脓性腹泻。严重者可伴有迅速脱水，导致休克、肾功能衰竭而死亡，死亡率可达 2%，多见于老年人、婴儿和体弱者。重者可持续数周，大部分病例在 2～3 天后自愈。

3. 败血症　患者多见于儿童和免疫力低下的成人。病菌以猪霍乱沙门菌、希氏沙门菌、鼠伤寒沙门菌、肠炎沙门菌等常见。经口感染后，病菌早期即侵入血循环。败血症症状严重，有高热、寒战、厌食和贫血等，但肠道症状常常缺少。10% 的患者因细菌的血流播散，可出现局部化脓性感染，如脑膜炎、骨髓炎、胆囊炎、心内膜炎、关节炎等。

4. 无症状带菌者　指在症状消失后 1 年或更长的时间内仍可在其粪便中检出有相应沙门菌。1%～5% 的肠热症患者可转变为无症状带菌者。这些菌留在胆囊中，有时也可在尿道内，成为人类肠热症病原菌的储存场所和重要传染源。年龄和性别与无症状带菌关系密切。20 岁以下，无症状带菌率常小于1%，而50岁以上者，可达10%以上。女性转变为无症状带菌状态是男性的2倍。其他沙门菌感染，50%的患者在5周内停止排菌，90%在感染后9周细菌培养阴性。转变为无症状带菌者的比例很少，不到1%，故在人类的感染中不是主要的传染源。

（三）免疫性

肠热症沙门菌侵入宿主之后，主要在细胞内生长繁殖，因而要彻底杀灭这类胞内寄生菌，特异性细胞免疫是主要防御机制。在致病过程中，沙门菌亦可有存在于血流和细胞外的阶段，故特异性体液抗体也有辅助杀菌作用。胃肠炎的恢复与肠道局部生成SIgA有关。

三、微生物学检查

（一）标本

肠热症因病程不同采取不同标本，第1周取外周血，第2～3周取骨髓液，第2周起取粪便，第3周起可采集尿液。副伤寒病程较短，因此采样时间可相对提前。胃肠炎取粪便、呕吐物和可疑食物。败血症取血液。胆道带菌者可取十二指肠引流液。

（二）分离培养与鉴定

血液和骨髓液需增菌后再接种于肠道选择鉴别培养基；粪便和经离心的尿沉淀物等直接接种于肠道鉴别培养基或SS选择培养基。37℃培养24小时后，挑取无色半透明的乳糖不发酵菌落接种至双糖或三糖铁培养基。若疑为沙门菌，再继续做系列生化反应，并用沙门菌多价抗血清做玻片凝集试验予以确定。

近来有学者采用SPA协同凝集试验、对流免疫电泳、胶乳凝集试验和ELISA法等，快速早期诊断粪便、血清或尿液中的沙门菌等可溶性抗原。

分子生物学技术亦可用于沙门菌感染的诊断中。基因探针可检出标本中的伤寒沙门菌量为1000个；而PCR法对10个伤寒沙门菌就可检出。

在流行病学调查和传染源追踪中，Vi噬菌体分型也是一种常用方法。标准Vi噬菌体有33个型，其特异性比血清学分型更为专一。

（三）血清学诊断

肠热症由伤寒沙门菌和甲型副伤寒沙门菌、肖氏沙门菌、希氏沙门菌所引起，病程长。因普遍使用抗生素，目前肠热症的症状常不典型，临床标本阳性分离率低，故血清学试验仍有协助诊断意义。用于肠热症的血清学试验有肥达试验（Widal test）、间接血凝法、ELISA法等，其中肥达试验较普及。

肥达试验是用已知伤寒沙门菌菌体（O）抗原和鞭毛（H）抗原，以及引起副伤寒的甲型副伤寒沙门菌、肖氏沙门菌和希氏沙门菌H抗原的诊断菌液与受检血清做试管或微孔板凝集试验，测定受检血清中有无相应抗体及其效价的试验，以协助诊断肠热症。

肥达试验结果的解释必须结合临床表现、病程、病史，以及地区流行病学情况。

1. 正常值　正常人因沙门菌隐性感染或预防接种，血清中可含有一定量的相关抗体，且其效价随地区而有差异。一般是伤寒沙门菌O凝集效价≥1∶80，H凝集效价≥1∶160，引起副伤寒的沙门菌H凝集效价≥1∶80时才有诊断价值。

2. 动态观察　有时单次效价增高不能定论，可在病程中逐周复查。若效价逐次递增或恢复期效价比初次≥4倍者始有意义。

3. O抗体与H抗体的诊断意义　患肠热症后，O抗体与H抗体在体内的消长情况不同。IgM类O抗体出现较早，持续约半年，消退后不易受非伤寒沙门菌等病原体的非特异刺激而重现。IgG类H抗体则出现较晚，持续时间长达数年，消失后易受非特异性病原刺激而能短暂地重新出现。因此，O、H凝集效价均超过正常值，则肠热症的可能性大；如两者均低，患病可能性小；如O不高H高，有可能是预防接种或非特异性回忆反应；如O高H不高，则可能是感染早期或与伤寒沙门菌O抗原有交叉反应的其他沙门菌（如肠炎沙门菌）感染。

案例10-3提示：

对患者进行两次取血做肥达试验，其结果如下：入院时，TH 1：80、TO 1：80、PA 1：40、PB 1：40；入院12天，TH 1：320、TO 1：320、PA 1：40、PB 1：20。TH、TO第二次结果较第一次高很多，考虑伤寒可能性较大。患者的两次血液和粪便中未检查出细菌，为进一步确诊，应及时对患者进行骨髓伤寒沙门菌的分离培养和鉴定。

4. 其他 有少数病例，在整个病程中，肥达试验始终在正常范围内。可能由于早期使用抗生素治疗，或患者免疫功能低下等所致。故应结合临床表现作出诊断。

伤寒不同病期血液、粪便、尿中的病原体和特异O凝集素的检出阳性率见图10-3。

图10-3 伤寒不同病期各标本中病原体和特异凝集素的检出率

（四）伤寒带菌者的检出

分离出病原菌是最可靠的诊断方法。标本为可疑者的粪便、胆汁或尿液，但检出率不高。一般先用血清学方法检测可疑者Vi抗体进行筛选，若效价≥1：10，再反复取粪便等标本进行分离培养，以确定是否为伤寒带菌者。

四、防治原则

做好水源和食品的卫生管理，防止被沙门菌感染的人和动物传染。感染动物的肉类、蛋等制品要彻底烹饪。及时发现和治疗带菌者。带菌期间不能从事饮食行业的工作，并严格遵循卫生注意事项。

过去一直沿用皮下接种死疫苗免疫预防伤寒、副伤寒。该疫苗虽有一定的保护作用，但效果差、副作用大，不够理想。20世纪70年代末，埃及等国家投产并使用口服伤寒沙门菌Ty21a活菌苗，但该菌苗营养要求苛刻，生产工艺复杂，不易在发展中国家推广。目前国际上公认的新一代疫苗是伤寒Vi荚膜多糖疫苗，已有很多资料表明Vi抗原是一种保护性抗原，在法国、墨西哥已获准生产，我国也已正式批准使用。与注射灭活疫苗相比，该疫苗安全，不良反应较少，但免疫预防效果却大致相同；且易于制造保存，运输方便；注射一针即可具有一定的保护力，免疫持久，有效期至少3年。

肠热症的治疗早期使用的是氯霉素。1948年即开始使用，它使肠热症原死亡率从20%降低至不足2%。但由于氯霉素对骨髓的毒性作用，且70年代在世界各地广泛出现了质粒介导的氯霉素耐药性菌株，人们开始使用其他替代药物，主要是功效与氯霉素相当的氨苄西林和复方三甲氧烯胺（co-trimoxazole）。然而自1989年起，多重耐上述药物的菌株在世界很多地方出现。目前使用的有效药物主要是环丙沙星（ciprofloxacin）。

第五节 其他菌属

一、克雷伯菌属

克雷伯菌属（*Klebsiella*）有5个种：肺炎克氏菌（*K. pneumoniae*）、催娩克氏菌（*K. oxytoca*）、解鸟氨酸克氏菌（*K. ornithinolytica*）、植生克氏菌（*K. planticola*）和土生克氏菌（*K. terrigena*）。其中，肺炎克氏菌又可分3个亚种：肺炎亚种（subsp. *pneumoniae*）、鼻炎亚种（subsp. *ozaenae*）和鼻硬结亚种（subsp. *rhinoscleromatis*）。

肺炎克氏菌肺炎亚种亦称Friedländer杆菌，通称肺炎杆菌。革兰氏阴性。大小为（0.5～0.8）μm×（1.0～2.0）μm，球杆形，常端端成对排列。无鞭毛。有较厚的荚膜。多数菌株有菌毛。营养要求不高，在普通培养基上生长的菌落大，呈黏液状，相互融合，以接种环挑之易拉成丝，此特征有助于鉴别。有O抗原和K抗原，后者是分型的依据。肺炎克氏菌有80多个型。肺炎亚种大多属于3、12型；鼻炎亚种几乎全为4型，少数为5或6型；鼻硬结亚种多数为3型。

肺炎克氏菌肺炎亚种存在于人类肠道、呼吸道以及水和谷物中。当机体免疫力降低或长期大量使用抗生素导致菌群失调时引起感染。常见有肺炎、支气管炎、尿路感染和伤口感染，有时引起严重的败血症、脑膜炎、腹膜炎等。目前是除大肠埃希氏菌外的医源性感染最重要的条件致病菌。

肺炎克氏菌鼻炎亚种通称臭鼻杆菌，其能引起慢性萎缩性鼻炎，侵犯鼻咽部，使组织发生坏死。

二、变形杆菌属

变形杆菌属（*Proteus*）有 4 个种：普通变形杆菌（*P. vulgaris*）、奇异变形杆菌（*P. mirabilis*）、产粘变形杆菌（*P. myxofaciens*）和潘氏变形杆菌（*P. permeri*）。

该菌为革兰氏阴性。大小为（0.4～0.6）μm×（1.0～3.0）μm。有明显多形性，可为球状或丝状。无荚膜。幼龄培养物中有周身鞭毛，运动活泼。有菌毛，可黏附至植物和真菌细胞表面，但不能与动物或人类细胞黏附。营养要求不高。在固体培养基上呈扩散性生长，形成以菌接种部位为中心的厚薄交替、同心圆型的层层波状菌苔，称为迁徙生长现象（swarming growth phenomenon），其原因不明。若在培养基中加入 0.1% 石炭酸、0.4% 硼酸或 4% 乙醇，或将琼脂浓度增加至 5%，则抑制鞭毛生长，迁徙现象消失，形成一般的菌落。能迅速分解尿素，是本菌属的一个重要特征。个别菌株发酵乳糖。

变形杆菌属根据菌体抗原分群，再以鞭毛抗原分型，现至少有 100 多个血清型。普通变形杆菌 X19、X2 和 Xk 菌株含有的菌体 O 抗原，可与斑疹伤寒立克次体和恙虫病立克次体的部分抗原发生交叉反应，故可用以代替立克次体作为抗原与患者血清进行凝集反应，此称为外斐试验（Weil-Felix test），以辅助诊断有关的立克次体病。现证明变形杆菌与立克次体间抗原的相同部分是其耐热、耐稀碱的组分。

变形杆菌在自然界分布很广，存在于土壤、污水和垃圾中，人和动物的肠道也经常存在。在肠道中一般不致病。

奇异变形杆菌和普通变形杆菌是仅次于大肠埃希氏菌的尿路感染的主要病原菌。其尿素酶可分解尿素产氨，使尿液 pH 增高，碱性环境有利于变形杆菌的生长。肾结石和膀胱结石的形成可能与变形杆菌感染有关。有的菌株尚可引起脑膜炎、腹膜炎、败血症和食物中毒等。潘氏变形杆菌偶从临床标本中分离到，是引起医院感染的病原菌。产粘变形杆菌尚未从人类感染中分离出。

三、摩根菌属

摩根菌属（*Morganella*）只有摩氏摩根菌（*M. morganii*）一个种。

其形态、染色和生化反应特征与变形杆菌相似，但无迁徙现象。以枸橼酸盐阴性、硫化氢阴性和鸟氨酸脱羧酶阳性为其特征。

摩氏摩根菌可致尿路感染和伤口感染，有时可引起腹泻。

四、枸橼酸杆菌属

枸橼酸杆菌属（*Citrobacter*）有 3 个种：弗劳地枸橼酸杆菌（*C. freundii*）、异型枸橼酸杆菌（*C. diversus*）和无丙二酸盐枸橼酸杆菌（*C. amalonaticus*）。后又增加了一个无丙二酸盐枸橼酸杆菌生物 1 群（*C. amalonaticus* biogroup 1）。

该菌为革兰氏阴性杆菌。周身鞭毛，无芽胞，无荚膜。营养要求不高。菌落呈灰白色，湿润、隆起、边缘整齐，直径 2～4mm。乳糖发酵，产生硫化氢。

枸橼酸杆菌广泛存在于自然界，是人和动物肠道的正常菌群，也是条件致病菌。弗劳地枸橼酸杆菌可引起胃肠道感染，德国报道有的菌株产生 vero 毒素，曾暴发出血性肠炎流行，并有 HUS 并发。异型枸橼酸杆菌可引起新生儿脑膜炎和败血症。无丙二酸盐枸橼酸杆菌偶可自粪便标本中分离到。有时枸橼酸杆菌与产黑色素类杆菌等革兰氏阴性无芽胞厌氧菌合并感染。

五、肠杆菌属

肠杆菌属（*Enterobacter*）有 11 个种：产气肠杆菌（*E. aerogenes*）、阴沟肠杆菌（*E. cloacae*）、杰高维肠杆菌（*E. gergoviae*）、坂崎肠杆菌（*E. sakazakii*）、泰洛肠杆菌（*E. taylorae*）、河生肠杆菌（*E. amnigenus*）、中间肠杆菌（*E. intermedius*）、阿氏肠杆菌（*E. asburiae*）、致癌肠杆菌（*E. cancerogenus*）、溶解肠杆菌（*E. dissolvens*）和超压肠杆菌（*E. nimipressualis*）。

该菌为革兰氏阴性粗短杆菌。周身鞭毛，无芽胞。有的菌株有荚膜。营养要求不高，在普通琼脂平板上形成湿润、灰白或黄色的黏液状大菌落。发酵乳糖，不产生硫化氢。

肠杆菌属是肠杆菌科中最常见的环境菌群，但不是肠道的常居菌群，是条件致病菌。

产气肠杆菌和阴沟肠杆菌常可从临床标本中分离到，与泌尿系、呼吸道和伤口感染有关，偶引起败血症和脑膜炎。一般不引起腹泻。

杰高维肠杆菌可引起尿路感染，可从呼吸道和血液中分离出。

坂崎肠杆菌引起的新生儿脑膜炎和败血症，死亡率可高达 75% 左右。

泰洛肠杆菌可从血液和脑脊液分离出；阿氏肠杆菌亦可从血液、粪便、尿液、呼吸道分泌液和伤口渗出液等标本中分离出。

六、沙雷菌属

沙雷菌属（*Serratia*）有 6 个种和 1 个群：粘质沙雷菌（*S. marcescens*）、深红沙雷菌（*S. rubidace*）、臭味沙雷菌（*S. oderifera*）、普城沙雷菌（*S. plymuthica*）、无花果沙雷菌（*S. ficaria*）和虫媒沙雷菌（*S. entomophila*）以及沙雷菌液化群（*S. liquefaciens* group）。

该菌为革兰氏阴性小杆菌。周身鞭毛。臭味沙雷菌有微荚膜，其他菌种无。无芽胞。粘质沙雷菌是细菌中最小的，常用于检查除菌滤器的除菌效果。营养要求不高。菌落不透明，白色、红色或粉红色。所含色素有两种，灵菌红素（prodigiosin）为非水溶性，不扩散；吡羧酸（pyrimine）为水溶性、能扩散的粉红色色素。

沙雷菌可自土壤、水、人和动物的粪便中分离到。长期以来认为其对人体无害。近来发现粘质沙雷菌可引起肺炎、尿路感染、败血症，以及外科术后感染；臭味沙雷菌与医院感染败血症有关；普城沙雷菌亦可致败血症。

案例 10-4

8 个月男孩，6 日前无诱因下出现发热，水样便每日 4～6 次，哭闹不安，3 日后出现黏液便，频繁呕吐，腹胀，大便每日 10 次以上。粪便检查有红细胞和白细胞。

思考题：

1. 在做进一步检查之前患儿可以诊断为什么疾病？

2. 此病可能由哪些病原菌所引起？

3. 针对该病例应做哪些微生物学检查？

案例 10-4 提示：

8 个月男孩，出现发热，水样便，频繁呕吐，腹胀，大便每日 10 次以上，根据年龄和症状应初步诊断为小儿腹泻。小儿腹泻是 2 岁以下婴幼儿的常见病，可由感染因素和非感染因素所引起。本病例患儿发热，粪便中有红细胞和白细胞，提示由感染因素中的细菌感染所引起。

小儿腹泻的感染可由病毒、细菌、真菌、寄生虫引起，以前两者多见。细菌感染可见致腹泻大肠埃希氏菌、志贺氏菌、弯曲菌、耶尔森菌、沙门菌（主要为鼠伤寒和其他非伤寒、副伤寒沙门菌）、嗜水气单胞菌、难辨梭状芽胞杆菌、金黄色葡萄球菌、绿脓杆菌、变形杆菌等。上述细菌都可能引起患儿腹泻，其中致腹泻大肠埃希氏菌、志贺氏菌、沙门菌是最常见的病原菌。

为了确定小儿腹泻的病原菌，应进行粪便中细菌的分离培养、革兰氏染色、生化反应试验，并进行血清学试验进行鉴定。

笔记栏

Summary

Enterobacteriaceae are a large family of Gram-negative bacilli that contains more than 100 species of bacteria that normally inhabit the intestines of humans and animals, including many of the more familiar pathogens, such as *Salmonella* and *Escherichia coli*.

Many members of this family are a normal part of the gut flora found in the intestines of humans and other animals, while others are found in water or soil, or are parasites on a variety of different animals and plants. *Escherichia coli*, better known as *E. coli*, is one of the most important model organisms, and its genetics and biochemistry have been closely studied.Most members of Enterobacteriaceae have peritrichous Type I fimbriae involved in the adhesion of the bacterial cells to their hosts.

Various species of the Enterobacteriaceae are able to cause intestine tract infections, pneumonia and urinary tract infections. They are also recognized as the major cause of wound infections and other nosocomial（hospital acquired）infections. They may also cause bacteremia and meningitis if conditions are right.

（张轶博）

进一步阅读文献

1. Pilla G，Tang CM. Going around in circles：virulence plasmids in enteric pathogens[J]. Nat Rev Microbiol，2018，16（8）：484-495.

2. Köck R，Daniels-Haardt I，Becker K，et al. Carbapenem-resistant *Enterobacteriaceae* in wildlife，food-producing，and companion animals：a systematic review[J]. Clin Microbiol Infect，2018，24（12）：1241-1250.

3. Gut AM，Vasiljevic T，Yeager T，et al. *Salmonella* infection-prevention and treatment by antibiotics and probiotic yeasts：a review[J]. Microbiology，2018，164（11）：1327-1344.

4. Das S，Mohakud NK，Suar M，et al. Vaccine development for enteric bacterial pathogens：Where do we stand?[J]. Pathog Dis，2018，76（5）.

笔记栏

第十一章　弧　菌　属

案例 11-1

　　某地举行 600 余人参加的婚宴，70 人相继出现腹泻、呕吐、腹痛，开始为水样便，后逐渐发展为"米泔水样便"。患者中有 6 人 1～2 天前刚从东南亚回来，且有 1 人承担厨师工作。取患者"米泔水样便"或肛拭子标本，在碱性蛋白胨水标本中 37℃增菌培养 6～8 小时，划线接种在 TCBS（thiosulfate-citrate-bile-sucrose）平板并于 37℃培养 16～18 小时，可见黄色菌落，染色镜检见革兰氏阴性弯曲杆菌，单端一根鞭毛。

思考题：

　　1. 本例最可能的病原菌是什么？

　　2. 需与哪些病原菌引起的疾病相鉴别？

　　3. 为明确诊断需做哪些微生物学检查？

　　弧菌属（*Vibrio*）细菌是一类菌体短小、呈弧形弯曲的革兰氏阴性细菌。广泛分布于自然界，以水表面最多。本属细菌共有 119 个种，其中至少有 12 种与人类感染有关，尤以霍乱弧菌、副溶血性弧菌最为重要。

第一节　霍乱弧菌

　　霍乱弧菌（*V. cholerae*）是引起烈性传染病霍乱的病原体。自 1817 年以来，已发生过 7 次世界性霍乱大流行，前 6 次由霍乱弧菌古典生物型引起，1961 年开始的第 7 次大流行由霍乱弧菌 El Tor 生物型引起。1992 年，在印度和孟加拉湾的一些城市出现一个新的流行株 O139（Bengal），很快波及亚洲并进入欧洲和美国，这是首次由非 O1 群霍乱弧菌引起的流行。

一、生物学性状

（一）形态与染色

　　霍乱弧菌长 1.5～3.0μm，宽 0.5～0.8μm，新分离的细菌呈弧形或逗点状，人工培养后可变为杆状，不易与肠道杆菌区别。革兰氏染色阴性（图 11-1A）。菌体无芽胞，有菌毛，一端有一根较长的鞭毛（图 11-1B），运动活泼，有些菌株（包括 O139）有荚膜。取患者米泔水样粪便或培养物悬滴观察，可见霍乱弧菌呈穿梭样或流星状运动。

图 11-1　霍乱弧菌
A. 革兰氏染色；B. 鞭毛染色

（二）培养特性与生化反应

该菌为兼性厌氧，营养要求简单。耐碱不耐酸，在 pH 8.8 ~ 9.0 的碱性蛋白胨水或碱性琼脂平板上生长良好，可形成突起、光滑、圆形的菌落，故常用于霍乱弧菌的初次分离和增菌培养。霍乱弧菌可在无盐的环境中生长，其他致病性弧菌则不能。霍乱弧菌的氧化酶阳性、过氧化氢酶阳性、吲哚反应阳性。能发酵多种单糖、双糖和醇糖，产酸不产气；不分解阿拉伯胶糖；能还原硝酸盐，霍乱弧菌在 TCBS 培养基上生长良好，形成黄色菌落，培养基呈暗绿色。

（三）抗原构造与分型

霍乱弧菌有耐热的 O 抗原和不耐热的 H 抗原。根据 O 抗原不同，将其划分成 206 个血清群，其中 O1 群、O139 群引起霍乱，其余血清群分布于地面水中，可引起人类胃肠炎等疾病，但从未引起霍乱流行。H 抗原无特异性，为霍乱弧菌的共同抗原。

O1 群霍乱弧菌菌体抗原由 3 种抗原因子 A、B、C 组成，又可分为 3 个血清型：小川型（Ogawa）、稻叶型（Inaba）和彦岛型（Hikojima）（表 11-1）。

表11-1　O1群霍乱弧菌血清型

血清型	抗原组分	O1 多克隆抗体	O1 单克隆抗体			出现频率	造成流行
			A	B	C		
小川型	AB	+	+	+	−	常见	是
稻叶型	AC	+	+	−	+	常见	是
彦岛型	ABC	+	+	+	+	极少见	未知

根据表型的差异，O1 群霍乱弧菌每一个血清型可分为 2 个生物型：古典生物型（classical biotype）和 El Tor 生物型（El Tor biotype，因在埃及西奈半岛 El Tor 检疫站首次分离而命名）。古典生物型不溶解羊红细胞，不凝集鸡红细胞，可被第Ⅳ群噬菌体裂解，而 El Tor 生物型则完全相反。

O139 群与 O1 群之间在抗原性方面无交叉，核苷酸序列分析发现 O139 群失去了 O1 群的 O 抗原基因，出现了一个新基因，大小约 36kb，编码与 O1 群不同的脂多糖抗原和荚膜多糖抗原，但与 O22 和 O155 等群可产生抗原性交叉。在遗传性方面，如核糖型、限制性核酸内切酶酶切电泳图谱、外膜蛋白、毒性基因等则与 O1 群古典生物型和 El Tor 生物型的流行株相似。

（四）抵抗力

该菌不耐酸，在正常胃酸中仅能存活 4 分钟。在淡水及海水中可存活 1 ~ 3 周，有时还可越冬。55℃湿热 15 分钟，100℃煮沸 1 ~ 2 分钟，即可死亡。对氯敏感，0.5ppm（1ppm = 1mg/L）氯 15 分钟能杀死霍乱弧菌。患者排泄物或呕吐物以 1 ∶ 4 比例漂白粉处理，经 1 小时可达到消毒目的。

二、致病性与免疫性

（一）致病物质

霍乱弧菌的致病物质涉及染色体上多个基因，主要包括由 Tox R 蛋白调控的 *ctxA*、*ctxB*、*tcpA*、*zot*、*acf*、*hap* 等基因。

1. 霍乱肠毒素　是目前已知致泻毒素中最为强烈的毒素，是肠毒素的典型代表。为由一个 A 亚单位（分子量为 27.2kDa）和 5 个相同的 B 亚单位（每个亚单位分子量为 11.7kDa）构成的一个热不稳定的多聚体蛋白，分别由结构基因 *ctxA*（cholera toxin A）和 *ctxB* 编码。B 亚单位可与小肠黏膜上皮细胞的 GM1 神经节苷脂受体结合，介导 A 亚单位进入细胞内。A 亚单位在发挥毒性作用前需经蛋白酶裂解为 A1 和 A2 两条多肽。A1 作为腺苷二磷酸核糖基转移酶可使 NAD（烟酰胺腺嘌呤二核苷酸，辅酶Ⅰ）上的腺苷二磷酸核糖转移到 G 蛋白上，称为 Gs，Gs 的活化可使细胞内的 cAMP 水平升高，使其主动分泌 Na^+、K^+、HCO_3^-，造成 H_2O 吸收减少以致大量肠液潴留于肠腔内，患者出现严重的腹泻与呕吐症状。

2. 鞭毛、菌毛及其他毒力因子　霍乱弧菌的单鞭毛运动有助于细菌穿过肠黏膜表面黏液层从而接近肠壁上皮细胞。普通菌毛是细菌定居于小肠所必需的因子，只有黏附定居后方可致病。与此相关的基因有 *tcpA*（toxin coregulated pilus A）和 *acf*（accessory colonization factor）。*tcpA* 编码菌毛蛋白中一个分子量为 20.5kDa 的重要亚单位；*acf* 编码黏附素；实验发现 *tcpA* 失活后，变异株即失去定居和致泻功能。O139 群除了具有上述 O1 群的致病物质和相关基因外，还存在多糖荚膜和特殊LPS 毒性决定簇，其功能为抵抗血清中杀菌物质和黏附到小肠黏膜上，而不表达 LPS 决定簇和荚膜的 TnphoA 突变株则对血清中的杀菌物质敏感。

（二）所致疾病

霍乱弧菌引起的霍乱属烈性肠道传染病，为我国甲类法定传染病。人类是霍乱弧菌的唯一自然易感宿主，患者及地方性流行区的无症状感染者是重要传染源。

其传播途径主要是通过污染的水源或未煮熟食物（如海产品、蔬菜）经口摄入。居住拥挤，卫生状况差，特别是公用水源污染是导致霍乱暴发流行的重要因素。人与人之间的直接传播并不常见。在正常胃酸条件下，需要摄入大于 $10^8 \sim 10^{10}$ 个细菌方能引起感染；但在胃酸减少时，感染剂量可减少到 $10^3 \sim 10^5$ 个细菌。任何能降低胃中酸度的药物或其他因素，都可能使人对霍乱弧菌感染的敏感性增加。

霍乱弧菌到达小肠后黏附于肠黏膜表面并迅速繁殖，不侵入肠上皮细胞和肠腺，细菌在繁殖过程中产生肠毒素致病。O1 群霍乱弧菌感染可从无症状或轻型腹泻到严重的致死性腹泻。霍乱弧菌古典生物型所致疾病较 El Tor 弧菌严重。典型的病例一般在吞食细菌后 2 ~ 3 天突然出现剧烈腹泻和呕吐，在最严重时，每小时失水量可高达 1 升，排出米泔水样的腹泻物。由于水分和电解质的大量丧失而导致失水、代谢性酸中毒、低碱血症、低容量性休克及心律不齐和肾衰竭，如未接受治疗处理，患者死亡率高达 60%，若及时给患者补充液体及电解质，死亡率可小于 1%。O139 群弧菌感染比 O1 群弧菌严重，表现为脱水严重和死亡率高，并且成人病例大于 70%；而 O1 群弧菌流行高峰期，儿童病例约占 60%。

病愈后一些患者可短期带菌，一般不超过 2 周，个别 El Tor 型感染患者在病后可带菌长达数月或数年。细菌主要存在于胆囊中。

> **案例 11-1 提示：**
> 　患病的人群中有 6 人到过国外霍乱疫区，且有 1 人在婚宴中承担食品制作工作，70 名患者相继出现腹泻、呕吐、腹痛症状，且粪便为"米泔水样便"，最可能的病原菌是霍乱弧菌。
> 　同时需做沙门菌、志贺氏菌、致病性大肠埃希氏菌的系统微生物学检查以进行鉴别。

（三）免疫性

霍乱患者在病后机体可获得牢固免疫力，再感染少见。患者在发病数月后，血液和肠腔中可出现保护性的抗菌抗体及抗肠毒素抗体。抗菌抗体主要针对 O 抗原，抗肠毒素抗体主要针对霍乱肠毒素 B 亚单位。该菌引起的肠道局部黏膜免疫是霍乱保护性免疫的基础。抗 H 抗体无保护作用。肠腔中的 SIgA 可以凝集黏膜表面的病菌，使其失去动力；可与菌毛等黏附因子结合，阻止该菌黏附至肠黏膜上皮细胞；可与霍乱肠毒素 B 亚单位结合，从而阻断肠毒素与小肠上皮细胞受体的作用。

O139 群感染的患者大多数为成人，表明由 O1 群既往感染获得的免疫力对 O139 群感染无交叉保护作用。O139 群感染后获得的免疫应答与 O1 群基本一致。家兔肠道结扎实验和小鼠攻击实验证明，O139 群的保护性免疫是以针对脂多糖和荚膜多糖的抗菌免疫为主，抗毒素免疫为辅。O1 群脂多糖 O 抗原与 O139 群存在显著差异，并且 O1 群还缺少荚膜多糖表面抗原，故其引起的免疫应答不能对 O139 群感染产生交叉保护作用。

三、微生物学检查

霍乱属烈性传染病，对首例患者的病原学诊断应快速、准确，并及时作疫情报告。在流行期间，典型患者的诊断并不困难；但散在的、轻型病例应该与其他原因的腹泻相区别。

1. 标本 患者的粪便、肛拭子、呕吐物，流行病学调查还包括水样。霍乱弧菌不耐酸及干燥。为了避免因粪便发酵产酸而使病菌灭活，采集的标本应及时培养或放入 Cary-Blair 保存液中运输；肠道细菌常用的甘油盐水缓冲保存液不适用于霍乱弧菌。

2. 直接镜检 弧菌为革兰氏染色阴性。用悬滴法可以观察到细菌呈穿梭样运动有助于诊断。

3. 分离培养 将标本首先接种于碱性蛋白胨水增菌，37℃孵育 6～8 小时后直接镜检并做分离培养。目前常用的选择培养基为 TCBS，该培养基含有硫代硫酸盐、枸橼酸盐、胆盐及蔗糖，因霍乱弧菌分解蔗糖而表现为黄色菌落。挑选可疑菌落进行生化反应以及与 O1 群多价和单价血清做玻片凝集反应。目前还需要与 O139 群抗血清做凝集反应。

> **案例 11-1 提示：**
> 　　为明确诊断，需取"米泔水样便"或肛拭子，将标本接种在碱性蛋白胨水中 37℃增菌 6～8 小时，划线接种在 TCBS 选择培养基中，根据菌落形态学特征和生化反应特性，确诊该病原菌为霍乱弧菌，最后做血清型鉴定（此项工作必须在国家实验室生物安全标准规定的实验室进行）。

四、防治原则

改善卫生环境，加强水源和粪便管理；养成良好的个人卫生习惯，不生食贝壳类海产品等是预防霍乱弧菌感染和流行的重要措施。

我国曾经长期使用 O1 群霍乱弧菌的死疫苗肌内注射进行预防，虽可增强人群的特异性免疫力，但其保护力仅为 50% 左右，并且血清抗体持续时间较短，仅为 3～6 个月。认识到肠道黏膜免疫对霍乱预防起主要作用后，霍乱疫苗预防的重点已转移至研制口服菌苗的方向上，包括 B 亚单位 - 全菌灭活口服疫苗（RCTB-WCV）、基因工程减毒活疫苗（用基因工程技术去除 O1 群霍乱弧菌野生株 DNA 中大部分毒力基因的活疫苗）、带有霍乱弧菌几个主要保护性抗原的基因工程疫苗等。其中，前两种疫苗已经进行过大规模人群试验，且在某些国家已获准使用。O139 群尚无预防性疫苗，候选疫苗正在研制当中，研究思路是制成包括预防 O1 群和 O139 群霍乱弧菌感染的二价菌苗。

大量快速补充液体和电解质，及时使用抗生素是治疗霍乱的关键。抗生素的使用可减少外毒素的产生和持续腹泻，加速细菌的清除，用于治疗霍乱的抗菌药物有四环素、多西环素、呋喃唑酮、氯霉素和复方磺胺甲噁唑 / 甲氧苄啶（SMZ/TMP）等。但目前带有多重耐药质粒的菌株在不断增加，且 O139 群的耐药性要强于 O1 群，给治疗带来了一定困难。

第二节　副溶血性弧菌

副溶血性弧菌（*V. paraheamolyticus*）是 1950 年从日本一次暴发性食物中毒病例中分离得到的。该菌存在于近海的海水、海底沉积物，以及鱼类、贝壳等海产品中。根据菌体 O 抗原不同，现发现 13 个血清群。该菌主要引起食物中毒，以日本、东南亚、美国及我国台湾省多见，也是我国大陆沿海地区引起食物中毒最常见的一种病原菌。

一、生物学特性

副溶血性弧菌与霍乱弧菌的最显著的差别是嗜盐性（halophilic），含 3.5%NaCl 的培养基最为适宜，无盐则不能生长，在盐浓度不适宜的培养基中，副溶血性弧菌呈长杆状或球杆状等多种形态。该菌不耐热，90℃ 1 分钟即被杀死；不耐酸，在 1% 醋酸或 50% 食醋中 1 分钟死亡。

该菌在普通血平板（含羊、兔或马等血液）上不溶血或只产生 α 溶血，但在特定条件下，某些菌株在含高盐（7%）的人 O 型血或兔血平板上以及以 D- 甘露醇作为碳源的 Wagatsuma 琼脂平板上可产生 β 溶血，称为神奈川现象（Kanagawa phenomenon，KP）。日本学者检测了 3370 株副溶血性弧菌，来自患者的菌株 96.5% 为 KP+，而来自海产品及海水的菌株仅 1% 阳性。

二、致 病 性

副溶血性弧菌引起食物中毒的致病机制尚待阐明。KP⁺菌株为致病性菌株基本肯定。现已从 KP⁺菌株分离出两种致病因子，其一为耐热直接溶血素（thermostable direct hemolysin，TDH），动物实验表明，其具有细胞毒和心脏毒两种作用。基因为双拷贝（*tdh1* 和 *tdh2*），KP 实验中的溶血现象即由 *tdh2* 位点决定。最近的研究表明，*tdh* 基因家族也广泛存在于人类致病性弧菌中，如大多数霍利斯弧菌菌株（*V. hollisae*）和某些拟态弧菌菌株（*V. mimicus*）。非 O1 群霍乱弧菌中也存在同源性 93%～96% 的 *tdh* 相关基因，提示该基因与致病关系密切。另一致病因子为耐热相关溶血素（thermostable related hemolysin，TRH），生物学功能与 TDH 相似，其基因与 *tdh* 同源性为 68%。

其他致病物质可能还包括黏附素和黏液素酶。

该菌引起的食物中毒系经烹饪不当的海产品或盐腌制品传播。常见的有海蜇、海虾、海鱼及各种贝类，因食物容器或砧板生熟不分污染该菌后，也可发生食物中毒。该病常年均可发生，潜伏期为 5～72 小时，平均为 24 小时，可从自限性腹泻至中度霍乱样病症，表现有腹痛、腹泻、呕吐和低热，粪便多为水样，少数为血水样，恢复较快，病后免疫力不强，可重复感染。

三、微生物学检查与防治原则

采集患者粪便、肛拭或剩余食物等标本，直接分离培养于 SS 琼脂平板或嗜盐菌选择平板。如出现可疑菌落，应进一步做嗜盐性试验与和生化反应，最后用诊断血清进行鉴定。最近用基因探针杂交及 PCR 快速诊断法，可直接从原始食物标本或腹泻标本中检测耐热毒素基因。

可用抗菌药物治疗，如庆大霉素或复方磺胺甲噁唑/氧苄啶，严重病例需输液和补充电解质。

Summary

The *vibrio* are a large short and small bacteria.They are curved G⁻ rods bacilli will a polar flagellum.They are composed of more than 119 species among the total at least 12 species that have been related to human infections.

V. cholerae serogroup O1 has caused seven major pandemics of cholera since 1817. *V. cholera* serogroup O139 was found in south India and spread rapidly to other countries.

V. cholerae can produce cholera enterotoxin and possess other virulence factors.The primary clinical manifestations of cholera consist of vomiting and profuse diarrhoea with rice water stool.The diagnosis of cholera is based on clinical features，microbiological examination and epidemiology.The treatment includes oral rehydration and tetracycline.

Cholera is fervent infectious disease so must be reported immediately as soon as it is diagnosed.

（姚淑娟）

进一步阅读文献

Harvey RA，Cornelissen CN，Fisher BD. Microbiology [M]. 3rd ed. Beijing：Peking University Medical Press，2013:121-123.

笔记栏

第十二章 螺杆菌属

幽门螺杆菌

案例 12-1

患者，男，42 岁。慢性胃炎病史 2 年，近半月加重，经纤维胃镜检查，胃活检组织中分离到革兰氏阴性 S 形细菌，菌体一端或两端可有多根带鞘鞭毛，运动活泼。快速尿素酶分解试验阳性。

思考题：

该患者症状是否与 S 形细菌感染有关？进一步的危害是什么？

螺杆菌属（*Helicobacter*）是从弯曲菌属中划分出来的新菌属，目前已有 20 余种正式命名的螺杆菌，分成胃螺杆菌和肠肝螺杆菌两大类。代表菌种是幽门螺杆菌（*Helicobacter pylori*，Hp），该菌是慢性胃炎的主要病原体，与消化性溃疡和胃腺癌的发生密切相关，是一级致癌因子。1982 年由澳大利亚学者 Robin Warren 和 Barry Marshall 发现此菌，并因此获得了 2005 年诺贝尔生理学或医学奖。

一、生物学性状

幽门螺杆菌为革兰氏阴性，菌体大小为（0.5～1.0）μm×（2.0～4.0）μm。菌体弯曲成弧形、S 形或海鸥状，传代培养后可变成杆状或球形。菌体一端或两端可有多根带鞘鞭毛，运动活泼（图 12-1）。

案例 12-1 提示：

胃活检组织中分离到革兰氏阴性弧形、S 形或海鸥状细菌，菌体一端或两端可有多根带鞘鞭毛，运动活泼。诊断可能是幽门螺杆菌感染。

图 12-1 幽门螺杆菌
A. 电镜；B. 光镜

幽门螺杆菌为微需氧菌，在 85% N_2，10%CO_2 和 5%O_2 的气体环境中生长良好。营养要求较高，在固体培养基中需要加入 10% 的脱纤维羊血，液体培养基中需补充 10% 的小牛血清。原代培养通常需要 3～6 天，甚至更长的时间才能形成针尖状半透明的小菌落。

该菌生化反应不活泼，不分解糖类。尿素酶丰富，可迅速分解尿素释放氨，是鉴定该菌的主要依据之一。过氧化氢酶和氧化酶均为阳性。另外，其具有的碱性磷酸酶、DNA 酶、亮氨酰肽酶等也与其他弯曲菌相区别。

二、致病性与免疫性

　　幽门螺杆菌感染在人群中非常普遍，发展中国家 10 岁前儿童的感染率可达 70% ～ 90%，发达国家成人感染率在 45% 左右。在胃炎、胃溃疡和十二指肠溃疡患者的胃黏膜中，本菌的检出率可高达 80% ～ 100%。幽门螺杆菌的传染源主要是人，传播途径主要是粪 - 口途径。

　　临床证据已经表明，幽门螺杆菌是慢性胃炎的病原体。幽门螺杆菌感染也是大多数胃溃疡和十二指肠溃疡的常见病因。慢性胃炎又是胃腺癌的危险因素，因此幽门螺杆菌感染也与胃窦、胃体部位的胃腺癌关系密切。此外，幽门螺杆菌还和胃黏膜相关 B 细胞淋巴瘤（mucosa-associated lymphoid tissue，MALT）密切相关，针对幽门螺杆菌的治疗可使淋巴瘤得到缓解。目前还认为幽门螺杆菌可能与某些肠道外疾病有关，包括特发性血小板减少性紫癜、缺铁性贫血、心血管疾病和糖尿病等。

　　幽门螺杆菌的致病物质和致病机制目前尚不完全清楚，但其主要致病物质为侵袭因子（尿素酶、鞭毛和菌毛等）和毒素 [空泡毒素 A（vacuolating cytotoxin A，VacA）、细胞毒素相关蛋白 A（cytotoxin associated protein A，CagA 等]。尿素酶通过分解胃黏膜组织渗出的尿素产氨，中和胃酸，形成碱性微环境，形成有利于幽门螺杆菌生存的微环境。幽门螺杆菌通过鞭毛运动穿入胃黏膜表面的稠厚黏液层，到达胃黏膜上皮细胞表面，依靠菌体表面的菌毛或黏附素黏附定植于细胞表面，克服宿主防御机制。幽门螺杆菌可产生两种主要外毒素，即空泡毒素 A（VacA）和细胞毒素相关蛋白 A（CagA）。VacA 可导致胃黏膜上皮细胞产生空泡样病变，诱发人消化性溃疡，人十二指肠溃疡分离的菌株几乎都能产生 VacA。分子流行病学调查显示 CagA$^+$ 菌株感染人群明显增加了胃癌发生的危险性。此外，幽门螺杆菌的感染可刺激机体产生 IL-8、血小板活化因子（PAF），再引起胃酸的大量分泌和胃上皮细胞程序性死亡。

　　幽门螺杆菌的感染可刺激机体产生 IgM、IgG 和 IgA 型抗体，临床观察发现机体产生的局部体液免疫物质并不能将该菌从体内清除；幽门螺杆菌感染也可刺激局部免疫细胞产生多种细胞因子，但作用不同，如 IL-2、IL-6 与抗感染免疫有关，而 IL-8、TNF 等与致病有关。

三、微生物学检查

　　1. 细菌学检查　形态学检查可通过胃黏膜组织切片染色镜检来检测 Hp。常用革兰氏染色和改良吉姆萨（Giemsa）染色，但是 Warthin-Starry 银染法是最敏感的，灵敏度和特异度可达 100%，是 Hp 检测的"金标准"之一。胃黏膜组织切片染色镜检是一种侵入性的诊断方法，故通常不作为常规诊断 Hp 感染的首选。分离培养可将活体组织磨碎后接种于 Skirrow 培养基，经 2 ～ 7 天培养后再进行鉴定。

　　2. 尿素酶检查　可直接用临床活检标本或分离培养物进行快速尿素酶分解试验。一般 2 小时内可检测到尿素酶的碱性产物，临床活检标本的敏感性达 75% ～ 95%，特异性为 100%。也可采用 ^{13}C- 或 ^{14}C- 尿素呼气试验（Hp-urea breath test，Hp-UBT），利用 Hp 可以分解患者口服的标有放射性核素的 ^{13}C- 或 ^{14}C- 尿素，通过仪器检测所产生的标有放射性核素的 CO_2 来进行 Hp 感染的检测。此项检查为非侵入式检测方法，不依赖于内镜，患者依从性好且准确率较高，是 Hp 检测的"金标准"之一，通常也是诊断 Hp 感染的首选方法。

　　3. 免疫学检查　血清学抗体检查可用 ELISA 法检测血清、唾液中的抗幽门螺杆菌抗体和抗尿素酶抗体。但是由于抗体滴度可以持续多年，血清学抗体检查不能区分是既往还是现在的感染，且抗体滴度与疾病的严重程度和治疗效果无关，故一般用于流行病学调查和有症状患者的初步评估。粪便抗原检查采用多克隆抗体检测粪便中的幽门螺杆菌抗原，检测结果具有超过 95% 的灵敏度和特异性。粪便抗原检查是一项新兴的方法，因其简便易行、价格低廉，有望成为检测 Hp 感染和确定抗生素治疗效果的常规检查方法。

4.分子生物学检测 用 16S rRNA 寡核苷酸探针或用 PCR 直接检测幽门螺杆菌 DNA，尤其可以用探针检测到耐药基因和携带 CagA 的致病株。

四、防 治 原 则

疫苗的研制在幽门螺杆菌的防治中具有重要的意义。目前基于该菌主要抗原成分（尿素酶、VacA、CagA 和黏附素）的活载体疫苗及 DNA 疫苗的免疫保护作用在实验动物水平已得到证实，但在人体中的有效性仍有待证实。

根治幽门螺杆菌时，多采用以铋剂或质子泵抑制剂（proton pump inhibitors，PPI）为基础，再加两种抗生素的三联疗法，疗程 7 ～ 14 天。目前推荐的三联疗法是质子泵抑制剂（如奥美拉唑）+ 大环内酯类抗生素（如克拉霉素）+β- 内酰胺类抗生素（如阿莫西林），疗程 10 天，根治率可达85% ～ 98%。此疗法治疗失败最常与克拉霉素抗性相关。甲硝唑也可用于联合治疗，但耐药性很常见。抗生素及疗程的选择应视当地耐药情况而定。如果患者对治疗无反应，应进行药敏试验选择敏感的抗生素。具有杀灭和抑制幽门螺杆菌的药物见表 12-1。

表12-1 具有杀灭和抑制幽门螺杆菌的药物

PPI	奥美拉唑、兰索拉唑、艾美拉唑、雷贝拉唑
铋剂	枸橼酸铋钾（三钾二枸橼酸铋）、果胶铋、碱式碳酸铋（次碳酸铋）
抗生素	克拉霉素、阿莫西林、甲硝唑、替硝唑、呋喃唑酮、喹诺酮类抗生素、四环素

Summary

Helicobacter pylori is a spiral shaped Gram-negative rod. *H. pylori* is associated with chronic gastritis, duodenal ulcer, gastric ulcer, gastric adenocarcinoma, and gastric mucosa-associated lymphoid tissue B-cell lymphomas. In developing countries, the prevalence of infection is 70% ～ 90% in children younger than 10 years old. The pathogen is transmitted by fecal-oral route. The virulence factors include flagella and urease. *H. pylori* creates its own microenvironment by moving into the mucus layer of the stomach by flagella. Within the mucus layer, the microbe is able to avoid low pH levels that would normally kill it. *H. pylori* produces urease to convert urea in the stomach into carbon dioxide and ammonia which help to neutralize the stomach acid. Acute infection can produce an upper gastrointestinal illness with nausea, pain and vomiting. Chronic infection can persist for years to lifetime. Bacteria are cultured using gastric biopsy sample, and it takes 3 ～ 6 days to grow at 37℃ in a microaerophilic environment. Gastric biopsy can be placed on urea containing medium. If *H. pylori* is present, the urease can catalyze the urea and produce ammonia which increases the pH and yields a color change in the medium. Urea breath test is used for detection of *H. pylori* in vivo. When *H. pylori* exists, the bacteria urease converts labeled urea ingested by the patients into $^{14}CO_2$, and $^{14}CO_2$ can be detected in the exhaled breath. Proton pump inhibitors combined with antibiotics are used for treatment.

（张 伟 黄 敏）

进一步阅读文献

1. Thung I, Aramin H, Vavinskaya V, et al. Review article：the global emergence of *Helicobacter pylori* antibiotic resistance[J]. Aliment Pharmacol Ther, 2016, 43（4）：514-533.

2. Murray PR, Rosenthal KS, Pfaller MA. Medical Microbiology [M]. 8th ed. Elsevier, 2016, CHAPTER 28 *Campylobacter* and *Helicobacter*：281-286.

3. Roesler BM, Rabelo-Gonçalves EM, Zeitune JM. Virulence Factors of *Helicobacter pylori*：A Review[J]. Clin Med Insights Gastroenterol, 2014, 27（7）：9-17.

第十三章 厌氧性细菌

厌氧性细菌（anaerobic bacterium）是一大群必须在厌氧环境中才能生长繁殖的细菌，广泛分布于自然界及人和动物的肠道中。根据能否形成芽胞，可将厌氧性细菌分为两大类：厌氧芽胞梭菌属和无芽胞厌氧菌。厌氧芽胞梭菌属的细菌主要引起外源性感染；无芽胞厌氧菌大多为人体正常菌群，主要引起内源性感染。

第一节 厌氧芽胞梭菌属

厌氧芽胞梭菌属（Clostridium）的细菌是一群能形成芽胞的革兰氏阳性粗大杆菌。芽胞一般大于菌体宽度，使细菌膨胀呈梭形，故名梭菌。该菌属中的大多数细菌为专性厌氧菌，广泛分布于自然界及人和动物的肠道。多数为腐物寄生菌，少数为致病菌，如破伤风梭菌、产气荚膜梭菌、肉毒梭菌和艰难梭菌等。在适宜条件下，芽胞发芽形成繁殖体，产生强烈的外毒素和酶，引起人类和动物疾病，如破伤风、气性坏疽、肉毒中毒和假膜性结肠炎等疾病。

一、破伤风梭菌

案例 13-1

患儿，男，7天，在家中接生，因阵发性哭闹、面色发青伴吮乳困难1天到医院就诊。查体：易激惹，哭声紧，牙关紧闭，颈部略有抵抗感，腹肌紧张。脐带未脱，脐窝内有脓性分泌物。入院后抽搐频繁，角弓反张等。

思考题：

1. 该患儿应诊断为什么疾病？依据是什么？
2. 该病如何进行防治？

破伤风梭菌（C. tetani）是引起破伤风的病原菌，为外源性感染。该菌广泛分布于土壤与动物的粪便中，若机体受到外伤、创口被污染或分娩时用不洁器械剪断脐带等，细菌或其芽胞可侵入伤口并生长繁殖，释放毒素引起破伤风。发病后机体呈强直性痉挛、抽搐，可因窒息或呼吸衰竭而死亡。

（一）生物学性状

1. 形态与染色 革兰氏染色阳性，菌体细长，大小为（0.5～1.7）μm×（2.1～18.1）μm。有周鞭毛。芽胞位于菌体顶端，圆形，直径大于菌体呈鼓槌状为本菌典型特征（图13-1）。

2. 培养特性与生化反应 严格厌氧，在血平板上，37℃培养1～2天可见薄膜状爬行生长菌落，菌落呈羽毛状，产生β型溶血。

生化反应不活跃，一般不发酵糖类，不分解蛋白质。

3. 抵抗力 芽胞抵抗力很强，通常100℃ 1小时才被破坏，在干燥的土壤和尘埃中可存活数十年。

（二）致病性与免疫性

1. 感染条件 破伤风梭菌的芽胞可由伤口侵入人体，在局部发芽繁殖产生毒素而致病，伤口的厌氧环境是感染的重要条件：如大面积创伤、烧伤，坏死组织多，局部组织缺血缺氧；伤口窄而深，伴有泥土或异物污染；同时伴有需氧菌或兼性厌氧菌的混合感染。以上原因均可造成有利于破伤风梭菌生长繁殖的厌氧环境。该菌的侵袭力不强，仅在创伤局部繁殖，其致病作用完全有赖于该菌产生的外毒素。

图 13-1 破伤风梭菌

2. 致病物质　破伤风梭菌产生的外毒素有两种，一种是具有溶血作用的破伤风溶血毒素（tetanolysin），功能上与链球菌溶血素 O 相似，但在破伤风疾病中的致病作用尚不清楚；另一种是有致病作用的破伤风痉挛毒素（tetanospasmin），属神经毒素，是引起破伤风的主要致病物质，是一种由质粒编码的分子量为 150kDa 的多肽。释出菌体时，即被细菌蛋白酶裂解为一条分子量约为 50kDa 的轻链（A 链）和一条 100kDa 的重链（B 链），两条肽链借二硫键连接而成。其中，轻链为毒性部分，重链具有结合神经细胞和转运毒素分子的作用。破伤风痉挛毒素毒性作用极强，仅次于肉毒毒素，对人的致死量小于 1μg。该毒素不耐热，65℃ 30 分钟即被破坏，亦可被肠道蛋白酶破坏；免疫原性强，用甲醛作用 4 周可脱毒制成类毒素，用于人工主动免疫。

3. 致病机制　破伤风痉挛毒素对中枢神经系统，尤其是脊髓前角细胞和脑干神经细胞有高度亲和力。由菌体释放的毒素可沿外周运动神经轴突纤维间隙逆行向上进入神经细胞内，经传入神经末梢，到达脊髓前角运动神经元，再逆行至脑干。毒素通过重链与脊髓及脑干组织细胞表面的神经节苷脂结合，进入细胞后，轻链可裂解储存有抑制性神经递质（甘氨酸和 γ- 氨基丁酸）小泡的膜蛋白上的特异性肽键，阻止抑制性神经递质的释放，干扰抑制性神经元的协调作用，使肌肉的兴奋与抑制失调，引起伸肌和屈肌同时发生强烈收缩，骨骼肌出现强直性痉挛。破伤风痉挛毒素也可能通过血液和淋巴循环到达中枢神经系统（图 13-2）。

图 13-2　破伤风痉挛毒素的作用机制

4. 所致疾病　破伤风梭菌感染可引起破伤风，潜伏期从几天至几周不等，潜伏期越短，死亡率越高。新生儿破伤风（七日风、脐带风）尤为常见。破伤风的早期症状有发热、肌肉酸痛、流口水、出汗和易激动等；继而出现全身肌肉痉挛、苦笑面容、牙关紧闭、咀嚼困难、角弓反张等，轻者呼吸困难，重者窒息死亡。

5. 免疫性　破伤风免疫为抗毒素免疫。由于破伤风痉挛毒素毒性极强，能引起破伤风临床症状的毒素量尚不足以引起有效的免疫应答，且毒素一旦与神经系统结合即不再游离，因此不能产生有效的免疫保护作用，病后免疫力不持久。获得抗毒素的有效途径包括接种破伤风类毒素进行主动免疫和注入大剂量抗毒素进行被动免疫。

（三）微生物学检查

伤口直接涂片镜检和厌氧分离培养法阳性率低，诊断意义不大，故一般不做。根据典型临床症状，结合创伤史可作出明确诊断。

> **案例 13-1 提示：**
> 本患儿应诊断为新生儿破伤风，依据：①家中接生，可能存在不洁断脐史；②潜伏期 7 天，有反复抽搐，牙关紧闭，吮乳困难，颈抵抗等典型破伤风症状体征，结合病史可作出明确诊断。

（四）防治原则

1. 一般预防措施　正确处理伤口，迅速彻底清创，防止细菌感染和厌氧微环境的形成；局部使用适量抗生素杀灭细菌，防止毒素的产生；必要时注射人抗破伤风免疫球蛋白（TIG）或破伤风抗毒素。

2. 人工主动免疫　注射精制破伤风类毒素，可刺激机体产生相应的抗毒素。我国采取白百破三联疫苗进行预防接种，可获得对白喉、百日咳、破伤风三种疾病的免疫力。免疫程序为婴儿出生后第 3、4、5 个月连续免疫 3 次，2 岁、7 岁时各加强一次，以建立基础免疫。

3. 人工被动免疫　注射精制破伤风抗毒素（tetanus antitoxin，TAT），可获得被动免疫，剂量为 1500～3000 单位，静脉滴注、肌内注射或伤口周围浸润注射。目前应用的 TAT 是用破伤风类毒素免疫马匹获得的马血清纯化制剂，因此注射前必须做皮肤试验，防止发生血清过敏反应。

4.治疗 对已发病患者应早期、足量使用 TAT，剂量为 10 万～20 万单位；还可注射人破伤风免疫球蛋白（human tetanus immunoglobulin，TIG）进行治疗，注射 TIG 之前不需做皮试；抗菌治疗可采用大剂量青霉素或甲硝唑等。

案例 13-1 提示：

　　对伤口应彻底清创扩创，局部使用抗生素，伤口损伤严重时用 TIG 进行人工被动免疫。特异性治疗应早期、足量使用 TAT，但要注意先做皮试。皮试阳性者可改用 TIG。

二、产气荚膜梭菌

案例 13-2

　　患者，男，48 岁，右上肢外伤后因发热、肿胀、疼痛，继之皮肤变黑而入院。查体：整个右上肢高度肿胀，皮肤紧张，按压皮肤有捻发音，局部伤口有恶臭味。采集坏死组织进行细菌学检查，见革兰氏阳性粗大杆菌，有荚膜。在厌氧血琼脂培养基上菌落有双层溶血环。在牛乳培养基中出现"汹涌发酵"现象。

思考题：

　　1. 本例应诊断为什么疾病？依据是什么？

　　2. 该致病菌的主要生物学特性是什么？

产气荚膜梭菌（*C. perfringens*）广泛存在于土壤、动物与人的肠道中，是引起气性坏疽和食物中毒的病原菌。

（一）生物学性状

1. 形态与染色 革兰氏阳性，粗大杆菌，大小为（1.3～19）μm×（0.6～2.4）μm，两端钝圆，芽胞位于次极端，呈椭圆形，小于菌体。在机体内繁殖能形成荚膜，无鞭毛（图 13-3）。

2. 培养特性与生化反应 厌氧，但不严格。最适生长温度为 42℃，8 分钟可繁殖一代，生长速度极快。在血琼脂平板上，多数菌株有双层溶血环：内环完全溶血，由 θ 毒素引起；外环不完全溶血，由 α 毒素引起。在蛋黄琼脂培养基上，由细菌产生的卵磷脂酶（α 毒素）可分解蛋黄中的卵磷脂，使菌落周围出现乳白色混浊圈；若在培养基中加入相应抗毒素血清，则不出现浑浊，此现象称为 Nagler 反应。

图 13-3　产气荚膜梭菌

本菌代谢十分活跃，可分解多种糖类，产酸产气。在厌氧牛乳培养基中（液面用石蜡封固），能分解牛乳培养基中的乳糖产酸使酪蛋白凝固；同时产生大量气体，将凝固的蛋白质冲成蜂窝状，甚至把棉塞推出管外，气势凶猛，称为"汹涌发酵"（stormy fermentation），是产气荚膜梭菌的重要生化特点之一。

3. 分型 根据产气荚膜梭菌的 4 种主要毒素(α、β、ε、ι)的产生情况，可将产气荚膜梭菌分为 A、B、C、D、E 5 个毒素型，对人致病的主要为 A 型和 C 型。A 型很容易从外界环境中分离到，属于人和动物肠道的正常菌群，可引起气性坏疽、食物中毒；C 型可引起坏死性肠炎；B-E 型主要寄生在动物肠道中。

案例 13-2 提示：

　　该致病菌系产气荚膜梭菌，革兰氏阳性的粗大杆菌，两端钝圆，有荚膜，在牛乳培养基中有"汹涌发酵"现象。在厌氧血琼脂培养基上形成双层溶血环。

（二）致病性与免疫性

1. 致病物质　产气荚膜梭菌的致病物质有荚膜、外毒素和侵袭性酶。可产生 10 余种外毒素，有些外毒素即为胞外酶。

主要毒素中 α 毒素毒性最强，各型均能产生，以 A 型的产量最大，在气性坏疽中起主要作用。α 毒素为卵磷脂酶，能分解细胞膜上磷脂和蛋白质形成的复合物，使多种细胞膜受损，引起溶血、组织坏死；血管内皮细胞损伤，使血管通透性增加，引起局部渗出、水肿、出血和局部坏死等。

多数 A 型菌株和少数 C、D 型菌株还能产生肠毒素，为不耐热蛋白质，100℃即被破坏，作用于回肠和空肠黏膜细胞引起食物中毒。其致病机制为整段肠毒素肽链嵌入细胞膜，使得膜离子运输功能受损，膜的通透性改变，进而引起腹泻。近年来还发现肠毒素可作为超抗原，能大量激活外周血 T 淋巴细胞并释放各种淋巴因子，参与致病作用。

2. 所致疾病

（1）气性坏疽（gas gangrene）：是严重的创伤感染性疾病，60% ～ 80% 由 A 型产气荚膜梭菌引起，除产气荚膜梭菌外，至少还有 5 种其他梭菌也能引起，致病条件同破伤风梭菌。气性坏疽潜伏期短，一般仅为 8 ～ 48 小时，以局部组织坏死、气肿、水肿、恶臭和全身中毒为特征。主要机制为病原菌通过产生多种外毒素和酶，使血管通透性增加、水分渗出，形成局部水肿；同时又能发酵肌肉和组织中的糖类，产生大量气体，造成气肿，进而压迫软组织和血管，影响血液循环，造成组织坏死，并有恶臭味；由于水气夹杂，组织肿胀严重，局部组织胀痛剧烈，手触压局部有握雪感或捻发感。病菌产生的毒素和组织坏死的毒性产物被吸收入血，引起毒血症、休克，死亡率高。

> **案例 13-2 提示：**
> 　　患者有外伤史，右上肢肿胀、疼痛，按压皮肤有捻发音，有组织坏死的恶臭味，并伴有高热等严重的全身中毒症状，结合细菌学检查结果可诊断为气性坏疽。

（2）食物中毒：主要是进食污染大量 A 型产气荚膜梭菌（10^8 ～ 10^9）的密封肉类食物所引起。食入后潜伏期约 10 小时，由肠毒素造成水样腹泻、腹痛、腹胀，无发热，无恶心呕吐，1 ～ 2 天后自愈。

（3）坏死性肠炎：以儿童多见，常因食入大量被该菌污染的食品所引起。由 C 型产气荚膜梭菌引起，致病物质是 β 毒素。该毒素能引起肠道运动神经麻痹和坏死。潜伏期约为 24 小时，起病急，剧烈腹痛和腹泻，肠黏膜出血坏死伴有血便，可并发肠梗阻和肠穿孔，病死率高达 40%。

（三）微生物学检查

气性坏疽发病急剧，病情凶险，需尽快作出诊断。早期诊断能避免患者最终截肢或死亡。

1. 直接涂片镜检　从感染伤口深部取材涂片染色，可见革兰氏染色阳性、两端钝圆的粗大杆菌，并伴有其他杂菌，白细胞少且形态不典型，可初步诊断。

2. 分离培养　可从伤口深处取材或坏死组织悬液接种血平板、牛奶培养基或庖肉培养基，进行厌氧分离培养，观察培养特性，取培养物涂片镜检并做生化鉴定。

3. 动物实验　必要时将分离的可疑细菌培养液 0.5 ～ 1.0ml 给小鼠静脉注射，10 分钟后处死小鼠，置 37℃温箱培养 5 ～ 8 小时，如小鼠体积膨胀，解剖观察脏器有大量气体，尤以肝脏最明显（泡沫肝），有恶臭味，涂片可见大量有荚膜的产气荚膜梭菌即可明确诊断。

4. 食物中毒诊断　发病后 1 日内，取剩余食物或粪便做细菌学检查，若检出每克食物含 10^5 个细菌或每克粪便含 10^6 个细菌可确诊；或采用免疫学方法检测粪便中的肠毒素。

（四）防治原则

对局部感染应尽早施行扩创手术，清除感染创面和坏死组织，必要时截肢以防止病变扩散。采用大剂量青霉素、气性坏疽多价抗毒素与高压氧舱治疗。

三、肉毒梭菌

案例 13-3

　　患者，男，42 岁，喜食发酵豆制品（臭豆腐、豆瓣酱等），近日觉无力、头疼、声音嘶哑、出现复视等症状，无消化道症状。查体：斜视、眼睑下垂等。

思考题：

　　1. 患者是哪种病原体感染？可能引起什么病？

　　2. 该病例首先应与哪类疾病进行鉴别？

　　肉毒梭菌（*C. botulinum*）主要存在于土壤和动物粪便中，在厌氧条件下，产生毒性极强的肉毒毒素而致病，最常见的为肉毒中毒和婴儿肉毒病，病死率很高。

（一）生物学性状

　　1. 形态与染色　革兰氏阳性，粗短杆菌，大小为（4～6）μm×0.9μm。有周鞭毛，芽胞呈椭圆形，大于菌体，位于次极端，使菌体呈汤匙状或网球拍状（图 13-4）。

图 13-4　肉毒梭菌
A. 电镜；B. 光镜

　　2. 培养特性与生化反应　严格厌氧，可在普通琼脂培养基上生长，能产生脂酶，在蛋黄培养基菌落周围出现混浊圈；在血平板上产生 β 溶血；在庖肉培养基中消化肉渣而变黑并有恶臭。分解糖的能力很强，但不分解蛋白质。

　　3. 分型　根据产生毒素的抗原性不同，将肉毒梭菌分为 A～G 等 7 个型，大多数菌株只产生一种型别的毒素。对人致病的主要有 A、B、E、F 型，我国以 A 型为主。

　　4. 抵抗力　芽胞抵抗力强。肉毒毒素不耐热，煮沸 1 分钟即可被破坏。肉毒毒素对酸和蛋白酶的抵抗力较强，口服后不易被胃肠消化液破坏，故可经胃肠道吸收。

（二）致病性

　　1. 致病物质　肉毒毒素是其主要致病物质。肉毒毒素是目前已知最剧烈的神经外毒素，毒性比氰化钾强 1 万倍，小鼠经腹腔注入 LD_{50} 为 0.00625ng。纯化结晶的肉毒毒素 1mg 能杀死 2 亿只小白鼠，对人的致死量约为 0.1μg。肉毒毒素由细菌死亡自溶后释放，为嗜神经毒素，作用于外周胆碱能神经，抑制神经肌肉接头处神经介质乙酰胆碱的释放，导致肌肉麻痹。

　　2. 所致疾病

　　（1）食物中毒：食品在制作过程中被肉毒梭菌芽胞所污染，制成后未彻底灭菌，芽胞在厌氧环境中发芽繁殖，产生毒素，食入已产生毒素又未经加热的食品而发生食物中毒，称为毒素性食物中毒。

引起食物中毒的食物国外以罐头、香肠和腊肉等肉制品为主；在我国由发酵豆制品（臭豆腐、豆瓣酱、豆豉等）引起的占80%以上，发酵面制品（甜面酱等）引起的占10%左右。

肉毒中毒的胃肠道症状很少见，主要为运动神经麻痹。潜伏期可短至数小时，先出现不典型的乏力、头疼等症状，然后从眼肌麻痹开始，出现复视、斜视、眼睑下垂等眼肌麻痹症状；继而出现咀嚼和吞咽困难、口齿不清等口咽部肌肉麻痹症状；直至膈肌麻痹、呼吸困难，导致呼吸衰竭而死亡。很少见肢体麻痹，不发热，神志清楚。如能及时给予相应治疗，病死率可从70%降低到10%。

> **案例 13-3 提示：**
> 　　患者喜食发酵豆制品，近日觉无力、头疼、声音嘶哑、出现复视等症状，查体有斜视、眼睑下垂等。患者可能是肉毒梭菌引起的食物中毒。
> 　　该病例无消化道症状，首先应与神经内科脑神经麻痹性疾病进行鉴别，以免误诊。

（2）婴儿肉毒病：婴儿因其肠道的特殊环境及缺乏能拮抗肉毒梭菌的正常菌群，当食入污染了肉毒梭菌芽胞的食物（如蜂蜜）后，芽胞发芽繁殖，产生毒素被吸收而致病。早期症状为便秘，吸乳和啼哭无力，继而眼睑下垂、吞咽困难，严重者因呼吸肌麻痹可导致死亡。婴儿肉毒病病死率不高（1%～2%）。

（3）创伤肉毒中毒：创口被肉毒梭菌的芽胞污染后，芽胞在局部厌氧环境中发芽并释放肉毒毒素，毒素被吸收后致病。

（三）微生物学检查

微生物学检查主要是检出毒素。食物中毒、婴儿肉毒病可取剩余食物和粪便分离病菌。将可疑食物或呕吐物标本先加热80℃10分钟，杀死标本中所有细菌繁殖体，再进行厌氧培养分离本菌。毒素检查可将培养物滤液或食物上清液分成两份，其中一份加抗毒素，分别注射小鼠腹腔，如果含抗毒素组小鼠得到保护表明有毒素存在。

（四）防治原则

加强食品卫生管理和监督。应注意低温保存食品，防止细菌芽胞发芽繁殖，食品加热80℃20分钟可破坏其毒素。对患者应根据症状尽早作出诊断，迅速注射A、B、E三型多价抗毒素，同时加强护理和对症治疗。

四、艰难梭菌

艰难梭菌（*C. difficile*）是人类肠道中正常菌群之一，是抗生素相关性腹泻和假膜性结肠炎的重要病原菌。

（一）生物学性状

艰难梭菌为革兰氏阳性粗大杆菌，大小为(3.0～16.9)μm×(0.5～1.9)μm。有鞭毛，芽胞卵圆形，位于次极端。专性厌氧，对培养基的要求较高，用环丝氨酸 - 甘露醇等特殊培养基可以从粪便中分离到本菌。

（二）致病性

部分艰难梭菌可产生A、B两种毒素，毒素A为肠毒素，还具有细胞毒性，能趋化中性粒细胞浸润回肠肠壁，释放淋巴因子，导致液体大量分泌和肠壁出血性坏死；毒素B为细胞毒素，能使肌动蛋白解聚，破坏细胞骨架，直接损伤肠壁细胞，致局部肠壁细胞坏死。

艰难梭菌虽为人体肠道中的正常菌群，但数量不多。若机体长期或联合使用多种抗生素后会导致肠道中的部分正常菌群被抑制，发生菌群失调，耐药性艰难梭菌趁机大量繁殖并释放毒素，出现水样腹泻，称为抗生素相关性腹泻（antibiotic-associated diarrhea）。严重者可出现血水样腹泻，并排出假膜，称为假膜性结肠炎（pseudomembranous colitis）。治疗时应立即停用与耐药有关的抗生素，改用敏感药物等。

第二节 无芽胞厌氧菌

案例 13-4

患者，男，28 岁，因肛周脓肿发热 12 天就诊。查体：患者体温（T）38.2℃，白细胞（WBC）12×10^9/L，中性粒细胞为 0.9。脓肿穿刺液黏稠，棕褐色，有恶臭味，脓汁涂片染色可见革兰氏阴性杆菌，无芽胞。一般细菌分离培养为阴性。

思考题：
1. 该患者可能是哪一类细菌感染？
2. 本类细菌感染的特征是什么？

一、生物学性状

无芽胞厌氧菌种类繁多，是一大群专性厌氧繁殖、无芽胞的菌属，包括革兰氏阳性及革兰氏阴性的球菌和杆菌。该菌共有 30 多个菌属，其中与人类疾病相关的有 10 多个属，在人体正常菌群中占绝对优势，广泛分布于人和动物的皮肤、口腔、胃肠道和泌尿生殖道，常引起内源性混合感染，在临床厌氧菌感染中，约 90% 为无芽胞厌氧菌。在所有临床厌氧菌感染中，以类杆菌属（Bacteroides）感染为最重要。

（一）革兰氏阴性厌氧杆菌

革兰氏阴性无芽胞厌氧杆菌有 8 个属，其中类杆菌属中的脆弱类杆菌（B. fragilis）最为重要，占临床厌氧菌分离株的 25%，是直肠部位的正常菌群。为革兰氏染色阴性杆菌，大小不一，形态呈多形性，无芽胞，有荚膜。专性厌氧，除类杆菌在培养基上生长迅速外，其余均生长缓慢。

（二）革兰氏阴性厌氧球菌

革兰氏阴性无芽胞厌氧球菌有 3 个属，其中韦荣球菌属（Veillonella）最重要。为革兰氏染色阴性小球菌，成双排列或短链排列，无芽胞，无鞭毛。严格厌氧，营养要求较高。触酶阴性。是咽喉部主要厌氧菌。

（三）革兰氏阳性厌氧球菌

革兰氏阳性无芽胞厌氧球菌有 5 个属，其中有临床意义的是消化链球菌属（Peptostreptococcus）。为革兰氏染色阳性球菌，不规则成堆或链状，无芽胞，无鞭毛。严格厌氧，主要寄居于阴道，在临床厌氧菌分离株中仅次于脆弱类杆菌。

（四）革兰氏阳性厌氧杆菌

革兰氏阳性无芽胞厌氧杆菌有 7 个属，在临床厌氧菌分离株中占 22%，主要为以下 3 属。

丙酸杆菌属（Propionibacterium）：革兰氏染色阳性多形性杆菌，常呈链状或成簇排列，无鞭毛，无芽胞。严格厌氧，能在普通培养基上生长。触酶阳性。临床常见的是痤疮丙酸杆菌（P. acnes）。

双歧杆菌属（Bifidobacterium）：革兰氏染色阳性杆菌，呈细杆状、球状、链状、棒状和分枝状等，耐酸。无芽胞，无鞭毛，严格厌氧。触酶阴性。双歧杆菌在人类肠道菌群中占很高比例，在婴儿中尤为突出，具有提高免疫力、抗衰老和抗肿瘤作用。只有齿双歧杆菌（B. dentium）与龋齿和牙周炎有关。

真杆菌属（Eubacterium）：革兰氏染色阳性杆菌，单一形态或多形态，无芽胞。有动力或无动力。严格厌氧，生化反应活泼，但生长缓慢，常需培养 7 天。真杆菌是肠道重要的正常菌群，部分与感染有关，但都出现在混合感染中，最常见的为迟钝真杆菌（E. lentum）。

案例 13-4 提示：

本病例涂片染色可见革兰氏阴性无芽胞杆菌，普通培养阴性，应考虑为无芽胞厌氧菌感染。

二、致病性

无芽胞厌氧菌大多为人体正常菌群重要组成部分，其致病力不强，为条件致病菌。

（一）致病条件

无芽胞厌氧菌是寄生于皮肤和黏膜上的正常菌群，引起感染的可能因素：①寄居部位的改变，如手术、拔牙和穿孔等使细菌侵入非正常寄居的部位。②菌群失调，长期联合应用抗生素，破坏了正常菌群的平衡，使体内厌氧菌得到优势增长。③机体免疫力降低，如在治疗中使用激素、免疫抑制剂或 X 线，恶性肿瘤、糖尿病和大面积烧伤等均可造成免疫功能下降。若局部有坏死组织伴局部供血障碍，则易形成厌氧微环境，有助于厌氧菌生长繁殖。

（二）致病物质

无芽胞厌氧菌的毒力主要表现在：①通过荚膜、菌毛等表面结构吸附和侵入上皮细胞和各种组织。②产生多种毒素、胞外酶和可溶性代谢产物，如类杆菌属中的某些菌株可产生肠毒素、胶原酶、蛋白酶、纤溶酶、溶血素、DNA 酶和透明质酸酶等。③改变对氧的耐受性，有些厌氧菌能产生 SOD，有利于在局部的致病作用。

（三）感染特征

无芽胞厌氧菌引起的感染特征，可作为临床诊断厌氧菌感染的参考：①引起的感染为内源性感染，感染部位可遍及全身，无特定病型，大多为化脓性感染，形成局部脓肿或组织坏死，也可侵入血流引起败血症。②分泌物或浓汁黏稠，为乳白色、粉红色、血色或黑色，并伴有恶臭味，有时有气体。③分泌物直接涂片镜检可见细菌，而一般培养则无细菌生长。④氨基糖苷类抗生素如链霉素、卡那霉素、新霉素、庆大霉素等治疗无效。

（四）所致疾病

无芽胞厌氧菌可引起全身不同部位的感染，如口腔感染、呼吸道感染、腹腔感染、女性生殖道和盆腔感染、败血症、中枢神经系统感染等。

败血症：随着近年来抗生素的广泛使用，临床败血症标本中厌氧菌培养阳性率只有 5% 左右，多数为脆弱类杆菌，其次为革兰氏阳性厌氧球菌。原发病灶约 50% 来自胃肠道，20% 来自女性生殖道。病死率为 15% ～ 35%。

口腔感染：无芽胞厌氧菌单一菌或混合感染，是坏死性溃疡性牙龈炎、牙周炎、坏疽性口腔炎等口腔感染的主要病因。主要由消化链球菌、产黑素类杆菌等引起。

呼吸道感染：主要由普雷沃菌属、坏死梭杆菌、核梭杆菌、消化链球菌和脆弱类杆菌。

颅内感染：包括硬膜外和硬膜下脓肿、血栓性静脉炎、脑膜炎和脑脓肿等。主要由革兰氏阴性厌氧杆菌引起。

腹腔及会阴部感染：主要由脆弱类杆菌引起。

女性生殖道感染：主要由消化链球菌属、普雷沃菌属和卟啉单胞菌等引起。

案例 13-4 提示：
本例感染部位在肛门附近，有棕褐色分泌物并伴有恶臭味；分泌物直接涂片镜检可见细菌，而一般培养阴性，符合上述厌氧菌感染的特点。

三、微生物学检查

1. 标本的采集　采集标本时，要尽量避免正常菌群的污染，应选择确定的感染中心部位以严格的无菌技术采集感染深部的渗出液或脓汁。由于厌氧菌对氧极敏感，标本采集后应立即放于特制的容器内，并迅速送检。

2. 直接涂片镜检　脓汁或穿刺液在培养的同时要做直接涂片染色镜检，观察细菌的形态特征、染色性和菌量的多少，供判断结果时参考。

笔记栏

3. 分离培养与鉴定 是证实无芽胞厌氧菌感染的关键方法。应将标本立即接种到营养丰富、新鲜并含有还原剂的培养基或特殊培养基、选择培养基中。标本接种后分别置于37℃有氧和无氧环境中培养48小时。只有在无氧环境中生长而在有氧环境中不生长的才是专性厌氧菌。获得纯培养后，再经生化反应进行鉴定。

四、防治原则

目前对于无芽胞厌氧菌缺乏特异有效的预防方法。注意彻底清洗伤口，去除坏死组织和异物，维持局部良好的血液循环，预防局部出现厌氧环境，是防止厌氧菌生长的重要措施。

直接涂片有细菌，但正常细菌培养无菌生长时，应考虑有厌氧菌感染的可能性。要选择适合治疗厌氧菌的药物，在有条件的情况下，最好根据药敏试验结果选用抗生素，以免耽误治疗。

Summary

Anaerobic bacteria include two categories such as *Clostridium* and non-spore-forming anaerobic bacteria. *Clostridium* usually causes exogenous infection and mainly include *C. tetanus*, *C. perfringens*, *C. botulinum* and *C. difficile*. *C. tetani* is the causative agent of tetanus. The main pathogenic substance for tetanus is tetanospasmin which can lead to the spasming of muscles throughout the body by blocking the release of the inhibitory neurotransmitters at motor nerve endings. Refined tetanus toxoid can be used for prevention and tetanus antitoxin（TAT）can be applied early enough for treatment. *C. perfringens* can cause gas gangrene and food poisoning. The bacteria can produce more than 10 kinds of toxins and extracellular enzymes. The most important aspect for treatment is debridement of the involved area and excision of all devitalized tissue and administration of antimicrobial drugs as well as hyperbaric oxygen. *C. botulinum* can produce highly toxic botulinum toxin. The toxin is the most potent toxin known to mankind and can cause a severe flaccid paralytic disease such as foodborne botulism，wound botulism and infant botulism by inhibiting the release of acetylcholine at neuromuscular junction. *C. difficile* is one kind of the normal flora of the human intestinal tract. *C. difficile* can cause antibiotic associated diarrhea and pseudomembranous. Non-spore-forming anaerobic bacteria belonging to the normal flora of human body，include gram-negative bacilli and cocci，and gram-positive bacilli as well as cocci. The bacteria can cause endogenous infection under the conditions of the dwelling parts changing or flora imbalance or reduced immunity.

（付玉荣）

进一步阅读文献

1. Mendieta L，Granado N，Aguilera J，et al. Fragment C domain of tetanus toxin mitigates methamphetamine neurotoxicity and its motor consequences in mice[J]. Int J Neuropsychopharmacol，2016，19（8）:pyw021.

2. Becker A，Leskau M，Schlingmann-Molina BL，et al. Functionalization of gold-nanoparticles by the *Clostridium perfringens* enterotoxin C-terminus for tumor cell ablation using the gold nanoparticle-mediated laser perforation technique[J]. Sci Rep，2018，8（1）:14963.

3. Sarita R，Ponmariappan S，Sharma A，et al. Development of immunodetection system for botulinum neurotoxin serotype E[J]. Indian J Med Res，2018，147（6）:603-610.

第十四章　分枝杆菌属

分枝杆菌属（*Mycobacterium*）的细菌是细长略带弯曲的杆菌，因为它在生长繁殖时可形成分枝，故称之。本属细菌一般染色不易着色，染色时需加温，并能抵抗盐酸乙醇的脱色，因此又称其为抗酸杆菌。分枝杆菌属主要有结核分枝杆菌、牛分枝杆菌、麻风分枝杆菌这三种致病菌，这三种菌之外的是偶尔致病的非结核分枝杆菌。

第一节　结核分枝杆菌

案例 14-1

　　患者，女，19 岁，就诊时主诉：近一个多月来咳嗽，痰中时有血丝，无胸痛，但有明显乏力、消瘦、食欲缺乏、盗汗，自觉午后微热，心悸。查体：体温 38℃，慢性病容。实验室检查：白细胞 8×10^9/L，血沉 70mm/h。X 线透视右肺尖有多发小斑片状阴影，边缘模糊。取清晨咳痰行抗酸染色，镜下可见红色细长弯曲的杆菌。

思考题：

　　1. 引起本病最可能的病菌是什么？还需做哪些微生物学检查以确定诊断？

　　2. 该菌是如何传播的？所致疾病怎样进行特异性预防？

结核分枝杆菌（*M. tuberculosis*）简称结核杆菌或结核菌。1882 年德国微生物学家科赫（Robert Koch）发现并证实结核分枝杆菌是结核病的病原菌，1905 年他因此荣获诺贝尔奖。此菌可侵犯全身各个器官，但以肺结核最常见。据世界卫生组织（WHO）报道，2016 年全球新发现结核患者 1040 万，其中我国为 90 万，全球死亡病例 167 万，其中我国为 5 万。

一、生物学性状

（一）形态与染色

典型的结核分枝杆菌形态细长，稍有弯曲，长约 4.0μm，宽约 0.4μm，有时可见分枝状。有荚膜，无芽胞，无鞭毛。在结核性脓肿和痰等标本中有时可见非抗酸性革兰氏阳性颗粒，过去称为莫赫（Much）颗粒，现认为是 L 型结核菌。在溶菌酶、青霉素和某些抗结核药物的作用下，均可导致细菌变为 L 型而呈多形性。

结核分枝杆菌为革兰氏阳性细菌，但细胞壁含大量脂质，革兰氏染色不易着色。经石炭酸复红加温着色后，能抵抗盐酸乙醇脱色，此种特性称为抗酸性。齐 - 尼（Ziehl-Neelsen）染色法为最常用的一种抗酸染色方法，经此法染色后，结核分枝杆菌呈红色，而标本中其他细菌、细胞、杂质等均呈蓝色（图 14-1）。

图 14-1　结核分枝杆菌（抗酸染色）

（二）培养特性

结核分枝杆菌为专性需氧菌，营养要求较高。初次培养常用罗氏（Lowenstein-Jensen）培养基，内含鸡蛋、甘油、孔雀绿、天冬酰胺、马铃薯及无机盐类等。鸡蛋提供脂肪酸和蛋白质。甘油提供碳源和能量。孔雀绿可抑制杂菌生长，便于分离和长期培养。天冬酰胺和马铃薯提供氮源和维生素。因结核分枝杆菌细胞壁的脂质含量较高，影响营养物质的吸收，故生长繁殖缓慢，一般繁殖一代需 18 小时左右，在 35 ~ 37℃，5% ~ 10% CO_2 条件下，接种后培养 3 ~ 4 周才出现肉眼可见的乳酪色或米黄色菌落，表面干燥、粗糙，呈颗粒状、结节或菜花状。在液体培养基中呈粗糙皱纹状菌膜生长，若在液体培养基内加入 Tween-80，可降低结核分枝杆菌表面的疏水性，细菌呈均匀分散生长，有利于做药物敏感试验等。

（三）生化反应

该菌不发酵糖类，中性红试验阳性，触酶试验阳性，耐热触酶试验为阴性。与牛结核分枝杆菌的区别是人型能合成烟酸，还原硝酸盐，而牛型则不能。

> 案例 14-1 提示：
>
> 痰涂片抗酸染色见红色细长杆菌，可初步确定为结核分枝杆菌。再将集菌后的标本接种于罗氏培养基 35～37℃培养，每周观察生长情况，通常 3～4 周长出肉眼可见的粗糙型菌落。根据细菌的生长速度、菌落特征、抗酸性染色、生化反应等作出判断。

（四）抵抗力

因细胞壁含大量脂质，所以结核分枝杆菌对理化因素的抵抗力较一般致病菌强。在干燥痰中能存活半年以上。在 6% H_2SO_4、3% HCl 或 4% NaOH 中 30 分钟其活力不受影响，故常用酸碱处理有杂菌污染的标本，以此分离结核分枝杆菌。该菌对 1：13 000 孔雀绿和 1：75 000 结晶紫有抵抗力，故在培养基中加入上述染料可抑制杂菌生长。湿热（62～63℃ 15 分钟）、紫外线（日光照射 2～7 小时）、乙醇（75% 乙醇 2 分钟）可将该菌杀死，故结核患者的衣物、寝具等应常在日光下消毒。结核分枝杆菌对链霉素、异烟肼、利福平、乙胺丁醇、卡那霉素、对氨基水杨酸等抗结核药物敏感，但长期用药易出现耐药性。

（五）变异性

结核分枝杆菌在环境变化或药物作用时容易发生形态、菌落、毒力及耐药性等变异。卡介苗就是毒力变异株，是将有毒的牛结核分枝杆菌培养于含甘油、胆汁、马铃薯的培养基中，经 13 年 230 次传代而获得的减毒活菌株，现广泛用于人类结核病的预防。

二、致病性与免疫性

结核分枝杆菌致病主要与细菌菌体成分以及机体产生的超敏反应有关。

（一）致病物质

1. 脂质 结核分枝杆菌脂质含量与其细菌毒力密切相关，也导致了细菌的抗酸性、生长缓慢，以及对外界不良理化因素的高抵抗力。其细胞壁中的脂质含量约占细胞壁干重的 60%，它们成分复杂，大多与蛋白质或多糖结合成复合物存在于细胞壁中。其中比较重要的成分有：①分枝菌酸（mycolic acids）：是一组脂肪酸，可与阿拉伯半乳聚糖及肽聚糖一起形成疏水的细菌屏障，并对某些药物产生抵抗力。②索状因子（cord factor）：成分为 6,6'- 双分枝菌酸藻糖（trehalose-6,6'-dimycolate），被认为与细菌的索状生长有关，它还有高毒力及强佐剂作用。索状因子可破坏线粒体膜，从而影响电子在呼吸链的传递。该因子虽可激活巨噬细胞，但有利于细菌在巨噬细胞中的生存，抑制白细胞的游走，引起慢性肉芽肿。③硫酸脑苷酯（sulfolipid）：抑制细胞溶酶体与吞噬体的融合，有利于细菌在吞噬细胞中的生存。④富含甘露糖的脂阿拉伯甘露聚糖（lipoarabinomannan）：抑制巨噬细胞的吞噬作用及抑制 T 细胞的增殖活化。

2. 蛋白质 结核分枝杆菌含有多种蛋白质，结核菌素是其中的主要成分，能与脂质结合而使机体发生迟发型超敏反应。菌体蛋白质有抗原性，能刺激机体产生相应抗体。

3. 多糖 主要有阿拉伯半乳聚糖及荚膜多糖等，荚膜多糖的主要成分为 α- 糖苷及阿拉伯甘露聚糖。多糖可与脂质结合存在于细胞壁中。

（二）所致疾病

结核分枝杆菌可经呼吸道、消化道、破损的皮肤黏膜等多种途径进入机体，侵犯多种组织器官，引起相应部位的结核病，其中以通过呼吸道引起的肺结核最为常见。传染源主要是排菌的肺结核患者，尤其是痰涂片阳性、未经治疗的患者。

1. 肺部感染　由于感染菌的毒力、数量、侵入次数和机体的免疫状态不同，肺结核分为原发感染和继发感染两大类。

（1）原发感染：多发生于儿童及未受过感染的成人，是首次感染结核分枝杆菌后引起的。细菌进入肺泡后即被巨噬细胞吞噬，由于菌体成分含有大量脂质，可抵抗巨噬细胞溶酶体酶的杀菌作用，而在其中生长繁殖，导致巨噬细胞裂解，释放出的大量细菌在肺泡中引起渗出性炎症，称为原发灶。初次感染的机体因缺乏特异性免疫，原发灶内的细菌常经淋巴管到达肺门淋巴结，引起肺门淋巴结肿大。与此同时，灶内巨噬细胞将特异性抗原递呈给周围淋巴细胞。感染 3 ～ 6 周后，机体产生特异性细胞免疫，同时也出现超敏反应，原发病灶被吸收、纤维化、钙化。若病灶没有被完全吸收，其内仍有一定量的结核分枝杆菌长期潜伏，也成为以后内源性感染的来源。

（2）继发感染：多发生于成人，病变亦以肺部为多见。病菌可以是外来的（外源性感染）或是原来潜伏在原发病灶内的（内源性感染）。由于机体曾感染过结核分枝杆菌，有特异性细胞免疫，故继发感染的特点是肺门淋巴结不肿大，结核病灶局限，多见于肺尖部。但对抵抗力弱的群体及免疫功能受损者，则易出现广泛的病变、空洞和播散。

典型肺结核起病缓慢，病程较长，可有咳嗽、咳痰、咯血、胸痛、呼吸困难、低热、乏力、盗汗、食欲缺乏及体重减轻等症状。但多数感染者常无明显症状，仅在健康体检时通过 X 线检查发现。

2. 肺外感染　部分患者的结核分枝杆菌可经血液、淋巴液扩散到肺外组织，引起相应组织器官的结核病，如脑、肾、骨、关节、生殖器官等部位的结核。当痰菌被咽入消化道可引起肠结核、结核性腹膜炎；结核分枝杆菌通过感染破损的皮肤可导致皮肤结核。在免疫力极度低下者，如艾滋病患者，结核分枝杆菌则可造成全身播散。

（三）免疫性与超敏反应

人类对结核分枝杆菌的感染率较高。我国 2000 年的调查显示，全年龄组结核菌感染率为44.5%，但发病率较低，这表明人体对该菌有较强的抵抗力。结核分枝杆菌是胞内寄生菌，其免疫主要是细胞免疫。当被结核分枝杆菌致敏的 T 淋巴细胞再次接触该菌或其相应抗原时，可释放多种细胞因子，如 IFN-γ、TNF-α 等，使巨噬细胞聚集在炎症部位，并极大增强巨噬细胞对该菌的杀伤作用。最近研究显示，天然免疫及体液免疫在控制结核分枝杆菌感染中也发挥保护作用。

机体对结核分枝杆菌产生细胞免疫的同时，也产生迟发型超敏反应。这种情况可用科赫现象来说明。将一定量的结核分枝杆菌注入未感染过结核的豚鼠皮下，10 ～ 14 天后，注射局部发生坏死溃疡，深而不愈合，同时附近淋巴结肿大，出现干酪样病变，细菌扩散至全身，表现为特异性细胞免疫尚未建立的原发感染特点。若以同样剂量的结核分枝杆菌经皮下注入曾经感染过少量结核分枝杆菌的豚鼠，24 ～ 48 小时后，注射局部迅速发生坏死、脱落和溃疡，但能迅速愈合，不播散到附近淋巴结和全身，表现为继发感染特点。由此可见，原发感染的豚鼠因无免疫力，导致该菌迅速扩散至全身，而再感染者因有超敏反应产生，故局部反应迅速而强烈（发生坏死），但局部愈合快，病变不扩散，这也是免疫力建立的表现。

结核菌素试验是应用结核菌素进行皮肤试验来测定机体对结核分枝杆菌是否发生迟发型超敏反应（Ⅳ型变态反应）的一种试验，以判断机体是否感染过结核分枝杆菌。

1. 结核菌素试剂　一种为旧结核菌素（old tuberculin，OT），系将结核分枝杆菌培养后经加热、浓缩过滤制成。其主要成分是结核菌蛋白。另一种为纯蛋白衍生物（purified protein derivative，PPD），是 OT 经进一步纯化而成。目前多采用 PPD。

2. 试验方法　常规试验是取 PPD 5 单位，注入前臂掌侧皮内，48 ～ 72 小时后观察结果：硬结＜ 5mm 者为阴性反应，红肿硬结≥ 5mm 者为阳性，≥ 15mm 为强阳性，对临床诊断有意义。

3. 结果分析　阳性反应表明机体已感染过结核分枝杆菌或卡介苗接种成功。强阳性反应则表明可能有活动性结核，应进一步做其他检查。阴性反应表明未感染过结核分枝杆菌或未接种过卡介苗。但有时以下情况可出现假阴性：①结核分枝杆菌感染后需 4 周以上才能出现超敏反应，而受试者处于感染初期；②严重结核病患者已丧失反应性；③细胞免疫功能低下者，如器官移植、艾滋病或肿瘤患者等；④麻疹、水痘等病毒感染者。

4. 实际应用   该试验主要用于：①选择卡介苗接种人群，测定卡介苗接种后的免疫效果，若结核菌素试验阴性则应接种或补种卡介苗，接种后若结核菌素试验已转阳，表明已产生免疫力；②作为婴幼儿（尚未接种卡介苗）结核病诊断的参考；③在未接种卡介苗的人群中做结核分枝杆菌感染的流行病学调查，可了解人群自然感染率；④用于测定肿瘤患者等其细胞免疫功能状况。

三、微生物学检查

结核病的症状和体征往往不典型，虽 X 线检查是重要方法，但确诊仍有赖于微生物学检查。

1. 标本   根据感染部位而定。如肺结核采取咳痰，最好取早晨第一次咳痰，连续 3 天；肾或膀胱结核以无菌导尿或取中段尿液；肠结核取粪便；结核性脑膜炎取脑脊液；脓胸、胸膜炎、腹膜炎或骨髓结核等则穿刺取脓汁或分泌物。待检标本一般应先集菌后检查。痰、尿、粪便等污染标本需经 4% NaOH 处理，处理后的材料再离心沉淀，取沉淀物涂片染色镜检。若需进一步作培养或动物接种，应先用酸中和后再离心沉淀。

2. 直接涂片镜检   标本直接涂片或集菌后涂片，抗酸染色，找到抗酸染色阳性杆菌，经复查后即可初步诊断。

3. 分离培养   将经集菌并中和后的标本接种于罗氏培养基 35 ～ 37℃培养，每周观察生长情况，通常 3 ～ 4 周长出肉眼可见的粗糙型菌落。根据细菌的生长速度、菌落特征、产色素情况、抗酸染色及生化反应等特征作出判断。由于抗结核药物的使用，患者标本中可分离出结核分枝杆菌 L 型，故多次检出 L 型亦可作为结核病活动的判断标准之一。痰培养比涂片敏感，少至 10 个 /ml 的结核分枝杆菌也可被检出。通常情况下，该菌分离培养的敏感性约为 80%，特异性约为 98%。

4. 动物试验   常用豚鼠鉴别疑似结核分枝杆菌的标本或进行毒力测定。取经浓缩集菌处理的样本注射于豚鼠腹股沟皮下，经 3 ～ 4 周饲养观察，如出现局部淋巴结肿大、消瘦或结核菌素试验阳性，可及时剖检，并涂片镜检或分离培养。

5. 快速诊断   一般涂片检查菌数需达 5×10^3 ～ 1×10^4/ml，培养需 10 ～ 100/ml，标本中细菌少于此数时不易获得阳性结果，且培养需时较长。对菌量少或细菌发生 L 型变异而不易培养成功的标本，目前采用 PCR 方法，特异性可达 99%。PCR 技术能特异性地扩增结核分枝杆菌核酸片断达到鉴定结核分枝杆菌的目的，灵敏度高，并在 1 天内可获得结果，但 PCR 过程中应注意外源污染等问题，防止出现假阳性结果。也可使用 BACTEC 法，将样品放入以 ^{14}C 棕榈酸作碳源的分枝杆菌培养基，测量在细菌代谢过程中所产生的 $^{14}CO_2$ 量，推算出标本中是否有分枝杆菌，结合抗酸染色等其他方法，2 ～ 3 周内就可出报告。此外，可用 ELISA 法检测结核分枝杆菌的抗原及抗体。基因检测技术也可用于结核分枝杆菌耐药性基因的检测。

6. γ- 干扰素释放试验（interferon-gamma release assay，IGRA）   是利用结核分枝杆菌两种抗原刺激受检者 T 细胞，然后测定 T 细胞释放的 IFN-γ 水平，高水平 IFN-γ 的释放提示感染过结核分枝杆菌。该试验可区分结核分枝杆菌感染和卡介苗接种。

四、防治原则

1. 预防   除对结核病患者早期发现、隔离和治疗外，卡介苗接种是预防结核病的有效措施。据统计，未接种组的发病率比接种组高 4 ～ 5 倍，婴儿因免疫力低，为卡介苗接种的主要对象。目前我国把儿童接种卡介苗预防结核病纳入儿童计划免疫的项目，规定新生儿出生后即接种卡介苗。结核菌素试验阴性的儿童可补种或复种。接种后免疫力可维持 3 ～ 4 年。但卡介苗对成人的保护力不高。

> **案例 14-1 提示：**
> 接种卡介苗预防结核病。接种对象为新生儿和结核菌素试验阴性的儿童。接种后 6 ～ 8 周结核菌素试验转为阳性表示接种成功，否则需再次接种。

2. 治疗   常用药物有异烟肼、利福平、吡嗪酰胺、链霉素、乙胺丁醇、对氨基水杨酸钠等。为避免耐药菌株的产生，强调抗结核治疗应坚持早期、规律、全程、适量、联合和使用敏感药物的原则。

患者体内分离的结核分枝杆菌在治疗中应先做药敏试验，以指导临床治疗。各种抗结核药物的联合应用具有协同作用，可有效降低耐药性的产生，减少毒性。

第二节　牛分枝杆菌

牛分枝杆菌（*M. bovis*）在生长特性、化学组成等方面与结核分枝杆菌相似。该菌本为牛的致病菌，引起牛的结核感染，而人由于食入未经消毒或已污染了此菌的乳制品及肉类也可被感染，偶尔也可通过破损的皮肤黏膜引起感染。相关工种的工人是高危人群，儿童及 HIV 感染者也相对易感。牛分枝杆菌可引起消化系统、泌尿生殖系统、腹腔及淋巴结感染。如由呼吸道吸入，亦可发生肺部感染。在临床上，与结核分枝杆菌引起的各种感染难以区别，鉴别主要依靠病原菌的分离鉴定。牛分枝杆菌所引起的疾病的治疗与结核分枝杆菌类似。对动物及人可用其减毒株 BCG 进行预防接种，减少发病率。对牛奶等奶制品应严格实施巴氏消毒。若牛的结核菌素试验阳性，表明其已被感染，应加以控制，这样可大大降低发病率。

第三节　麻风分枝杆菌

麻风分枝杆菌（*M. leprae*），俗称麻风杆菌，是麻风病的病原菌，1873 年由挪威学者汉森（Gerhard-Henrik Armauer Hansen）首先从患者皮肤结节中发现。麻风是一种皮肤和外周神经受累的慢性传染病，主要通过破损的皮肤、黏膜及呼吸道传播。麻风病流行地区广泛，主要分布于亚洲（印度）、非洲和拉丁美洲，根据 WHO 统计，2014 年全世界新发病例 21.4 万，其中我国新发病例 823 例，我国新发患者多数分布在云南、四川和贵州等地。

一、生物学性状

1. 形态与染色　麻风分枝杆菌的形态、染色与结核分枝杆菌相似。细长略弯曲，常呈束状排列，治疗后常出现短杆状、颗粒状等多形性。无芽胞、无鞭毛、革兰氏染色阳性、抗酸染色阳性。麻风分枝杆菌是一种典型的专性细胞内寄生菌，将患者渗出物标本涂片，可见有大量麻风分枝杆菌存在的感染细胞（巨噬细胞等），这种细胞的胞质呈泡沫状，故称为泡沫细胞（foam cell）或麻风细胞，这一特性对区分麻风分枝杆菌与结核分枝杆菌具有重要的意义。

2. 培养特性　麻风分枝杆菌迄今仍不能在体外进行人工培养，将组织中获得的麻风分枝杆菌感染小鼠足垫，并降低足垫温度可见麻风分枝杆菌生长并能传代。此方法可用于麻风分枝杆菌的药物筛选和免疫防治研究。南美一种野生动物犰狳也可作为研究麻风的动物模型和繁殖该菌的动物，如将组织中获得的麻风分枝杆菌注入犰狳的皮内或静脉，可引起瘤型麻风。

3. 抵抗力　麻风分枝杆菌对干燥和低温有抵抗力。在干燥环境内 7 天仍有繁殖能力。低温环境中存活时间较长。对紫外线和湿热较敏感，阳光直射 3 小时或 60℃ 1 小时，该菌均可失去繁殖能力。

二、致病性与免疫性

麻风分枝杆菌的传染源为带菌者，主要为瘤型麻风及界线类麻风患者。麻风分枝杆菌可经患者口腔、鼻咽黏膜分泌物、皮疹渗出液、血液、乳汁、汗液、痰、精液与阴道分泌液等向体外排出。通过呼吸道、破损的皮肤黏膜或人与人之间的密切接触传播。

人对麻风分枝杆菌的抵抗力较强，以细胞免疫为主。流行地区的人群常呈隐性感染而不发病。麻风分枝杆菌潜伏期长，平均 2～10 年，长者可达数十年。

根据临床表现、细菌学检查、病理变化、机体的免疫状态可将麻风分为四种：瘤型麻风、结核样型麻风、界线类麻风、未定类麻风。瘤型麻风为开放性麻风，传染性强且病情严重，早期皮疹主要为红色或黄红色斑疹，局部触觉、痛觉、温度觉减退或消失，鼻黏膜肿胀、充血，泡沫细胞携带大量未被杀死的细菌播散到全身，引起肝脾等内脏损害。因外周神经的损伤，可引起神经肿大、较软，该神经支配部位有感觉或运动障碍。患者的细胞免疫缺陷而体液免疫正常，血清内有大量自身抗体，与自身破损组织抗原形成免疫复合物沉淀在皮肤或黏膜下，形成麻风结节，面部的结节可融合呈"狮面状"，是重症瘤型麻风的特征性表现。结核样型麻风为良性麻风，病变多发生在皮肤与外周神经，皮肤损害为红色麻木斑，略高起，局部感觉缺失，病理为结核样改变，细菌检查常为阴性，传染性低，细胞免疫正常，很少侵犯内脏。界线类麻风兼有瘤型和结核样型特点，加重则向瘤型麻风发展，变轻则为结核样型麻风，病变部位可见含菌的麻风细胞，有传染性。未定类麻风为麻风病的早期病变，病灶中很少找到麻风分枝杆菌，大多数病例转化为结核样型。

三、微生物学检查

主要是取标本涂片染色镜检。在患者鼻黏膜及皮肤病损处取材，涂片并进行抗酸染色。一般瘤型和界线类患者标本在细胞内找到抗酸染色阳性的麻风分枝杆菌有诊断意义。已有利用麻风分枝杆菌的特异性基因片段，采用 PCR 技术，对麻风病进行实验诊断的报道。

四、防治原则

麻风病目前尚无特异性预防方法，主要靠早期发现、早期隔离进行预防。治疗药物主要有利福平、氨苯砜、氯法齐明（氯苯吩嗪）等。目前采用这三种药物联合治疗，以防止耐药性的产生。本病经规范治疗，效果较好。

第四节 非结核分枝杆菌

非结核分枝杆菌（nontuberculous mycobacteria）是指结核分枝杆菌、牛分枝杆菌与麻风分枝杆菌等以外的分枝杆菌。此类菌多存在于环境中，如土壤、河流中等。其抗原与结核分枝杆菌有交叉，多数不致病或仅为条件致病菌。免疫力低下者通过在环境中与细菌的接触引起结核样病变，对常见的抗结核药物比较耐受。

根据非结核分枝杆菌的生长速率和色素产生情况，Runyon 将非结核分枝杆菌分为四组。

1. 第Ⅰ组 光产色菌（photochromogen），这组细菌多数在37℃生长，生长缓慢，在有光处培养时，菌落呈黄色或橘黄色，表面光滑。在暗处培养时，菌落呈奶油色。对人类有致病作用的有堪萨斯分枝杆菌（M. kansas），引起肺结核病变，常有空洞形成；海分枝杆菌（M. marinum），在水中可通过皮肤损伤处侵入，引起四肢皮肤脓肿和游泳池肉芽肿；猿分枝杆菌（M. simiae），引起人类肺部病变。

2. 第Ⅱ组 暗产色菌（scotochromogen），这组细菌在37℃生长，生长缓慢。有光及在暗处培养时菌落均呈橘红色，表面光滑。对人类有致病作用的是瘰疬分枝杆菌（M. scrofulaceum），引起儿童颈部淋巴结炎。

3. 第Ⅲ组 不产色菌（nonphotochromogen），菌落乳白色，一般不产生色素，大多在37℃生长，生长缓慢，菌落光滑。其中对人类有致病性的是鸟分枝杆菌（M. avium）、胞内分枝杆菌（M. intracellulare），可引起结核样病变。本菌是艾滋病患者常见的机会致病菌。

4. 第Ⅳ组 迅速生长菌（rapid grower），在28℃生长，生长快，培养5～7天即可形成菌落，不产生色素。对人类有致病作用的有偶发分枝杆菌（M. fortuitum），引起皮肤创伤后脓肿；溃疡分枝杆菌（M. ulcerans），可引起皮肤无痛性坏死溃疡；耻垢分枝杆菌（M. smegmatis）常存在于外阴皮脂中，可引起皮肤创伤后感染。检查粪便、尿标本中结核分枝杆菌时应注意其污染。

非结核分枝杆菌目前尚无特异性预防疫苗。其治疗根据药敏结果采取联合药物治疗。

Summary

Mycobacterium tuberculosis is obligate aerobic，acid-fast rod. It is resistance to physical and chemical agents due to the lipid envelop，therefore，it can survive for long time in dried sputum（6～8 months），but sensitive to UV and 75% ethanol. The virulent factor of *M. tuberculosis* is lipids that cause granuloma formation，caseous necrosis，and inhibit leukocyte migration. No endotoxin and no exotoxin are found in the cell. Under certain circumstances，pathogens in droplets are inhaled，then establish and proliferate in the host lung，they may also disseminate to other organs. Reactivation of dormant foci or exogenous infection can lead to reinfection. Host cellular immunity is important for the protection. The disease can be diagnosed by skin testing for delayed hypersensitivity with PPD（purified protein derivative）. Skin test should be read in 48 ～ 72 hours. A positive test indicates the individual has been infected in the past or BCG inoculation. Strong positive result indicates active tuberculosis，and negative test shows no infection. Specimens used in laboratory diagnosis can be sputum，urine，cerebrospinal fluid，biopsy material，or blood. They are examined by acid-fast stain，culture，or DNA detection. BCG can be used for prevention of tuberculosis infection，and multiple antibiotics are used as treatment.

　　Mycobacterium leprae is also acid-fast bacillus similar to *M. tuberculosis*，and the causative agent of leprosy. It is spread by direct contact，but can't grow in artificial media. The leprosy lesions involve skin，nerve，nose，eyes，et al. Host cell-mediated immunity is low in the lepromatous type. *M. leprae* can be identified on the basis of acid-fast stains of skin biopsies and clinical manifestations.

　　In addition to *M. tuberculosis*，*M. leprae* and *M. bovis*，the nontuberculous mycobacteria are groups of mycobacteria found in the environment.They are opportunistic pathogens in immunodeficient hosts.

（孙文长　杨淑凤）

进一步阅读文献

1. Kieser KJ，Rubin EJ. How sisters grow apart：mycobacterial growth and division[J]. Nat Rev Microbiol，2014，12（8）:550-562.

2. Li H，Javid B. Antibodies and tuberculosis：finally coming of age?[J] Nat Rev Immunol，2018，18（9）:591-596.

笔记栏

第十五章 嗜血杆菌属

案例 15-1

患儿，男，3岁，感冒发热5天后，在左上肢皮肤发现一个境界不清的紫红色脓肿，病灶中心发硬，四周水肿，腋下淋巴结无肿大。患儿嗜睡，体温39.2℃，咽喉部充血。血液白细胞总数 $20×10^9/L$，血液细菌培养阳性，在巧克力血琼脂平板上与金黄色葡萄球菌菌落距离越近此菌的菌落越大。

思考题：

1. 引起本病最可能的病菌是什么？该菌可引起哪些部位的感染？

2. 该菌外源性感染最常见的是哪个血清型？

嗜血杆菌属（*Haemophilus*）细菌是人和动物黏膜上的专性寄生菌，革兰氏阴性，有明显的多形态，呈球形、卵圆形或杆状。无鞭毛，无芽胞。需氧或兼性厌氧，培养时需提供新鲜血液或血液成分，特别是X因子和V因子或辅酶Ⅱ，故名嗜血杆菌，最适生长温度35℃。对人具有致病性的嗜血杆菌除流感嗜血杆菌（*H. influenzae*）外，还有杜克嗜血杆菌（*H. ducreyi*）和埃及嗜血杆菌（*H. aegyptius*）。流感嗜血杆菌是引起儿童脑膜炎的病原菌。杜克嗜血杆菌是性病软下疳的病因。埃及嗜血杆菌主要引起结膜炎，它的一些菌株引起巴西紫癜热。

流感嗜血杆菌

流感嗜血杆菌（*H. influenzae*）简称流感杆菌，是嗜血杆菌属中最常见的对人有致病性的细菌，引起原发性化脓性感染和呼吸道继发感染，可导致婴幼儿原发性化脓性脑膜炎。该菌是波兰细菌学家 P. Feiffer 在流感世界大流行时，首先从流感患者鼻咽部分离得出，当时认为是流感的病原体，因此而得名。直到1933年 Smith 分离出流感病毒时，才纠正这一认识。但流感嗜血杆菌这一错名却仍沿用至今，只是此菌是流感时继发感染的常见细菌。流感嗜血杆菌是第一个被成功测序完整基因组的细菌。

（一）生物学性状

形态结构与培养 为革兰氏阴性小杆菌，在新鲜的感染病灶标本中，呈形态一致的小球杆状；在恢复期病灶或长期人工培养物中常呈球杆状、长杆状和丝状等多形态。无鞭毛、无芽胞，多数菌株有菌毛。有毒株在营养丰富的培养基上生长6～18小时出现明显荚膜。上呼吸道正常菌群中的绝大多数流感嗜血杆菌无荚膜。需氧或兼性厌氧，在巧克力血琼脂平板上生长较佳，最适生长温度35℃。由于该菌氧化还原酶系统不完善，生长时需X因子和V因子。X因子是血红素及其衍生物，是细菌合成过氧化氢酶、过氧化物酶、细胞色素氧化酶等呼吸酶的辅基；V因子是辅酶Ⅰ或Ⅱ，在细胞呼吸中起递氢作用。当流感嗜血杆菌与金黄色葡萄球菌在血平板上共同孵育时，由于金黄色葡萄球菌能合成较多的V因子，培养基上生长的流感嗜血杆菌的菌落离金黄色葡萄球菌距离越近的越大，越远的越小。这种现象称为"卫星现象"（satellite phenomenon），可作为鉴定流感嗜血杆菌的依据之一（图15-1）。流感嗜血杆菌的荚膜多糖抗原具有型特异性，分a～f 6个血清型，其

图15-1 "卫星现象"

中 b 型的致病力最强，f 型次之，b 型是引起儿童感染最常见的菌型；菌体抗原是外膜蛋白，可用于流行病学调查。该菌抵抗力较弱，对热、干燥及常用消毒剂敏感，加热 50 ～ 55℃ 30 分钟即被杀死，在干痰中生存时间一般不超过 48 小时。对青霉素和氯霉素易产生耐药性，该耐药性由质粒控制，可在细菌间转移。

（二）致病性与免疫性

大部分流感嗜血杆菌都是机会性感染细菌，当某一些因素（如病毒感染或免疫力下降）出现后则会引发继发感染。主要致病物质为荚膜、菌毛、内毒素和 IgA 蛋白酶等，其中荚膜是主要毒力因子，内毒素为脂寡糖（LOS），其致病作用尚不清楚，致病力强的流感嗜血杆菌产生 IgA 蛋白酶，能分解破坏 SIgA。

> 案例 15-1 提示：
> 　　流感嗜血杆菌的皮肤感染多为外源性急性化脓性感染，少数为内源性继发感染。外源性感染多由具有 b 型荚膜的强毒菌株所引起。内源性感染常在流感、麻疹、百日咳等呼吸道感染之后，由正常寄生于呼吸道的无荚膜型引起。

由流感嗜血杆菌自然产生的疾病只会在人类出现。细菌经呼吸道入机体，在入侵局部繁殖并侵入血流，随血流到达其他器官致病。所致疾病分为原发性与继发性两类。原发性（外源性）感染多为有荚膜的 b 型菌株所致，多见于 5 岁以下婴幼儿，尤以 1 周岁左右发病率最高，可引起菌血症及急性细菌性脑膜炎，偶尔会引致蜂窝织炎、骨髓炎及关节感染。本菌引起的急性咽喉会厌炎是一种进行性咽喉和会厌的炎症，常因气道阻塞而有生命危险。继发性（内源性）感染常继发于流感、麻疹、百日咳、结核等病后，由寄生于呼吸道的无荚膜菌株感染所致。

流感嗜血杆菌为胞外寄生菌，感染后患者能产生抗荚膜多糖抗体，可增强吞噬细胞的吞噬作用，并能活化补体产生溶菌作用，抗外膜蛋白的抗体也有促进补体的调理作用。

（三）微生物学检查

根据临床症状采集脑脊液、鼻咽分泌物、痰、脓汁、血液及关节抽吸物等标本，接种于巧克力血琼脂平板或含脑心浸液血琼脂，根据培养特性、菌落形态、卫星现象、生化反应、荚膜肿胀试验等进行鉴定。也可检测体液或脓汁中 b 型多糖抗原，有助于快速诊断，特别是对使用了抗生素治疗的标本。

> 案例 15-1 提示：
> 　　确诊应从病灶抽取脓液涂片或培养查到病原体。

（四）防治原则

b 型流感嗜血杆菌荚膜多糖疫苗对 1.5 ～ 2 岁的儿童预防效果较佳，接种后 1 年内保护率可达 90% 以上。目前采用的纯化多糖与蛋白载体偶联疫苗可引起 2 月龄小儿产生保护性抗体。治疗可选用广谱抗生素。

> 案例 15-1 提示：
> 　　治疗：首选青霉素，过敏者可改用先锋类抗生素，应早期静脉给药为好。

Summary

Haemophilus influenzae is a small Gram-negative bacillus which can be grown on chocolate agar (heated blood) and requires hemin (factor X) and nicotinamide adenine dinucleotide (NAD+: factor V) for growth which is enhanced by high CO_2 concentration (5%). It does not grow on normal blood agar. The exact mechanism of pathogenesis is not known but the presence of capsule, which

笔记栏

is anti-phagocytic, is a major factor in virulence. Type-b *H. influenzae* are more invasive and pathogenic than other strains. The lipooligosaccharide is responsible for the inflammatory process. The organisms also produce IgA1-specific protease which may aid their mucosal colonization. *H. influenzae* causes a variety of clinical symptoms some of which may depend on the presence of the bacterial capsule. Until the availability of the Hib vaccine, the type-b *H. influenzae* was the main cause of meningitis in children between 6 months and 5 years, although older children, adolescents and adults can also be infected. The infection initially causes a runny nose, low grade fever and headache（1 ～ 3 days）. Due to its invasive nature the organism enters the circulation and crosses the blood-brain barrier, resulting in a rapidly progressing meningitis（stiff neck）, convulsions, coma and death. Timely treatment may prevent coma and death, but the patient may still suffer from deafness and mental retardation. Unless prompt treatment is initiated, *H. influenzae*-b meningitis and epiglotitis are almost 100% fatal. Hib-C vaccine has been used successfully to provide protection and is a part of the recommended routine vaccination schedule.

（张轶博）

进一步阅读文献

1. Harrison A，Bakaletz LO，Jr RSM. *Haemophilus influenzae* and oxidative stress[J]. Front Cell Infect Microbiol，2012，2:40.

2. Osman KL，Jefferies JM，Woelk CH，et al. The adhesins of non-typeable *Haemophilus influenza*[J]. Expert Rev Anti Infect Ther，2018，16（3）:187-196.

3. Van Eldere J，Slack MP，Ladhani S，et al. Non-typeable *Haemophilus influenzae*，an under-recognised pathogen[J]. Lancet Infect Dis，2014，14（12）:1281-1292.

笔记栏

第十六章 动物源性细菌

以动物为传染源的疾病称动物源性疾病（zoonosis）或人畜（兽）共患病，引起这类疾病的细菌称动物源性细菌，即一种病原菌同时引起动物和人类的某些传染病。人类通过直接接触病畜或其污染物及媒介动物叮咬等途径受到感染而致病，这些疾病主要发生在畜牧区或自然疫源地。动物源性细菌主要有布鲁氏菌、鼠疫耶尔森菌和炭疽芽胞杆菌。

第一节 布鲁氏菌属

案例 16-1

患者，男，40岁。自述20天前开始发热，最高达40.3℃。查体：体温39.3℃，右侧睾丸肿大，有触痛。血常规：白细胞 5.3×10^9 / L，血培养发现革兰氏阴性短小杆菌，Coomb 试验阳性。追问病史，患者自述未从事畜牧业工作，在约发病前一周曾进食生羊奶。

思考题：

1. 引起本病最可能的病菌是什么？还需做哪些微生物学检查以确定诊断？
2. 该菌是如何传播的？在体内如何播散并引起哪些症状？

布鲁氏菌属（*Brucella*）细菌是一类人畜共患传染病的病原菌，有6个生物种、19个生物型，因最早由英国医师 David Bruce 首先分离出，故得名。本属使人致病的有牛布鲁氏菌（*B. abortus*）、羊布鲁氏菌（*B. melitensis*）、猪布鲁氏菌（*B. suis*）和犬布鲁氏菌（*B. canis*）。在我国流行，占绝对优势的是羊布鲁氏菌病，其次为牛布鲁氏菌病。

一、生物学性状

1. 形态与染色　革兰氏阴性短小杆菌。无芽胞，无鞭毛，光滑型菌株有微荚膜。革兰氏染色经常着色不佳，故复染时间应适当延长至3分钟左右。

2. 培养特性　布鲁氏菌为专性需氧菌，牛布鲁氏菌在初分离时需5%～10%的 CO_2。最适生长温度为35～37℃，最适 pH 6.6～6.8。

3. 生化反应　布鲁氏菌大多能分解尿素和产生 H_2S。根据产生 H_2S 的多少和在含碱性染料培养基中的生长情况，可鉴别羊、牛、猪三种布鲁氏菌。

4. 抗原构造与分型　布鲁氏菌含有两种抗原物质，即 A 抗原（abortus，牛布鲁氏菌菌体抗原）和 M 抗原（melitensis，羊布鲁氏菌菌体抗原）。根据两种抗原量在布鲁氏菌中比例的不同以及用 A 因子与 M 因子血清进行凝集试验可鉴别三种布鲁氏菌。主要布鲁氏菌的特性与鉴别见表16-1。

表16-1　主要布鲁氏菌的特性与鉴别

菌种	CO_2 需要	脲酶试验	H_2S 产生	含染料培养基中生长		凝集试验	
				复红（1：50000）	硫堇（1：20000）	抗 A 因子	抗 M 因子
羊布鲁氏菌	−	不定	−	+	+	−	+
牛布鲁氏菌	+	+	+	+	−	+	−
猪布鲁氏菌	−	+	+/−	+	+	+	+

5. 抵抗力　抵抗力较强，在土壤、毛皮、病畜的脏器及分泌物、肉和乳制品中可生存数周至数月。但在湿热60℃或日光直接照射下20分钟可死亡；对常用化学消毒剂均较敏感；对常用的广谱抗生素也较敏感。

二、致病性与免疫性

1. 致病物质 布鲁氏菌的主要致病物质是内毒素，荚膜与侵袭性酶类（透明质酸酶、过氧化氢酶等）使该菌侵袭力更强。细菌借助自身产生的酶能突破完整皮肤和黏膜屏障进入宿主体内，并在机体脏器内大量繁殖和快速扩散入血流。

> **案例 16-1 提示：**
> 　布鲁氏菌可侵入血流。

2. 所致疾病 布鲁氏菌感染家畜引起母畜流产，病畜还可表现为睾丸炎、附睾炎、乳腺炎、子宫炎等。人类易感，主要通过接触病畜及其分泌物或接触被污染的畜产品，经皮肤、黏膜、眼结膜、消化道、呼吸道等不同途径而感染。布鲁氏菌侵入机体后经 1～6 天的潜伏期，被中性粒细胞和巨噬细胞吞噬，成为胞内寄生菌，并随淋巴侵入局部淋巴结，细菌大量繁殖后释放入血流，引起菌血症。由于内毒素的作用致患者发热，随后细菌进入肝、脾、骨髓和淋巴结等脏器细胞，发热也渐消退。细菌在细胞内繁殖到一定程度可再度入血，又引起菌血症而致体温升高。如此反复形成的菌血症，使患者的热型呈波浪式，临床上称为波浪热。除波浪热外，发病早期患者夜间多汗，并可出现骨关节疼痛、肿胀等临床表现。男性患者易出现单侧睾丸肿大的附睾炎，女性患者则可有月经不调、流产、白带过多等表现。感染易转为慢性，在全身各处引起迁徙性病变。

> **案例 16-1 提示：**
> 　布鲁氏菌可随血流播散至多种脏器，引起相应的临床症状，男性患者易出现单侧睾丸肿大的附睾炎；热型为波浪热。

3. 流行环节 布鲁氏菌病全球分布，每年上报 WHO 的病例数逾 50 万。国内多见于内蒙古、东北、西北等地区。牛、羊、猪是本菌的主要传染源和自然宿主。传播途径为直接接触或间接接触。

4. 免疫性 由于布鲁氏菌为胞内寄生菌，故机体感染布鲁氏菌后产生以细胞免疫为主的免疫力，且各菌种和生物型之间有交叉免疫。细胞免疫和Ⅳ型超敏反应所导致的免疫保护及病理损害，在慢性与反复发作的病程中往往交织存在。

三、微生物学检查

1. 标本 血液是最常用的标本，急性期血培养阳性率高达 70%。在急性期、亚急性期患者的骨髓标本中均可分离出该菌。病畜的子宫分泌物、羊水，流产动物的肝、脾、骨髓等也可作为分离培养的标本。

2. 分离培养与鉴定 将标本接种于双相肝浸液培养基，置 37℃ 5%～10% CO_2 孵箱中培养。菌落大多在 4～7 天形成，根据涂片染色镜检、对 CO_2 的要求、H_2S 产生情况、染料抑菌试验、玻片凝集试验等确定型别。

3. 血清学试验 常用凝集试验、抗球蛋白试验（Coomb 试验）和补体结合试验辅助诊断。

4. 皮肤试验 取布鲁氏菌素（brucellin）或布鲁氏菌蛋白提取物 0.1ml 做皮内注射，24～48 天后观察结果，局部红肿范围 1～2cm 者为弱阳性，2～3cm 为阳性，3～6cm 为强阳性。若红肿在 4～6 天内消退者为假阳性。皮试阳性可诊断慢性或曾感染过布鲁氏菌。

> **案例 16-1 提示：**
> 　布鲁氏菌感染血培养阳性率高。感染 1 周血清中开始出现 IgM 抗体，凝集效价大于 1：200 时有诊断意义。

四、防治原则

控制和消灭布鲁氏菌病家畜、切断传播途径和免疫接种是三项主要的预防措施。免疫接种以畜群为主，疫区人群也应接种减毒活疫苗（104M 株疫苗皮上划痕接种），有效期约为 1 年。

急性期患者用抗生素治疗。利福平与多西环素联合或四环素与利福平联合使用。

第二节　耶尔森菌属

案例 16-2

　　患者，男，36 岁。私自猎捕旱獭，并与他人共同食用。4 天后自感畏寒，全身不适，自服药 4 天，未见好转，因剧烈头痛、恶心、呕吐到卫生院就诊。入院时体温 39.8℃，烦躁不安，意识模糊，心律不齐，血压下降，呼吸急促。入院第 2 天，皮肤黏膜先有出血斑，继而大片出血及伴有黑便、血尿。腹股沟、腋下、颈部淋巴结肿大、坚硬、剧痛。医生初诊患者为腺鼠疫疑似病例。

思考题：

　　1. 鼠疫的传染源、传播途径是什么？

　　2. 该病原体的微生物学诊断方法有哪些？

　　3. 预防该病流行的主要措施是什么？

　　耶尔森菌属（*Yersinia*）属于肠杆菌科，是一类革兰氏阴性小杆菌。现已知 13 个种和亚种，其中鼠疫耶尔森菌、小肠结肠炎耶尔森菌小肠结肠炎亚种和假结核耶尔森菌假结核亚种对人类的致病性已明确。本属细菌可寄生于所有恒温动物，引起出血性败血症。菌体两端易被碱性染料着染。该菌有侵犯中胚层性细胞的倾向，一般表现为腺鼠疫和肺鼠疫。鼠疫是鼠类的流行病，它通过蚤的传播而感染人类。

一、鼠疫耶尔森菌

　　鼠疫耶尔森菌（*Y. pestis*），俗称鼠疫杆菌，是鼠疫的病原菌。鼠疫是一种自然疫源性烈性传染病，是我国法定的三种甲类传染病之一。人类历史上发生过三次鼠疫的世界性大流行。1994 年印度出现了鼠疫流行，目前世界各地仍有散发的鼠疫病例，死亡率高达 10%～30%。

（一）生物学性状

　　1. 形态与染色　为革兰氏染色阴性、两端钝圆并浓染的短杆菌。一般单个散在分布，偶尔成双或呈短链排列。有荚膜，无鞭毛，无芽胞（图 16-1）。

图 16-1　鼠疫耶尔森菌
A. 美兰染色；B. 革兰氏染色

　　2. 培养特性　兼性厌氧。营养要求不高，但在普通培养基中生长缓慢。最适生长温度为 27～30℃，最适 pH 为 6.8～7.2。在肉汤培养基中表现为沉淀生长，稍后形成菌膜，液体一般不浑浊。稍加摇动，菌膜呈"钟乳石"状下沉，此特征有一定的鉴别意义。

　　3. 生化反应　所有菌株均能发酵葡萄糖，大多数菌株酵解阿拉伯糖、木糖、甘露糖和麦芽糖，个别菌株分解乳糖和蔗糖。触酶阳性，多数菌株能还原硝酸盐，不分解尿素，不产生硫化氢。

4. 抗原构造　鼠疫杆菌的抗原至少有 18 种，其中重要的抗原有 F1、V/W、鼠毒素和内毒素等。

（1）F1（fraction 1）抗原：是鼠疫杆菌 37℃培养时产生的荚膜抗原，由质粒编码。F1 抗原的抗原性强，具有抗吞噬作用，故与细菌毒力有关，其相应抗体有免疫保护作用。

（2）V/W 抗原：有毒力的野生型菌株具有 V/W 抗原。V 抗原和 W 抗原由同一质粒编码。V 抗原存在于菌细胞中，与毒力有关；W 抗原位于菌体表面。两种抗原都能阻止吞噬体与溶酶体融合，使菌在细胞内存活。

（3）鼠毒素（murine toxin，MT）：是一种由质粒编码的外毒素，对鼠类有强烈的毒性作用。鼠毒素作用于鼠心血管系统，引起不可逆的休克而导致死亡，对人的致病作用尚不清楚。鼠毒素具有良好的抗原性，用 0.2% 甲醛处理可以使其脱毒制成类毒素。

（4）内毒素：其理化性质与生物学活性与肠道杆菌内毒素相似。

5. 抵抗力　对理化因素抵抗力较弱。湿热 70～80℃ 10 分钟或 100℃ 1 分钟死亡，干热 160℃ 1 分钟死亡。5% 来苏尔 20 分钟可杀死痰液中的病菌。在蚤粪和土壤中能生存约 1 年，在痰液中能存活 36 天左右。

> **案例 16-2 提示：**
> 　　该病原体为革兰氏染色阴性、两端钝圆并浓染的短杆菌，有荚膜，无鞭毛，无芽胞；营养要求不高，易培养。重要抗原有 F1、V/W、鼠毒素和内毒素等。抗原性强，可脱毒制成类毒素。该菌抵抗力弱，易变异。

（二）流行环节

鼠疫是自然疫源性传染病，可在啮齿动物、家畜和鸟类等多种动物中传播。尤其是在鼠类中的流行可导致大量病鼠死亡，失去宿主的鼠蚤转向人群，通过鼠蚤的叮咬而传染人类。通过接触感染动物或摄入污染食物等途径也可引起感染。

（三）致病性与免疫性

1. 致病物质　鼠疫杆菌的毒力很强，少量细菌即可使人致病。其致病性主要与 F1 抗原、V/W 抗原、鼠毒素和内毒素等有关。鼠毒素虽为外毒素，但只有细菌自溶或裂解后才释放，对机体血管系统毒性强烈，可引起不可逆的休克而导致死亡。

2. 所致疾病　人患鼠疫后，可通过人蚤或呼吸道等途径在人群间流行。临床常见有腺型、败血症型和肺型鼠疫。

鼠疫杆菌侵入人体后，被吞噬细胞吞噬，因能在细胞内生长繁殖，故可沿淋巴管到达局部淋巴结，引起严重出血坏死性淋巴结炎。若病变仅限于淋巴结，称为腺鼠疫。若该菌从病变淋巴结侵入血流，导致败血症型鼠疫。感染严重者，鼠疫杆菌可直接侵入血流，引起原发性败血症型鼠疫。若吸入染菌尘埃则引起肺鼠疫。常因全身衰竭而于发病后 2～4 天死亡。肺鼠疫患者死亡后皮肤常呈黑紫色，故有"黑死病"之称。

3. 免疫性　感染鼠疫杆菌后能获得持久的免疫力，再次感染罕见。机体可产生 F1 抗原、V/W 抗原等的抗体，这些抗体具有调理素、凝集素和杀菌素等功能。

> **案例 16-2 提示：**
> 　　该病的传染源为旱獭等动物和患病人群，鼠蚤和人蚤是主要的传播媒介，传播途径为带菌蚤叮咬。如果带菌鼠蚤叮咬人，即可导致人体感染。人感染鼠疫后，可通过人蚤和呼吸道在人群间传播和流行。

（四）微生物学检查

1. 标本　按不同病型采集淋巴结穿刺液、痰、血液等标本。人或动物尸体则取肝、脾、肺、肿大淋巴结等，陈旧尸体取骨髓。鼠疫杆菌的传染性极强，采取标本时必须十分小心并严格遵守有关操作规程。

2. 镜检　检材直接涂片并分别进行革兰氏染色和亚甲蓝染色，镜检观察形态与染色特点。

3. 培养　检材接种血琼脂平板或 0.025% 亚硫酸钠琼脂平板进行分离培养，血液标本先用肉汤培养基增菌后再接种平板。28℃孵育 24～48 小时后，如有可疑菌落，可用涂片染色镜检、凝集试验等进一步鉴定。

> **案例 16-2 提示：**
> 　　该病主要是通过流行病学和临床表现进行诊断，非授权单位严禁实行微生物学检查，以防止病原体扩散。血清学诊断在疾病早期意义不大。

（五）防治原则

灭鼠灭蚤是消灭鼠疫的根本措施。我国目前应用鼠疫无毒活疫苗接种进行预防。

治疗时必须早期足量使用抗生素并注射用药。氨基糖苷类抗生素、四环素和磺胺类药物等均有效。

> **案例 16-2 提示：**
> 　　预防该病流行的主要措施：灭鼠灭蚤，切断传播环节；对疫区人员接种鼠疫无毒活疫苗等。

二、小肠结肠炎耶尔森菌小肠结肠炎亚种

小肠结肠炎耶尔森菌是 20 世纪 80 年代以来引起国际社会广泛关注的一种病原菌。1934 年美国的 McIverhe 和 Pike 首先对该菌进行了描述，1964 年 Frederiksen 根据众多学者的研究成果将该菌命名为小肠结肠炎耶尔森菌。

小肠结肠炎耶尔森菌小肠结肠炎亚种（*Yersinia enterocolitica* subsp. *enterocolitica*）是引起人类严重的小肠结肠炎的病原菌。本菌天然定植在多种动物体内，如鼠、兔、猪等，通过污染食物和水，经粪 – 口途径感染或因接触染疫动物而感染。

（一）生物学性状

本菌为革兰氏氏阴性小杆菌，有毒菌株多呈球杆状，无毒株以杆状多见，对营养要求不高，较其他肠道杆菌生长缓慢，最适生长温度为 28℃，pH 为 7.0～8.0。根据菌体 O 抗原可将本菌分为 50 多种血清型，但仅几种血清型与致病有关，且致病型别各地区也不同，我国主要有 O：9、O：8、O：5 和 O：3 等。

（二）致病性

本菌为肠道致病菌，O：9、O：8 和 O：3 等菌株可产生耐热肠毒素。该肠毒素 121℃ 30 分钟不被破坏，对酸碱稳定，pH 1.0～2.0 不失活。肠毒素是引起腹泻的主要因素。毒力型菌株均有 V/W 抗原，为毒力的重要因子，具有抗吞噬作用。本菌具有"嗜冷性"，在水中和低温下（4℃）能生长，为肠道中能在 4℃生长繁殖的少数细菌之一。因此，食品冷藏保存时，应防止被该菌污染。

病变部位主要累及回肠及结肠黏膜，造成弥漫性充血，有多个大小不等的浅表溃疡，可深达固有层，严重者可引起穿孔及出血。还可引起结节性红斑与关节炎（自身免疫病）和败血症等。

（三）微生物学检查

标本取粪便、血液和剩余食物等，根据该菌嗜冷特性，将标本置于 pH 7.4～7.8 的磷酸盐缓冲盐水中，于 4℃增菌 2～3 周；再用耶尔森菌专用选择培养基 25℃培养 24～48 小时，挑取可疑菌落进行鉴定。

（四）防治原则

本菌引起的肠道感染常呈自限性，不需要做特殊治疗。但对于肠道外感染包括败血症患者的治疗，临床上常采用广谱的头孢菌素与氨基苷类联用，可取得较好的疗效。

三、假结核耶尔森菌假结核亚种

假结核耶尔森菌假结核亚种（*Y. pseudotuberculosis* subsp. *pseudotuberculosis*）存在于多种动物的肠道中，人类感染较少，主要通过食用患病动物污染的食物而感染。由于该菌在动物感染的脏器中形成粟粒状结核结节，在人的感染部位形成结核样肉芽肿，故称假结核耶尔森菌。

本菌为革兰氏阴性，无荚膜、无芽胞。其生化反应与鼠疫耶尔森菌相似。根据菌体 O 抗原将细菌分为 6 个血清型，引起人类感染的主要是 O1 血清型。

假结核耶尔森菌对豚鼠、家兔、鼠类等有很强的致病性，患病动物的肝、脾、肺和淋巴结等可形成多发性粟粒状结核结节。人类感染多为胃肠炎、肠系膜淋巴结肉芽肿、回肠末端炎等，后者的症状与阑尾炎相似，多发生于 5 ～ 15 岁的学龄儿童，易发展为败血症。少数表现为高热、紫癜，并伴有肝脾肿大，类似肠伤寒的症状。也可发生结节性红斑等自身免疫病。临床取粪便、血液等标本进行微生物学检查。多采用肠道选择性鉴别培养基进行分离培养，根据生化反应及动力等作出初步诊断，最后用血清学试验进行鉴定。治疗本菌感染可采用广谱抗生素。

第三节　芽胞杆菌属

> **案例 16-3**
>
> 　　患者，刘某，家中饲养山羊多年，近日家中连续出现不明原因山羊死亡，羊尸体血液不凝固。昨日刘某食用病死山羊肉后于今日出现连续性呕吐，右手部出现疖肿，继而出现坏死并形成特殊的黑色焦痂，查体发现患者全身中毒症状重，伴肠麻痹及血便。
>
> 思考题：
> 　　1. 患者感染的是什么病，诊断依据是什么？
> 　　2. 家中病死山羊应如何处置，为什么？
> 　　3. 对这种病例的处置原则如何？

芽胞杆菌属（*Bacillus*）细菌是一群革兰氏阳性菌，有芽胞，需氧或兼性厌氧，大多数有动力，无荚膜，多数溶血，通常过氧化氢酶阳性。本属包括对人和动物致病的炭疽芽胞杆菌，可引起食物中毒的蜡状芽胞杆菌，非致病性的枯草芽胞杆菌、蕈状芽胞杆菌、多黏芽胞杆菌等 90 多种菌。

一、炭疽芽胞杆菌

炭疽芽胞杆菌（*B. anthracis*）俗称炭疽杆菌，是动物和人类炭疽病的病原菌，属芽胞杆菌属。牛、羊等草食动物的发病率最高，人可通过接触或摄取患炭疽病的动物及畜产品而感染，皮肤炭疽较为多见，也有肠炭疽、肺炭疽和脑膜炎炭疽等。

■（一）生物学性状

1. 形态与染色　炭疽芽胞杆菌是致病菌中最大的革兰氏阳性粗大杆菌，两端截平，无鞭毛；芽胞在有氧条件下形成，呈椭圆形，位于菌体中央；有毒株在体内或含血清的培养基中可形成荚膜。新鲜标本涂片时，常单个或呈短链，经培养后则形成竹节样排列的长链（图 16-2）。

2. 培养特性　需氧或兼性厌氧，最适生长温度为 30 ～ 35℃，在普通琼脂培养基上生成灰白色、边缘不整齐如同卷发状菌落；在血琼脂平板上不溶血；在肉汤培养基中由于形成长链而呈絮状沉淀生长。有毒株在含 $NaHCO_3$ 的血平板上，置于 5% CO_2 孵箱 37℃培养 24 小时可产生荚膜，变为黏液性菌落。

图 16-2　炭疽芽胞杆菌

3. 抗原结构　炭疽芽胞杆菌的抗原分为两部分：一部分是结构抗原，包括荚膜、菌体和芽胞等抗原成分；另一部分是外毒素复合物，如炭疽毒素。炭疽毒素由保护性抗原、致死因子和水肿因子三种蛋白质组成，将其注射给实验动物可引起炭疽病的典型中毒症状。但致死因子和水肿因子不能单独发挥生物活性作用，必须与保护性抗原组合后才能引起实验动物的水肿和致死。炭疽毒素具有免疫原性和抗吞噬作用。

4. 抵抗力 本菌的芽胞抵抗力很强，煮沸 10 分钟或干热 140℃ 3 小时才能杀灭；对化学消毒剂的抵抗力也很强，如 5% 苯酚需 5 天方可杀死；对碘及氧化剂较敏感，1∶2500 碘液 10 分钟、3% H_2O_2 1 小时、0.5% 过氧乙酸 10 分钟即可杀死；在干燥土壤或皮毛中能存活数年至 20 余年，牧场一旦被污染，传染性可持续数十年。本菌对青霉素、红霉素和氯霉素等敏感。

（二）致病性与免疫性

1. 致病物质 ①荚膜：具有抗吞噬作用，有助于细菌在宿主体内繁殖与扩散。②炭疽毒素：可直接损伤血管内皮细胞，增加血管通透性而导致水肿、休克和 DIC，是致病和导致死亡的主要致病物质。

图 16-3 皮肤炭疽

2. 所致疾病 炭疽芽胞杆菌主要为草食动物（牛、羊、马等）炭疽病的病原菌，可经多种途径传播，从而引起人类相应的炭疽病。

（1）皮肤炭疽：人接触患病动物或被污染的毛皮，细菌由颜面、四肢等皮肤小伤口侵入而感染，于 1 天左右局部出现小疖，继而周围出现水疱、脓疱、坏死并形成特有的黑色焦痂，故名炭疽（图 16-3）。

（2）肺炭疽：系因吸入含有大量病菌芽胞的尘埃而致病。首先出现呼吸道症状，继而很快出现全身中毒症状而死亡。

（3）肠炭疽：因食入未煮熟的病畜肉、奶或被污染的食物而引起。症状为连续性呕吐、肠麻痹及血便，但以全身中毒为主，2～3 天死于毒血症。

> **案例 16-3 提示：**
> 根据患者有接触和食用病畜史，以及手部疖肿，继而出现坏死并形成特殊的黑色焦痂的表现可初步诊断为炭疽芽胞杆菌感染。

以上三型均可并发败血症，炭疽性脑膜炎偶见，死亡率极高。

3. 免疫性 一般认为与机体产生了针对抗原的保护性抗体及吞噬细胞吞噬功能的增强有关。

（三）微生物学检查

1. 标本 不同病型采取不同的标本。人类皮肤炭疽取水疱、脓疱内容物或血液；肠炭疽取粪便、血液等；肺炭疽取痰、胸腔渗出液及血液等；炭疽性脑膜炎取脑脊液。采取标本时应注意防护，避免污染。

2. 镜检 取标本涂片进行革兰氏染色镜检，发现呈竹节状排列、有荚膜的革兰氏阳性大杆菌，芽胞呈椭圆形位于菌体中央，或用特异性荧光抗体染色镜检，结合临床症状可作出初步诊断。

3. 培养与鉴定 将标本接种于血琼脂平板和碳酸氢钠（$NaHCO_3$）琼脂平板进行分离培养，孵育后观察菌落形态，用青霉素串珠试验、噬菌体裂解试验等进行鉴定。必要时用小鼠或豚鼠进行动物试验。本菌与其他需氧芽胞杆菌的鉴别见表 16-2。

表16-2 炭疽杆菌与其他需氧芽胞杆菌的鉴别

性状	炭疽杆菌	其他需氧芽胞杆菌
荚膜	+	−
动力	−	+
血平板	不溶血或微溶血	多为迅速而明显的溶血
$NaHCO_3$琼脂平板	黏液型菌落（有毒株）	粗糙型菌落

续表

性状	炭疽杆菌	其他需氧芽胞杆菌
青霉素串珠试验	+	-
噬菌体裂解试验	+	-
动物致病力试验	+	-

（四）防治原则

预防重点应放在控制家畜的感染和牧场的污染上。病畜必须严格隔离或处死深埋，死畜严禁剥皮或煮食，必须焚毁或深埋 2 米以下。对疫区家畜应进行预防接种。

> **案例 16-3 提示：**
> 逐级上报疾控中心，由省市县三级卫生部门立即对余下的病死山羊进行深埋 2 米以下处理，严禁擅自处理病畜、剥皮和煮食，预防重点应放在控制家畜的感染和牧场的污染上。对疫区家畜应进行预防接种。

特异性预防用炭疽减毒活疫苗进行皮上划痕接种，免疫力可维持 1 年。治疗以青霉素为首选，也可选用其他广谱抗生素。

> **案例 16-3 提示：**
> 尽快在当地医院明确诊断，立即接受隔离治疗，控制病情。

二、蜡状芽胞杆菌

蜡状芽胞杆菌（*B. cereus*）为革兰氏阳性大杆菌，菌体两端较平整，芽胞呈椭圆形，位于菌体中央稍偏一端，芽胞较菌体小。属需氧菌，生长温度为 10～45℃，最适生长温度为 28～35℃。在普通琼脂平板上生长良好，菌落呈灰白色，不透明，边缘不整齐，表面粗糙似融蜡状，故得名。蜡状芽胞杆菌分布较广泛，在土壤和植物及许多食物中都能分离到，是仅次于炭疽芽胞杆菌的人类和其他动物的致病菌，可引起食源性疾病和机会性感染。引起食物中毒的食品必须含有较大量的蜡状芽胞杆菌，每克或每毫升食品中含本菌约 10^7 个以上。蜡状芽胞杆菌生长型不耐热，100℃ 20 分钟即可被杀死。对酸碱不敏感，pH 6.0～11.0 基本上不受影响，pH 5.0 以下生长可受到抑制。

蜡状芽胞杆菌引起食物中毒，除了必须具有大量的细菌外，肠毒素也是重要的致病毒素。蜡状芽胞杆菌产生的肠毒素有两种：① 耐热性肠毒素：100℃ 30 分钟不能被破坏，为呕吐型中毒的致病因素，常在米饭中形成。②不耐热肠毒素：是引起腹泻型胃肠炎的病因，能在各种食物中形成。所以，蜡状芽胞杆菌食物中毒可分为呕吐型和腹泻型。此外，该菌有时也是外伤后眼部感染的常见病原菌，可引起全眼球炎，治疗不及时易造成失明。

本菌对红霉素、氯霉素和庆大霉素敏感，对青霉素、磺胺类耐药。

第四节　其 他 菌 属

一、柯克斯体属

柯克斯体属（*Coxiella*）属于柯克斯体科，其下只有 1 个种，即贝纳柯克斯体（*C. burnetii*），亦称 Q 热柯克斯体，是 Q 热（query fever）的病原体。Q 热为疑问热，指原因不明的发热。

（一）生物学性状

贝纳柯克斯体具有高度多形性，呈球杆状或短杆状，甚至为球形。革兰氏染色多为阴性。在鸡胚卵黄囊中生长旺盛，能在多种细胞中繁殖。

贝纳柯克斯体有抗原相的变异，发生变异的主要成分是脂多糖。新分离的病原体为 I 相，毒力强，含有完整的抗原组分。经人工传代后失去 I 相中的表面抗原而成为毒力弱的 II 相。II 相又可通过动物接种回复至 I 相。

该菌的抵抗力大于一般无芽胞细菌。70 ～ 90℃ 30 ～ 60 分钟才能杀灭，牛乳煮沸超过 10 分钟方可将其杀死。1% 甲醛需 48 小时才能灭活。耐干燥，在蜱粪、尘土中 4℃时可存活 1 年以上。

（二）致病性与免疫性

Q 热的传染源主要是受染家畜，如牛、羊等，传播媒介是蜱。病原体在蜱体内能保存很久并可经卵传代。贝纳柯克斯体通过蜱传播给野生啮齿动物和家畜，再经受染动物的粪便、尿污染环境，由接触或呼吸道（气溶胶）感染人类。

该菌的致病物质是与典型细菌内毒素毒性相似的脂多糖。贝纳柯克斯体某些抗原与相应抗体形成免疫复合物在组织表面沉积，从而引起 III 型变态反应是 Q 热发病的机制之一。

Q 热分急性与慢性两种。人类急性 Q 热的潜伏期一般为 14 ～ 28 天，症状类似流感或原发型非典型肺炎，发病突然，高热寒战，常有剧烈头痛、肌肉疼痛和食欲减退，很少出现皮疹。轻者可自愈，部分严重患者可并发心包炎和心内膜炎以及精神与神经等症状。近年慢性 Q 热发病率日益增高，病变以心内膜炎为特征。贝纳柯克斯体感染后还可引起肉芽肿性肝炎。

病后机体可获得一定的免疫力，以细胞免疫为主，体液免疫也有一定的作用。

（三）微生物学检查

分离病原体可采血进行豚鼠腹腔接种，发热后取脾脏做涂片染色检查。还可选用鸡胚卵黄囊或细胞培养。如外斐氏试验阴性，可用补体结合试验或凝集试验检查血中有无特异性抗体以协助诊断。一般急性患者只产生 II 相抗体。若 I 相抗体持续较高水平，说明感染仍然存在，为慢性或隐性感染。

（四）防治原则

预防应着重于消除家畜的感染，对可疑乳制品严格消毒。对易感人群可接种用 I 相菌株制成的灭活或减毒疫苗，具有一定效果。对牛、羊也可接种疫苗。

急性 Q 热可口服四环素或多西环素；慢性 Q 热多联合应用多西环素和利福平治疗。

二、巴通体属

1905 年，秘鲁医生 Alberto Barton 在血液中发现人类巴通体病（Bartonella disease）Oroya 热的致病因子；1919 年，Battistini 和 Naguchi 等分离出该病原体；为纪念 Barton，人们将这种微生物命名为杆菌样巴通体（B. bacilliformis）。近年来，由于分子生物学方法的应用，巴通体由一种衍变为数种，目前巴通体已包括 19 个种及亚种，证明对人类有致病性的巴通体主要有五日热巴通体（B. quintana）、汉赛巴通体（B. henselae）、伊丽莎白巴通体（B. elizabethae）、克氏巴通体（B. clarridgeiae）和杆菌样巴通体（B. bacilliformis），而且随着深入广泛的研究，将会有更多新的病原被发现。

巴通体是一类常呈多形性的革兰氏阴性需氧菌，个别种有鞭毛，为兼性细胞内寄生。主要寄生在血细胞及血管内皮细胞、淋巴结细胞内，有的可存在于红细胞内或其表面。

（一）汉赛巴通体

1. 生物学性状　其形态呈多样性，以小杆状多见。革兰氏染色阴性，Giemsa 染色呈紫蓝色，镀银染色呈棕黄色。可在非细胞培养基中生长繁殖。初分离的汉赛巴通体有菌毛，传代后则失去菌毛。在菌体中发现有噬菌体。汉赛巴通体初分离菌落大小一致，为灰色、凸起、粗糙并嵌入琼脂内，传代后多呈光滑黏稠状。

2. 致病性　猫的口腔和咽部的巴通体可污染自身皮毛和爪，通过咬、抓或接触传播给人，引起猫抓病（cat scratch disease，CSD）。该病散发，多数为 2 ～ 14 岁的儿童，男性略多于女性，温暖季节较寒冷季节多见。病例呈家庭集中分布。1 岁以内的小猫为该病的主要传染源。传播媒介主要是跳蚤，虽然猫本身并无症状，但可长期保持菌血症，跳蚤叮咬是否会直接传播给人则尚未得到证实，但理论有这种可能性，这也可能是少数 CSD 患者没有动物接触史的原因，狗在 CSD 传播中的作用尚待进一步研究。巴通体从伤口进入人体，潜伏期在 14 天左右，局部皮肤先出现一丘疹，随后转变成脓疱，局部淋巴结肿大、出现发热、厌食、肌痛和脾大等临床综合征。

3.免疫性 免疫功能低下者如艾滋病患者可出现严重病损，最常见的症状是杆菌性血管瘤——杆菌性紫癜（bacillary angiomatosis-bacillary peliosis，BAP），其主要表现为皮肤损害和内脏小血管壁增生。杆菌性血管瘤可通过活检来确诊。

4.微生物学检查 取病灶组织做超薄切片，进行病理学检查。可采用羊血琼脂平板或传代细胞对标本进行分离鉴定。

5.防治原则 对宠物定期检疫，杀灭感染宠物。咬或抓伤局部用碘酒消毒。治疗应用环丙沙星、红霉素和利福平等。

（二）五日热巴通体

五日热巴通体是一种营养条件要求苛刻，革兰氏染色阴性，形态为短棒状的兼性细胞内寄生菌。在细胞外生长，常为大小不一、光滑、扁平、有光泽、不透明的菌落。其所致疾病称为五日热或战壕热（Trench fever），传播媒介为虱，人是目前已知的唯一宿主。五日热主要的临床表现为周期性发热、肌肉疼痛、胫骨痛、眼球痛，可复发和引起持久菌血症，严重者可出现心内膜炎、多发性血管瘤、内脏紫癜等疾病。目前其发病机制尚不清楚，可能与菌体外膜蛋白 HbpA 有关，五日热巴通体通过其获得生长必需的血红素（hemin）。

五日热巴通体感染多与战争、灾荒或卫生条件不良关系密切，其传播方式为"人—虱—人"。在第一次、第二次世界大战中有数百万人患五日热。战后在许多地区仍有散在病例报道，20 世纪 90 年代非洲和东欧某些地区仍发生五日热暴发流行。

三、弗朗西斯菌属

弗朗西斯菌属（*Francisella*）是一类呈多形性的革兰氏阴性小杆菌，有 2 个种，其中土拉弗朗西斯菌（*F. tularensis*）有 4 个亚种。土拉弗朗西斯菌土拉亚种为土拉热（野兔热）的病原体。本菌引起一些野生动物的感染，常见于野兔中，故俗称野兔热杆菌，人类可通过皮肤、黏膜直接接触野生动物或病畜、节肢动物叮咬、吸入或食入而感染。

该菌为球杆状小杆菌，大小为（0.3～0.7）μm×（0.2～0.3）μm，经人工培养后呈显著多形态性。无芽胞、无动力、在动物组织内有荚膜。专性需氧，营养要求高，在普通培养基上不易生长，常用卵黄培养基或胱氨酸血琼脂培养基（含兔血、胱氨酸及半胱氨酸），孵育 24～48 小时形成灰白色、细小、光滑、略带黏性的菌落。对热敏感，56℃ 5～10 分钟即死亡。但对低温有很强的耐受力，在 4℃水中或湿土中可存活 4 个月，在 0℃以下可存活 9 个月。对一般化学消毒剂敏感。该菌与布鲁氏菌、鼠疫耶尔森菌有共同抗原，可产生血清学交叉反应。

土拉弗朗西斯菌分布广泛，所致野生动物疾病为自然疫源性疾病。动物之间主要通过蜱、蚊、蚤等吸血节肢动物叮咬传播，人类也易感，可通过多种途径感染，如直接接触患病的动物或被动物咬伤、节肢动物叮咬、食入污染食物，亦可经空气传播引起呼吸道感染。其致病物质主要是荚膜和内毒素。细菌侵袭力强，能穿过完整的皮肤和黏膜。另外，菌体多糖抗原引起速发型超敏反应，蛋白质抗原引起迟发型超敏反应等也参与致病。人感染后潜伏期一般为 2～10 天，发病较急，临床表现为发热、剧烈头疼、关节痛等，重者出现衰竭与休克。由于感染途径不同，临床类型可多样化，有溃疡腺型、胃肠炎型、肺炎型和伤寒样型等。

病后 2～3 周出现 IgM 和 IgG 抗体，可持续存在多年，但无保护作用。由于人对土拉弗朗西斯菌有高度的易感性，较少量的病原菌即可引起发病，所以在战争时期该菌被用作生物战剂。土拉弗朗西斯菌为细胞内寄生菌，抗感染应当以细胞免疫为主。

病原学检查采取血液、组织穿刺液或活检组织。标本革兰氏染色镜检的价值不大，可用免疫荧光染色镜检，但与军团菌、布鲁氏菌等有交叉反应，应注意假阳性的出现。分离培养较困难，可接种于卵黄培养基或胱氨酸葡萄糖血琼脂培养基，37℃孵育至少需 3 周。除观察典型菌落外，可取培养物用本菌的抗血清做玻片凝集试验进行鉴定。血清学试验是土拉热诊断最常用的方法，在病程中血管凝集效价呈 4 倍或以上增长或单份血清效价达 1：160 有诊断意义。

预防可用减毒活疫苗经皮上划痕接种。治疗选用链霉素或庆大霉素效果较好，也可用四环素类。

四、巴斯德菌属

巴斯德菌属（*Pasteurella*）为革兰氏阴性、球杆状细菌，有 20 个种和亚种，常寄生于哺乳动物和鸟类上呼吸道和肠道黏膜上。对人类致病的主要是多杀巴氏菌（*P. multocida*），为革兰氏阴性球杆菌，常呈两极浓染，无鞭毛、无芽胞、有荚膜。营养要求较高，需在含血的培养基上生长，在血平板上形成白色、不溶血的半透明小菌落。

本菌属为动物源性细菌，致病物质为荚膜与内毒素。可引起低等动物的败血症和鸡霍乱。人可通过接触染病的动物而感染，患者常在被病畜咬伤 1～2 后出现低热、伤口感染、局部红斑、疼痛、肿胀、渗出、淋巴结肿大，继而出现各器官被侵犯症状，如肺部感染、脑膜炎、腹膜炎、关节炎等。

巴斯德菌易于培养和鉴定。实验室检查应采取患者血液、痰、骨髓、脑脊液或脓液等直接涂片染色镜检，并接种血平板分离培养。根据菌落特征和形态染色的结果，再做生化反应和血清学试验进行鉴定。治疗上可选择青霉素 G、四环素类或喹诺酮类抗生素。

Summary

Brucella are Gram-negative, nonmotile-coccobacilli. They are strict aerobes and grow very slowly on blood agar. In the host, they live as facultative intracellular pathogens. Brucellosis is primarily a disease of animals. The organism localizes in these animal organs and cause infertility, sterility, mastitis, abortion or resides as carriage. Humans in closed contact with infected animals（slaughterhouse workers, veterinarians, farmers, dairy workers）are at risk of developing undulant fever.

Yersinia pestis is a pleomorphic, Gram-negative, bipolar staining, facultatively an aerobic, nonmotile bacillus. Humans are infected by carrier rodent fleas or by contact with infected animals. The resulting infection spreads to the draining lymph nodes which become hot, swollen, tender and hemorrhagic giving rise to the characteristic black buboes whence the name of the disease, bubonic plague is derived. Within hours the organism spreads into the spleen, liver and lungs resulting in pneumonia. While in circulation, the organism causes diffuse intra vascular coagulation resulting in intra vascular thrombi and purpuric lesion all over the body. If untreated, the infection has a very high（unto 90%）mortality rate. The organism in exhaled in cough droplets, infect other humans in close proximity and cause pneumonic plague, which more difficult to control and has 100% mortality.

Bacillus anthracis is a Gram-positive, aerobic, spore-forming large bacillus. Spores are formed in culture, in the soil, and in the tissues and exudates of dead animals, but not in the blood or tissues of living animals. People become infected by the cutaneous route（direct contact with diseased animals, industrial work with hides, wool, brushes, or bone meal）, by inhalation（Woolsorter's disease）, or by ingestion（meat from diseased animals）. There are cutaneous anthrax, pulmonary anthrax and gastrointestinal anthrax. The virulence factors of *B. anthracis* include a number of exotoxins（such as edema factor, lethal factor, protective antigen）and the capsule.

（张轶博）

进一步阅读文献

1. Martirosyan A, Gorvel JP. *Brucella* evasion of adaptive immunity[J]. Future Microbiol, 2013, 8（2）:147-154.

2. Percin D. Microbiology of *Brucella*[J]. Recent Pat Antiinfect Drug Discov, 2013, 8（1）: 13-17.

3. Du Z, Wang X. Pathology and pathogenesis of *Yersinia pestis*[J]. Adv Exp Med Biol, 2016, 918:193-222.

4. Pechous RD, Sivaraman V, Stasulli NM, et al. Pneumonic plague：the darker side of *Yersinia pestis*[J]. Trends Microbiol, 2016, 24（3）:190-197.

5. Welkos S, Bozue J, Twenhafel N, et al. Animal models for the pathogenesis, treatment, and prevention of infection by *Bacillus anthracis*[J]. Microbiol Spectr, 2015, 3（1）:TBS-0001-2012.

6. Pilo P, Frey J. Pathogenicity, population genetics and dissemination of *Bacillus anthracis*[J]. Infect Genet Evol, 2018, 64:115-125.

第十七章　棒状杆菌属

案例 17-1

　　患儿，女，5 岁。发热、声音嘶哑、喉痛伴咳嗽 4 天，急诊入院。查体：体温 38.5℃，面色苍白，唇稍紫，咽后壁、腭弓和腭垂等处发现灰白色膜状物，用灭菌棉拭子不易擦掉，心率 130 次 / 分，心律不齐。初诊为白喉。

思考题：

　　1. 本病的致病菌是什么？还需做哪些微生物学检查以确定诊断？

　　2. 该菌是如何传播的？所致疾病怎样进行特异性预防？

　　棒状杆菌属（*Corynebacterium*）细菌是一群革兰氏染色阳性杆菌，因其一端或两端膨大呈棒状而得名。本属细菌的特点是多形态，排列不规则，常呈栅栏状或 V 字状等；染色不均匀，两端有着色较深的异染颗粒。无芽胞，无荚膜，大多数菌株无动力。需氧或兼性厌氧，营养要求特殊。与分枝杆菌属、奴卡氏菌属和放线菌属相似，有交叉反应。本属菌种类较多，广泛分布于动植物。可在人体皮肤、上呼吸道和泌尿生殖道黏膜等处定居。大多为非致病菌或条件致病菌，其中白喉棒状杆菌是唯一能使人类致病且具较强传染性的菌种。

　　白喉棒状杆菌（*C. diphtheriae*）俗称白喉杆菌，是白喉的病原菌。白喉是一种急性呼吸道传染病，主要症状为咽喉部出现灰白色假膜。该菌能产生强烈的外毒素，进入血液可引起全身中毒症状。

白喉棒状杆菌

（一）生物学性状

　　菌体一端或两端膨大呈棒状，排列不规则，革兰氏染色阳性。用亚甲蓝短时间染色菌体着色不均匀，有深染颗粒；用 Neisser 染色或 Albert 染色，这些颗粒与菌体着染颜色不同，称为异染颗粒，有鉴定意义（图 17-1）。颗粒的主要成分是核糖核酸和多偏磷酸盐。细菌衰老时异染颗粒可消失。为需氧或兼性厌氧，最适温度 37℃，最适 pH 7.2 ～ 7.8。在含有凝固血清的吕氏培养基（Loeffler medium）上生长快速，12 ～ 18 小时就能长出细小、灰白色菌落，涂片染色菌体形态典型，异染颗粒明显；在含有 0.03% ～ 0.04% 亚碲酸钾（$K_2TeO_2 \cdot 3H_2O$）的血琼脂培养基上，细菌生长后能收碲盐将其还原为元素碲，使菌落呈黑色。此外，亚碲酸钾也能

图 17-1　白喉棒状杆菌异染颗粒（Albert 染色）

抑制样本中其他杂菌的生长，故此培养基可作为白喉棒状杆菌的选择与鉴别培养基。白喉棒状杆菌对湿热抵抗力不强，100℃ 1 分钟或 58℃ 10 分钟可致死；对青霉素及红霉素敏感。但对干燥和日光的抵抗力比其他无芽胞菌要强，在衣物、儿童玩具等物品中存活可达数日至数周。

案例 17-1 提示：

　　病变部位假膜及边缘取材经 Albert 染色，找到细长微弯、一端或两端膨大呈棒状、排列不规则并有异染颗粒者，可初步确定为白喉棒状杆菌。再将标本接种于亚碲酸钾血平板或 Loeffler 血清斜面，根据菌落特征和 Elerk 毒力试验结果可确诊。

（二）致病性与免疫性

　　1. 致病物质　白喉外毒素是主要致病物质。此外，还有索状因子和 K 抗原。

白喉外毒素（diphtherotoxin）：是由单一肽组成的蛋白质，分 A、B 两个肽链经二硫键连接而成。A 肽链是白喉毒素的毒性功能区，能抑制易感细胞蛋白质的合成；B 肽链上有一个受体结合区和一个转位区，本身无毒性，但能与易感细胞膜表面受体结合，以协助 A 肽链进入细胞。毒素作用机制：细胞内蛋白质合成需要延伸因子 1（elongation factor 1，EF-1）和延伸因子 2（EF-2），当白喉外毒素 A 肽链进入细胞后可促使辅酶 I（NAD）上的腺苷二磷酸核糖（ADPR）与 EF-2 结合，使 EF-2 失活，抑制肽链延长，阻断蛋白质合成，引起宿主细胞坏死和病变。该毒素是一种毒性强、抗原性强的蛋白质。白喉棒状杆菌自身缺乏产该毒素的基因，必须被携带 tox 基因的 β 棒状杆菌噬菌体感染后才具有产白喉外毒素的能力。

2. 所致疾病　在白喉患者呼吸道假膜及带菌者鼻咽腔分泌物中可分离到此菌，经飞沫传染，也可经污染物品或饮食而传播。白喉棒状杆菌侵入易感者上呼吸道，通常在鼻咽腔黏膜生长繁殖，并分泌外毒素及侵袭性物质，引起鼻咽腔局部炎症和全身中毒症状。细菌和毒素作用于鼻咽腔，可使局部黏膜上皮细胞坏死，血管扩张，粒细胞浸润及纤维渗出，形成灰白色膜状物称为假膜（pseudomembrane），导致白喉。若病损进一步扩展至喉部或气管内，可引起呼吸道阻塞，甚至窒息。细菌一般不侵入血流，但外毒素可被吸收入血，迅速与易感组织细胞结合，使心、肝、肾和肾上腺等发生退行性病变，并可侵犯腭肌和咽肌的周围神经细胞，临床上可出现心肌炎和软腭麻痹、声嘶、肾上腺功能障碍、血压下降等症状。此外，白喉棒状杆菌偶有侵害眼结膜、外耳道、阴道黏膜和皮肤伤口等处。

> **案例 17-1 提示：**
> 　　该菌存在于白喉患者假膜及带菌者鼻咽腔分泌物内，经飞沫传染，也可经污染物品或食物而传播。

3. 免疫性　白喉病后可获牢固的体液免疫，主要是产生抗毒素来中和外毒素。抗毒素可阻止 B 肽链与敏感细胞结合，使 A 肽链不能进入细胞。人对白喉棒状杆菌普遍易感。新生儿可通过母体胎盘被动获得抗毒素，故出生后 6 个月内不易感染白喉，6 个月后易感性逐渐增高，1～5 岁易感性最高。但近年来由于婴幼儿及学龄前儿童普遍进行预防接种，儿童与少年发病率明显降低。

（三）微生物学检查

白喉外毒素毒性强，因此临床上对可疑白喉患者一般不必等微生物学检查确诊，应立即给予抗毒素及抗生素治疗，同时进行实验室诊断确诊。

从患者病变部位假膜及其边缘用棉拭取材，直接涂片，若找到有白喉棒状杆菌典型形态、排列，并有异染颗粒者，结合临床即可作初步诊断。毒力鉴定是鉴别白喉棒状杆菌与其他棒状杆菌的重要试验。检测方法分为体外与体内两类，体外法可用 SPA 协同凝集试验或 Elerk 毒力试验；体内法可用豚鼠做中和试验。

（四）防治原则

注射白喉类毒素是预防白喉的重要措施。目前我国在出生 3 个月以后儿童中普遍接种白喉类毒素、百日咳菌苗、破伤风类毒素的混合制剂白百破三联疫苗（Diphtheria-Pertussis-Tetanus vaccine，DPT），免疫效果良好。疫苗共接种 3 次，每次间隔 4～6 周。2 岁和 7 岁时各加强注射 1 次。对密切接触白喉患者的易感儿童需肌内注射 1000～2000U 白喉抗毒素进行紧急预防，同时应注射白喉类毒素以获得人工主动免疫。对白喉患者的治疗应采取抗毒素与抗生素联合使用原则，早期、足量白喉抗毒素的应用是治疗关键。为避免血清过敏症的发生，在注射前应做皮肤试验，过敏试验阳性者，需用脱敏法注射。抗菌治疗可选用青霉素、红霉素等，以防继发感染。

> **案例 17-1 提示：**
> 　　注射白喉类毒素是预防白喉的重要措施。我国在出生 3 个月以后婴儿中接种 DPT 三联疫苗，免疫效果良好。对密切接触白喉患者的易感儿童需肌内注射 1000～2000U 白喉抗毒素进行紧急预防。

Summary

Corynebacterium diphtheriae grows best under strict aerobic conditions. It is Gram-positive and pleomorphic. The *C. diphtheriae* colonization of the upper respiratory tract（pharynx and nose）can lead to diphtheria. The organism does not produce a systemic infection. However，in addition to a pseudomembrane being formed locally（which can cause choking）systemic and fatal injury results primarily from circulation of the potent exotoxin（diphtheria toxin）. The latter begins over a period of a week. Thus treatment involves rapid therapy with anti-toxin. The gene for toxin synthesis is encoded on a bacteriophage（the tox gene）. Corynebacteria，not infected with phage，thus do not generally cause diphtheria. Diphtheria is now a disease of almost historic importance in the U.S. due to effective immunization of infants（in conjunction with pertussis and tetanus，DPT）with a toxoid（inactive toxin）which causes production of neutralizing antibodies. However，colonization is not inhibited and thus *C. diphtheriae* is still found in the normal flora（i.e. a carrier state exists）. Immunity can be monitored with the Schick skin test. Treatment in non-immune individuals primarily involves injection of anti-toxin. Antibiotics are also administered at this time.The term "metachromatic" refers to the color difference of the intracellular polyphosphate granules（pink）compared to the rest of the cell（blue）. Characteristic black colonies are seen on tellurite agar from precipitation of tellurium on reduction by the bacteria. Production of exotoxin can be determined by in vivo or in vitro tests.

（伦永志）

进一步阅读文献

1. Sangal V，Hoskisson PA. Evolution，epidemiology and diversity of *Corynebacterium diphtheriae*：New perspectives on an old foe[J]. Infect Genet Evol，2016，43:364-370.

2. du Plessis M，Wolter N，Allam M，et al. Molecular characterization of *Corynebacterium diphtheriae* outbreak isolates，South Africa，March-June 2015[J]. Emerg Infect Dis，2017，23（8）:1308-1315.

第十八章　与医学相关的其他细菌

第一节　军团菌属

案例 18-1

患者，男，老年，患慢性支气管炎，住院期间经雾化吸入治疗后约 10 天出现乏力不适、头痛，继之出现高热，体温 39.8℃。咳嗽，有脓痰伴胸痛、恶心、腹泻。查体：相对缓脉，肺部有实变体征，白细胞 15×10⁹/L。经红霉素口服治疗 3 周后体温降至正常。

思考题：

1. 引起本病最可能的病菌是什么？还需做哪些微生物学检查以确定诊断？

2. 哪些人易患军团菌病？该菌是如何传播的？怎样预防嗜肺军团菌感染？

1976 年 7 月在美国费城的一次退伍军人大会期间，暴发流行了一种原因不明的肺炎，共有 221 人感染（死亡 34 人），当时人们将其称为军团病（legionnaires disease），后来从 4 例死亡者肺组织中分离出一种新的革兰氏阴性杆菌，命名为嗜肺军团菌（*L. pneumophila*）。军团菌在 1984 年被正式命名为军团菌属（*Legionella*）。目前已知该属菌包括 46 个菌种和 61 个血清型，从人体分离的已有 19 个种，其中主要致病菌为嗜肺军团菌。

嗜肺军团菌

（一）生物学性状

嗜肺军团菌为革兰氏阴性杆菌，常规染色不易着色，多采用 Dieterle 镀银染色（呈黑色）或 Giemsa 染色（呈红色）。该菌有菌毛和微荚膜，为端生或侧生单鞭毛，无芽胞（图 18-1）。培养时营养要求较苛刻，铁和半胱氨酸为必需生长因子，专性需氧，兼性胞内寄生（图 18-2），最适生长温度为 36℃，多数菌株在 2.5%～5% CO_2、pH 6.4～7.2 环境中生长良好，但生长缓慢。在费－高（Feeley-Garman）琼脂培养基中，3～5 天培养可见针尖大小菌落，在紫外线照射下发出黄色荧光。该菌具有菌体（O）抗原和鞭毛（H）抗原。O 抗原具有型特异性，根据 O 抗原可将嗜肺军团菌分为 14 个血清型（Lp1～14），其中 1 型（Lp1）就是 1976 年军团病的病原菌。在我国分离较多的嗜肺军团菌为血清型 1 型（Lp1）和 6 型（Lp6）。嗜肺军团菌对常用化学消毒剂、干燥、紫外线敏感，对氯或酸有一定的抵抗力。

图 18-1　嗜肺军团菌（电镜）　　图 18-2　嗜肺军团菌在培养细胞内寄生繁殖（电镜）

案例 18-1 提示：

军团菌用 Dieterle 镀银染色或 Giemsa 染色，可染成黑褐色或红色。有菌毛，无芽胞，有微荚膜。在费－高培养基中，3～5 天培养可见针尖大小菌落，根据染色、菌落特征、生化反应等作出鉴定。

笔记栏

（二）致病性与免疫性

该菌广泛存在于自然界，特别易存在于各种天然水源及人工冷、热水管道系统中，如医院空调冷却水、淋浴头、辅助呼吸机等产生的气溶胶中，故能以气溶胶方式传播，经呼吸道感染。

1. 致病物质 与其产生的微荚膜、菌毛、毒素和多种酶类有关。微荚膜具有抗吞噬作用，菌毛能使细菌黏附到下呼吸道上皮细胞并定居增殖，各种酶能抑制吞噬体与溶酶体融合和引起组织损伤。此外，嗜肺军团菌被吞噬细胞吞噬后可在细胞内繁殖，导致细胞死亡裂解，故该菌是重要的胞内寄生菌。

2. 所致疾病 人吸入带菌飞沫、气溶胶而感染，多流行于夏秋季，为全身性疾患，有流感样型（轻症型）、肺炎型（重症型）和肺外感染型三种临床类型。流感样型又称为庞提阿克热（Pontiac fever），可出现发热、不适、头痛和肌肉疼痛，预后良好。肺炎型多见夏季流行，免疫力低下者易感染，此型起病急骤，可出现寒战、高热、咳嗽、胸痛，以肺部感染为主，伴多器官损害，全身症状明显，最终导致呼吸衰竭。肺外感染型为继发性感染，当重症军团病发生菌血症而扩散到脑、肠、肾、肝、脾等部位时，会出现多脏器感染的症状，临床表现多样。后两型如不及时治疗，死亡率可达 15% 以上，多发于 50 岁以上的男性。

> **案例 18-1 提示：**
> 军团菌病易感者为免疫力低下者，包括免疫缺陷、免疫抑制、原有呼吸道疾患者等。该菌以气溶胶方式传播，经呼吸道感染。

3. 免疫性 机体感染此菌后可产生抗体，能促进吞噬细胞的吞噬作用，但不能加强细胞内的杀菌作用。嗜肺军团菌为胞内寄生菌，细胞免疫在抗感染中起主要作用。

（三）微生物学检查

可采集下呼吸道分泌物、胸腔积液、活检肺组织及血液等标本。因痰中的正常菌群对军团菌有影响，故用痰标本检出困难。直接用免疫荧光染色法可快速诊断培养的病菌。活检肺组织标本用 Dieterle 镀银染色。

（四）防治原则

至今尚无有效的军团菌特异性疫苗。预防应加强水源管理及人工输水管道和设施的消毒处理，防止军团菌造成空气和水源的污染。治疗首选大环内酯类抗生素，治疗效果欠佳时可合用利福平及其他药物。

> **案例 18-1 提示：**
> 控制军团菌污染源、气溶胶形成、阿米巴等原虫的污染是预防军团菌感染的关键。安装空调的室内要经常通风，冷却塔和空调系统的管道和过滤部件要经常进行清洁，供水系统要定期进行检查和消毒。

第二节 假单胞菌属

假单胞菌属（*Pseudomonas*）为革兰氏阴性，有荚膜和鞭毛，无芽胞，需氧，直或稍弯曲杆状。能运动，氧化酶阳性，营养要求简单，大部分菌种在不含维生素、氨基酸的合成培养基中仍能良好生长。假单胞菌属的细菌多具有分解蛋白质和脂肪能力，部分菌株可产生水溶性荧光色素。

该属菌多分布于土壤和水中及各种植物体上，繁殖速度快，种类繁多，引起人类感染的主要有铜绿假单胞菌（*P. aeruginosa*）、荧光假单胞菌（*P. fluorescens*）和类鼻疽假单胞菌（*P. pseudomallei*）等。荧光假单胞菌是人类罕见的机会致病菌，可从伤口、痰、胸腔积液、尿和血液中分离到，是乳类、蛋类在低温条件下保存导致腐败变质的主要细菌之一，患者输入了被荧光假单胞菌污染的血液或血制品后，可出现败血症或不可逆的休克。类鼻疽假单胞菌在东南亚地区可引起地方性人和动物的类鼻疽病。

铜绿假单胞菌

铜绿假单胞菌是 Gessard 于 1882 年首先从患者脓液标本中分离出的，因其脓液呈绿色，故俗称绿脓杆菌。

（一）生物学性状

铜绿假单胞菌为革兰氏阴性、直或微弯杆菌，有菌毛和荚膜，无芽胞，1～3 根鞭毛，运动活泼（图 18-3），专性需氧，在普通培养基上生长良好，培养基及菌落上可见带荧光的水溶性色素（青脓素和绿脓素）（图 18-4）。能够分解葡萄糖，产酸不产气，但不分解甘露糖、麦芽糖、蔗糖和乳糖，可分解尿素，氧化酶阳性。该菌的 O 抗原含内毒素和原内毒素蛋白（original endotoxin protein，OEP）。OEP 是一种高分子、低毒性、免疫原性强的物质，其抗体不仅能与同一血清型细菌特异性结合，还能与不同血清型细菌结合。OEP 广泛存在于一些革兰氏阴性菌，如肺炎克雷伯菌、大肠埃希氏菌和霍乱弧菌等。就其免疫作用而言，可能是很有意义的类属抗原。铜绿假单胞菌抵抗力较其他无芽胞菌强，对多种抗生素和消毒剂不敏感。对热敏感，56℃ 1 小时可被杀死。

图 18-3　铜绿假单胞菌
A. 电镜（甘露糖敏感血凝菌毛株，大连医科大学牟希亚教授提供）；B. 光镜（革兰氏染色）

图 18-4　铜绿假单胞菌产生绿脓素（水溶性色素）

（二）致病性与免疫性

铜绿假单胞菌是人体正常菌群之一，在肠道中繁殖，为环境的主要污染源。它能根据特定信号分子的浓度来监测周围环境中自身或其他细菌的数量变化，当信号达到一定阈值时，即启动菌体中相关基因的表达来适应环境中的变化，这一调控系统被称为细菌的密度感知信号系统（quorum-sensing system，QS）。QS 系统在调控铜绿假单胞菌各种毒力因子的表达中起重要作用，同时影响宿主的免疫功能。

1. 致病物质　包括内毒素、荚膜和菌毛，内毒素是该菌的主要致病物质。此外，尚有多种致病物质，如外毒素 A、胞外酶 S 可抑制蛋白质合成；弹性蛋白酶和碱性蛋白酶可损伤组织和血管，抑制中性粒细胞功能；磷酸酯酶 C 可损伤细胞膜；杀白细胞素抑制白细胞的功能等。

2. 所致疾病　铜绿假单胞菌广泛分布于医院环境中，也存在于人的肠道、呼吸道及皮肤，是医源性感染中的常见条件致病菌。其感染多见于皮肤黏膜受损部位，如烧伤、创伤等部位，也可引起长期化疗患者或使用免疫抑制剂患者呼吸系统、消化系统、尿道、角膜、脑膜、骨髓、心内膜和中耳等部位的炎症，表现为局部化脓性感染；全身感染有菌血症和败血症。

3. 免疫性　铜绿假单胞菌为胞外寄生菌，以体液免疫为主。中性粒细胞的吞噬作用在抵抗该菌感染中起重要作用。感染后产生的特异性抗体，尤其是 SIgA 在局部抗感染免疫中发挥作用。

（三）微生物学检查

取脓汁、创面渗出液、痰、尿、血液等标本，接种于血琼脂平板，可根据菌落特征、蓝绿色荧光色素及生化反应等对可疑菌落进行鉴定。应用血清学、噬菌体和绿脓菌素进行分型，可为流行病学研究和医院内感染追踪调查等提供方法和依据。

（四）防治原则

医务人员要加强无菌观念，对烧伤病房、手术器械及治疗器械等均应进行严格消毒，切断传播途径。目前已研制出多种铜绿假单胞菌疫苗，其中 OEP 疫苗具有不受菌型限制、保护范围广、毒性低等优点而作为首选。

治疗选用庆大霉素、多黏菌素 B、氨苄西林等。

第三节　鲍特菌属

案例 18-2

患儿，男，5 岁。咳嗽 1 个月，初起有发热、喷嚏、轻咳等症，现已退热，但咳嗽日渐加重尤以夜间为重，为阵发性痉咳伴呕吐。查体：患儿精神萎靡，眼结膜出血，舌系带溃疡，血白细胞 30×10^9/L，经红霉素治疗 3 天后症状减轻。疑似"百日咳"。

思考题：

1. 引起本病的病菌是什么？还需做哪些微生物学检查以确定诊断？

2. 该病菌是如何传播的？所致疾病怎样进行特异性预防？

鲍特菌属（*Bordetella*）是一类革兰氏阴性小球杆菌，共有 8 个菌种。其中，百日咳鲍特菌（*B. pertussis*）、副百日咳鲍特菌（*B. parapertussis*）和支气管败血鲍特菌（*B. bronchiseptica*）是引起哺乳动物呼吸道感染的病原菌，但宿主范围各不相同。百日咳鲍特菌专一感染人，1 ～ 10 岁儿童易感，引起百日咳；副百日咳鲍特菌感染人和绵羊，可引起急性呼吸道感染，症状和百日咳相似，但较百日咳轻；支气管败血鲍特菌具有广泛的宿主范围，宿主包括狗、羊、树袋熊等哺乳动物，很少感染人。

百日咳鲍特菌

百日咳鲍特菌简称百日咳杆菌，是引起百日咳的病原菌。百日咳传染性强。

（一）生物学性状

百日咳鲍特菌为革兰氏阴性、短小的卵圆形球杆菌，无芽胞、无鞭毛，毒力菌株有荚膜和菌毛。专性需氧，营养要求很高，生长过程中需要添加血液或淀粉。初次分离用含甘油、马铃薯、血液的鲍－金（Bordet-Gengou）培养基，最适生长温度 35 ～ 37℃。新分离菌株为光滑型，有荚膜，称 I 相菌，具有菌体（O）和表面（K）抗原，有毒力，人工培养后可发生变异，表现为荚膜和菌毛的逐渐消失，形态、菌落、溶血性、抗原结构、致病力等也全面变异。II、III 相为过渡相，IV 相即为粗糙型菌落的无毒株。百日咳鲍特菌的生化反应极不活泼，不发酵任何糖类、不生成硫化氢、不产生吲哚，过氧化氢酶试验阳性。

该菌有 O 抗原和 K 抗原。K 抗原是菌体表面成分，又称凝集原，包括凝集因子 1 ～ 6，它们有不同组合的血清型。凝集因子 1 为 I 相菌共同抗原，是种的特异性抗原。百日咳鲍特菌对外界理化因素抵抗力较弱，对紫外线敏感，56℃加热 30 分钟均可被杀死，但在 0 ～ 10℃存活较长，在干燥尘埃中能存活 3 天。

案例 18-2 提示：

百日咳鲍特菌为革兰氏阴性小杆菌，无芽胞，无鞭毛，光滑型菌株有荚膜和菌毛。卡他期取鼻咽拭子或痉咳期用咳碟法将标本接种于鲍－金培养基上，37℃培养 2 ～ 3 天后形成细小、光滑、凸起、灰色露滴状菌落，周围有不明显的溶血环。根据菌落特征、生化反应或用免疫荧光法进行检查以确定诊断。

（二）致病性与免疫性

百日咳鲍特菌一般不侵入血液,致病物质包括荚膜、菌毛及产生的多种毒素。毒素的生物学活性:①百日咳外毒素:是存在于百日咳鲍特菌细胞壁中一种蛋白质,由五种非共价链亚单位(S1～S5)组成,亚单位(S2～S5)为无毒性单位,能与宿主细胞膜结合(图18-5),菌体通过具有酶活力的亚单位S1介导毒性作用。S1能通过腺苷二磷酸(ADP)-核糖转移酶活力,催化部分ADP-核糖从烟酰胺腺嘌呤二核苷酸(NAD)中分离出来,转移至细胞膜,抑制鸟苷三磷酸(CTP)结合即G蛋白合成,导致细胞变性。百日咳外毒素是百日咳的主要毒力因子,与细菌附着纤毛上皮细胞及引起发热和阵发性咳嗽有关。②腺苷酸环化酶毒素(adenyl-cyclase toxin,ACT):是存在百日咳鲍特菌细胞表面的一种酶,此酶进入吞噬细胞后被钙调蛋白所激活,催化cAMP的生成,干扰吞噬作用,并抑制中性粒细胞的趋化和吞噬细胞的杀菌能力,使其能持续感染。ACT也是一种溶血素,具有溶血作用。③丝状血凝素:在百日咳鲍特菌黏附于呼吸道上皮细胞的过程中起决定作用,为致病的主要原因,能凝集红细胞。④气管细胞毒素:对气管纤毛上皮细胞有特殊亲和力,低浓度时能抑制纤毛的摆动,高浓度时能使细胞坏死脱落。⑤皮肤坏死毒素:可致外周血管收缩、白细胞渗出血管外或出血,从而导致局部组织缺血、坏死等。

图 18-5　百日咳外毒素与宿主细胞膜结合

人是百日咳鲍特菌的唯一自然宿主,传染源为早期患者和带菌者,通过飞沫传播。当细菌随空气飞沫侵入易感者的呼吸道后,细菌的丝状血凝素黏附于咽喉至细支气管黏膜的纤毛上皮细胞表面;继之,细菌在局部繁殖并产生多种毒素如百日咳外毒素、腺苷酸环化酶等引起上皮细胞纤毛麻痹和细胞变性,使其蛋白合成降低,上皮细胞坏死脱落,以及引起全身反应。上皮细胞的病变和纤毛麻痹使小支气管中黏液及坏死上皮堆聚潴留,分泌物排出受阻,不断刺激呼吸道的周围神经,传入大脑皮质及延髓咳嗽中枢,反射性引起痉挛性咳嗽。长期刺激使咳嗽中枢形成兴奋灶,以致非特异性刺激,如进食、咽部检查、冷风、烟雾及注射疼痛等,均可引起反射性的痉咳。局部表皮细胞坏死、中性粒细胞和淋巴细胞浸润,导致支气管炎和间质性肺炎。病程一般分为三期。①卡他期:类似普通感冒,如低热、咳嗽、打喷嚏等,此期维持1～2周,患者呼出的飞沫中含有大量的病菌,传染性很强。②痉挛期:患者出现阵发性支气管痉挛咳嗽,并伴有吸气吼声、呕吐、呼吸困难、发绀现象。这种剧烈阵咳1天中可出现10～20次。此期为3～6周,并可出现肺炎、中耳炎、出血及中枢神经系统症状。③恢复期:4～6周后进入恢复期,阵咳减轻,但完全恢复需数周到数月。由于整个病程较长,故名百日咳。

案例18-2提示:
　　传染源为早期患者和带菌者,通过飞沫传播。细菌以菌毛黏附在呼吸道上皮细胞上生长繁殖,产生毒素,刺激支气管黏膜感觉神经末梢,反射性地引起剧烈的连续性咳嗽。病程较长,以咳嗽为主,故名百日咳。

病后可获较持久的免疫力，再次感染少见。由于新生儿对百日咳也易感，提示母体血清 IgG 抗体未能提供对新生儿的保护，故认为抗百日咳感染的免疫主要是局部黏膜免疫。

（三）微生物学检查

检查以分离百日咳鲍特菌为主。在卡他期取鼻咽拭子或用咳碟法将标本接种于鲍 - 金培养基，37℃培养 4～5 天后，选可疑菌落涂片镜检，并进行生物化学反应鉴定，然后用百日咳鲍特菌 I 相免疫血清做凝集试验并鉴定血清型，也可用荧光抗体法检测标本中的抗原。

（四）防治原则

我国选用 I 相百日咳鲍特菌死菌苗与白喉、破伤风的类毒素混合，制成白百破（DPT）三联疫苗，对出生 3～5 个月婴儿进行基础免疫，效果较好。鉴于百日咳鲍特菌血清型的特异性，WHO 推荐在菌苗中应含有 1、2、3 因子血清型的菌株。治疗首选红霉素，也可用其他广谱抗生素。由于全球实行计划免疫，百日咳已基本得到控制。

> **案例 18-2 提示：**
> 人工主动免疫用白百破三联疫苗；被动免疫用高效价百日咳免疫球蛋白。

第四节 弯曲菌属

弯曲菌属（*Campylobacter*）细菌是一类微需氧，不分解糖类，氧化酶阳性，菌体弯曲呈逗点状、S 形或螺旋状，有动力的革兰氏阴性菌。共有 21 个菌种，广泛分布于动物界，常定居于家禽和野鸟的肠道内。对人类致病的主要是空肠弯曲菌（*C. jejuni*）和胎儿弯曲菌胎儿亚种，前者是人类腹泻最常见的病原菌之一，后者在免疫功能低下时可引起败血症、脑膜炎等，为动物源性疾病。

空肠弯曲菌

（一）生物学特性

为革兰氏阴性、细长、螺旋形或海鸥展翅状、S 形的弯曲杆菌（图 18-6）。一端或两端具有单鞭毛，运动活泼，有时呈螺旋状运动。无芽胞，无荚膜。微需氧菌，初次分离时需在 5% O_2、85% N_2、10% CO_2 气体环境中生长，传代培养时能在 10% CO_2 环境中生长。本属菌最适生长温度随菌种而异（生长温度差异可作为菌种鉴别要点）。生长在 42℃中比 37℃好，此温度可使粪便中其他细菌的生长受到抑制而起到选择作用。营养要求高，在普通培养基上不生长，需加入血液、血清才能生长。常用的选择培养基有 Skirrow 琼脂和 Campy-BAP 培养基。这些培养基以血琼脂为基础，加入了多种抗生素，能抑制肠道正常菌群，而有利于本菌的分离。本属细菌生化反应不活泼，不分解糖类和尿素，V-P 试验和甲基红试验均阴性，氧化酶为阳性。有菌体（O）抗原、热不稳定抗原和鞭毛（H）抗原。根据 O 抗原可将空肠弯曲菌分为 42 个血清型。空肠弯曲菌抵抗力不强，易被干燥、直射日光及弱消毒剂所杀灭，56℃ 5 分钟可被杀死。

图 18-6 空肠弯曲菌

（二）致病性与免疫性

致病物质有黏附素、细胞毒性酶类和肠毒素，其作用机制尚不清楚。空肠弯曲菌是散发性细菌性胃肠炎最常见的致病菌种之一。该菌常通过污染饮食、牛奶、水源等被食入。在发展中国家，50% 以上的感染由污染的鸡肉而引起。空肠弯曲菌对胃酸敏感，经口食入至少 10^4 个细菌才有可能致病。肠上端微需氧环境适宜本菌生存和繁殖，本菌可造成空肠、回肠和大肠组织损伤，通过肠黏膜侵入血液。患者表现为发热、腹泻、呕吐和肌肉痛。潜伏期平均 3～5 天，病程 7～10 天。1～2 天后，粪便的特征是带血，镜检中有多形核白细胞，重症病例也有痢疾样血便或果酱样便、黏液便，量多，加之头痛、不适、发热表现，常误诊为急性溃疡性肠炎。通常该病有自限性，病程 5 ～ 8 天。抗生素能进一步限制感染患者粪便中细菌的存活时间。感染空肠弯曲菌后 2 ～ 4 周可产生特异性 IgM 和 IgG 抗体，能通过免疫调理和活化补体等作用增强吞噬细胞的吞噬灭菌功能。肠道分泌的 SIgA 对鞭毛和菌毛等侵袭因子具有拮抗作用。

（三）微生物学检查

标本采集后立即送检。可悬滴标本镜下观察有无投镖式或螺旋状运动的细菌；粪便和肛拭子标本直接接种于改良的 Skirrow 血琼脂平板和 Campy-BAP 平板；血液或脑脊液标本接种布氏肉汤增菌后，转种弯曲菌分离培养基，置 42℃、37℃，在微需氧环境下培养 24 ～ 72 小时，观察菌落特征。

（四）防治原则

目前尚无特异性疫苗。预防主要是注意饮水和食品卫生，如加强人畜、禽类的粪便管理。

空肠弯曲菌对红霉素、克林霉素、氨基糖苷类、氯霉素及氟喹诺酮类敏感，由于可产生 β- 内酰胺酶，一般对 β- 内酰胺类耐药。

第五节　不动杆菌属

不动杆菌属（*Acinetobacter*）细菌是需氧的革兰氏阴性菌，球形或球杆形，无芽胞，有 16 个菌种。广泛分布于水体和土壤中，易在潮湿环境中生存，如浴盆、肥皂盒等处，也存在于健康人的皮肤、咽、结膜、唾液、胃肠道及阴道分泌物中，是条件致病菌。该属中鲍曼不动杆菌（*A. baumanii*）较多见，是导致医院感染的次常见菌；鲁菲不动杆菌（*A. lwoffii*）、溶血不动杆菌（*A. haemolytius*）、琼氏不动杆菌（*A. junii*）和约翰逊不动杆菌（*A. johnsonii*）及其他不动杆菌也偶尔可分离出。来自患者标本的细菌在各种培养基上都可生长良好。

该类细菌黏附力极强，易在各类医用材料上黏附，而可能成为储菌源。感染源可以是患者自身（内源性感染），也可以是不动杆菌感染者或带菌者。传播途径有接触传播和空气传播。在医院，被污染的医疗器械及工作人员的手是重要的传播媒介。易感者为老年患者、早产儿和新生儿，手术创伤、严重烧伤、气管切开或插管、使用人工呼吸机、行静脉导管和腹膜透析者及广谱抗菌药物或免疫抑制剂应用者也易感染。

该菌导致的肺部感染，既有外源性感染，又有内源性感染。口咽部菌体的吸入，很可能是内源性感染的主要发病机制，常有发热、咳嗽、胸痛、气急及血性痰等表现。手术切口、烧伤及创伤的伤口，均易继发不动杆菌皮肤感染，或与其他细菌一起造成混合感染，临床特点与其他细菌所致感染并无明显不同，多无发热，偶可表现为蜂窝织炎。不动杆菌还可引起肾盂肾炎、膀胱炎、尿道炎、阴道炎等，其诱因多为留置导尿、膀胱造瘘等。菌血症为不动杆菌感染中最严重的临床类型，病死率达 30% 以上，多数继发于其他部位感染或静脉导管术后，少数原发于输液。脑膜炎多发于颅脑手术后，有发热、头痛、呕吐、颈强直、凯尔尼格征阳性等化脓性脑膜炎表现。

该菌带有多种耐药基因，可将其耐药性传递给其他细菌，也可接受其他细菌的耐药基因，故对多种抗生素耐药。治疗可用庆大霉素、卡那霉素或妥布霉素。影响本病预后的因素是基础病的严重程度、引起感染的诱因能否消除、治疗的早晚及抗菌方案是否合理等。肺部感染与菌血症的预后较差。

第六节　莫拉菌属

莫拉菌属（*Moraxella*）与不动杆菌属同属莫拉菌科，共有 15 个种。革兰氏染色阴性，小杆菌、球杆菌或球菌，无鞭毛，不发酵，氧化酶阳性。该属细菌 100 多年来一直被认为是上呼吸道正常菌群中成员，近 20 年才证实可导致呼吸道感染，属条件致病菌。感染多发生于肿瘤及化、放疗等免疫功能低下的患者。该菌是儿童社区获得性肺炎、上额窦炎、中耳炎及成人慢性下呼吸道感染的第三位最常见致病菌，仅次于流感嗜血杆菌和肺炎链球菌。自 1976 年首次报道分离出卡他莫拉菌 β- 内酰胺酶阳性菌株后，目前该菌 β- 内酰胺酶阳性率急剧升高，在多个国家和地区都高达

90% 以上，因而对 β- 内酰胺类抗生素的耐药率不断增加，临床应根据药物敏感试验结果选用抗生素治疗。

卡他莫拉菌为革兰氏阴性双球菌，营养要求不高，普通培养基上即可生长，为需氧菌，最适生长温度 35℃，产氧化酶和 DNA 酶，对糖类均不发酵，抵抗力较强，在干痰中可存活 27 天，65℃时可存活 30 分钟。其菌体结构有外膜蛋白、肽聚糖和脂寡糖。肽聚糖有利于细菌激发巨噬细胞的各种功能，且可增加肿瘤坏死因子的分泌。LOS 是细菌的重要毒力因子，当机体免疫力低下时，该菌可单独或与其他细菌共同引起黏膜卡他性炎症、急性咽喉炎、支气管炎、肺炎、急性中耳炎或脑膜炎等，是医院内患者上呼吸道感染的常见病原菌。

第七节　气单胞菌属

气单胞菌属（*Aeromonas*）是一类具有单端鞭毛、有荚膜的革兰氏阴性杆菌，共有 27 个菌种，其中嗜水气单胞菌嗜水亚种（*A. hydrophila* subsp. *hydrophila*）和豚鼠气单胞菌（*A. caviae*）为主要致病的菌种，可引起人类胃肠炎、食物中毒、败血症及创伤感染等。气单胞菌可在许多常规培养基上生长，如巧克力血平板及许多肠道鉴别培养基，因此从除粪便外的其他临床标本中分离该菌并不困难，而许多特殊的鉴别和选择培养基也用于分离气单胞菌。在普通营养琼脂平板上 28℃培养 24 小时后菌落有特殊的芳香气味。该类菌生长温度范围广（0 ～ 45℃），人分离菌株（嗜常温菌株）在 10 ～ 42℃生长，而无运动性的嗜冷菌株生长的最高温度为 37℃。气单胞菌属兼营有氧和无氧代谢，触酶和氧化酶均为阳性，可还原硝酸盐为亚硝酸盐，发酵葡萄糖及其他许多糖类产酸或产酸产气，产生许多胞外酶如淀粉酶、DNA 酶及其他水解酶类。

气单胞菌在自然界分布广泛，主要存在于水生环境中，包括食品、地面水、海水、河水、湖泊、蓄水池和供水系统。嗜水气单胞菌可产生外毒素、胞外蛋白酶、S 蛋白、菌毛、外膜蛋白、脂多糖等致病物质，最主要致病因素是外毒素，如肠毒素、溶血素和细胞毒素。肠毒素分为细胞溶解性、细胞毒性和细胞兴奋性三种。气单胞菌可引起人肠道感染和肠道外感染，如败血症、伤口、眼、骨关节、腹腔感染和其他感染，临床上以急性出血性败血症为主要特征，还可感染鱼类、两栖类、爬行类、鸟类和哺乳类等动物。其中嗜水气单胞菌是一种典型的人 - 畜 - 鱼共患病原菌，人类可因致病性嗜水气单胞菌感染而发生腹泻、食物中毒、继发感染等。

根据不同疾病分别采取粪便或肛拭子、血液、脓汁、脑脊液和尿液等标本进行微生物学检查。用血平板和选择培养基同时进行分离培养，对分离菌落做氧化酶试验、吲哚试验等进行鉴定，并注意与弧菌属和邻单胞菌的鉴别，必要时用分子生物学技术对气单胞菌的基因进行鉴定。

大多数气单胞菌对青霉素、氨苄西林（氨苄青霉素）、替卡西林耐药，但对广谱抗生素如头孢菌素（先锋霉素）、氨基糖苷类、碳青霉烯类、氯霉素、复方新诺明和喹诺酮类敏感。我国气单胞菌对抗生素的耐药比较普遍。

第八节　李斯特菌属

李斯特菌属（*Listeria*）有 8 个菌种，仅单核细胞增多性李斯特菌（*L. monocytogenes*）可引起人类的脑膜炎、败血症、流产及新生儿感染等疾病，如果免疫缺陷者发生李斯特菌感染，其病情严重，病死率高达 33%。

单核细胞增多性李斯特菌为短小的革兰氏阳性无芽胞杆菌，有鞭毛，可产生荚膜。营养要求不高，在 20 ～ 25℃具有运动性，在 37℃运动消失，此特征可作为初步判定。在脑脊液中常成对排列，易误认为肺炎球菌，染色过度脱色易误认为流感杆菌。在普通培养基上能生长，含血清平板上生长良好，菌落周围有狭窄的溶血环。根据菌体与鞭毛抗原不同可分为若干型，90% 的临床感染由Ⅰa、Ⅰb 及Ⅳb 型引起。能发酵多种糖类，与多种革兰氏阳性菌有共同抗原，故血清学诊断无意义。

单核细胞增多性李斯特菌在自然界普遍存在，不易被冻融、强光等环境因素所杀灭。土壤、烂菜、污水、江河水道、饲料中均可有该菌存在，因此常被人和动物所携带，在健康人群中的携带率为 1% ～ 5%。易感人群为新生儿、高龄孕妇和免疫功能低下者。污染的动物性食品如牛奶、鸡肉、冷藏食物可致感染暴发流行。李斯特菌属细胞内寄生菌，不产内毒素，可产生一种溶血性的外毒素——李斯特菌溶素 O（listeriolysin O），与链球菌溶素 O 和肺炎链球菌溶素（pneumolysin）的基因具有同源性。此溶素需细菌被吞噬后在细胞内生长时释放，这与细菌能在巨噬细胞和上皮细胞内生长以及在细胞间的传播有关。

细菌可直接累及胎盘、羊水和宫腔或胎儿，造成死胎、早产或新生儿感染，感染部位常能分离到细菌，以婴儿胃肠道和肺部的细菌密度最高，提示感染由吸入羊水而致，并非血源性。因此，本菌所致新生儿疾患可分为早发型和晚发型。早发型为宫内感染，常致婴儿败血症，病死率极高。晚发型在出生后 2～3 天引起脑膜炎、脑膜脑炎和败血症等。本菌致成人感染主要引起脑膜炎和败血症等。

微生物学检查可取血液、脑脊液，也可采集宫颈、阴道、鼻咽部分泌物，新生儿脐带残端，羊水等，引起肠道感染者取可疑食物、粪便和血液等。根据细菌形态、培养特性及生化反应作出诊断。治疗可用青霉素、氨苄西林、庆大霉素、红霉素等。

Summary

L. pneumophila is an organism that resides in the environment in pools of stagnant water. In man, it also survives as a facultative intracellular pathogen. The organism is transmitted in contaminated air but not spread among people. *L. pneumophila* was recognized as a newly described pathogen after an investigation by the Centers for Disease Control（CDC）of an outbreak of pneumonia, with several fatalities, among a group of Legionnaires at a convention.

Nosocomial infections by *P. aeruginosa* are particularly common in intensive care units and can lead to fatal pneumonia in which the patient has a productive cough, chills, breathing difficulties and cyanosis. The problem is compounded by the often encountered resistance of pseudomonads to common antibiotics. Identification of a pseudomonad infection includes pigment production: pyocyanin(blue-green)and fluorescein(green-yellow, fluorescent)and biochemical reactions(oxidase test).

Bordetella pertussis is an extremely small, strictly aerobic, Gram-negative. The organism, contained in aerosol droplets, gains access via inhalation and colonizes the bronchial ciliary epithelial cells. Most of the patients with whooping cough are less than a year old although older children may also get the disease. The severity of disease is also age-related.

C. jejuni infects the intestinal tract of several animal species（including cattle and sheep）and is a major cause of abortions. The organism is transmitted to man in milk and meat products. Watery diarrhea predominates but dysentery is common.

（伦永志）

进一步阅读文献

1. Pierre DM, Baron J, Yu VL, et al. Diagnostic testing for Legionnaires' disease[J]. Ann Clin Microbiol Antimicrob, 2017, 16（1）:59.

2. Miyoshi-Akiyama T, Tada T, Ohmagari N, et al. Emergence and spread of epidemic multidrug-resistant *Pseudomonas aeruginosa*[J]. Genome Biol Evol, 2017, 9（12）:3238-3245.

3. Preston A. The role of *B. pertussis* vaccine antigen gene variants in pertussis resurgence and possible consequences for vaccine development[J]. Hum Vaccin Immunother, 2016, 12（5）:1274-1276.

第十九章　放线菌属与诺卡菌属

放线菌是介于真菌与细菌之间的一类原核细胞型微生物。1877 年，由 Harz 在牛鄂肿病病灶中分离得到该病原菌，因其菌丝呈放射状排列，故得名。放线菌具有菌丝和孢子，在固体培养基上的生长状态与真菌相似，19 世纪前放线菌被归为真菌。随着科学的发展和新技术的应用，近代生物学的研究结果表明，放线菌的结构和化学组成与细菌相同，属于一类具有分枝状菌丝体的细菌。

放线菌广泛分布于自然界，种类繁多，大多数不致病。致病性放线菌主要为放线菌属（*Actinomycetes*）和诺卡菌属（*Nocardia*）中的菌群。放线菌属为人体的正常菌群，可引起内源性感染，诺卡菌属为腐物寄生菌，广泛分布于土壤中，可引起外源性感染。放线菌是抗生素的主要产生菌，许多医学上广泛使用的抗生素（约 70%）由各种放线菌产生，如氨基糖苷类、蒽环类、内酰胺类、大环内酯类等。某些放线菌还能产生酶制剂、维生素和氨基酸药物。

第一节　放线菌属

> **案例 19-1**
>
> 患者，男，45 岁，因舌背部无痛性包块逐渐增大 2 周余而就诊。否认外伤及感染史。检查发现舌背右前 1/3 区黏膜与肌层间可触及 1cm×0.6cm 大小肿块，无压痛，质较硬，表面黏膜色泽正常。在局部麻醉下做肿块切除活检术，见肿块为纤维结缔组织包绕，中央有淡黄色稠脓，术后注射青、链霉素。病理报告：舌背部炎性肉芽组织中见黄色小颗粒，将颗粒制成压片染色，显微镜下可见放射状排列的菌丝，形似菊花。
>
> 思考题：
>
> 1.患者炎性肉芽组织中的黄色小颗粒是什么？是否具有诊断意义？
>
> 2.如何防治此类病原菌感染？

放线菌属与分枝杆菌同属放线菌目，因菌落呈放射状而得名。放线菌广泛分布于自然界，常存在于有机质丰富的微碱性土壤中，泥土所特有的"泥腥味"就是由放线菌产生的。放线菌大多数不致病，正常寄居在人和动物口腔、上呼吸道、胃肠道和泌尿生殖道。常见的种类有衣氏放线菌（*A. israelii*）、牛型放线菌（*A. bovis*）、内氏放线菌（*A. naeslundii*）、黏液放线菌（*A.viscous*）和龋齿放线菌（*A. odontolyticus*）等。其中对人致病性较强的主要为衣氏放线菌。

一、生物学性状

本属放线菌为革兰氏染色阳性、无芽胞、无荚膜、无鞭毛的非抗酸性丝状菌，常形成分枝状无隔菌丝，菌丝直径 0.5 ～ 0.8μm，以裂殖方式繁殖，有时菌丝 24 小时后能断裂成链球状或链杆状，形似类白喉杆菌（图 19-1）。

放线菌人工培养比较困难，厌氧培养或微需氧，初次分离加 5% CO_2 可促进其生长。在血琼脂平板上 37℃培养 4 ～ 6 天后，可形成灰白色或淡黄色的粗糙型小菌落（直径 < 1mm），不溶血，显微镜下观察可见菌落由长度不等的蛛网状菌丝构成。在脑心浸液琼脂培养基上可形成白色、表面粗糙的大菌落，称为"白齿状"菌落（图 19-2）。

图 19-1　放线菌镜下形态（1000×）

图 19-2　放线菌的菌落

图 19-3　放线菌硫黄样颗粒压片染色

在患者病灶组织和瘘管流出的脓样物质中，可找到肉眼可见的黄色小颗粒，称为硫黄样颗粒（sulfur granule），是放线菌在病变部位形成的菌落。将硫黄样颗粒制成压片或组织切片，在显微镜下可见放射状排列的菌丝，菌丝末端膨大呈棒状，形似菊花状。病理标本经苏木精伊红染色，中央部为紫色，末端膨大部红色（图 19-3）。

放线菌属能发酵葡萄糖，产酸不产气，过氧化氢酶试验阴性。衣氏放线菌能还原硝酸盐和分解木糖，不水解淀粉，以此与牛型放线菌区别。

> **案例 19-1 提示：**
> 　　该病原体为革兰氏阳性、非抗酸性丝状菌；菌丝细长无分隔，不形成孢子，无动力。培养较困难，厌氧或微需氧。在患者病灶组织和瘘管流出的脓样物质中，可找到肉眼可见的黄色硫黄样颗粒，它是该菌在病变部位形成的菌落。将硫黄样颗粒制成压片或组织切片，在显微镜下可见放射状排列的菌丝，形似菊花状。

二、致病性与免疫性

　　放线菌大多存在于正常人口腔等与外界相通的腔道，属正常菌群。当机体抵抗力减弱、口腔卫生不良、拔牙或外伤时可致内源性感染，引起放线菌病。放线菌病是一种软组织的化脓性炎症，若无继发感染则多呈慢性肉芽肿，常伴有多发性瘘管形成，脓液中可找到特征性的硫黄样颗粒。

　　根据感染途径和涉及的器官不同，临床分为面颈部、胸部、腹部、盆腔和中枢神经系统放线菌病，其中以面颈部感染最为常见，约占患者的 60%。面颈部放线菌病患者常有近期口腔炎、拔牙史或下颌骨骨折后颈面肿胀，不断产生新结节、多发性脓肿和形成瘘管。病原体可沿导管进入唾液腺和泪腺，或直接蔓延至眼眶和其他部位，若累及颅骨可引起脑膜炎和脑脓肿，也可累及胸部或造成吸入性肺部感染，在肺形成病灶，症状和体征似肺结核。损害大多广泛连续蔓延，可扩展到心包、心肌，并能穿破胸膜和胸壁，在体表形成多数瘘管，排出脓液。腹部感染常由吞咽含病原性唾液或由于腹壁外伤或阑尾穿孔，常能触及腹部包块与腹壁粘连，出现便血和排便困难，常疑为结肠癌。盆腔感染多继发于腹部感染，也可由于子宫内放置不合适或不洁避孕用具所致。原发性皮肤放线菌病常由外伤或昆虫叮咬引起，先出现皮下结节，然后结节软化破溃形成瘘管。中枢神经系统感染常继发于其他病灶。

放线菌属还与龋齿和牙周炎有关，内氏放线菌和黏液放线菌能产生一种多糖物质 6- 去氧太洛糖（6-deoxytalose），可将口腔中的放线菌和其他细菌黏附在牙釉质上形成菌斑。由于细菌分解食物中的糖类产酸，酸化和腐蚀釉质形成龋齿，其他细菌可进一步引起牙龈炎和牙周炎。

放线菌病患者血清中可找到多种特异性抗体，但这些抗体无免疫保护作用，诊断意义不大。机体对放线菌的免疫主要为细胞免疫。

> **案例 19-1 提示：**
> 该病原体属正常菌群，当机体免疫功能下降、口腔卫生不良、拔牙或外伤等因素存在时引起内源性感染。病灶中常形成脓肿，在组织内可形成多发性瘘管，脓液中可见硫黄样颗粒。

三、微生物学检查

对本属菌最主要的微生物学检查是从脓汁、痰和组织切片中寻找硫黄样颗粒。将可疑颗粒制成压片，革兰氏染色，在显微镜下检查是否有放线状排列的菊花状菌丝即可确定诊断。也可取活组织切片经苏木精伊红染色镜检。必要时可做放线菌的分离培养，将标本接种于沙保培养基及血平板上，在 37℃、5% CO_2 孵箱中培养 1～2 周，可形成白色、干燥、边缘不规则的粗糙型菌落。可用涂片、革兰氏染色和镜检对菌落进行鉴定，也可通过抗酸染色进一步区分放线菌属和诺卡菌属。

> **案例 19-1 提示：**
> 该病最主要和最简单的确定诊断的方法是在痰和脓汁中寻找硫黄样颗粒。

四、防治原则

注意口腔卫生、及时治疗口腔疾病是预防放线菌病的主要方法。对患者的脓肿和瘘管应及时进行外科清创处理，同时应大量、长期使用抗生素治疗，首选青霉素，亦可用克林达霉素、红霉素或林可霉素等治疗。

> **案例 19-1 提示：**
> 该病预防的主要方法是注意口腔卫生。必要时外科清创处理，同时应用抗生素治疗。

第二节　诺卡菌属

> **案例 19-2**
> 患者，女，33 岁，既往有系统性红斑狼疮病史，长期服用免疫抑制剂，频发皮肤感染。9 个月前左侧前臂出现疖肿并逐渐向左侧腋窝蔓延，左前臂脓肿自然破溃，换药及抗生素治疗后愈合，但左腋窝无好转。今日患者就诊入院，入院后予莫西沙星（拜复乐）静脉滴注抗感染治疗效果不佳。复查胸部 CT：左上肺、左主支气管旁、左下肺见多发软组织影，右肺上叶近胸壁处见

扁圆形软组织影，内见点状气体密度影。支气管镜检查未发现异常。痰液细菌培养未见异常。腋窝伤口反复换药留取分泌物，送细菌室检查发现革兰氏阳性丝状菌，菌丝有横隔并断裂，抗酸染色阳性，普通培养基培养1周出现黄色、干燥、粗糙的菌落。予复方新诺明口服、头孢曲松钠（罗氏芬）静脉滴注联合抗感染治疗，腋窝病灶逐渐缩小且无分泌物，胸痛消失。继续口服复方新诺明并出院。

思考题：
   1. 该患者的细菌学检查结果应考虑何种微生物感染？
   2. 患者所患疾病应注意与哪些疾病鉴别诊断以防止误诊？

诺卡菌属是一群需氧性放线菌，广泛分布于土壤中，不属于人体正常菌群。多数诺卡菌为腐生的非致病菌，对人致病的主要有星形诺卡菌（*N. asteroides*）和巴西诺卡菌（*N. brasiliensis*），其中星形诺卡菌致病力最强，在我国最常见。

一、生物学性状

图 19-4 诺卡菌镜下形态（1000×）

诺卡菌属为革兰氏阳性，菌体为丝状，也可以杆状或球状存在。革兰氏染色时着色不均匀，丝状体呈粗细不等的串珠状，形态与放线菌属相似，但菌丝末端不膨大（图19-4）。部分诺卡菌属抗酸染色也呈弱阳性反应，但若用1%盐酸乙醇延长脱色时间则变为抗酸染色阴性，可与结核分枝杆菌区别。诺卡菌属与放线菌属不同，为专性需氧菌。营养要求不高，在普通培养基上于室温或37℃均可生长。但繁殖速度较慢，一般需5～7天可见菌落。菌落表面干燥，有皱褶或呈颗粒状，颜色为红、粉红、黄、白或紫不等。诺卡菌在液体培养基中形成菌膜，液体澄清。

案例 19-2 提示：
　　该病原体形态与放线菌属相似，革兰氏阳性，但菌丝末端不膨大。部分菌抗酸染色也呈弱阳性反应，但如延长脱色时间则变为阴性。为专性需氧菌，营养要求不高。

二、致病性

诺卡菌属感染为外源性感染，称诺卡菌病(nocardiosis)。星形诺卡菌主要由呼吸道吸入感染致病，引起化脓性感染，特别是免疫功能低下者，如 AIDS 患者、白血病患者、肿瘤患者及器官移植后使用免疫抑制剂治疗的患者，感染后可引起肺炎、肺脓肿和肺空洞等，类似结核病和肺真菌病。此菌易于血行播散，在1/3的感染患者中引起脑膜炎或脑脓肿。巴西诺卡菌可因外伤侵入皮下组织，形成结节、脓肿或慢性瘘管，从瘘管中可流出许多小颗粒，即诺卡菌的菌落。巴西诺卡菌主要通过创伤感染，创伤患者感染以化脓坏死为特点，可形成结节、脓肿和瘘管。感染好发于腿足部，称足菌肿（mycetoma）。

案例 19-2 提示：
　　该病原体感染为外源性化脓性感染，主要由呼吸道吸入或外伤侵入皮下组织感染，特别是免疫功能低下者，感染后可引起肺炎、肺脓肿、皮肤结节或慢性瘘管。引起的肺部感染需注意与结核病、肺真菌病相鉴别。

三、微生物学检查

诺卡菌属的微生物学检查法主要是在脓汁、脑脊液和痰标本中查找黄色或黑色颗粒状的诺卡菌属菌落。将标本制成涂片或压片，染色镜检，可见革兰氏阳性和部分抗酸阳性的分枝菌丝，其抗酸性弱，据此可与结核分枝杆菌区别。诺卡菌属的分离培养可用沙保培养基或血平板，培养 1 周左右可见细小菌落，涂片染色镜检，可见革兰氏阳性纤细分枝菌丝，陈旧培养物中的菌丝可部分断裂成链杆状或球杆状。诺卡菌属侵入肺组织，可出现 L 型变异，故常需反复检查才能证实。

> **案例 19-2 提示：**
> 　　该病的诊断要依靠实验室检查，找到病原体。因此，对临床表现怀疑的病例，应及时进行相应检查及鉴别试验。

四、防治原则

　　诺卡菌属的感染无特异性预防方法。对脓肿或瘘管等可手术清创，切除坏死组织。各种感染可用抗生素或磺胺类药物治疗，一般治疗时间不少于 6 周。

Summary

Actinomycetes are a type of prokaryotic microorganism between fungi and bacteria. *Actinomycetes* have hyphae and spores, and growth phenomenon on solid medium is similar to fungi. *Actinomycetes* are widely distributed in nature. There are many species, most of which are not pathogenic. Pathogenic *Actinomycetes* are mainly *Actinomyces* and *Nocardia*.

Actinomycetes belong to normal flora, which can cause endogenous infection when the immune function of the organism is decreased, oral hygiene is poor, tooth extraction or trauma exists. Abscess often occurs in the lesion, and multiple fistulas can be formed in the tissue. "Sulfur" granules can be seen in pus. The disease often occurs on the cheeks. Symptoms of actinomycosis may be chest pain, fever, and weight loss. The most important and simplest way to diagnose actinomycosis is to find "sulfur" granules in sputum and pus. Treatment for actinomycosis consists of antibiotics such as penicillin or amoxicillin for six to twelve months, as well as surgery if the disease is extensive.

Nocardia is similar to *Actinomycetes* in morphology, Gram-positive, partially acid-fast staining showed weak positive reaction. It belongs to specific aerobic bacteria. *Nocardia* infections are exogenous suppurative infections, mainly caused by respiratory tract inhalation or traumatic invasion of subcutaneous tissue infections, especially in immunocompromised patients. *Nocardia* can cause pneumonia, lung abscess, skin nodules or chronic fistula. Pulmonary infection should be differentiated from tuberculosis and pulmonary mycosis. Nocardiosis can be treated by prolonged（up to 1 year）therapy with trimethoprim-sulfamethoxazole.

（王　岚）

进一步阅读文献

1. Harvey RA，Cornelissen CN，Fisher BD. Microbiology [M]. 3rd ed. Beijing：Peking University Medical Press，2013，193-196.

2. Lubomski M，Dalgliesh J，Lee K，et al. *Actinomyces* cavernous sinus infection：a case and systematic literature review[J]. Pract Neurol，2018，18（5）：373-377.

3. Secchin P，Trope BM，Fernandes LA，et al. Cutaneous nocardiosis simulating cutaneous lymphatic sporotrichosis[J]. Case Rep Dermatol，2017，9（2）：119-129.

笔记栏

第二十章 支 原 体

支原体（*Mycoplasma*）是一类缺乏细胞壁、呈高度多形态性、能通过除菌滤器、在无生命培养基上能生长繁殖的最小的原核细胞型微生物。1898 年 Nocard 首先分离出来这种微生物，1967 年被正式命名。与医学相关的支原体目（Mycoplasmatales）分为 2 个科，支原体科（Mycoplasmataceae）有 2 个属：支原体属（*Mycoplasma*）和脲原体属（*Ureaplasma*）。从人体中分离出的支原体有 16 个种，其中对人类具有致病性的主要有肺炎支原体（*M. pneumoniae*）、人型支原体（*M. hominis*）、生殖支原体（*M. genitalium*）；条件致病支原体主要有发酵支原体（*M. fermentans*）、解脲脲原体（*U. urealyticum*）、穿透支原体（*M. penetrans*）、梨支原体（*M. pirum*）和微小脲原体（*U. parvum*）。

第一节　肺炎支原体

案例 20-1

　　患儿，女，11 岁，既往体质尚好，无反复呼吸道感染史。因间断发热 1 周伴咳嗽 3 天入院。患儿为阵发性刺激性咳嗽，少痰，不易咳出，病程 1 周时拍胸片提示双肺纹理增粗，右上肺见片状影。入院后查体：体温 37.0℃，咽部稍红，双侧扁桃体无明显肿大，右肺呼吸音减低，左肺部呼吸音清晰，未闻及干湿啰音。肺部 CT 检查：右肺上叶及下叶见大片状密度增高影，密度欠均，边界欠清，气管及纵隔略右移，右侧胸腔见条形液性密度影，纵隔内见肿大的淋巴结影。考虑为右肺炎症，右侧胸腔少量积液。经阿奇霉素抗感染及对症治疗 10 天后 X 线表现：右肺中上野纹理粗多，炎症吸收期。

思考题：

　　1. 该患者最可能为何种微生物感染？诊断依据是什么？

　　2. 该病原体的传播途径是什么？致病物质有哪些？

肺炎支原体（*M. pneumoniae*）是引起急性呼吸道感染的常见病原体，占非细菌性肺炎的 50% 左右。

一、生物学性状

肺炎支原体体形微小，直径为 0.2 ～ 0.3μm。由于缺乏细胞壁，不能维持固有形态而呈高度多形态性，如球形、球杆形、棒状、分枝形和丝状等。革兰氏染色阴性，但不易着色，一般以 Giemsa 染色较佳，染成淡紫色。肺炎支原体的细胞膜分三层，内外两层为蛋白质及糖类，中间为脂类，主要为磷脂。胆固醇位于磷脂分子之间，对保持细胞膜的完整性具有一定的作用。

肺炎支原体营养要求较高，初次分离培养时须添加 10% 的酵母浸膏、10% ～ 20% 的人或动物血清，以提供支原体不能合成的胆固醇与其他长链脂肪酸。置于 5% CO_2 条件下生长最佳。适宜的 pH

图 20-1　支原体典型的"油煎蛋"样菌落

为 7.6 ～ 8.0，低于 7.0 易死亡。肺炎支原体繁殖速度比细菌慢，在固体培养基上初次分离培养，一般 10 天左右可长出菌落，多次传代后，生长加快，菌落呈典型的"油煎蛋"状（图 20-1）。低倍镜下观察菌落呈圆形，中心致密隆起，深入琼脂，外周由颗粒包绕。

肺炎支原体可发酵葡萄糖，但不能利用精氨酸及尿素，能破坏红细胞使血平板呈现 β 溶血，对醋酸铊、结晶紫有抵抗力，可用于分离培养时去除杂菌。对青霉素不敏感。但红霉素、四环素等作用于支原体核糖体的抗

笔记栏

生素，可抑制或影响蛋白质合成，有杀灭支原体的作用。

案例 20-1 提示：

肺炎支原体体形微小，形态呈高度多形性。革兰氏染色着色不均，Giemsa 染色染成淡紫色。营养要求较高，初次分离培养须添加 10%～20% 的人或动物血清，pH 要求严格。繁殖速度慢，菌落呈典型的"油煎蛋"状。对青霉素不敏感。

二、致病性与免疫性

肺炎支原体主要经呼吸道飞沫传播，传染源为患者或带菌者。5～15 岁儿童和青少年为易感人群，但目前发现在成人中亦非少见，一年四季均可发病，但大多数发生在夏末秋初。

肺炎支原体的致病物质有以下几种：①顶端结构中的 P1 表面蛋白，作为主要的黏附蛋白，能使肺炎支原体黏附于宿主呼吸道上皮细胞，继而在局部增殖，获取宿主细胞膜固醇等脂类，导致宿主细胞的损伤；②荚膜，具有抗吞噬作用，亦有毒性；③毒性代谢产物，如神经毒素、核酸酶、过氧化氢和超氧阴离子等可引起宿主黏膜上皮细胞的病理性损害，出现肿胀、坏死和脱落，微纤毛运动减弱、停止乃至脱落消失。

肺炎支原体感染引起的病理变化以间质性肺炎为主，又称原发性非典型肺炎（primary atypical pneumonia，PAP）。潜伏期 2～3 周，起病缓慢，约 1/3 病例无症状。呼吸道感染有咽炎和支气管炎，少数累及肺。发病初有乏力、头痛、咽痛、发热等症状。2～3 天后出现明显的呼吸道症状，如阵发性刺激性咳嗽，咳少量黏痰或黏液脓性痰。发热可持续 2～3 周，恢复正常后遗有咳嗽，伴胸骨下疼痛。支原体肺炎临床症状轻重不一，婴幼儿病情较重，发病急，病程长，以呼吸困难为主，主要症状一般在 10 天后减轻。肺部 X 线改变持续 4～6 周才能消失，主要表现有：①肺门阴影增浓；②支气管肺炎改变；③间质性肺炎改变；④均一的实变影像。

肺炎支原体感染后，呼吸道局部黏膜产生的 SIgA 对防止再感染有较强的保护作用，但仍可再感染。感染后血清中还可诱发一种非特异冷凝集素，它可能是肺炎支原体作用于红细胞 I 型血型抗原，使其变性后产生的自身抗体，是由支原体感染引起的一种自身免疫现象。肺炎支原体感染者冷凝集素的阳性率为 50% 以上，常用于辅助诊断。

案例 20-1 提示：

该病原体主要经呼吸道飞沫传播，5～15 岁儿童和青少年为易感人群。其顶端结构中的 P1 表面蛋白作为主要的黏附蛋白，使病原体黏附于宿主呼吸道上皮细胞，继而在局部增殖并产生毒性代谢产物，引起宿主黏膜上皮细胞的病理性损害。所致疾病以间质性肺炎为主要病理变化，又称原发性非典型肺炎。患者起病缓慢，病程长，表现不典型。呼吸道局部黏膜产生的 SIgA 对防止再感染有较强的保护作用，但仍可再感染。

三、微生物学检查

1. **分离培养** 取可疑患者痰、鼻和喉拭子接种在含有血清和酵母浸膏的培养基中培养，可获得肺炎支原体。分离的支原体可经形态、血细胞吸附、生长反应及特异性抗血清做生长抑制试验进行鉴定。培养阳性率差，血清学诊断阳性者培养阳性率仅为 64%。

2. **血清学检查** 临床上常用冷凝集试验。肺炎支原体感染时有 50%～90% 的患者可出现阳性。此试验为非特异性，故只能作为辅助诊断。此外，亦可采用间接 ELISA 检测肺炎支原体的特异性 IgM 抗体，有早期诊断意义。

3. **快速诊断** 目前临床诊断倾向抗原和核酸检测。方法有：①用 ELISA 试验从患者痰、鼻洗液或支气管洗液中检测分子量为 43kDa 多肽或 190kDa 的 P1 肺炎支原体蛋白；②用 PCR 技术从患者痰液标本中检测肺炎支原体的 16S rRNA 基因或 P1 蛋白基因。此法快速，特异性和敏感性高，适宜大量临床标本检查。

案例 20-1 提示：

　　该病的诊断方法主要靠分离培养和血清学检查。亦可采用间接 ELISA 检测肺炎支原体的特异性 IgM 抗体，有早期诊断意义。因该病原体生长缓慢，快速诊断有赖于寻找抗原。

四、防治原则

　　肺炎支原体减毒活疫苗和 DNA 疫苗在动物试验中有免疫预防效果，但在人群中的应用还没有报道。目前肺炎支原体感染大多采用大环内酯类抗生素如罗红霉素、克拉霉素、阿奇霉素或喹诺酮类药物（如氧氟沙星、司帕沙星等），但可产生耐药性。

案例 20-1 提示：

　　预防该病的疫苗仍在试验中，治疗首选红霉素，阿奇霉素效果更佳。

第二节　解脲脲原体

案例 20-2

　　患者，女，28 岁，婚后 2 年未孕，去妇科保健医院检查，被检出生殖道脲原体（＋），医生告诉她需要请她丈夫也检查一下。

思考题：

　　1. 患者感染的病原体是什么？这是一种什么类型的疾病？

　　2. 为什么要检查其配偶？该病原体的危害主要是什么？

　　解脲脲原体（*Ureaplasma urealyticum*，UU）亦称溶脲脲原体，在分类学上属支原体科脲原体属，1954 年 Shepard 首次从非淋菌性尿道炎患者的尿道分泌物中获得，我国于 1986 年首次分离出解脲脲原体。近年来，解脲脲原体所致泌尿生殖系统感染日益受到重视，现已被列为性传播疾病的病原体。

一、生物学性状

　　解脲脲原体呈球形或球杆状，直径为 50 ～ 300nm。能在人工培养基上生长，营养要求较高，需提供胆固醇和酵母浸液，微需氧。解脲脲原体形成的菌落仅 15 ～ 30μm，呈颗粒状或具有较窄边缘的油煎蛋状，需放大 200 倍才能观察到，故曾称"T"株（tiny strain）。解脲脲原体最适 pH 为 6.0 ～ 6.5，因其能分解尿素产氨，可使培养基的 pH 升高。

案例 20-2 提示：

　　解脲脲原体因生长需要尿素而得名。菌落微小，直径仅有 15 ～ 30μm，须在低倍显微镜下观察，故曾称"T"株。菌落表面有粗糙颗粒，在合适条件下可转成典型的油煎蛋样菌落。生长需要胆固醇和尿素，分解尿素为其代谢特征，产生氨使培养基 pH 升高。

二、致病性与免疫性

　　解脲脲原体是人类泌尿生殖道常见的寄生菌之一，主要通过性接触传播，引起泌尿生殖系统感染和不育症，致病机制可能与其产生的侵袭性酶和毒性产物有关，为局部感染。解脲脲原体所致疾病最常见的为非淋球菌性尿道炎，占非细菌性尿道炎的 60%。解脲脲原体引起男性不育症的机制包括：①吸附于精子表面，阻碍精子的运动；②产生神经氨酸酶样物质干扰精子和卵子的结合；③与精子有共同抗原成分，对精子可造成免疫损伤。国内报道不育（不孕）男女，解脲脲原体的检出率明显高于正常生育对照组。

　　解脲脲原体感染后，可检测到特异性抗体。在急性期，有 83% 患者的 IgM 升高，对早期诊断

笔记栏

有一定意义。SIgA 对防止再感染有保护作用。

案例 20-2 提示：
　　该病原体主要通过性接触传播，引起非淋菌性尿道炎及不育症。

三、微生物学检查

1. 病原体检查　取泌尿生殖道标本 0.1 ～ 0.2ml 接种于液体培养基，培养 24 ～ 48 小时后，因该菌分解精氨酸产碱，酚红指示剂变为红色，再取 0.2ml 转种于固体培养基，用低倍镜观察菌落。取可疑菌落进一步鉴定。

2. 核酸检测　用 PCR 从患者泌尿生殖道标本中检测 16S rRNA 基因。此法快速、特异，适宜于大批量标本检测。

四、防治原则

解脲脲原体感染的预防包括宣传教育，注意性卫生，通过防止不洁性交切断传播途径。治疗可选用四环素、阿奇霉素、红霉素等，但要注意耐药株的产生。

Summary

The family Mycoplasmataceae contains two genera that infect humans：*Mycoplasma* and *Ureaplasma*，which are usually referred to collectively as *Mycoplasma*s. Although there are many species of *Mycoplasma*s，only five are recognized as human pathogens：*M. pneumoniae*，*M. hominis*，*M. genitalium*，*M. penetrans* and *U. urealyticum*.

*Mycoplasma*s are spherical to filamentous cells with no cell walls. *Mycoplasma*s are the smallest self-replicating prokaryotes with the smallest genomes（a total of about 500 to 1000 genes）. *Mycoplasma*s are nutritionally very exacting. Many require cholesterol，a unique property among prokaryotes. Fried-egg-shaped colonies are seen on agar after cultivation.

*Mycoplasma*s are surface parasites of the human respiratory and urogenital tracts. *Mycoplasma pneumoniae* attaches to sialoglycoproteins or sialoglycolipid receptors on the tracheal epithelium via protein adhesins on the attachment organelle. The major adhesin is P1 protein. If cough，fever and headache may persist for several weeks，that infection maybe caused by *Mycoplasma pneumoniae*. Convalescence is slow.

Ureaplasma urealyticum causes nongonococcal urethritis，resulting in dysuria，urgency，and urethral discharge. IgM antibodies，followed by IgG and secretory IgA，are important in host resistance.

Culture of *M. pneumoniae* from sputum or a throat swab is possible，but very slow，therefore diagnosis is usually based on serologic tests. Tests using diagnostic DNA probes and amplification of specific genomic mycoplasma sequences by the polymerase-chain reaction（PCR）are being developed. There is no certified vaccine for *M. pneumoniae*. Treatment with erythromycin or tetracyclines is effective in reducing symptoms in both *M. pneumoniae* and *U. urealyticum* infections.

（王　岚）

进一步阅读文献

1. Harvey RA，Cornelissen CN，Fisher BD. Microbiology[M]. 3rd ed. Beijing：Peking University Medical Press，2013，171-176.

2. Li T，Lee N. *Mycoplasma pneumoniae*-associated mucositis[J]. N Engl J Med，2018，379（13）:1262.

3. Rosales RS，Puleio R，Loria GR，et al. *Mycoplasma*s：Brain invaders?[J]. Res Vet Sci，2017，113:56-61.

第二十一章 立克次体

立克次体是1909年美国病理学家立克次（Howard Taylor Ricketts，1871～1910）在研究落基山斑点热和鼠型斑疹伤寒时首先发现的。第二年，他不幸因感染斑疹伤寒而为科学献身。1934年，我国科学工作者谢少文首先应用鸡胚培养立克次体成功，为人类认识立克次体做出了重大的贡献。

立克次体（*Rickettsia*）是一类以节肢动物为传播媒介严格细胞内寄生的原核细胞型微生物。根据 Bergey 细菌学分册（2005年版）的分类，立克次体目分为立克次体科（Rickettsiaceae）、无形体科（Anaplasmataceae）和全孢菌科（Holosporaceae）。其中，对人类致病的立克次体主要包括3个属，即立克次体科的立克次体属（*Rickettsia*）和东方体属（*Orientia*）以及无形体科的埃立克体属（*Ehrlichia*）。常见立克次体的分类、所致疾病和流行环节见表21-1。

表21-1　常见立克次体的分类、所致疾病和流行环节

属	群	种	细胞内定位	媒介	储存宿主	所致疾病	地理分布	外斐试验
立克次体属	斑疹伤寒群	普氏立克次体	胞质内	人虱	人	流行性斑疹伤寒	世界各地	OX₁₉
		斑疹伤寒立克次体	胞质内	鼠蚤	啮齿类	地方性斑疹伤寒	世界各地	OX₁₉
	斑点热群	立氏立克次体	胞质内、核内	蜱	各种啮齿类、狗、鸟类	落基山斑点热	西半球	OX₁₉，OX₂
		西伯利亚立克次体	胞质内、核内	蜱	啮齿类、家畜鸟类	北亚蜱传染斑疹伤寒	北亚、内蒙古	OX₁₉，OX₂
		康氏立克次体	胞质内、核内	蜱	小野生动物	钮扣热	地中海国家、中东、非洲等	OX₁₉，OX₂
		澳大利亚立克次体	胞质内、核内	蜱	有袋动物、家鼠、田鼠	昆士兰热	澳大利亚	OX₁₉，OX₂
		小株立克次体	胞质内、核内	革螨	家鼠	立克次体痘	美国、东北亚、南非	阴性
东方体属	恙虫病群	恙虫病东方体	胞质内	恙螨	各种啮齿类、小哺乳类	恙虫病	亚洲、大洋洲	OXₖ
埃立克体属		腺热埃立克体	胞质内	吸虫	鱼类	腺热	日本、马来西亚	
		查菲埃立克体	胞质内	蜱	啮齿类	人单核细胞埃立克体病	美国	
		嗜吞噬细胞埃立克体	胞质内	蜱	人，狗	人粒细胞埃立克体病	北美、欧洲	

立克次体的共同特征：①有多种形态，主要为球杆状，革兰氏阴性；②严格细胞内寄生，以二分裂方式繁殖；③含有 DNA 和 RNA 两类核酸；④以节肢动物作为传播媒介或储存宿主；⑤对多种抗生素敏感。

第一节 立克次体属

一、普氏立克次体

普氏立克次体（*R. prowazekii*）是流行性斑疹伤寒（epidemic typhus，亦称虱传斑疹伤寒）的病原体。为纪念首先发现病原体的捷克科学家 Stanislav von Prowazek 而命名。

1. 感染途径 普氏立克次体是流行性斑疹伤寒（虱传斑疹伤寒）的病原体。患者是唯一的传染源，传播媒介是人虱，传播方式是虱-人-虱。虱叮咬患者并吸血，血中立克次体进入虱肠管上皮细胞内繁殖，破坏肠管上皮细胞，并随粪便排出体外。当感染的人虱叮咬健康人时，立克次体随粪便排泄于人的皮肤上，从皮肤破损处侵入人体内致病。此外，立克次体在干虱粪便中能保持感染性达 2 个月，亦可经呼吸道和眼结膜感染人。

2. 所致疾病 普氏立克次体所致疾病为流行性斑疹伤寒。潜伏期 10～14 天，发病急骤，主要症状为高热、剧烈头痛和周身疼痛、皮疹，有的伴有神经系统、心血管系统或其他脏器损害。成人感染多见。婴幼儿发病率低。

3. 免疫性 普氏立克次体是严格细胞内寄生，体内抗感染免疫以细胞免疫为主，体液免疫为辅。由于有两次立克次体血症，病后可获得牢固的免疫力，与斑疹伤寒立克次体感染有交叉免疫力。

4. 微生物学检查

（1）标本的采集：一般在发病初期或急性期和应用抗生素前采血，以提高阳性分离率。流行病学调查需采取野生动物、家畜脏器及节肢动物的组织悬液。

（2）分离培养：目前采用细胞培养方法分离立克次体，常用的细胞包括 HEL、L929、MRC5 和 Vero 细胞。经细胞培养分离的立克次体再通过分子生物学方法进行鉴定。

（3）血清学检查：外斐试验（变形杆菌 OX_{19} 抗原）抗体效价 ≥ 1：160 有意义。如晚期血清效价高于早期血清效价 4 倍以上也有诊断价值。但要结合临床症状，以排除外斐试验假阳性。亦可将核酸探针及 PCR 技术用于立克次体病原学快速诊断。

5. 防治原则 改善卫生生活条件，消灭体虱，加强个人防护。在特异性预防上，以接种疫苗为主，立克次体重组的变异性外膜蛋白是候选的亚单位疫苗，目前尚处于实验研究阶段。氯霉素和四环素类抗生素对各种立克次体均有很好的治疗效果，禁用磺胺类药物治疗。

案例 21-1 提示：

　　预防该病最主要的措施就是讲究个人卫生，做好个人防护，消灭体虱，切断传播途径。确诊后应用四环素类抗生素治疗，禁用磺胺类药物。

二、斑疹伤寒立克次体

　　斑疹伤寒立克次体（*R. typhi*）亦称莫氏立克次体（*R. mooseri*），是地方性斑疹伤寒（endemic typhus）［又称鼠型斑疹伤寒（murine typhus）］的病原体。地方性斑疹伤寒可在世界各地散发，主要发生在非洲和南美洲。

图 21-1　地方性斑疹伤寒传播方式

　　1. 感染途径　斑疹伤寒立克次体的主要传播媒介是鼠蚤和鼠虱，鼠类是其主要储存宿主，鼠间流行主要通过鼠蚤和鼠虱。当鼠蚤叮咬人时可将立克次体再传染给人。斑疹伤寒立克次体在鼠蚤肠上皮细胞内增殖，并随蚤粪排出。带有立克次体的干燥蚤粪可经口、鼻、眼结膜等途径进入人体致病。鼠蚤一般不因感染而死亡，所以鼠蚤亦是储存宿主（图 21-1）。

　　2. 所致疾病　所引起疾病为地方性斑疹伤寒。临床症状比流行性斑疹伤寒轻，起病缓慢，很少累及中枢神经系统和心肌。病死率低。

　　3. 免疫性　斑疹伤寒立克次体体内抗感染免疫以细胞免疫为主，体液免疫为辅。病后能获得牢固的免疫力，与普氏立克次体感染有交叉免疫力。

　　4. 微生物学检查　检查原则与普氏立克次体基本相同。采用细胞培养方法分离立克次体，再通过分子生物学方法进行鉴定。血清学试验有外斐试验和间接免疫荧光法等。

　　5. 防治原则　预防主要是改善居住条件，讲究个人卫生，灭虱、灭蚤和灭鼠，疫苗接种可提高机体免疫性。氯霉素和四环素类抗生素治疗有效。

第二节　东方体属

案例 21-2

　　患者，男，49 岁。因持续高热一周入院。体温持续 39～40.5℃，体检颈胸部皮肤散在丘疹样皮疹，左肩颈部可见一直径约 1.5cm 椭圆形皮损，表面有焦痂中央凹陷，左颈下淋巴结触痛明显。本次发病前一周曾外出，赴广州、汕头等地并在野外山地露宿。外斐试验：OX_2 1：40，OX_{19} 1：40，OX_k 1：1280。

思考题：

　　1. 本病例可能的诊断是什么？其诊断依据主要有哪些？

　　2. 患者最可能通过什么途径感染的？该病主要预防措施是什么？

　　东方体属只有恙虫病东方体（*O. tsutsugamushi*）一个种，是恙虫病的病原体。最早于 1920 年由 Hayashi 首先发现于日本。恙虫病主要流行于热带和亚热带，东南亚较为流行，我国大部分省份都有病例报道。

一、生物学性状

　　恙虫病东方体寄生于宿主细胞细胞核附近的胞质中，二分裂繁殖。大小为（0.3～0.5）μm×（1.2～3.0）μm，多形性。细胞壁结构不同于立克次体，无肽聚糖、脂多糖和微荚膜样黏液层。与变形杆菌 OX_k 有交叉抗原。其分离和鉴定常采用小白鼠，培养多采用鸡胚卵黄囊和组织细胞。在外环境

笔记栏

的抵抗力较立克次体低，对一般消毒剂极为敏感。

二、致病性与免疫性

1. 感染途径 恙虫病为自然疫源性疾病。恙虫病东方体由恙螨（常为红纤恙螨及地理纤恙螨）经卵传递，恙螨是恙虫病东方体的寄生宿主、储存宿主和传播媒介。在恙螨生活史中，幼虫要吸取一次动物或人的组织液才能发育成稚虫。恙虫病东方体可通过恙螨幼虫叮咬在鼠间传播或引起人的感染（图 21-2）。

图 21-2　恙虫病东方体的传播方式

2. 所致疾病 恙虫病，亦称丛林斑疹伤寒（scrub typhus），是一种急性传染病。人被恙螨叮咬后，潜伏期 6 ～ 21 天，突然发病，高热、剧烈头痛，并伴结膜感染充血。在叮咬处出现红斑样皮疹，可形成水疱，破裂后发生溃疡，中心部坏死，形成黑色痂皮（称为焦痂），此为恙虫病的特征之一。全身浅表淋巴结肿大，尤以焦痂附近的淋巴结最明显。

3. 免疫性 以细胞免疫为主，病后可获得较牢固的免疫力。

> **案例 21-2 提示：**
> 　该病的可能诊断为恙虫病。其诊断依据：①在流行区生活一周以上，有野外作业史；②有突发高热，特征性皮疹、溃疡和焦痂伴附近淋巴结肿大等临床特征。

三、微生物学检查

取发热期患者血液 0.5ml，接种小白鼠腹腔，剖检取腹膜或脾脏作涂片镜检，也可作鸡胚接种、组织培养分离病原体。外斐试验（变形杆菌 OX_k 抗原）阳性。ELISA 法检测血清中的特异性抗体，对流行病学调查意义较大。

> **案例 21-2 提示：**
> 　该病诊断依据③外斐试验 OX_k 阳性（凝集效价 > 1：160），同时结合病史和临床表现可作出诊断。

四、防治原则

预防原则为消灭传染源，主要是灭鼠和灭螨。加强个人防护，防止恙螨幼虫叮咬。目前尚无有效的疫苗可用。治疗原则同普氏立克次体。

> **案例 21-2 提示：**
> 　该病的主要预防措施是在流行区加强个人防护，防止恙螨幼虫叮咬，灭鼠除草。治疗药物可选用四环素类和氯霉素类抗生素。

第三节　埃立克体属

埃立克体属（*Ehrlichia*）隶属于无形体科，包括 7 种病原体。其中 3 种埃立克体可致人类埃立克体病（human ehrlichiosis，HE）。查菲埃立克体（*E. chaffeensis*）引起人单核细胞埃立克体病；嗜吞噬细胞埃立克体（*E. phagocytophilum*）引起人粒细胞埃立克体病；腺热埃立克体（*E. sennetsu*）引起腺热。埃立克体病呈世界性分布。该病多散发，我国 1999 年报道了首例埃立克体病例。

近年来研究人员对埃立克体的宿主动物及传播媒介进行大量调查研究，结果表明：蜱是埃立克体的主要传播媒介。蜱叮咬携带有埃立克体的野生动物、家畜动物和小型啮齿类动物后，再叮咬人时可将埃立克体注入人体引起人埃立克体病。

人感染埃立克体后，潜伏期为 12～14 天。临床表现主要包括发热、头痛、肌痛，严重时可有中枢神经系统受损。血液检查示血小板和白细胞数减少。查菲埃立克体病常引起严重致死性感染，但嗜吞噬细胞埃立克体病病情通常较轻。白细胞和血小板计数下降可作为埃立克体感染的一个特征，与其他发热性感染相鉴别。

预防应做好个人防护，避免野外被蜱叮咬。此外，患有埃立克体病的宠物，如犬、猫等也可通过节肢动物传染给人。目前尚未研制出有效疫苗。治疗上可选用利福霉素（rifamycin）或多西霉素（doxycycline），两者对埃立克体都有杀灭作用。

Summary

The human pathogens in the family *Rickettsiaceae* are small bacteria of the genera *Rickettsia*, *Orientia* and *Ehrlichia*. They are obligate intracellular parasites and are transmitted to humans by arthropods. Rickettsial infections typically are manifested by fever, rashes and vasculitis except the *Ehrlichioses*.

Rickettsiae are pleomorphic coccobacilli. They do not stain well with Gram's stain but are readily visible under the light microscope when stained with Giemsa, acridine orange, or other stains. They have Gram-negative cell wall structures that include peptidoglycan-containing muramic acid and diaminopimelic acid. *Rickettsiae* grow in different parts of the cell. They survive only for short times outside of the vector or host. Tetracyclines and chloramphenicol inhibit the growth of *Rickettsiae* and can be therapeutically effective.

（王　燕）

进一步阅读文献

1. Allen MB，Dritt BS，Slean LM，et al. First reported case of *Ehrlichia ewingii* involving human bone marrow[J]. J Clin Microbiol，2014，52（11）:4102-4104.

2. Million M，Raoult D. Recent advances in the study of Q fever epidemiology，diagnosis and management [J]. J Infect，2015，71 Suppl 1:S2-S9.

第二十二章　衣　原　体

衣原体（*Chlamydia*）是一类在真核细胞内寄生、有独特发育周期、能通过滤菌器的原核细胞型微生物。这类微生物和革兰氏阳性细菌相似。衣原体的特征：①严格的真核细胞内寄生，有独特的发育周期，二分裂方式繁殖；②革兰氏染色阴性，球形或椭圆形，具有与革兰氏阴性菌类似的细胞壁；③有核糖体，能进行多种代谢，因缺乏供代谢所需的能量来源，故表现为严格的细胞内寄生；④有DNA和RNA两种类型的核酸；⑤对多种抗生素敏感，特别是对四环素和红霉素敏感。

衣原体广泛寄生于人、哺乳动物及禽类体内，仅少数有致病性。根据16S rRNA和23S rRNA进化树同源性分析，衣原体分为独立的门，衣原体门包括独立的纲和目，其中衣原体目分为8个科、12个属和21个种。衣原体属有12个种，分别是沙眼衣原体（*Chlamydia trachomatis*）、肺炎衣原体（*C. pneumoniae*）、流产衣原体（*C. abortus*）、兽类衣原体（*C. pecorum*）、猫衣原体（*C. felis*）、鼠衣原体（*C. muridarum*）、豚鼠衣原体（*C. caviae*）、猪衣原体（*C. suis*）、鹦鹉热衣原体（*C. psittaci*）、鸟衣原体（*C. avium*）、朱鹭衣原体（*C. ibidis*）、家禽衣原体（*C. gallinacea*）。对人致病的衣原体主要有沙眼衣原体、肺炎衣原体、鹦鹉热衣原体、兽类衣原体4个种（表22-1），其中沙眼衣原体最多见。

表22-1　三种致病性衣原体的比较

性状	沙眼衣原体	肺炎衣原体	鹦鹉热衣原体
原体形态	圆形或椭圆形	梨形	圆形或椭圆形
自然宿主	人和小鼠	人	鸟类和低等哺乳动物
包涵体糖原	+	−	−
血清型	19	1（TWAR株）	9
对人所致疾病	沙眼、性传播疾病、幼儿肺炎	肺炎（以青少年为主）	主要引起动物宿主感染，偶尔传染人引起肺炎等
对磺胺药敏感性	敏感	不敏感	不敏感

第一节　沙眼衣原体

案例 22-1

某学校小学生体检发现，许多学生视力减退，有些学生常流泪，个别眼角有黏液脓性分泌物，多数同学有结膜充血及滤泡增生。个别同学出现结膜瘢痕、眼睑内翻、睫毛倒睫等损害。

思考题：

1.这些小学生患有何种眼病，如果不及时采取措施，可能还会发生什么严重后果？

2.这种病原体的传播途径有哪些？可以通过疫苗接种预防吗？

案例 22-2

患者，女，22岁。结婚两年余始终未受孕。白带量稍多，色微黄，无明显异味。偶有外阴瘙痒及尿频、尿急、尿痛。查体：一般情况好。妇科检查：宫颈轻度糜烂伴少许脓性分泌物。实验室检查：血常规正常。尿常规：WBC 12/HP。ELISA检测宫颈拭子及宫颈拭子培养沙眼衣原体阳性。

思考题：

本病例可能的诊断是什么？

沙眼衣原体是引起人类沙眼的病原体，也是引起非淋菌性尿道炎最常见的病原体，还可引起性病淋巴肉芽肿（lymphogranuloma venereum，LGV）。1956年我国学者汤飞凡首次用鸡胚卵黄囊接种法分离出沙眼衣原体。

视窗：汤飞凡生平

　　汤飞凡，1897年7月23日生于湖南醴陵县（现醴陵市），1914年考入湘雅医学院，1921年毕业并获得美国康涅狄克大学医学博士学位。1949年新中国成立后，主持组建了我国最早的生物制品质量管理机构——中央人民政府卫生部生物制品研究所。1951年任中国菌种保藏委员会首任主任委员，1955年被选为中国科学院生物地学部委员。

　　汤飞凡早在20世纪20年代中期已开始用物理学的方法研究病毒性状，用离心和过滤的方法研究疱疹、牛痘等病毒，给当时病毒是否为生物的观点以肯定的支持。他是最早研究介于病毒和细菌之间的支原体的微生物学家之一。40年代他在国内首次报道了鼠疫斑疹伤寒的地方流行、出血性黄疸钩端螺旋体和伊氏锥虫。1954年汤飞凡重新开始搁置了30年的沙眼病原研究。1955年首次分离出沙眼衣原体，无可争辩地结束了半个多世纪关于沙眼病原的争论。在沙眼衣原体研究中，他为了证实病原，竟两次用自己的眼睛做实验，最具体地表现了为人类健康勇于献身的崇高品质。他是世界上发现重要病原体的第一个中国人，也是迄今为止中国微生物学家被世界所承认的最高成就。1958年9月30日汤飞凡卒于北京。

一、生物学性状

　　1. 形态　圆形或椭圆形，不同发育阶段，大小染色不一。衣原体在宿主细胞内才能生长繁殖，具有独特的发育周期（图22-1）。一种是小而致密的颗粒结构，直径约0.3μm，称为原体（elementary body，EB）；另外一种是大而疏松的网状结构，直径0.5～1μm，称为网状体（reticulate body，RB），又称始体（initial body）。根据沙眼衣原体生物学特征和致病性的不同，将沙眼衣原体分为两个生物型，即沙眼生物型（biovar trachoma）和性病淋巴肉芽肿（biovar lymphogranuloma venereum，LGV）生物型。根据两个生物型主要外膜蛋白（major outer membrane protein，MOMP）氨基酸序列的差异，用微量免疫荧光测定法（MIF）又可将沙眼衣原体分为19个血清型，其中沙眼生物型包括A、B、Ba、C、D、Da、E、F、G、H、I、Ia、J、Ja及K共15个血清型，LGV生物型包括L_1、L_2、L_{2a}和L_3共4个血清型。

图22-1　衣原体发育周期

　　2. 培养特性　沙眼衣原体不能在人工无细胞培养基中生长，需要活的宿主细胞支持其生长。可在鸡胚卵黄囊或小鼠脑细胞中繁殖，也可用组织或细胞培养。

　　3. 抵抗力　对热和常用消毒剂敏感，在室温中迅速丧失传染性，60℃仅能存活5～10分钟。在-70℃可保存数年。对大环内酯类和四环素类抗生素敏感。

二、致病性与免疫性

1. 致病性 衣原体侵入人体后，一般首先在杯状或柱状上皮细胞内生长繁殖，然后进入单核 - 巨噬细胞内增殖。衣原体产生的内毒素样物质，可抑制宿主细胞代谢，溶解破坏细胞并导致溶酶体释放。其主要外膜蛋白能阻止吞噬体和溶酶体的融合，在吞噬体内繁殖时产生的代谢产物具有细胞毒作用，可引起超敏反应。大部分炎症及组织损伤归因于宿主对衣原体的免疫应答。

（1）沙眼：由沙眼生物型 A、B、Ba 和 C 血清型引起。主要通过眼 - 眼或眼 - 手 - 眼的途径进行直接或间接接触传播。沙眼衣原体感染眼结膜上皮细胞，在其中增殖并在细胞质内形成包涵体，引起局部炎症。沙眼早期症状是流泪、有黏液脓性分泌物、结膜充血及滤泡增生。后期出现结膜瘢痕、眼睑内翻、倒睫及角膜血管翳，引起角膜损伤，影响视力或致盲，是目前世界上致盲的第一位病因。

案例 22-1 提示：
　　某些血清型沙眼衣原体引起的沙眼通过直接或间接接触传播。早期表现为流泪、黏液脓性分泌物、结膜充血及滤泡增生，后期可出现结膜瘢痕、眼睑内翻、倒睫及角膜血管翳，最终导致角膜损害，影响视力或致盲。目前尚无疫苗。

（2）包涵体结膜炎：由沙眼生物型 B、Ba、D、Da、E、F、G、H、I、Ia、J、Ja 及 K 血清型引起。包括婴儿结膜炎和成人结膜炎两种。前者经产道感染引起包涵体结膜炎，分泌物中含有大量衣原体；后者系性接触经手传染至眼或通过游泳池水传染至眼，引起滤泡性结膜炎。其病变类似沙眼，但不出现角膜血管翳，亦无结膜瘢痕，经数月痊愈，无后遗症。

（3）沙眼衣原体所致性传播疾病

1）非淋菌性尿道炎：由沙眼生物型 D～K 血清型所致，性接触传播。潜伏期 1～3 周。男性患者表现为尿道刺痒及尿痛、烧灼感，疼痛较淋病轻，尿道口轻度红肿，常有浆液性或浆液脓性分泌物，较淋病尿道分泌物稀薄且少。未经治疗或治疗不彻底者，可并发急性附睾炎、前列腺炎及尿道狭窄。女性患者主要感染部位为子宫颈，表现为急、慢性宫颈炎和宫颈糜烂，白带增多。尿道炎症状不明显，或有轻度排尿困难和尿频。女性可并发急性输卵管炎、子宫内膜炎及盆腔炎，导致不育症和宫外孕。

案例 22-2 提示：
　　沙眼衣原体除引起沙眼外，还可引起泌尿生殖系统感染。男性尿道刺激症状明显；女性尿道刺激症状不明显，而表现为急、慢性宫颈炎和宫颈糜烂，白带增多，可并发急性输卵管炎、子宫内膜炎及盆腔炎，导致不育症和宫外孕。

2）性病淋巴肉芽肿：由 LGV 生物型 L_1、L_2、L_{2a} 和 L_3 血清型引起，性接触传播，人是自然宿主，以女性感染多见。感染后经 1～4 周潜伏期，男性多在龟头、冠状沟、包皮，女性多在小阴唇、前庭、阴道口及尿道口发生小丘疹、疱疹或溃疡，常单个并互相融合成团块与周围组织粘连，表面呈红色，有明显疼痛及压痛。当腹股沟淋巴结和股淋巴结同时受累时，肿大的淋巴结位于腹股沟韧带两侧，中间形成沟槽状，具有典型的诊断特征。1～2 周后软化破溃溢出黄色脓性分泌物，形成瘘管，病程持续数周或数月，预后遗留挛缩性瘢痕。

（4）沙眼衣原体肺炎：沙眼生物型 D～K 血清型亦可引起婴儿沙眼衣原体肺炎。

2. 免疫性 沙眼衣原体为胞内寄生的病原体，以细胞免疫为主。由主要外膜蛋白活化的 CD_4^+ T 细胞释放细胞因子来激活单核 - 巨噬细胞破坏清除感染或未感染的黏膜细胞，产生免疫病理性损伤，并易引起继发性感染。

衣原体感染后，刺激机体产生的特异性中和抗体可阻止衣原体对宿主细胞的吸附，或通过调理作用增强吞噬细胞的摄入。

主要外膜蛋白易发生变异，病后建立的免疫力不强且不持久，常造成持续、反复或隐性感染。

笔记栏

三、微生物学检查

1. 直接涂片镜检　对急性期沙眼或包涵体结膜炎患者，以临床诊断为主。必要时可取结膜刮片或眼穹隆部及眼结膜分泌物做涂片。对泌尿生殖系统感染者，可采集淋巴结脓肿、脓液、生殖器溃疡或直肠组织标本待检。尿道分泌物查不到奈瑟菌，高倍镜下白细胞 10 个以上，油镜下白细胞 5 个以上即可初步诊断为非淋菌性尿道炎。进一步确诊可用直接荧光抗体法或 Giemsa 染色法检测上皮细胞内的衣原体包涵体。

2. 分离培养　进行衣原体培养，标本保存并及时接种到培养细胞中至关重要。当标本 2 小时内接种时阳性检出率最高，如果 24 小时内接种，标本应暂时保存在 4℃ 备用。取淋巴结抽吸液接种于鸡胚卵黄囊中或小鼠脑内进行衣原体分离培养，是目前较为敏感和特异的方法。

3. 血清学试验　可用补体结合试验和微量免疫荧光试验诊断性病淋巴肉芽肿。

4. PCR 或 LCR　应用聚合酶链反应（PCR）或连接酶链反应（LCR）等核酸扩增技术检测衣原体 DNA，敏感性和特异性高。

四、防治原则

沙眼无特异的预防方法，应注意个人卫生，避免直接或间接的接触传染。广泛开展性病知识宣传，提倡健康性行为。治疗可选用四环素、多西环素或米诺环素进行治疗。对以上药物不能耐受或治疗不佳者，可用红霉素、阿奇霉素或氧氟沙星。

第二节　肺炎衣原体

一、生物学性状

1. 形态特征　肺炎衣原体在生物学性状上与其他衣原体有所不同。肺炎衣原体大小为 0.38μm，原体在电镜下观察呈梨形，并有清晰的周质间隙，无质粒 DNA。可用 Hep-2 和 HeLa 细胞株或人气管上皮细胞分离和传代。Giemsa 染色呈紫红色，Macchiavello 染色呈红色，形成胞质内包涵体。

2. 抗原构造　肺炎衣原体只有一个血清型，抗原主要有脂多糖（LPS）和蛋白质两种。其中，MOMP 中的 98kDa 蛋白为特异性抗原，其对应的单克隆抗体与沙眼衣原体及鹦鹉热衣原体无交叉反应。

二、致病性与免疫性

人是肺炎衣原体的唯一宿主。肺炎衣原体通过飞沫或呼吸道分泌物传播，其感染扩散速度较为缓慢，具有散发和流行交替出现的特点，在人群中流行可持续 6 个月左右。主要引起青少年急性呼吸道感染，包括儿童咽炎、鼻窦炎、支气管炎和肺炎等，还可引起心包炎、心肌炎和心内膜炎。半数肺炎患者常伴有结膜炎，也可引起肺外症状如红斑结节、甲状腺炎和格林 - 巴利综合征等。

近年来研究发现并证实肺炎衣原体与冠状动脉硬化性心脏病的发生有关。有资料表明，慢性肺炎衣原体感染及其形成的免疫复合物可引起自身免疫应答而损伤内皮细胞，同时诱导许多炎症介质如 TNF、IL-1、IL-2 等产生，这可能是冠心病发病的一个重要因素。

对肺炎衣原体的免疫性以细胞免疫为主，建立的免疫力相对稳定。

三、微生物学检查

微生物学检查可为肺炎衣原体引起的各种临床感染提供确切的诊断依据。

1. 直接涂片镜检　可先涂片，应用 ELISA 或直接免疫荧光法检测标本中是否含有肺炎衣原体。

2. 分离培养　通常取咽拭标本或支气管肺泡灌洗液。标本最好用膜式滤菌器除去杂质，不加抗生素。多用 Hep-2 和 HeLa 细胞株培养肺炎衣原体较易生长，亦易于分离鉴定。

3. 血清学方法　应用微量免疫荧光试验检测患者血清中的特异性 IgM 和 IgG 抗体，有助于区别近期感染和既往感染，也可区别原发感染和继发感染。

4.分子生物学检测 可采用 PCR 技术进行检测，亦可应用 AR-39 株的 DNA 片段作为核酸探针进行杂交检测。

四、防治原则

避免直接接触感染人群，加强防护，切断传播途径。

治疗可选用红霉素等大环内酯类抗生素和诺氟沙星等喹诺酮类抗生素，磺胺类药物无效。

第三节　鹦鹉热衣原体

鹦鹉热衣原体首先从鹦鹉体内分离出来，以后陆续从鸽子、海鸥和相思鸟等 130 多种鸟类的体内分离出来，是引起禽类呼吸道和消化道疾病的病原体，也可引起人类和多种动物的感染。

一、生物学性状

鹦鹉热衣原体为圆形或椭圆形，在细胞空泡中增殖，形成结构疏松、不含糖原、碘染色阴性、遍及宿主细胞质的包涵体。

鹦鹉热衣原体在鸡胚卵黄囊、McCoy 细胞、HeLa 细胞及猴肾细胞中均可生长。动物中以小鼠易感。

鹦鹉热衣原体可分为 A、B、C、D、E、F、E/B、M56 和 WC 9 个血清型，每个血清型感染均表现出一定的宿主特异性。

二、致病性与免疫性

鹦鹉热为自然疫源性疾病，可在哺乳动物之间传播。鸟类多为隐性持续性感染，甚至终身携带。哺乳动物可通过垂直、蚊虫叮咬和粪 - 口等途径传播。

鸟类可通过粪便和上呼吸道分泌物传染给人。传播途径为呼吸道吸入或经破损皮肤黏膜及眼结膜感染，潜伏期为 5 ～ 21 天。临床表现多为急剧发病，寒战、发热、咳嗽和胸痛，所致疾病为间质性肺炎，亦称鹦鹉热或鸟疫，可并发心肌炎。一般不会发生人与人之间的传播。

机体对鹦鹉热衣原体的免疫以细胞免疫为主。

三、微生物学检查

取患者痰和血液标本，先直接涂片染色镜检观察包涵体。必要时标本经链霉素处理后接种于小鼠腹腔、鸡胚卵黄囊、HeLa 细胞株和猴肾细胞，可连续传代，检查其包涵体。

标本也可应用 ELISA、核酸探针和放射性核素进行检测，或采用 PCR 快速诊断。

四、防治原则

严格控制传染源。对进口鸟类和禽类应加强检疫。从事禽类加工和运输的人员应注意个人防护。

鹦鹉热衣原体对磺胺类药物不敏感。一般采用四环素类、大环内酯类和喹诺酮类抗生素治疗。

Summary

Chlamydia that infect humans are divided into three species–*Chlamydia trachomatis*, *Chlamydia pneumoniae*, and *Chlamydia psittaci*–on the basis of antigenic composition, intracellular inclusions, sulfonamide susceptibility, and disease production. *Chlamydia trachomatis* is the most common as a major cause of genital infection and conjunctivitis. A chronic form of *Chlamydia trachomatis* conjunctivitis, called trachoma, is the leading preventable cause of blindness in the world. *Chlamydia pneumoniae* and *Chlamydia psittaci* are respiratory pathogens.

All *Chlamydiae* exhibit similar morphologic features, share a common group antigen, and multiply in the cytoplasm of their host cells by a distinctive developmental cycle. The *Chlamydiae* can be viewed as Gram-negative bacteria that lack mechanisms for the production of metabolic energy and cannot synthesize ATP. Thus, *Chlamydiae* are obligate intracellular parasites.

（王　燕）

进一步阅读文献

1. Kuo CC，Jackson LA，Campbell LA，et al. *Chlamydia pneumoniae*（TWAR）[J]. Clin Microbiol Rev，1995，8（4）:451-461.

2. Kapil R，Press CG，Hwang ML，et al. Investigating the epidemiology of repeat *Chlamydia trachomatis* detection after treatment by using *C. trachomatis* OmpA genotyping[J]. J Clin Microbiol，2015，53（2）:546-549.

3. Schachter J. Biology of *Chlamydia trachomatis* [M] // Holmes KK，et al（eds）. Sexually Transmitted Diseases，3rd ed. New York: McGraw Hill，1999: pp. 391-405.

4. Wiesenfeld HC. Screening for *Chlamydia trachomatis* infections in women[J]. N Engl J Med，2017，376（8）:765-773.

第二十三章 螺 旋 体

螺旋体（spirochete）是一类细长、柔软、弯曲呈螺旋状、运动活泼的原核细胞型微生物。在生物学上的地位介于细菌与原虫之间，与细菌相似的基本结构及生物学性状为具有类似革兰氏阴性菌的细胞壁和原始核质，以二分裂方式繁殖，对多种抗生素敏感；与原虫的相似之处为体态柔软，胞壁与胞膜之间包绕有内鞭毛或称轴丝，借助轴丝的屈曲和收缩能活泼运动。在生物分类学上将螺旋体列入广义的细菌学范畴。

螺旋体广泛分布在自然界和动物体内，种类繁多。根据其大小、螺旋数目、螺旋规则程度和两螺旋的间距不同，将螺旋体科分为9个属，其中对人致病的主要有三个属：钩端螺旋体属、密螺旋体属和疏螺旋体属（图23-1）。

图 23-1 螺旋体形态模式图
A. 钩端螺旋体；B. 疏螺旋体；C. 密螺旋体

钩端螺旋体属（*Leptospira*）：螺旋细密规则，一端或两端弯曲成钩状，故名钩端螺旋体，其中间号状钩端螺旋体（*L. interrogans*）等致病性钩端螺旋体对人和动物致病。

密螺旋体属（*Treponema*）：螺旋较为细密规则，两端尖细，其中苍白密螺旋体（*T. pallidum*）和品他螺旋体（*T. carateum*）对人致病。

疏螺旋体属（*Borrelia*）：螺旋稀疏不规则，呈波纹状，其中伯氏疏螺旋体、回归热疏螺旋体、赫姆疏螺旋体和奋森疏螺旋体对人致病。

第一节 钩端螺旋体属

案例 23-1
　　患者，男，25岁，因发热4天伴明显畏寒，并感气促，痰中血量增多而就诊入院。半个月前，患者在当地农村参加田间劳动。
　　查体：体温40℃，脉搏136次/分，呼吸40次/分，血压80/50mmHg。急性重病容，神志欠清，烦躁不安，双侧腹股沟及腋下可扪及数个蚕豆大小的淋巴结，有触痛，眼结膜充血水肿，腓肠肌压痛，呼吸急促，双下肺可闻及湿啰音。实验室检查：血红蛋白 120g/L，白细胞 8.9×10^9/L，中性粒细胞 0.75，淋巴细胞 0.25，血小板 105×10^9/L，尿蛋白（＋）。

思考题：

　　1. 该患者为何种病原体感染？请作出本病的诊断。

　　2. 该病原体的传播方式是什么？典型的临床表现有哪些？如何预防？

　　钩端螺旋体在分类学上属于钩端螺旋体属。钩端螺旋体属可分为以问号状钩端螺旋体为代表的致病性钩端螺旋体及以双曲钩端螺旋体（*L. biflexa*）为代表的非致病性钩端螺旋体两大类。钩端螺旋体病（简称钩体病）为人畜共患传染病，呈世界性分布，东南亚地区尤为严重，我国绝大多数地区有不同程度的流行。

一、生物学性状

（一）形态与染色

图 23-2　钩端螺旋体电镜照片

　　菌体纤细，长 6 ~ 12μm，宽 0.1 ~ 0.2μm，螺旋细密、规则，形似细小珍珠排列的细链，菌体一端或两端弯曲使菌体呈问号状、C、S 或 8 字形（图 23-2）。钩端螺旋体的基本结构由外至内分别为外膜、内鞭毛（endoflagellum）、细胞壁肽聚糖及细胞膜（内膜）包绕的柱状原生质体（cytoplasmic cylinder）。内鞭毛由 6 种不同蛋白聚合而成，分别由菌体两端各伸出一根内鞭毛，位于外膜与肽聚糖之间，紧缠于柱状原生质体表面，具有与细菌鞭毛相似的功能，能使钩端螺旋体沿长轴活泼地旋转运动。革兰氏染色阴性，但不易着色。常用 Fontana 镀银染色法，菌体被染成棕褐色。因菌体的折光性较强，故常用暗视野显微镜观察。

（二）培养特性

　　需氧或微需氧。营养要求较高，常用含 10% 兔血清或牛血清的 Korthof 培养基，血清除促进钩端螺旋体生长外，也可中和其毒性代谢产物。另外，也可用无血清的 EMJH 培养基。最适生长温度为 28 ~ 30℃，最适 pH 为 7.2 ~ 7.6。

　　钩端螺旋体在人工培养基中生长缓慢。在液体培养基中，分裂一次需 6 ~ 8 小时，28℃孵育 1 ~ 2 周呈半透明云雾状生长。在固体培养基上，经 28℃孵育 1 ~ 3 周，可形成透明、不规则、直径小于 2mm 的扁平细小菌落。

　　钩端螺旋体的生化反应不活泼，不分解糖类和蛋白质。能产生过氧化氢酶，有些菌株可产生溶血素。

（三）抗原结构与分类

　　钩端螺旋体主要有属特异性抗原、群特异性抗原及型特异性抗原。属特异性抗原为糖蛋白或脂蛋白，可用于钩体病的血清学诊断及钩端螺旋体属的分类。群特异性抗原为类脂多糖复合物。型特异性抗原为钩体表面多糖与蛋白的复合物，据此应用显微镜凝集试验（microscopic agglutination test，MAT）和凝集吸收试验（agglutination absorption test，AAT），可将钩端螺旋体属进行血清群和血清型分类。目前，全世界发现的问号状钩端螺旋体至少有 25 个血清群，273 个血清型，其中我国至少存在 19 个血清群，161 个血清型。

　　应用 DNA 杂交技术对不同钩端螺旋体株进行 DNA 同源性分析，可将致病性的问号状钩端螺旋体分成 7 个基因种。目前临床上仍然采用血清学分类法。

（四）抵抗力

钩端螺旋体对热抵抗力弱，60℃ 1 分钟即死亡。0.2% 甲酚皂、1% 苯酚、1% 漂白粉处理 10 ～ 30 分钟即被杀灭。对青霉素敏感。钩端螺旋体在酸碱度为中性的湿土或水中可存活数月，这在疾病传播上有重要意义。

> **案例 23-1 提示：**
> 　该病原体为钩端螺旋体，菌体纤细，一端或两端弯曲使菌体呈问号状。存在于外膜与肽聚糖之间的两根内鞭毛使其自由活泼地旋转运动。常用 Fontana 镀银染色法，菌体被染成棕褐色。营养要求较高，常用含血清的培养基，生长缓慢。对热抵抗力弱，对青霉素敏感。该病原体在酸碱度中性的湿土或水中可存活数月，这在疾病传播上有重要意义。

二、致病性与免疫性

（一）致病物质

1. 溶血素 不耐热，对氧稳定，具有类似磷脂酶的作用，能破坏红细胞膜，当注射入小羊体内时，可引起贫血、出血、肝大、黄疸和血尿。

2. 细胞毒性因子（cytotoxicity factor，CTF） 在试管内对哺乳动物细胞有致细胞病变作用，小鼠脑内接种 1 ～ 2 小时后出现肌肉痉挛、呼吸困难甚至死亡。

3. 内毒素样物质（endotoxin-like substance，ELS） 钩端螺旋体的细胞壁中含有类似革兰氏阴性菌的脂多糖物质，其分子结构与细菌内毒素有一定的差异。动物试验表明其引起的病理变化与典型的内毒素相似，只是活性较低。重症患者的病理变化与临床症状亦与革兰氏阴性菌内毒素血症类似。

此外，钩端螺旋体在宿主体内的代谢产物包括有毒脂类及某些酶类，如脂酶、脱氢酶、萘酰胺酶、三油酸脂酶、脲酶等，可损害毛细血管壁，使其通透性升高，引起广泛出血，对肾也有损害，可致血尿、蛋白尿等。

（二）所致疾病

钩端螺旋体病为自然疫源性疾病，在野生动物和家畜中广泛流行，其中以鼠类和猪为主要的传染源与储存宿主。人类通过与污染的水或土壤接触而受感染，患者主要是农民、渔民、屠宰工人以及一些临时进入疫区工作或旅行的人群。钩端螺旋体也可通过胎盘垂直感染胎儿，导致流产；偶有经哺乳传给婴儿或经吸血昆虫传播。若侵入的钩端螺旋体数量少、毒力低，可被完全或大部分杀灭，不形成感染或呈隐性感染。感染后多数情况下能引起钩端螺旋体病。

钩端螺旋体纤细，运动极为活泼，能穿透完整的黏膜或经皮肤破损处进入人体。病原体进入后即在局部迅速繁殖，并经淋巴系统或直接进入血循环引起菌血症，导致全身中毒症状的出现。由于钩端螺旋体的血清型别不同、毒力不一，以及宿主免疫水平的差异，患者临床表现轻重相差甚大。轻者似感冒，仅出现轻微的自限性发热；重者可有明显的肝、肾、中枢神经系统损害，表现为黄疸、肝大、出血、DIC、休克，甚至死亡。钩端螺旋体病的主要临床特点是起病急、高热、乏力、全身酸痛、眼结膜充血、腓肠肌压痛、表浅淋巴结肿大等。

（三）免疫性

机体对该病的免疫性主要依赖于特异性体液免疫。发病后 1 ～ 2 周，机体可产生特异性的保护性抗体。特异性抗体有阻断黏附、调理单核 - 巨噬细胞吞噬、在补体参与下溶解的作用，从而防止再感染和清除体内的钩端螺旋体。但特异性抗体对肾脏中的钩端螺旋体无明显作用，故部分钩体病患者在恢复期 1 ～ 2 周，尤其是受感染动物，可长期甚至终身带菌并排菌，其机制迄今未明。

感染后机体可获得对同一血清型钩端螺旋体的持久免疫力，但不同血清群之间无明显的交叉保护作用。单核－巨噬细胞能吞噬并杀灭钩端螺旋体，中性粒细胞则不能，仅有抗感染作用。

案例 23-1 提示：

该病为人畜共患传染病，人因直接或间接与被带菌动物尿污染的水体接触而感染。该病原体通过破损皮肤或黏膜进入血循环，引起菌血症和中毒症状，并随血流侵犯肝脏等多种脏器，导致相应脏器的损害。主要临床表现为高热、乏力、全身酸痛、眼结膜充血、腓肠肌压痛、表浅淋巴结肿大等。免疫性主要依赖于特异性体液免疫，特异性抗体可防止再感染和清除体内的病原体。

三、微生物学检查

（一）病原学检查

发病 7 ～ 10 天取外周血，2 周后取尿液。有脑膜刺激症状者取脑脊液。

1. 直接镜检　标本经差速离心集菌后做暗视野显微镜检查，或用 Fontana 镀银法染色后镜检。也可用免疫荧光法或免疫酶染色法检查。

2. 分离与鉴定　将标本接种于 Korthof 或 EMJH 培养基中，置 28℃培养，多数阳性标本在 2 周内可见培养液呈轻度混浊，再用暗视野显微镜检查有无钩端螺旋体存在。培养阳性者可进一步用显微镜凝集试验和凝集吸收试验鉴定其血清群和血清型。

3. 动物试验　将标本接种于幼龄豚鼠或金地鼠腹腔内，1 周后取血液、腹腔液用暗视野显微镜检查及分离培养，查出钩端螺旋体后再用血清学方法鉴定。动物发病死亡后解剖做病理检查，可见动物皮下、肺部等有出血斑，肝、脾等脏器中可查见大量钩端螺旋体。动物试验是分离钩端螺旋体的敏感方法，适用于检查有杂菌污染的标本。

4. 分子生物学检测方法　常用 PCR 检测标本中钩端螺旋体的 16S rRNA 基因片段，该法虽简单、快速、敏感，但不能获得菌株。限制性内切酶指纹图谱可用于钩端螺旋体株的鉴定、分型和变异的研究。

（二）血清学诊断

可采取单份血清，但最好在发病 1 周和发病后第 3 ～ 4 周各采集一次患者血清进行血清学检查。

1. 显微镜凝集试验（MAT）　简称显凝试验，是最为经典和常用的血清学诊断方法。以当地常见的群、型或我国标准株的活钩端螺旋体为抗原，与不同稀释度的患者血清 37℃孵育 1 ～ 2 小时，用暗视野显微镜检查有无凝集现象，并确定凝集效价。单份血清标本的凝集效价 1 ∶ 400 以上或双份血清标本效价增长 4 倍以上有诊断意义。此法特异性和敏感性均较高，但操作繁琐，不适于基层医疗单位采用，通常也不用于早期诊断。

2. 间接凝集试验　将钩端螺旋体可溶性抗原吸附于乳胶（聚苯乙烯）或活性炭微粒载体上，制备成致敏颗粒，用以检测患者血清中的相应抗体，即进行间接凝集反应。单份血清标本乳胶凝集效价大于 1 ∶ 2、炭粒凝集效价大于 1 ∶ 8 时可判为阳性，双份血清效价呈 4 倍或以上增长者则更有诊断价值。此法操作简单快速，常在基层单位用于钩端螺旋体病的筛查。

案例 23-1 提示：

该病原体的微生物学检查法包括病原学检查与血清学诊断。病原学检查常用暗视野显微镜检查法和镀银染色后普通光学显微镜检查法；血清学诊断以 MAT 最为经典和常用，可用于鉴定该病原体的血清群和血清型。

四、防治原则

钩端螺旋体病是一种人畜共患病，要做好防鼠、灭鼠工作，加强对带菌家畜的管理，保护水源。对易感人群接种钩端螺旋体多价全细胞死疫苗。近年我国研制的钩端螺旋体外膜疫苗保护率达

75%，副作用轻微，可成为新一代预防钩端螺旋体病的理想疫苗。

钩端螺旋体病的治疗首选青霉素，至今尚未发现钩端螺旋体对青霉素有耐药性，青霉素过敏者可改用庆大霉素、多西环素（强力霉素）等。部分患者在使用青霉素后出现寒战、高热和低血压，有的甚至出现抽搐、休克、呼吸和心搏暂停，即赫氏反应。这可能与钩端螺旋体被青霉素杀灭后释放的大量毒性物质及可溶性抗原有关。

案例 23-1 提示：

预防该病要做好防鼠、灭鼠工作，加强对带菌家畜的管理，保护水源。治疗首选青霉素，部分患者会出现赫氏反应，表现为一过性、暂时性"恶化"，随着治疗进程的继续上述反应消失、缓解。

第二节　密螺旋体属

案例 23-2

患者，男，35 岁。因近 1 周来，躯干、四肢发生不痛不痒的红色皮疹而来就诊。患者自述于 2 个月前，其生殖器有过无痛性溃疡，溃疡未经治疗，1 个月后自愈。查体发现，患者胸、背、腹、臀及四肢泛发红斑及红色斑丘疹，其表面有少许皮屑，皮疹排列无规律。手掌、足底处见有硬结性脓丘疹，其边缘有鳞屑，颈、腋等处淋巴结肿大，外生殖器检查未见皮损。患者常出入于娱乐场所，发病前数月有过多次嫖娼史。暗视野显微镜检查淋巴结穿刺液可见运动活泼的密螺旋体（＋）。血清学检查：血浆反应素（RPR）试验（＋）。

思考题：

1. 本病例应诊断为什么疾病？为什么？

2. 患者血清学检查与诊断有什么关系？

密螺旋体属螺旋体分为致病性和非致病性两大类。致病性密螺旋体主要有苍白密螺旋体和品他密螺旋体两个种。苍白密螺旋体又分为 3 个亚种：苍白亚种（subsp. *pallidum*）、地方亚种（subsp. *endemicum*）和极细亚种（subsp. *pertenue*）。

苍白密螺旋体苍白亚种又称为梅毒螺旋体（*Treponema pallidum*，TP），是引起人类梅毒的病原体。梅毒（syphilis）是对人类危害较严重的性传播疾病（sexually transmitted disease，STD）。

一、生物学性状

（一）形态与染色

梅毒螺旋体长 6～15μm，宽 0.1～0.2μm，有 8～14 个致密而规则的螺旋，两端尖直，运动活泼。革兰氏染色阴性，梅毒螺旋体本身透明不易着色，用普通显微镜很难看到，故又称为苍白螺旋体。常用 Fontana 镀银染色法染成棕褐色，用暗视野显微镜可直接观察悬滴标本中的梅毒螺旋体。

梅毒螺旋体由外至内分别为外膜、3～4 根内鞭毛、细胞壁肽聚糖及细胞膜包绕的原生质体。电镜下观察，梅毒螺旋体的基本结构最外层为外膜，外膜有一定的强度，含有丰富的脂类及少量的蛋白。其内为细胞壁及细胞膜包绕的原生质体。外膜与细胞壁之间有 3～4 根内鞭毛，内鞭毛能使梅毒螺旋体进行移行、屈伸、滚动等方式运动。由于其细胞壁主要成分为肽聚糖，故梅毒螺旋体对青霉素敏感。

（二）培养特性

梅毒螺旋体不能在无生命的人工培养基上生长繁殖。Nichols 有毒株对人和家兔有致病性，接种于家兔睾丸或眼前房能保持毒力且缓慢繁殖，常用于传代保种。若将其转种至含多种氨基酸的兔睾丸组织碎片中，能在厌氧条件下生长繁殖，但失去致病力，此种菌株称为 Reiter 株。Nichols 有毒株和 Reiter 株已广泛用作多种梅毒血清学的诊断抗原。采用棉尾兔单层上皮细胞，在微需氧条件下（1.5% O_2、5% CO_2、93.5% N_2）33℃培养的梅毒螺旋体可生长繁殖并保持毒力。

由于人体皮肤和睾丸组织内含有浓度合适的氧，故梅毒螺旋体可以在人体内大量繁殖和长期存活，而在体外不易生存。

（三）抗原构造

梅毒螺旋体外膜蛋白稀少，但在内膜和肽聚糖之间存在丰富的脂蛋白，具有强免疫原性和较高的特异性，其重组抗原为目前梅毒血清学的主要诊断抗原。鞭毛蛋白 TpN37 抗原性强，与其他螺旋体有交叉反应。

（四）抵抗力

梅毒螺旋体抵抗力极弱，对干燥、热、冷等敏感。离开宿主机体后，在干燥环境下 1～2 小时或50℃加热5分钟即死亡。在血液中4℃放置3天可死亡，故血库冷藏3天以上的血液无传染梅毒的可能。对化学消毒剂敏感，1%～2% 苯酚溶液处理数分钟即死亡。对青霉素仍然十分敏感，但对大环内酯类抗生素如红霉素、阿奇霉素耐药已较普遍。

> **案例 23-2 提示：**
> 　　梅毒螺旋体普通染料不易着色，又称为苍白螺旋体。常用 Fontana 镀银染色法染成棕褐色，在暗视野显微镜下可见其形态和运动方式。该病原体不能在无生命的人工培养基上生长繁殖。该病原体内膜和肽聚糖之间存在丰富的脂蛋白，是目前血清学的主要诊断抗原。其抵抗力极弱，对干燥、热、冷、青霉素敏感。

<h2 style="text-align:center">二、致病性与免疫性</h2>

（一）致病物质

目前，尚未证实梅毒螺旋体具有内毒素和外毒素，但有较强的侵袭力，其致病因素可能与其荚膜样物质、透明质酸酶等有关。

1. 荚膜样物质　主要为存在于梅毒螺旋体表面的黏多糖和唾液酸，可阻止抗体等大分子物质与菌体结合、抑制补体激活及补体溶菌作用、干扰单核 - 巨噬细胞吞噬作用，从而有利于梅毒螺旋体在宿主体内存活和扩散。梅毒患者常出现的免疫抑制现象也被认为与荚膜样物质有关。

2. 透明质酸酶　可分解组织、细胞基质内和血管基底膜的透明质酸，有利于梅毒螺旋体的扩散。

3. 黏附因子　一些梅毒螺旋体外膜蛋白是黏附因子，可帮助梅毒螺旋体黏附于宿主细胞。

（二）所致疾病

梅毒螺旋体在自然情况下只感染人，故梅毒患者是唯一的传染源。根据感染方式不同，分为先天性梅毒和后天性（获得性）梅毒两种，先天性梅毒由母体通过胎盘或产道传染给胎儿，获得性梅毒主要通过性接触传染。

获得性梅毒临床上可分为三期，表现为发作、潜伏和再发作交替的现象。

1. Ⅰ期梅毒　梅毒螺旋体侵入机体的皮肤黏膜2～3周，在侵入局部出现无痛性硬下疳（chancre），多见于外生殖器，也可见于肛门、直肠和口腔。其特点是起初为直径1～2cm大小的暗红色斑丘疹或丘疹，常为单个，无疼痛或触痛，逐渐增大，很快表面形成肉红色糜烂面，并演变为浅溃疡，其溃疡渗出液中含有大量梅毒螺旋体，传染性极强。由于机体逐渐产生抗体，可将大部分梅毒螺旋体从病灶中清除，1～2个月后硬下疳常可自愈。进入血液中的梅毒螺旋体潜伏于体内，经2～3个月无症状的潜伏期后进入Ⅱ期。

2. Ⅱ期梅毒　梅毒螺旋体在体内大量繁殖，经6～8周后，可由淋巴系统进入血液循环播散，引起Ⅱ期梅毒。全身皮肤及黏膜出现梅毒疹，主要见于躯干及四肢。全身淋巴结肿大，有时亦累及骨、关节、眼及中枢神经系统。在梅毒疹和淋巴结中有大量梅毒螺旋体，传染性极强。Ⅱ期梅毒的特点是皮损广泛对称，不融合，发展和消退均缓慢，好发于掌跖，常呈褐红色。Ⅱ期梅毒患者未经治疗，3周至3个月后上述体征也可消退，其中多数患者发展成Ⅲ期梅毒。

从出现硬下疳至梅毒疹消失后1年的Ⅰ、Ⅱ期梅毒，又称为早期梅毒，传染性强，但组织破坏性较小。

3. Ⅲ期梅毒 一般在梅毒螺旋体感染宿主机体2年后，患者全身皮肤黏膜出现溃疡性坏死病灶，螺旋体侵犯器官和组织，严重者在10～15年后，心血管及中枢神经系统出现病变，导致动脉瘤、脊髓痨或全身麻痹等。肝、脾及骨骼常被累及。此期又称为晚期梅毒，病灶中不易找到梅毒螺旋体，故传染性小，但病程长，组织破坏性大，可危及生命。

先天性梅毒是孕妇体内的梅毒螺旋体通过胎盘或产道传给胎儿，引起胎儿全身感染，导致流产、早产或死胎，出生的梅毒婴儿逐步表现为锯齿形牙、间质性角膜炎、马鞍形鼻、神经性耳聋等特殊症状。

（三）免疫性

人类对梅毒螺旋体无先天或自然免疫，感染梅毒螺旋体后，机体逐渐产生免疫力。梅毒的免疫是感染性免疫，又称有菌免疫，即当机体有梅毒螺旋体感染时才产生免疫力，若梅毒螺旋体被清除，免疫力也随之消失。梅毒螺旋体侵入机体后，首先可被中性粒细胞和巨噬细胞吞噬，但不一定被杀死，只有在特异性抗体及补体的协同下，吞噬细胞才可杀灭梅毒螺旋体。

在梅毒螺旋体感染的所有阶段，患者可产生梅毒螺旋体抗体和心磷脂抗体。梅毒螺旋体抗体可在补体存在的条件下，杀死或溶解梅毒螺旋体，同时对吞噬细胞有调理作用。心磷脂抗体又称为反应素（reagin），能与生物组织中的某些脂类物质发生反应，无保护作用，仅用于梅毒血清学诊断。此外，梅毒患者体内常发现有多种自身抗体，如抗感染的机体可产生特异性细胞免疫和体液免疫，其中以迟发型超敏反应为主的细胞免疫抗梅毒螺旋体感染作用较大。产生淋巴细胞抗体、类风湿因子、冷凝集素等，提示可能存在自身免疫反应。

> **案例 23-2 提示：**
> 　　该病原体有较强的侵袭力，其致病因素可能与其荚膜样物质、透明质酸酶和黏附因子有关。根据感染方式不同，所致疾病分为先天性和获得性两种，前者由母体通过胎盘或产道传染给胎儿。后者主要通过性接触传染。
> 　　梅毒的免疫是感染性免疫，在病原体感染的所有阶段，患者可产生特异性抗体和心磷脂抗体，后者又称为反应素，无保护作用，仅用于血清学诊断。

三、微生物学检查

（一）病原学检查

病原学检查的最适标本是梅毒硬下疳的渗出物，其次是梅毒疹渗出物或局部淋巴结的抽取液，直接在暗视野显微镜下检查或染色镜检，如发现梅毒螺旋体有助于诊断。亦可用荧光免疫标记技术或 ELISA 法检查。

（二）血清学试验

1. 非梅毒螺旋体抗原试验 反应素既能与梅毒螺旋体结合，又能与正常牛心肌的心脂质等发生交叉反应。由于目前不能人工培养梅毒螺旋体，故可用正常牛心肌的心脂质代替梅毒螺旋体作为抗原，测定患者血清中的反应素。国内较常用快速血浆反应素（rapid plasma reagin，RPR）试验和甲苯胺红不加热血清试验（toluidine red unheated serum test，TRUST），前者以碳颗粒作为载体，结果呈黑色，后者以甲苯胺红为载体，结果为红色，均用于梅毒初筛。性病研究实验室（venereal disease research laboratory，VDRL）试验是诊断神经性梅毒唯一的血清学方法，也可用于梅毒初筛，但国内使用极少。因上述试验中均采用非特异性抗原，故一些非梅毒疾病如红斑性狼疮、类风湿关节炎、疟疾、麻风、麻疹等患者血清也可呈现假阳性结果，必须结合临床资料进行判断和分析。

2. 梅毒螺旋体抗原试验　采用 Nichols 株梅毒螺旋体或重组蛋白为抗原，测定患者血清中特异性抗体。常用方法有：

（1）荧光密螺旋体抗体吸收（FTA-ABS）试验：此试验采用了凝集吸收试验及间接荧光抗体技术，特异性与敏感性较高，可用于梅毒的特异性诊断。其缺点是操作复杂，且经治疗后仍持续数年甚至终身出现阳性反应，因而不能用于梅毒的疗效观察。

（2）梅毒螺旋体血凝（TPHA）试验：为间接血凝试验，此方法特异性和敏感性均较高，可用于特异性诊断。

3. 梅毒螺旋体制动（TPI）试验　用感染兔睾丸的活梅毒螺旋体与患者血清及补体混合，35℃孵育 16 小时，在暗视野显微镜下观察失去活力的螺旋体百分数。该试验用以检测血清标本中是否存在抑制梅毒螺旋体活动的特异性抗体。

此外，近年来报道用单一或多种 TpN 蛋白为抗原建立的 ELISA 或梅毒螺旋体 IgG 抗体捕获 ELISA、免疫印迹法等，也有较好的检测效果。

由于新生儿先天性梅毒易受过继免疫的抗体干扰，部分患儿不产生特异性 IgM，故诊断较为困难。当脐血特异性抗体明显高于母体、患儿有较高水平特异性抗体或抗体效价持续上升时才有辅助临床诊断价值。

（三）分子生物学检查法

常用荧光定量 PCR 扩增梅毒螺旋体各种特异膜蛋白的编码基因，用于血清学阴性的早期梅毒、神经梅毒及胎传梅毒等诊断。

> **案例 23-2 提示：**
> 　　该病原体的血清学诊断包括非特异性抗原试验和特异性抗原试验。非特异性抗原试验较常用的有 RPR、TRUST 和 VDRL 试验，可用于梅毒初筛。特异性抗原试验常用方法有 FTA-ABS 和 TPHA 试验。此外，TPI 试验、免疫印迹法可用于检测血清标本中是否存在抑制该病原体活动的特异性抗体，PCR 技术可快速检测病原体基因片段。

四、防治原则

目前尚无预防梅毒的疫苗。梅毒螺旋体的膜脂蛋白受到研究者的广泛重视，是未来疫苗的发展方向。加强性卫生教育和严格社会管理是预防该病的根本措施。对患者要早期确诊，彻底治疗。治疗后应定期追踪观察，并对其配偶及性伴侣同时进行检查及治疗。

治疗药物首选青霉素，但剂量和疗程要足够，并定期检查患者血清中抗体的动态变化。治疗 3 个月至 1 年后，以血清反应素抗体转阴为治愈指标，且治疗结束后需定期复查。

> **案例 23-2 提示：**
> 　　预防该病的根本措施是加强性卫生教育和严格社会管理，目前尚无疫苗。治疗首选青霉素，剂量和疗程要足够，以血清反应素抗体转阴为治愈指标。

第三节　疏螺旋体属

疏螺旋体属（Borrelia）螺旋体有 3 ～ 10 个稀疏且不规则的螺旋。对人致病的主要有伯氏疏螺旋体（B. burgdorferi）和回归热疏螺旋体（B. recurrentis），分别引起莱姆病和回归热。

一、伯氏疏螺旋体

> **案例 23-3**
> 　　患者，男，27 岁，因心悸、严重头痛、过度疲劳与不适、游走性肌肉关节痛，以及周围神经根症状来院就医。自述已患病 6 周，丝毫没有缓解迹象。病历记录显示患者之前有过相同

笔记栏

病史。3个月前患者有过一次野营旅游，回来2周后腿上出现红疮，红疮微微隆起，逐渐扩大形成一片圆形皮损，外缘鲜红，中央呈退行性病变，发热，直径大约5cm，约3周后消退。在皮损刚出现后，检测患者伯氏疏螺旋体抗体，结果呈阴性。医生决定让患者住院治疗，对其进行脊椎穿刺和系列检查，结果显示脑脊液中有淋巴细胞，没有发现中性粒细胞。

思考题：
1. 此病例最可能的疾病是什么？哪项检查可用于确诊？
2. 患者最可能通过是什么途径感染的？

伯氏疏螺旋体是莱姆病（Lyme disease）的主要病原体。莱姆病最初于1977年在美国康涅狄格州的莱姆镇发现，5年后由Burgdorfer从硬蜱及患者体内分离出伯氏疏螺旋体，并证实为莱姆病的病原体。莱姆病以蜱为媒介进行传播，人和多种动物均可感染。目前我国有十余个省及自治区已证实有莱姆病存在。

（一）生物学性状

1. 形态与染色　伯氏疏螺旋体长10～40μm，宽0.1～0.3μm，螺旋稀疏不规则，两端稍尖。在暗视野显微镜下观察可见其扭曲、翻转，运动活泼。革兰氏染色阴性，但不易着色，Giemsa染色或荧光染色效果较好（图23-3）。镀银染色呈棕褐色。

2. 培养特性　伯氏疏螺旋体营养要求较高，常用BSK（Bar bour-Stoenner-Kelly）培养基培养，BSK培养基含有氨基酸、牛血清蛋白、长链饱和与不饱和脂肪酸及加热灭活的兔血清等丰富的营养物质。最适培养温度35℃，pH 7.5，微需氧，5%～10% CO_2可促进其生长。生长缓慢，在液体培养基中分裂繁殖一代的时间约为18小时，故通常需培养2～3周。伯氏疏螺旋体在液体培养基中易相互缠绕成团，在1%软琼脂固体培养基表面可形成边缘整齐、直径0.4～0.45μm的菌落。

图23-3　伯氏疏螺旋体（荧光染色）

3. 抗原构造与分类　伯氏疏螺旋体有多种主要表面蛋白抗原，其中外表蛋白A（outer superficial protein A，OspA）和外表蛋白B（OspB）抗原有免疫保护作用。鞭毛蛋白是优势抗原，可诱导特异性体液和细胞免疫。目前，从蜱、动物和患者体内分离到的伯氏疏螺旋体已达1000余株。根据不同菌株DNA-DNA的同源性及16S rRNA基因序列分析结果，将螺旋体株分为10个不同的基因种。

（二）致病性与免疫性

1. 致病物质　伯氏疏螺旋体的致病机制迄今尚无定论，其致病可能是某些致病物质及病理性免疫反应等多因素作用的结果。

伯氏疏螺旋体能黏附、穿入成纤维细胞及人脐带静脉内皮细胞，并在胞质内生存。此黏附可被多价抗血清或外表蛋白OspB单克隆抗体所抑制，表明伯氏疏螺旋体表面存在黏附和侵袭因子。实验推测伯氏疏螺旋体的外表蛋白OspA有抗吞噬作用。细胞壁中的LPS具有类似细菌内毒素的生物学活性。

2. 所致疾病　莱姆病是一种自然疫源性传染病。硬蜱为主要传播媒介，储存宿主主要有鼠类和小型哺乳动物。人被感染伯氏疏螺旋体的蜱叮咬后，螺旋体由蜱的唾液、肠反流物等侵入皮肤，并在局部繁殖。

莱姆病病程可分为三期：早期局部感染、早期播散性感染和晚期持续性感染。人被硬蜱叮咬后经3～30天的潜伏期，在叮咬的部位出现一个或数个慢性移行性红斑（erythema chronic migrans，ECM），伴有发热、头痛、乏力、肌肉及关节疼痛、局部淋巴结肿大等症状。ECM开始时为红色丘疹或斑疹，继而扩大为圆形皮损，直径5～50cm，外缘鲜红，中央呈退行性变，似一红环，也有的皮损内形成几圈新的环状红圈，形似枪靶形。皮损逐渐扩大，一般经2～3周自行消退。螺旋体也可通过血液或淋巴扩散到全身许多器官。未经治疗的患者约80%可发展为晚期，晚期主要表现为慢性关节炎、心内膜炎、神经系统与皮肤异常等。

3.免疫性 伯氏疏螺旋体感染后可产生特异性抗体，但抗体应答迟缓。体内清除感染的伯氏疏螺旋体主要依赖于特异性体液免疫，特异性抗体具有调理吞噬及激活补体而杀灭伯氏疏螺旋体的作用。特异性细胞免疫的保护作用尚存在争议。

> **案例 23-3 提示：**
> 　　该病原体感染属于自然疫源性传染病。自然疫源地以野外丛林为主，人可被传播媒介——硬蜱叮咬后感染。该病原体感染后的典型体征是在叮咬部位出现慢性移行性红斑，继而扩大为圆形皮损，直径 5 ～ 50cm，外缘鲜红，中央呈退行性变，形似枪靶形。人体被该病原体感染后可产生特异性抗体，特异性抗体具有调理吞噬及激活补体而杀灭该病原体的作用，但抗体应答迟缓。

（三）微生物学检查

由于伯氏疏螺旋体在整个病程中数量较少，直接镜检和分离培养阳性率低，主要通过血清学试验和分子生物学技术检测其特异性抗体和 DNA。

1.血清学试验 使用最广泛的是免疫荧光法和 ELISA。ELISA 方法简便，特异性和敏感性较高，为多数实验室所采用。特异性 IgM 抗体在移行性红斑出现后 2 ～ 4 周形成，6 ～ 8 周达峰值，4 ～ 6 个月后恢复正常。IgG 抗体出现较迟，其峰值在发病后 4 ～ 6 个月，并持续至病程的晚期。若脑脊液中查有特异性抗体，表示中枢神经系统已被累及。

由于伯氏疏螺旋体与苍白密螺旋体等有共同抗原，莱姆病的病原体多样化，不同螺旋体株携带的靶抗原存在差异及其变异，ELISA 检测结果需用免疫印迹法加以证实，并结合临床资料判定。

2.分子生物学检测 采用 PCR 检测伯氏疏螺旋体的 DNA 片段，此方法快速，特异性及敏感性高。

> **案例 23-3 提示：**
> 　　该病原体感染的确诊主要以免疫荧光和 ELISA 等方法，检测特异性 IgM 抗体为主，在典型皮损出现 6 ～ 8 周后，其阳性率最高。

（四）防治原则

以预防为主，加强对疫区人员的防护，避免硬蜱叮咬。人用重组蛋白疫苗正在临床试验中。早期莱姆病可口服四环素、阿莫西林、多西环素及红霉素等。晚期莱姆病一般使用青霉素联合头孢曲松等静脉滴注。

二、回归热疏螺旋体

回归热是一种以周期性反复发作为特征的急性传染病。以节肢动物为传播媒介，亦可经污染的手接触眼、鼻黏膜而感染。根据传播媒介昆虫种类的不同，可将回归热分为两类：一类是虱传回归热，或称流行性回归热，由回归热疏螺旋体引起；另一类为蜱传回归热，亦称地方性回归热，其病原体多至 15 种，如赫姆斯疏螺旋体（*B. hermsii*）等。我国流行的主要是虱传型回归热。

回归热疏螺旋体与赫姆斯疏螺旋体形态相同。菌体呈波浪形，有 3 ～ 10 个不规则的疏螺旋，运动活泼。回归热疏螺旋体侵入人体后，经过 1 周左右的潜伏期，螺旋体在血中大量繁殖，患者出现高热、头痛、肝脾大，持续 3 ～ 4 天后热退。由于螺旋体外膜蛋白抗原极易发生变异，可逃避前次感染所产生的特异性抗体的攻击，故间隔 1 周左右，又出现高热，如此反复发作 3 ～ 9 次或更多。病后机体产生特异性免疫，主要是体液免疫，但免疫力不持久。

回归热的微生物学检查法是在发热期间采集患者血液，直接涂片后进行 Giemsa 或 Wright 染色，在光学显微镜下观察到疏螺旋体即可诊断。

进入疫区人员应避免虱和蜱的叮咬。青霉素、四环素、红霉素治疗有效。目前尚无疫苗产品。

Summary

Spirochete is a kind of slender, soft, curved spiral, active prokaryotic microorganisms. Spirochetes are widely distributed in nature and animals. There are mainly three genera: *Leptospira*, *Treponema* and *Borrelia*.

Leptospira is spiral and fine, with one end or two ends bent into hooks. Leptospirosis caused by *Leptospira* is a natural infectious disease, rodents and pigs are the main source of infection and host. To prevent leptospirosis, we should do a good job in rodent control and deratization, strengthen the management of livestock carrying bacteria, protect water sources. Penicillin is the first choice for treatment.

Treponema pallidum(TP)is the causative agent of human syphilis. Syphilis is the only source of infection. According to different ways of infection, there are two kinds of syphilis: congenital syphilis and acquired syphilis. Congenital syphilis is transmitted from mother to fetus through placenta or birth canal, and acquired syphilis is mainly transmitted through sexual contact. Clinically, acquired syphilis can be divided into three phases. The fundamental measures to prevent the disease are to strengthen sexual health education and strict social management. Penicillin is the first choice for treatment.

Borrelia burgdorferi is the main pathogen of Lyme disease. Lyme disease is a natural infectious disease. The natural focus is mainly in the wild jungle. It is infected after being bitten by the vector tick.

（王　岚）

进一步阅读文献

1. Harvey RA, Cornelissen CN, Fisher BD. Microbiology. 3rd ed [M]. Beijing: Peking University Medi-cal Press, 2013, 161-170.

2. Han HJ, Wen HL, Liu JW, et al. Pathogenic *Leptospira* species in insectivorous bats, China, 2015[J]. Emerg Infect Dis, 2018, 24（6）:1123-1126.

3. Lioni A, Zorzou MP, Kollia C, et al. Syphilis infection in an HIV patient presenting with leukemoid reaction: Case report and review of the literature[J]. Infect Dis Rep, 2018, 10（1）:7410.

4. Shapiro ED, Wormser GP. Lyme disease in 2018: What is new（and What is not）[J]. JAMA, 2018, 320（7）:635-636.

第二篇 真 菌 学

第二十四章 真菌学总论

真菌(fungus)是一类真核细胞型微生物,结构比较完整,有细胞壁、细胞核及细胞器,不含叶绿素,无根、茎、叶。大部分真菌为多细胞结构,少数为单细胞结构。真菌以腐生或寄生方式生存,按有性或无性方式繁殖。

真菌分布广泛,数量较大、种类繁多,目前已有1万个属、10万余种之多。绝大多数真菌有益于人类,如酿酒、制酱、发酵、农田增肥、制造抗生素、食品加工及提供中草药药源(如灵芝、茯苓、冬虫夏草)等。与医学有关的真菌达400余种,常见的有50～100种,可引起人类感染性、中毒性及超敏反应性疾病。

目前真菌在生物界的位置尚未统一,但真菌属于真核细胞型微生物已为大家所公认。大多数学者认为真菌应作为一个独立的生物类群,即真菌界(Fungi),分为4个门,包括接合菌门(Zygomycota)、子囊菌门(Ascomycota)、担子菌门(Basidiomycota)及壶菌门(Chytridiomycota)。过去分类中的半知菌门(Imperfect fungi 或 Deuteromycota)中的真菌,在新的分类中已分别归属于接合菌门、子囊菌门及担子菌门。

与医学有关的真菌主要分布在以下3个门:①接合菌门:大多数为无隔多核菌丝体,多属机会致病性真菌,如毛霉属(*Mucor* spp.)、根霉属(*Rhizopus* spp.)、横梗霉属(*Lichtheimia* spp.)等。②担子菌门:菌丝分隔,有性孢子为担孢子,这类真菌包括食用真菌和药用真菌,如蘑菇、木耳、灵芝等,以及致病性真菌隐球菌属(*Cryptococcus* spp.)等。③子囊菌门:具有子囊和子囊孢子,如假丝酵母属(*Candida* spp.)、酵母属(*Saccharomyces* spp.)、组织胞浆菌属(*Histoplasma* spp.)、毛癣菌属(*Trichophyton* spp.)、曲霉属(*Aspergillus* spp.)及镰刀菌属(*Fusarium* spp.)等。

案例 24-1

患者,男,52岁,长年务农。慢性肝炎、肝硬化病史25年。每年7～8月雨季时,就会出现咳嗽、发热、胸部不适,长期服用抗生素效果不明显。最近1个月来咳嗽加重,痰呈脓性来院。胸部CT检查显示双肺感染。血清学检查为乙肝小三阳。腹部B超检查见肝脏有大结节状肿块。考虑可能是肝癌,进一步检测血中AFP含量为425μg/L。两次痰真菌培养均阳性,镜检可见有隔菌丝和曲霉分生孢子头结构。

思考题:

1. 该患者最可能为哪种微生物感染?微生物学检查如何进行鉴别诊断?
2. 该病是由于什么原因引起的?如何预防该疾病的发生?

第一节 真菌的生物学性状

一、形态与结构

真菌的形态多种多样,小到肉眼不可见的白假丝酵母(*Candida albicans*,曾用名为白念珠菌、白色念珠菌)、新生隐球菌(*Cryptococcus neoformans*,曾用名为新型隐球菌),大到肉眼可见的蘑菇、木耳等。真菌比细菌大几倍至几十倍,结构比细菌复杂。其细胞壁不含肽聚糖,主要由多糖(约占75%)和蛋白质(约占25%)组成,从外向内依次为糖苷类、糖蛋白、蛋白质及几丁质微原纤维四层不同的结构。因缺乏肽聚糖,故青霉素或头孢菌素对真菌无效。

真菌可分单细胞和多细胞两类。单细胞真菌呈圆形或卵圆形,如酵母型真菌和类酵母型真菌,对人致病的主要有新生隐球菌(图24-1)和白假丝酵母(图24-2)。这类真菌以出芽方式繁殖,前者不产生菌丝，后者可形成假菌丝甚至真菌丝。多细胞真菌基本上都是由菌丝（hypha）和孢子（spore）两大基本结构组成。丝状真菌（filamentous fungi）的菌丝交织成团，又称霉菌（mold）（图24-3）。有些真菌可因环境条件如营养、温度、氧气、渗透压、pH等改变，发生酵母与菌丝两种形态的互变，此类真菌称为二相型真菌（dimorphic fungi）。各种丝状菌的菌丝和孢子形态各不相同，是鉴定的重要标志。

图 24-1　新生隐球菌

墨汁染色，1000×

图 24-2　白假丝酵母

革兰氏染色，1000×

图 24-3　霉菌

乳酸酚棉蓝染色，400×

（一）菌丝

真菌的孢子生出嫩芽，称为芽管（germ tube）。芽管逐渐延长呈丝状，称为菌丝（hypha）。菌丝可长出许多分枝，交织成团称菌丝体（mycelium）。显微镜下不同种类真菌的菌丝形态不同，如球拍状、结节状、破梳状、鹿角状、螺旋状等，可作为识别的依据。菌丝按结构可分为：①有隔菌丝（septate hypha）：在一定间距处菌丝形成横隔，称为隔膜（septum），将菌丝分成一连串的细胞。绝大部分致病性丝状真菌的菌丝为有隔菌丝。②无隔菌丝（nonseptate hypha）：菌丝内无横隔，整条菌丝含有多个细胞核，为多核单细胞，常见于接合菌门真菌。菌丝亦可按功能及生长特性分为：①营养菌丝（vegetative mycelium）：菌丝伸入培养基中吸取养分，以供生长；②气生菌丝（aerial mycelium）：菌丝向上生长，暴露于空气中；③生殖菌丝（reproductive mycelium）：部分气生菌丝可产生具有不同形状、大小及颜色的孢子。

（二）孢子

孢子（spore）是真菌的繁殖结构，由生殖菌丝产生。在适宜条件下孢子可发芽伸出芽管，发育成菌丝。真菌孢子与细菌芽胞不同，其抵抗力不强，加热60～70℃短时间可将其杀死。孢子可分有性孢子和无性孢子，是鉴定和分类真菌的主要依据。

1. **无性孢子**　是不经两性细胞的配合而产生的孢子。病原性真菌大多数产生无性孢子。无性孢子根据形态大体可分为三种。

（1）分生孢子（conidium）：是真菌常见的一种无性孢子。由生殖菌丝末端的细胞分裂或收缩形成，也可在菌丝侧面出芽形成。其形状、大小、结构、颜色及着生方式可作为真菌分类、鉴定的依据。①大分生孢子（macroconidium）：由多个细胞组成，体积较大，常呈棒状、梭状、砖格形等（图24-4）。其大小、细胞数、排列方式及颜色是鉴定的重要依据。②小分生孢子（microconidium）：为单细胞性，体积较小，外壁薄，呈球形、梨形、卵形、梭形等（图24-5）。多数真菌产生小分生孢子差异不明显，其诊断价值不大。

图 24-4　真菌的大分生孢子

乳酸酚棉蓝染色，400×

图 24-5　真菌的小分生孢子

乳酸酚棉蓝染色，400×

（2）叶状孢子（thallospore）：由菌丝细胞直接形成，有三种类型。①芽生孢子（blastospore）：由菌丝体细胞出芽生成，常见于假丝酵母（图24-6）和隐球菌。一般芽生孢子长到一定大小即与母体脱离，若不脱离则形成假菌丝。②厚膜孢子（clamydospore）：又称厚壁孢子或厚垣孢子。由菌丝顶端或中间部分变圆，细胞质浓缩，细胞壁加厚而形成的孢子。它是真菌的一种休眠细胞，在适宜的条件下可再发芽繁殖。③关节孢子（arthrospore）：在陈旧培养物中常见。菌丝胞壁增厚，形成长方形节段，呈链状排列。

（3）孢子囊孢子（sporangiospore）：菌丝末端膨大形成孢子囊，内含许多孢子囊孢子，成熟后破囊而出，常见于接合菌，如毛霉（图24-7）。

图 24-6　真菌的芽生孢子　　　　　　图 24-7　接合菌的孢子囊孢子

毛霉，乳酸酚棉蓝染色，400×

2. 有性孢子　是由细胞间配合（质配和核配）产生的孢子，有接合孢子、子囊孢子及担孢子。有性孢子绝大多数为非致病性真菌所具有。

<h2 style="text-align:center">二、繁殖与培养</h2>

（一）繁殖

真菌依靠菌丝和孢子繁殖，繁殖方式多样。无性繁殖是真菌的主要繁殖方式，具有简单、快速、产生新个体多的特点。主要形式有四种。

1. 芽生　从细胞壁发芽，母细胞进行核分裂，产生横隔，子细胞成熟后从母体分离。酵母型和类酵母型真菌多以此种形式繁殖。

2. 裂殖　细胞分裂产生子细胞，多发生在单细胞真菌中，如裂殖酵母。

3. 芽管　有些真菌孢子以芽管方式进行繁殖，芽管伸延后形成菌丝。

4. 隔殖　有些分生孢子梗某一段落形成一隔膜后，原生质浓缩形成新的孢子。孢子可再独立繁殖。

（二）培养

真菌对营养的要求不高，常用沙保弱培养基（Sabouraud's agar medium）。该培养基的成分相对简单，主要含有葡萄糖、蛋白胨、氯化钠及琼脂。真菌在各种不同培养基中皆能生长，但菌落形态差别很大。大多数致病性真菌生长缓慢，培养1～4周才出现典型菌落，故在培养基内常加入抗生素，抑制细菌生长。培养真菌的温度为22～28℃，但某些深部感染真菌的最适生长温度为37℃。最适酸碱度为pH 4.0～6.0。培养真菌需较高的湿度与氧。

真菌在沙保弱培养基上形成的菌落有三类。

1. 酵母型菌落（yeast type colony）　是单细胞真菌的菌落形式。菌落光滑、湿润、柔软而致密（图24-8）。镜下见单细胞芽生孢子，无菌丝。隐球菌菌落属于此类型。

2. 类酵母型菌落　亦称酵母样菌落（yeast like type colony），是单细胞真菌的菌落形式。外观类似酵母型菌落，但显微镜下观察可见伸入培养基中的假菌丝（图24-9）。假菌丝是某些单细胞真菌出芽繁殖后，芽管逐渐延长且不与母细胞脱离而形成的藕节状细胞串，由菌落向下生长，伸入培养基中。假丝酵母菌落属此类型。

3. 丝状菌落（filamentous type colony）　是多细胞真菌的菌落形式。由许多疏松的菌丝体构成。菌落成棉絮状、绒毛状或粉末状，菌落正背两面可呈现不同的颜色（图 24-10）。丝状菌落的形态、结构及颜色常作为鉴定真菌的参考。

图 24-8　酵母型菌落　　　　　图 24-9　类酵母型菌落　　　　图 24-10　丝状菌落

真菌有从中心向四周等距离生长形成圆形菌落的倾向，所以临床体癣、股癣、叠瓦癣等皮损常表现为环形或多环形。若要观察真菌菌丝与孢子的形态，可进行小琼脂块培养，3 ～ 7 天后，用乳酸酚棉蓝（lactophenol cotton blue）染色镜检观察菌丝和孢子的形态、结构、排列及颜色等特征。

三、变异性与抵抗力

真菌易发生变异。在人工培养基中多次传代或培养时间过长，可出现形态、结构、菌落性状、色素及各种生理性状（包括毒力）的改变。用不同成分的培养基和不同温度培养的真菌，其性状也有所不同。

真菌对热的抵抗力不强。真菌孢子不同于细菌芽胞，一般 60℃ 1 小时菌丝和孢子均可被杀死。真菌对干燥、阳光、紫外线及一般消毒剂均有较强的抵抗力。对 2% 苯酚、2.5% 碘酊、0.1% 升汞或 10% 甲醛溶液较敏感。对常用于抗细菌感染的抗生素均不敏感，灰黄霉素、制霉菌素、两性霉素 B、克霉唑、酮康唑、伊曲康唑、伏立康唑、棘白菌素类等对真菌有一定的抑制作用。

> **案例 24-1 提示：**
> 　实验证明紫外线距离 1 米照射 30 分钟可杀死物品表面的丝状真菌与假丝酵母。实验室或物品被真菌污染后，可用甲醛熏蒸达到彻底消毒的目的。

第二节　真菌的致病性与免疫性

一、致病性

（一）真菌性感染

自然界存在的真菌种类很多，目前发现的人类致病性真菌和机会致病性真菌已超过百种。由真菌引起感染并表现临床症状者称为真菌病（mycoses）。其中，同一种疾病可以由不同种真菌引起；一种真菌也可以引起不同类型的疾病。

一般来说，真菌的致病力比细菌弱。除粗球孢子菌（*Coccidioides immitis*）、皮炎芽生菌（*Blastomyces dermatitidis*）、荚膜组织胞浆菌（*Histoplasma capsulatum*）等可引起原发性感染外，真菌引起的感染，特别是深部真菌病多是在各种诱因导致机体免疫功能显著下降时发生。另一方面，真菌本身的特征也与能否引起感染有一定关系。某些真菌如白假丝酵母、烟曲霉中可分离出高分子的强毒素或低分子毒素。这些毒素在致病中都有一定作用。另外，真菌的黏附能力、对免疫系统功能的抑制作用，以及胞壁中的酶类物质也与其致病性有关。白假丝酵母具有黏附人体细胞的能力，随着其芽管的形成，黏附力加强。新生隐球菌的荚膜有抗吞噬作用。近来研究表明白假丝酵母菌和烟曲霉的热休克蛋白 HSP90，能与宿主细胞和血清蛋白结合改变其功能，是致病的一种原因。

案例 24-1 提示：
　　近年来，抗生素、抗肿瘤药物、免疫抑制剂等的滥用，器官移植、介入性诊疗技术的开展，艾滋病、糖尿病、恶性肿瘤等疾病造成机体免疫功能低下等原因，导致真菌感染的发病率，尤其机会致病性真菌引起的感染明显增高，已引起医学界的高度重视。对于临床上患有感染性疾病长期应用抗生素或抗病毒药物治疗无效者，应考虑可能为真菌感染，需要进行真菌检查。

（二）真菌性超敏反应

　　真菌性超敏反应按性质可分为：①感染性超敏反应：在真菌感染基础上发生的超敏反应，属Ⅳ型超敏反应；②接触性超敏反应：吸入或食入真菌孢子或菌丝而引起的超敏反应，分别属于Ⅰ～Ⅳ型超敏反应。

　　按部位分为：①皮肤超敏反应：主要表现有过敏性皮炎、湿疹、荨麻疹、瘙痒症等；②呼吸道超敏反应：最主要的是支气管哮喘及过敏性鼻炎；③消化道超敏反应：与真菌有一定关系，多因食物中混入真菌所致。

案例 24-1 提示：
　　农民肺（farmer's lung）是由于吸入含真菌孢子的霉草尘而引起的接触性超敏反应，以呼吸困难、咳嗽、发热、不适、紫绀等为特征的一种综合病症。

（三）真菌毒素中毒

　　真菌毒素是由生长在农作物、食物或饲料上的真菌在其代谢过程中产生的。人类因食入含有真菌的食物而引起急、慢性中毒。真菌毒素中毒极易引起肝、肾、神经系统功能障碍以及造血机能损伤。另外，有些真菌毒素与肿瘤有关。已证明黄曲霉所产生的黄曲霉毒素有致癌作用。

案例 24-1 提示：
　　研究表明一些曲霉可以产生类似黄曲霉毒素的致癌物质，如棒状曲霉、烟曲霉、黑曲霉、红曲霉、棕曲霉、寄生曲霉、温特曲霉及杂色曲霉等，可能与肝癌、胃癌、胰腺癌等的发生有关。

二、免　疫　性

　　抗真菌感染免疫包括固有免疫和适应性免疫。机体的固有免疫在阻止真菌病的发生上起重要作用，而适应性免疫与真菌病的恢复密切相关。

（一）固有免疫

　　1. 皮肤黏膜屏障作用　健康的皮肤黏膜对皮肤癣菌具有一定屏障作用，如皮脂腺分泌的不饱和脂肪酸有杀真菌作用。儿童皮脂腺发育不够完善，故易患头癣，成人掌跖部缺乏皮脂腺，且手、足汗较多，易促进真菌生长，因而手足癣较多见。

　　2. 正常菌群拮抗作用　白假丝酵母是机体正常菌群，存在于口腔、肠道、阴道等部位，正常情况下与其他肠道细菌构成拮抗关系。但长期应用广谱抗生素导致菌群失调，可引起继发性白假丝酵母感染。

　　3. 吞噬作用　真菌进入机体后易被单核巨噬细胞及中性粒细胞吞噬。但被吞噬的真菌孢子并不能完全被杀灭。有的可能在细胞内增殖，刺激组织增生，引起细胞浸润形成肉芽肿；有的还被吞噬细胞带到深部组织器官（如脑或内脏器官）中增殖引起病变。此外，正常体液中的抗菌物质如IFN-γ、TNF 等细胞因子在抗真菌感染方面也具有一定作用。

（二）适应性免疫

　　真菌侵入机体，刺激机体的免疫系统，以细胞免疫为主，同时可诱发迟发型超敏反应。

　　1. 细胞免疫　真菌感染与细胞免疫有较密切的关系。真菌刺激机体后，特异性淋巴细胞增殖，释放 IFN-γ 和 IL-2 等激活巨噬细胞、NK 细胞和 CTL 等，参与对真菌的杀伤。AIDS、恶性肿瘤或应用免疫抑制剂的患者其 T 细胞功能受到抑制，易并发播散性真菌感染，导致死亡。某些真菌性感染后可发生迟发型皮肤超敏反应，如临床常见的癣菌疹。

2. 体液免疫　真菌是完全抗原，深部真菌感染可刺激机体产生相应抗体。目前抗体的抗真菌作用尚有争议。但已有一些研究证明了保护性抗体在抗深部真菌感染中的作用，如抗白假丝酵母黏附素抗体，能阻止白假丝酵母黏附于宿主细胞。抗新生隐球菌荚膜特异性 IgG 抗体有调理吞噬作用。抗体检测对深部真菌感染的诊断有参考价值。

第三节　真菌感染的微生物学检查

一、标本的采集

浅部感染可取病变部位的鳞屑、病发或甲屑。深部感染真菌则取病变部位分泌物、排泄物、体液、痰及血液等。

标本采取应注意：①标本量应充足，如血液、脑脊液不少于 5ml，胸腔积液不少于 20ml；②标本应新鲜，取材后立即送检，最长不得超过 2 小时；③严格无菌操作，避免污染。

二、形态学检查

各种真菌的形态结构有其一定的特殊性，一般可以通过直接镜检和培养进行鉴定，但具体方法应根据标本种类和检查目的而异。

1. 直接镜检　将浅部真菌感染的病变标本如毛发、皮屑、甲屑置于载玻片上，滴加 10% KOH，覆盖玻片后微热熔化角质层。显微镜下观察见皮屑、甲屑中有菌丝，或毛发内部或外部有成串孢子即可初步诊断为真菌感染。深部真菌感染，如疑似白假丝酵母等感染，可取痰、血液等标本涂片后革兰氏染色镜检，若发现卵圆形、大小不均、着色不匀，还有芽生孢子，甚至有假菌丝的革兰氏阳性菌体即可初步诊断。怀疑隐球菌感染时取脑脊液做墨汁染色观察，见有肥厚荚膜的酵母型菌体即可确诊。

2. 分离培养　直接镜检不能确定有无真菌感染，或需要确定感染真菌的种类，则应考虑做真菌培养。一般常用含抗生素和放线菌酮（抑制细菌、放线菌等的生长）的沙保弱培养基培养数日至数周，培养温度以 25℃（丝状真菌）或 37℃（酵母型真菌）为宜。根据实际需要，有时还可选用其他特殊培养基（如科玛嘉显色培养基）。对于丝状真菌可进行小琼脂块培养，乳酸酚棉兰染色后显微镜观察菌丝、孢子的特征，结合菌落形态作出鉴定。

三、血清学检查

血清学检查可作为诊断真菌性疾病的辅助方法，检测真菌抗原或机体感染后所产生的抗体，如用对流免疫电泳法（CIE）检测内脏真菌病的沉淀素，ELISA 法检测血清中或脑脊液（CSF）中的特异性抗体或抗原，荧光抗体染色法对标本中的抗原进行鉴定和定位。

四、核酸检测

真菌学诊断除依据真菌形态结构等表型特征外，还可应用分子生物学技术检测核酸，如核酸 G+C mol% 测定、限制性片段长度多态性（RFLP）分析、基质辅助激光解吸电离飞行时间质谱法（MALDI-TOF-MS）、DNA 序列测定等，可以对真菌快速作出鉴定。

第四节　真菌感染的防治原则

皮肤癣菌感染以预防为主，注意清洁，保持干燥，避免直接或间接与患者接触。浅部真菌感染的治疗以外用药为主，可选用抗真菌霜剂或软膏，必要时内服抗真菌药物，但较难根治，易复发。深部真菌感染的治疗，主要应去除各种诱因，提高机体抵抗力。治疗药物有两性霉素 B、5- 氟胞嘧啶、氟康唑、伊曲康唑等。一些抗真菌药物，如两性霉素 B、5- 氟胞嘧啶，其副作用较大，治疗有效剂量与中毒剂量接近，实用性差。抗真菌新药酮康唑、伊曲康唑等抗菌谱较广，尤其对曲霉菌疗效好、毒副作用低。预防真菌性食物中毒，应严禁销售和食用发霉的食品，加强市场管理及卫生宣传。

案例 24-1 提示：

根据患者病史、用药史、症状分析，可能是继发性真菌感染。实验室检查结果分析该患者可能是曲霉感染。微生物学检查采取患者痰进行直接涂片镜检，镜下观察初步判定是酵母菌还是丝状真菌感染。选择沙保弱培养基，使用正确的温度（酵母菌 37℃、丝状真菌 25℃）进行分离培养。丝状真菌经小琼脂块培养、乳酸酚棉兰染色后显微镜观察菌丝、孢子的特征，结合菌落形态作出鉴定。并需要与可引起肺部感染的病原真菌包括白假丝酵母、新生隐球菌、烟曲霉等真菌进行鉴别。

该病是由于患者有慢性肝炎、肝硬化病史，肺感染后长期服用抗生素，机体免疫功能低下而引起的继发性真菌感染。预防原则是合理使用抗生素，提高机体免疫力，农作时减少接触发霉作物或粉尘。

Summary

Fungus is a kind of eukaryotic organism, which has typical nucleus and cell walls, filamentous structures and produces spores, but does not contain chlorophyll. It grows as saprophytes, and reproduces in asexual or sexual manner.

There are more than tens of thousands species of fungi existed in nature, most of them are beneficial to humankind. About 400 species of fungi are presently known to be pathogens for human infection. Mycoses may be classified as superficial, cutaneous, subcutaneous, systemic and opportunistic diseases.

The taxonomy of the Kingdom Fungi is evolving and controversial. Medically important fungi are classified in three phyla: ① Zygomycota: such as *Mucor*, *Rhizopus* and *Lichtheimia*. ② Basidiomycota: such as *Cryptococcus*. ③ Ascomycota: such as *Candida*, *Saccharomyces*, *Histoplasma*, *Trichophyton*, *Aspergillus* and *Fusarium*.

Pathogenic fungi can exist as yeasts or hyphae. Yeasts are unicellular organisms and mycelia are multicellular filamentous structures. The yeasts reproduce by budding. The mycelium forms branch and the characters of produced spores aid the morphological identification. Some fungi occur in both the yeast and mycelial forms. These are called dimorphic fungi.

During the past decades, fungal infection has increased continuously, due to widely using of antibiotics and hormones, increasing number of immunocompromised hosts, and the emergence of antibiotic-resistant strains. Most mycoses are difficult to diagnose and treat. Fortunately, more interests focus on medically significant fungi of searching for virulence factors and potential therapeutic targets.

（王　丽　贺　丹）

进一步阅读文献

1. Rick EM, Woolnough K, Pashley CH, et al. Allergic fungal airway disease[J]. J Invest Allergol Clin Immunol, 2016, 26（6）:344-354.

2. Suleyman G, Alangaden GJ. Nosocomial fungal infections: epidemiology, infection control, and prevention[J]. Infect Dis Clin North Am, 2016, 30（4）:1023-1052.

3. Sanguinetti M, Posteraro B. Identification of molds by matrix-assisted laser desorption ionization-time of flight mass spectrometry[J]. J Clin Microbiol, 2017, 55（2）:369-379.

4. Tsang CC, Tang JYM, Lau SKP, et al. Taxonomy and evolution of *Aspergillus*, *Penicillium* and *Talaromyces* in the omics era-Past, present and future[J]. Comput Struct Biotechnol J, 2018, 16:197-210.

5. Nicola AM, Albuquerque P, Paes HC, et al. Antifungal drugs: New insights in research & development[J]. Pharmacol Ther, 2019, 195:21-38.

第二十五章　主要的病原性真菌

第一节　表面感染真菌

　　寄生或腐生于表皮角质、毛发、甲板的真菌统称为浅部真菌。浅部真菌一般不侵入皮下组织或内脏，因此不引起全身感染。浅部真菌可分为皮肤癣菌和角层癣菌两类。人类多因接触患者、患畜或染菌的物体而被感染。

一、皮肤癣菌

　　皮肤癣菌（dermatophytes）是寄生于皮肤角蛋白组织的浅部真菌，可引起皮肤癣（tinea），其中以手足癣最为常见。皮肤癣菌大约有 40 多个种，分属于毛癣菌属（*Trichophyton*）、表皮癣菌属（*Epidermophyton*）及小孢子菌属（*Microsporum*）三个属（表 25-1）。根据菌落颜色、性状及大、小分生孢子形态，可进行初步鉴定。在我国毛癣菌属的红色毛癣菌（*T. rubrum*）、石膏样毛癣菌（*T. gypseum*，异名为须毛癣菌 *T. mentagrophytes*）及表皮癣菌属的絮状表皮癣菌（*E. floccosum*）是侵犯表皮和甲板的三种常见皮肤癣菌。

表25-1　皮肤癣菌的种类、感染部位及传染源

真菌种类	种数	感染部位			传染源		所致疾病
		皮肤	毛发	甲板	人	动物	
毛癣菌属	20	+	+	+	红色毛癣菌 石膏样毛癣菌	石膏样毛癣菌	体癣、手足癣、股癣、甲癣、发癣、须癣
表皮癣菌属	1	+	−	+	絮状表皮癣菌	无	体癣、手足癣、股癣、甲癣
小孢子菌属	15	+	+	−	奥杜安小孢子菌	犬小孢子菌 石膏样小孢子菌 铁锈色小孢子菌	体癣、手足癣、股癣、发癣、须癣、黄癣

（一）毛癣菌属

　　本属有 20 余种，其中对人有致病性的有 13 种，可侵犯皮肤、毛发和甲板。常见种有红色毛癣菌

（图 25-1）和石膏样毛癣菌。临床上可致体癣、手足癣、股癣、甲癣、头癣、须癣等。

不同菌种在沙保弱培养基上的菌落性状及颜色各异，可呈粉末状、绒毛状、颗粒状等。颜色为乳白色、黄色、红色、橙色、紫色等。镜下可见大分生孢子细长、薄壁、棒状、两端钝圆，小分生孢子圆形或梨形，侧生、散在或呈葡萄状。

（二）表皮癣菌属

本属只有 1 个种，即絮状表皮癣菌（图 25-2），对人类有致病作用，可侵犯人表皮、甲板，但不侵犯毛发。临床上可致体癣、手足癣、股癣、甲癣等，多发生于热带地区。

在沙保弱培养基上室温或 28℃ 生长较快，菌落由蜡状变成粉末状，由白色变成黄绿色。镜检可见大分生孢子顶生或侧生、壁薄、棍棒状，由 3～5 个细胞组成，无小分生孢子。菌丝较细，有分隔，偶见结节状、球拍状及螺旋状菌丝。

（三）小孢子菌属

本属有 15 个种，多数对人有致病性，如石膏样小孢子菌（*M. gypseum*）（图 25-3）、犬小孢子菌（*M. canis*）、铁锈色小孢子菌（*M. ferrugineum*）等，主要侵犯皮肤及毛发，不侵犯甲板。临床上可致体癣、手足癣、股癣、头癣、须癣、黄癣等。

在沙保弱培养基上菌落表面粗糙，呈粉末状或绒毛状，灰色、棕黄色或橘红色。镜检可见大分生孢子壁厚、梭形、有小棘，小分生孢子侧生，卵圆形。菌丝有隔，呈梳状、球拍状或结节状。

图 25-1　红色毛癣菌形态	图 25-2　絮状表皮癣菌形态	图 25-3　石膏样小孢子菌形态
乳酸酚棉蓝染色，400×	乳酸酚棉蓝染色，400×	乳酸酚棉蓝染色，400×

案例 25-1 提示：
　　皮肤癣菌包括毛癣菌属、表皮癣菌属及小孢子菌属，均可引起表皮的真菌感染。根据菌落颜色、性状及显微镜下菌丝和分生孢子形状、大小、排列等形态特征进行鉴别。例如，红色毛癣菌菌落产红色色素，圆形小分生孢子丰富，细长棒状大分生孢子较少；絮状表皮癣菌偶见特殊形态菌丝，大分生孢子棍棒状，无小分生孢子；犬小孢子菌菌落粗糙、绒毛状，大分生孢子梭形、厚壁、有棘，小分生孢子卵圆形。根据病例表述，患者可能为红色毛癣菌感染。

二、角层癣菌

角层癣菌是腐生于皮肤角质层浅表及毛干表面的浅部真菌，引起角层型和毛发型病变。主要病原菌有秕糠马拉色菌（*Malassezia furfur*）和何德毛结节菌（*Piedraia hortae*）。

秕糠马拉色菌可引起皮肤表面出现黄褐色的花斑癣，好发于颈、胸、腹、背和上臂，形如汗渍斑点，俗称汗斑，多发于夏秋季，只有碍美观，不影响健康。患处标本直接镜检可见短粗、分枝状有隔菌丝及成簇的酵母细胞。此菌具有嗜脂性特点，培养时需加入橄榄油等，形成酵母型菌落。镜检观察可见球形或卵圆形的酵母细胞及短粗、分枝状有隔菌丝。

何德毛结节菌可引起毛结节菌病，皮肤可见硬的、不规则的黑色结节，毛干上结节如砂粒状。

第二节　皮下感染真菌

案例 25-2

　　患者，女，62 岁，农民。右手背、右前臂结节、溃疡、淋巴结肿大 2 个月。有木刺刺伤史。就诊于当地医院给予抗生素及局部换药等治疗，症状未见缓解。查体：右手背至右前臂可见多个直径 1 ～ 4 cm 红色结节，沿淋巴管呈线状分布，表面有痂壳，挤压有脓液溢出。皮肤组织病理显示：真皮内多细胞肉芽肿，血管纤维及炎症细胞增生。培养菌落呈褐色皱膜状，镜下可见有隔菌丝及梨形、花簇状排列的小分生孢子。口服碘化钾治疗 2 个月后，结节消失，溃疡愈合，遗留色素沉着斑。

思考题：

　　1. 该患者应诊断为哪种真菌病？

　　2. 如何预防和治疗该病原真菌引起的感染？

　　皮下组织感染真菌主要有孢子丝菌和着色真菌，经外伤侵入皮下，一般引起局部感染，也可扩散至周围组织。孢子丝菌常经淋巴管扩散，着色真菌经血行或淋巴管扩散。

（一）申克孢子丝菌

　　孢子丝菌（*Sporothrix*）为腐生性真菌，其中主要病原菌种是申克孢子丝菌（*S. schenckii*）复合体。此菌属于二相型真菌。患者标本（脓液、血液、痰及病变组织）镜下可见梭形或圆形孢子。在沙保弱培养基上 25℃培养 3 ～ 5 天，可见灰褐色皱膜状菌落，镜下可见有隔菌丝及成群的梨形小分生孢子（图 25-4）。在含胱氨酸的血平板培养基上 37℃ 培养，则以芽生方式形成酵母型菌落。

图 25-4　申克孢子丝菌形态
乳酸酚棉蓝染色，400×

　　人类通过皮肤伤口接触染菌的土壤或植物而引起感染，在皮肤局部形成亚急性或慢性肉芽肿，淋巴管出现链状硬结，引起孢子丝菌病（sporotrichosis）。也可经口或呼吸道侵入，沿血行扩散至其他器官。我国大部分地区皆有发现，以东北地区为多见。

　　以申克孢子丝菌制备的抗原与患者血清做凝集试验，效价 ≥ 1：320 有诊断意义。也可用孢子丝菌素（sporotrichin）做皮肤试验，若 24 ～ 48 小时局部出现结节，可辅助临床诊断。孢子丝菌病在某些患者是可以自限的。治疗可口服饱和碘化钾、特比萘芬或伊曲康唑。

案例 25-2 提示：

　　农民、外伤史、抗生素治疗无效，皮肤组织病理活检见肉芽肿和炎症细胞，提示可能为真菌感染。根据菌落、镜下形态特征及口服碘化钾治疗有效，可诊断为孢子丝菌病。

　　孢子丝菌广泛存在于土壤、沼泽、柴草、朽木等处，人类主要通过破损的皮肤而感染致病。农民、园丁、林业工作者及宠物饲养人员多为易感者，需要注意避免外伤。治疗孢子丝菌病常用药物碘化钾、特比萘芬及伊曲康唑，口服足够疗程后患者皮损明显好转，提示治疗有效。

（二）着色真菌

　　着色真菌是分类上相近，引起临床症状也相似的一些真菌的总称，多为腐生菌，广泛分布于土壤及植物。常见的致病菌有裴氏着色霉（*Fonsecaea pedrosoi*）、卡氏枝孢霉（*Cladosporium carrionii*）、疣状瓶霉（*Phialophora verrucosa*）、甄氏外瓶霉（*Exophiala jeanselmei*）、链格孢霉（*Alternaria alternata*）等。一般由外伤侵入人体，多引起颜面、下肢、臀部等暴露部位的感染，病损皮肤呈境界鲜明的暗红色或黑色，故称着色真菌病（chromomycosis）。也可侵犯深部组织，呈慢性感染过程。在机体全身免疫力低下时还可侵犯中枢神经系统，引起脑内感染。

着色真菌在组织中多为厚壁、圆形细胞。在培养基上生长缓慢，菌落呈暗棕色。镜检可见棕色有隔菌丝，侧枝或顶端形成分生孢子梗，梗上产生棕色的圆形、椭圆形分生孢子。分生孢子有树枝形、剑顶形、花瓶形等不同形状，是鉴定的重要依据。由于其形态多样，形态学鉴定较为困难，近年来，二次代谢产物、分子生物学方法已被用于此类真菌的鉴定及诊断。

第三节　深部感染真菌

侵犯表皮及其附属器官以外的组织和器官的致病性真菌或机会致病性真菌称为深部感染真菌。近年来，由于抗生素、激素、免疫抑制剂及抗肿瘤药物的广泛应用，器官移植、介入性诊疗技术的开展，艾滋病、糖尿病等发病人群的不断增多，导致深部真菌感染日益增加。

一、白假丝酵母

案例 25-3

患者，男，38 岁。舌部白斑 7 个月。就诊于当地医院，给予抗生素治疗半年，未见好转。既往体健，一年前离异，否认有输血史、吸毒史和冶游史，无肝炎、结核病史。查体：慢性病容，全身体检未见异常。舌黏膜充血发红，舌面可见大小不等散在黄白色膜状斑块，表面有白色颗粒，略高于黏膜表面，不易擦去。黏膜刮片见大量芽生孢子及假菌丝。血清学检查：抗 HIV（＋）。临床诊断为艾滋病继发感染。

思考题：

1. 该患者最可能与哪种病原真菌的感染有关？

2. 该病是由什么原因引起的？

案例 25-4

患者，男，64 岁。慢性气管炎病史 20 年。受凉后出现发热、咳嗽、咳痰，抗生素治疗 2 周后未见好转，近 2 天咳嗽加重，痰呈脓性来院。查体：T 38.3℃，口唇发绀，口腔黏膜可见点状白膜。痰涂片见真菌菌丝，未找到抗酸杆菌。3 次痰培养见乳白色类酵母型菌落，对氟康唑敏感。胸部 X 线：肺见纤维条索影，斑片状密度半高影。临床诊断为肺炎。

思考题：

1. 该病的发病原因可能是什么？

2. 如何进行实验室微生物学检查？

假丝酵母属（Candida）中有 81 个种，其中有致病性的有 10 余种。白假丝酵母（C. albicans）是本属中最常见的致病菌，可引起皮肤、黏膜及内脏的急性或慢性炎症，即假丝酵母病（candidiasis）。

（一）生物学性状

图 25-5　白假丝酵母显微镜下形态
革兰氏染色，1000×

菌体圆形或卵圆形，直径 3～6 μm，革兰氏染色阳性，以出芽方式繁殖（图 25-5）。在组织内易形成芽生孢子及假菌丝。培养后，在假菌丝中间或顶端常有较大、壁薄的圆形或梨形孢子，可发展成厚膜孢子，为本菌特征之一。

在普通琼脂、血琼脂及沙保弱琼脂培养基上均生长良好。37℃培养 2～3 天后，出现乳白或奶油色、表面光滑、带有酵母气味的类酵母型菌落。血琼脂 37℃培养 10 天，可形成中等大小暗灰色菌落。在 1% 吐温 -80 玉米粉琼脂培养基上可形成丰富的假菌丝，也可产生真菌丝和厚膜孢子。

案例 25-3 提示：

该患者抗生素治疗无效，黏膜刮片见大量芽生孢子及假菌丝，提示可能为假丝酵母感染。

案例 25-4 提示：

老年患者，有慢性气管炎病史，抗生素治疗无效，痰涂片见真菌菌丝，培养见乳白色类酵母型菌落，提示可能为白假丝酵母感染。

（二）致病性

白假丝酵母是机会致病性真菌，常存在于人的皮肤、口腔、上呼吸道、阴道及肠道黏膜，当机体出现菌群失调或免疫力降低时，可引起各种假丝酵母病。

1. 皮肤、黏膜感染　皮肤潮湿、皱褶的部位好发生皮肤白假丝酵母感染，引起湿疹样皮肤白假丝酵母病、指间糜烂症、肛门周围瘙痒症及肛门周围湿疹等，易与湿疹混淆。黏膜感染则可引起鹅口疮（thrush）、口角糜烂、外阴与阴道炎等，其中以鹅口疮最常见。

2. 内脏感染　可引起肺炎、支气管炎、肠炎、膀胱炎及肾盂肾炎等，偶尔也可引起败血症。

3. 中枢神经系统感染　可引起脑膜炎、脑膜脑炎、脑脓肿等，多由原发病灶转移而来。

案例 25-3 提示：

患者抗 HIV（＋），其免疫功能低下，可导致口腔真菌继发感染，这是艾滋病患者的典型表现。由于抗生素、激素、免疫抑制剂及抗肿瘤药物的广泛应用，器官移植、介入等诊疗技术的大量开展，艾滋病、糖尿病等发病人群及老龄人口的不断增多，导致免疫功能低下人群日益增加，极易引起真菌感染。

案例 25-4 提示：

白假丝酵母是机会致病性真菌，当机体出现菌群失调或免疫功能下降时，可引起各部位的感染。本病例有慢性支气管炎病史，抗生素治疗后引起了菌群失调而导致出现肺炎。

（三）微生物学检查

1. 直接镜检　痰、脓汁标本可直接涂片，革兰氏染色后镜检。患部如为皮肤或甲板，取皮屑或甲屑用 10% KOH 消化后镜检。如看到有圆形或卵圆形菌体、芽生孢子及假菌丝，可确认为白假丝酵母感染。

2. 分离培养　将标本接种于沙保弱培养基中，37℃培养 2 ～ 3 天，可见乳白色类酵母型菌落。镜检可见假菌丝及成群的卵圆形芽生孢子。

3. 鉴定　假丝酵母种类繁多，可根据形态结构、培养特性、生化反应等进行鉴别（表 25-2）。

表25-2　4种常见病原性假丝酵母的鉴别要点

菌种	菌膜生长	厚膜孢子形成试验	芽管形成试验	科玛嘉显色培养	糖发酵试验			
					葡萄糖	乳糖	麦芽糖	蔗糖
白假丝酵母（C. albicans）	－	＋	＋	翠绿色	＋	－	＋	＋
热带假丝酵母（C. tropicalis）	＋	±	－	铁蓝色	＋	－	＋	＋
克柔假丝酵母（C. krusei）	＋	－	－	粉红色	＋	－	－	－
近平滑假丝酵母（C. parapsilosis）	－	－	－	白色	＋	－	＋	＋

（1）芽管形成试验：将菌株接种于 0.5～1.0ml 正常人血清或羊血清中，37℃培养 1.5～4 小时，镜检可见芽生孢子及芽管形成。

（2）厚膜孢子形成试验：将菌株接种于 1% 吐温 -80 玉米粉培养基，37℃培养 24～48 小时后，在菌丝顶端、侧缘或中间可见厚膜孢子。

（3）科玛嘉显色培养：将菌株接种于科玛嘉显色培养基，37℃培养 48 小时后，菌落呈不同颜色。

案例 25-4 提示：

采集感染标本，直接涂片镜检观察，根据镜下形态芽生孢子、假菌丝，可初步鉴定为假丝酵母。接种沙保弱培养基培养 2 天后，观察菌落形态，为乳白色类酵母型菌落，进一步涂片、革兰氏染色镜检观察。接种玉米粉培养基中可见厚膜孢子，血清芽管形成试验见有芽管形成，并根据科玛嘉显色培养基上菌落呈翠绿色，可最终判定为白假丝酵母。

（四）防治原则

目前对假丝酵母病的高危人群尚未建立起有效的预防措施。常用氟康唑治疗，效果较好。

二、新生隐球菌

案例 25-5

患者，女，33 岁。家里喂养鸽子。2 个月前无明显诱因头疼，以前额为甚，伴低热、呕吐，当地医院疑诊为"病毒性脑膜炎"，经抗病毒、降颅压处理，头疼减缓，近半个月症状加重。体温 38℃，血常规：白细胞 10.5×10^9/L，中性粒细胞 0.87，淋巴细胞 0.08，单核细胞 0.05。腰穿检查：压力 > 400mmH$_2$O，细胞总数增加，以单核、淋巴细胞为主，另有少数圆形物，疑似隐球菌。脑脊液墨汁染色可见圆形透亮菌体，外周有一层肥厚荚膜，革兰氏染色及抗酸染色未见异常。

思考题：

1. 本病例应诊断为什么疾病？诊断依据是什么？

2. 患者反复发热、头疼、呕吐与什么有关系？

新生隐球菌（*Cryptococcus neoformans*）属于隐球菌属（*Cryptococcus*）。该属种类较多，广泛分布于自然界，鸽粪中大量存在，也存在于人体的体表、口腔和粪便中。

（一）生物学性状

菌体为圆形酵母样细胞，直径为 4～12μm。菌体外周有一层肥厚的胶质样荚膜，可比菌体大 1～3 倍。用墨汁染色后可见圆形或卵圆形的透亮菌体（图 25-6）。本菌以芽生方式繁殖，常呈单芽，有时出现多芽。芽颈较细，但不产生假菌丝。

在沙保弱或血琼脂培养基上，25℃和 37℃下均生长良好。数天后形成酵母型菌落，初为乳白色光滑细小菌落，逐渐变成棕褐色黏稠菌落。在麦芽汁液体培养基中，25℃培养 3 天后呈混浊生长，可有少量沉淀或菌膜。

新生隐球菌荚膜由多糖构成，根据其抗原性可分为 A、B、C、D 4 个血清型。临床分离株多属于 A 型与 D 型。

图 25-6　新生隐球菌显微镜下形态
　　　　墨汁染色，1000×

（二）致病性

新生隐球菌的荚膜多糖是重要的致病物质，有抑制吞噬、诱使动物免疫无反应性、降低机体抵抗力的作用。

新生隐球菌可在土壤、鸟粪，尤其是鸽粪中大量存在，也可存在于人体的体表、口腔及粪便中，可侵犯人和动物引起隐球菌病（cryptococcosis）。多引起外源性感染，也可引起内源性感染。属于机会致病性真菌，由呼吸道吸入后引起感染，最初感染灶多为肺部，一般预后良好。但从肺部可以播散至全身各个脏器，皮肤、黏膜、淋巴结、骨、内脏等均可受累，最易侵犯的是中枢神经系统，引起慢性脑膜炎。脑及脑膜隐球菌病预后不良，治疗不当常可导致患者死亡。

（三）微生物学检查

1. 直接镜检　痰、脓汁、脑脊液沉渣标本经墨汁染色镜检，如见圆形或卵圆形的、有折光性的菌体，外周有一圈透明的、肥厚的荚膜即可确诊。

2. 分离培养　将标本接种于沙保弱琼脂培养基，室温或 37℃培养 2 ~ 5 天后形成乳白色、表面有蜡样光泽的不规则酵母型菌落。镜检可见圆形或卵圆形菌体，无假菌丝。

3. 其他检查法　检查尿素酶可鉴定此菌，或在含有二酚底物的培养基上培养，由于新生隐球菌具有酚氧化酶，可在细胞壁中产生黑色素，使菌落呈褐色。还可用胶乳凝集试验检查患者血清和脑脊液中的新生隐球菌荚膜抗原。隐球菌性脑膜炎患者阳性率可达 90%，在治疗见效后抗原滴度下降。艾滋病患者的高抗原滴度可持续很长时间。

> **案例 25-5 提示：**
>
> 新生隐球菌分布广泛，可存在于人的体表、口腔及粪便中，也可大量存在于干燥的鸽粪中。人吸入隐球菌后可感染，引起急、慢性隐球菌病，以慢性感染为多见。临床表现与机体状态、免疫功能、感染途径、受累脏器等有密切关系，呼吸道、中枢神经系统感染发病率较高，感染后可累及全身脏器，甚至出现败血症。可采集血、痰、胸腔积液、脑脊液、脓汁等标本进行墨汁染色镜检和培养，检查出有肥厚荚膜的新生隐球菌为诊断依据。也可检测血清和脑脊液中的荚膜抗原作为辅助证据。

（四）防治原则

鸟粪是动物和人的主要传染源。减少鸽子数量，或用碱处理鸽粪，可控制此病的发生。治疗肺部或皮肤病变，用 5- 氟胞嘧啶、酮康唑、伊曲康唑有效。中枢神经系统隐球菌病可选用两性霉素 B（或庐山霉素）静脉滴注或伊曲康唑口服，必要时加用鞘内注射。

<h2 style="text-align:center">三、曲　　霉</h2>

> **案例 25-6**
>
> 患者，女，54 岁。反复咳嗽、咳痰、喘息 40 年并加重 10 天，伴有头痛、胸闷、乏力。曾被明确诊断为"支气管哮喘"，长期服用抗生素及激素进行治疗。胸部 CT 检查显示双肺感染。二次痰真菌培养均阳性，菌落呈深绿色、粉末状。镜检见有隔菌丝，烧瓶状分生孢子头。伊曲康唑治疗病情好转。
>
> 思考题：
>
> 1. 该患者最可能与哪种病原真菌的感染有关？
> 2. 该病是由什么原因引起的？

曲霉（*Aspergillus*）在自然界中广泛分布，种类繁多，达 800 余种，分类鉴定比较复杂。少数属于机会致病性真菌。主要致病菌有烟曲霉（*A. fumigatus*）、黄曲霉（*A. flavus*）、构巢曲霉（*A. nidulans*）、黑曲霉（*A. niger*）及土曲霉（*A. terreus*）5 种，其中以烟曲霉最常见。

（一）生物学性状

曲霉菌丝为分枝状多细胞性有隔菌丝。接触培养基的菌丝可分化出厚壁、膨大的足细胞，并向上直立生长出分生孢子梗。孢子梗顶端膨大形成顶囊，呈烧瓶状（如烟曲霉）、球形（如黄曲霉、黑曲霉）等。在顶囊上以辐射方式生长出杆状小梗，单层（如烟曲霉）或双层（如黄曲霉、黑曲霉、构巢曲霉），位于顶囊的上半部（如烟曲霉）或全部（如黄曲霉、黑曲霉）。小梗顶端再形成链状排列的分生孢子（图 25-7）。分生孢子有黄绿色（如黄曲霉）、深绿色（如烟曲霉、构巢曲霉）、

图 25-7　烟曲霉显微镜下形态
乳酸酚棉兰染色，400×

黑色（如黑曲霉）、褐色（如土曲霉）等不同颜色，呈球形或柱状，与顶囊、小梗共同形成菊花样头状结构，称为分生孢子头。

曲霉在沙保弱培养基上生长良好，在室温或 37～45℃ 均能生长。菌落开始为白色，逐渐形成絮状或粉末状的丝状菌落。由于产生分生孢子的颜色不同，形成的菌落颜色也各异。烟曲霉在 25℃ 培养 7 天后，菌落直径可达 3～5cm，呈深绿色。

> **案例 25-6 提示：**
> 　　胸部 CT 显示双肺感染。二次痰真菌培养均阳性，根据菌落及显微镜下形态特征，疑似烟曲霉感染。

（二）致病性与免疫性

曲霉侵犯机体许多部位，统称为侵袭性曲霉病（invasive aspergillosis），包括直接感染、超敏反应及曲霉毒素中毒等类型。

1. 肺曲霉病

（1）真菌球型肺曲霉病（asperigilloma or fungus ball）：又称为局限性肺曲霉病，在器官已有空腔（如结核空洞，鼻旁窦，扩张的支气管）存在的基础上发生。曲霉不侵犯组织，不播散。本病应着重治疗基础疾患。

（2）肺炎型曲霉病：曲霉在肺内播散，引起坏死性肺炎或咯血，并可继发播散至其他器官。本病常见于免疫受损的患者。

（3）过敏性支气管肺曲霉病：是一种超敏反应疾病。

2. 全身性曲霉病　肺是主要的原发病灶，消化道较少见，多数由败血症引起全身性感染。本病多发生于某些重症疾病晚期，生前很难正确诊断。

3. 中毒与致癌　有些曲霉产生的毒素，可引起人或动物急、慢性中毒，损伤肝、肾、神经等组织。特别是黄曲霉毒素与人类肝癌的发生有密切关系。

> **案例 25-6 提示：**
> 　　患者因患有慢性支气管哮喘，长期使用抗生素及激素治疗，导致机体免疫力低下，易发生真菌感染。

（三）防治原则

呼吸系统曲霉病可试用两性霉素 B，采取雾化吸入法治疗。真菌球型肺曲霉病，可用 5- 氟胞嘧啶进行腔内注射，伊曲康唑也适于治疗曲霉病。

四、毛　霉

毛霉（*Mucor*）属于接合菌门，广泛分布于自然界，常引起食物霉变。毛霉引起的感染称毛霉病（mucormycosis），好发于重症疾病晚期，机体免疫力低下时易合并本菌感染。

毛霉在沙保弱培养基上生长迅速，形成丝状菌落，开始为白色，逐渐变为灰黑色或黑色。镜下可见粗大的无隔菌丝，成直角分枝，长出长短不等的孢囊梗，顶端着生球形孢子囊（图 25-8），囊内充满着大量孢子囊孢子，成熟后孢子囊孢子破囊而出。

毛霉感染常首先发生在鼻、耳，经唾液流入上颌窦和眼眶，引起坏死性炎症和肉芽肿，再经血流侵入脑部，引起脑膜炎。也可扩

图 25-8　毛霉显微镜下形态
乳酸酚棉蓝染色，400×

笔记栏

散至肺、胃肠道等全身各器官，死亡率较高。由于本病发病急，病情进展迅速，故生前诊断困难，多通过尸检病理诊断确诊。

微生物学检查取痰、活检或尸检标本，滴加 10% KOH 直接镜检，可见粗大、不规则、直角分枝的无隔菌丝。菌丝呈明显嗜苏木精性，在 HE 染色中非常清晰。用沙保弱培养基培养后，镜检可见无隔菌丝、孢子囊及孢子囊孢子。

毛霉病无特效治疗方法，可早期应用两性霉素 B，试用外科切除病灶及积极治疗相关疾病。

五、肺孢子菌

肺孢子菌属（*Pneumocystis*）分布于自然界及人和多种哺乳动物肺内，机体免疫力低下时可引起机会感染，即肺孢子菌肺炎（pneumocystis pneumonia，PCP）。常见的有感染大鼠的卡氏肺孢子菌（*P. carinii*）和感染人的伊氏肺孢子菌（*P. jiroveci*）。肺孢子菌因其具有原生动物的生活史及虫体形态曾被归于原虫称为肺孢子虫。近年发现肺孢子菌的超微结构及基因和编码蛋白均与真菌相似，故将其归属于真菌。

肺孢子菌为兼具原虫和酵母菌特点的单细胞真菌，其发育过程经历滋养体、囊前期、孢子囊几个阶段。小滋养体由孢子囊释放的孢子形成，圆形，直径 1.2 ～ 2.0μm，含一个核；大滋养体由小滋养体逐渐增多形成，不规则，直径 1.2 ～ 5.0μm，含一个核。大滋养体细胞膜增厚形成囊壁，进入囊前期，呈近圆形或卵圆形，直径 3 ～ 5μm，壁薄。随后囊壁继续增厚形成孢子囊，圆形，直径 4 ～ 6μm，成熟的孢子囊内含 4 ～ 8 个孢子。

肺孢子菌为机会性致病菌，经呼吸道吸入肺内，多为隐性感染。当宿主免疫力低下时，可引起肺孢子菌肺炎。发病初期为间质性肺炎，病情进展迅速，重症患者因窒息 2 ～ 6 周内死亡。肺孢子菌也可引起中耳炎、肝炎、结肠炎等。

微生物学检查取痰或支气管灌洗液，经革兰氏或亚甲蓝染色镜检，如发现滋养体或孢子囊可确诊。也可检查血清中的特异性抗体，但多数正常人曾有过肺孢子菌的隐性感染，故血清学检查仅可作为辅助诊断。近年来 PCR 及 DNA 探针技术已用于肺孢子菌感染的诊断，敏感性及特异性较高。

本菌引起的疾病无有效的预防方法。本菌对多种抗真菌药物不敏感。用药首选复方新诺明，喷他脒（戊烷咪）气雾吸入效果也较好，还可联合应用克林霉素和伯氨喹（伯氨喹啉）。

Summary

Mycoses are fungal infections in which fungi pass the resistant barriers of the human or animal body and cause infection of tissues and organs. Most pathogenic fungi are exogenous and mainly cause superficial（cutaneous），subcutaneous and systemic mycoses.

The superficial mycoses usually limit to the outer layers of the skin，hair，and nails，and do not invade the tissues and organs. The pathogenic fungi are called dermatophytes，including *Trichophyton*，*Epidermophyton* and *Microsporum*，which cause tinea.

The subcutaneous mycoses involve the dermis，subcutaneous tissues，muscle，and fascia. These infections are chronic and can be initiated by trauma of the skin，from where fungi are able to enter. These infections are difficult to treat and may require surgical interventions，such as debridement. The common pathogen is *Sporothrix* which can cause sporotrichotic chancre. Another kind pathogen is dematiaceous fungi，such as *Fonsecaea pedrosoi*，*Cladosporium carrionii*，*Phialophora verrucosa* and *Exophiala jeanselmei*，which can cause chromomycosis.

The systemic mycoses caused by opportunistic pathogens frequently develop in most patients who have serious immunocompromised conditions including alteration of normal flora by antibiotics，immunosuppressive therapy，AIDS and malignant tumours. Examples of opportunistic mycoses include candidiasis，cryptococcosis and aspergillosis.

Antifungal drugs are used to treat the mycoses. A topical or systemic agent may be used depending on the infection character. The primary antifungal agents are amphotericin B，azoles，5-fluorocytosine and terbinafine. Among them，fluconazole and itraconazole are often used in clinic.

（王　丽　贺　丹）

进一步阅读文献

1. Tsui C，Kong EF，Jabra-Rizk MA. Pathogenesis of *Candida albicans* biofilm[J]. Pathog Dis，2016，74（4）:ftw018.

2. Bongomin F，Batac CR，Richardson MD，et al. A Review of onychomycosis due to *Aspergillus* species[J]. Mycopathologia，2018，183（3）:485-493.

3. Pakshir K，Fakhim H，Vaezi A，et al. Molecular epidemiology of environmental *Cryptococcus* species isolates based on amplified fragment length polymorphism[J]. J Mycol Med，2018，28（4）:599-605.

4. Pitarch A，Nombela C，Gil C. Diagnosis of invasive Candidiasis：from gold standard methods to promising leading-edge technologies[J]. Curr Top Med Chem，2018，18（16）:1375-1392.

5. Frenkel JK. *Pneumocystis pneumonia*，an immunodeficiency-dependent disease（IDD）:a critical historical overview[J]. J Eukaryot Microbiol，1999，46（5）:89S-92S.

第三篇 病 毒 学

第二十六章 病毒的基本性状

案例 26-1

　　19 世纪,伊万诺夫斯基(D. Iwanowski, 1864～1920)在研究烟草花叶病的病因时,推想这种病是由细菌引起的。他将患花叶病的烟草榨出汁液,用能将细菌滤去的过滤器进行过滤,再用过滤后的汁液去感染正常的烟叶,结果发现正常的烟叶还能患病,反复此过程,烟叶病越来越重。这表明烟草花叶病是由比细菌还小的病原体引起的,他把这种病原体叫作"滤过性病毒"。1898 年荷兰学者贝杰林克(Bei-jerinck)重复证明了该项发现,便给这种比细菌更小的微生物起了个名字叫"病毒",即有毒的意思。

思考题:

　　1.病毒的大小、形态如何?

　　2.病毒的结构、化学组成如何?

　　3.病毒的增殖方式如何?

　　病毒是一群体积微小、结构简单、严格寄生在易感细胞内、以复制方式增殖的非细胞型微生物。其主要特点是:①体积微小,可以通过细菌滤器,一般需用电子显微镜方能观察到;②结构简单,无完整的细胞结构;③遗传物质单一,仅含有一种类型核酸(DNA 或 RNA);④严格的活细胞内寄生性,只能在一定种类的活细胞中增殖;⑤病毒的增殖方式是复制;⑥对用于抗菌作用的抗生素不敏感,但对干扰素敏感。病毒在自然界分布极其广泛,可在人、植物、动物、昆虫、真菌和细菌中寄居并引起感染。病毒与人类疾病的关系非常密切,人类的传染病约 75% 是由病毒引起的。有些病毒传染性强,可引起世界性大流行(如流感等)。有些病毒病的病情严重,病死率高(如艾滋病等)。除急性感染外,病毒还可引起持续性感染,有些病毒还与肿瘤、先天畸形和自身免疫病的发生关系密切。近年来,新现和再现病毒的感染和生物安全已成为事关全球的重大问题,因此病毒感染的防治成为人类关注的热点。

第一节　病毒的形态与结构

一、病毒的大小与形态

(一)病毒的大小

　　完整的具有感染性的成熟病毒颗粒称为病毒体(virion)。它是病毒在细胞外的典型结构形式,并且有感染性。每种病毒具有一定的大小、形状和结构组成,这些特征为病毒的分离纯化、分类鉴定、病毒的进化和遗传功能研究提供了可靠依据。

　　用以测量病毒大小的单位是纳米(nanometer, nm,为 1/1000μm),亦称毫微米。不同病毒大小差别较大,如最大的痘病毒约 300nm,在普通光学显微镜下勉强可见;最小的脊髓灰质炎病毒、鼻病毒等只有 20～30nm,只能通过电子显微镜才能观察到;一般病毒为 50～250nm,其中绝大多数病毒都在 100nm 左右。病毒与其他微生物大小的比较见图 26-1。

图 26-1　病毒与其他微生物的比较

211

（二）病毒的形态

不同种类的病毒具有不同的形态（图 26-2），绝大多数病毒呈球形和近似球形（如流感病毒、疱疹病毒、腺病毒等），少数为子弹形（如狂犬病病毒）、砖块形（如痘病毒）、蝌蚪形（如噬菌体），而植物病毒多数为杆状（如烟草花叶病毒）。大部分病毒的形态较为固定呈圆球形（如小核糖核酸病毒），但有些病毒则具有多形性，如正黏病毒（Orthomyxoviridae）可呈球形、丝状和杆状。

图 26-2　病毒的各种形态

案例 26-1 提示：

　　用以测量病毒大小的单位是纳米，亦称毫微米。不同病毒大小悬殊较大，如最大的痘病毒约 300nm，最小的脊髓灰质炎病毒、鼻病毒等只有 20～30nm，一般病毒为 50～250nm，其中绝大多数病毒都在 100nm 左右。

　　不同病毒的形状也不同，但多数病毒呈球形和近似球形，少数为子弹形、砖块形。有的呈蝌蚪形，而植物病毒多数为杆状。大部分病毒的形态较为固定呈圆球形，但有些病毒则具有多形性，如黏病毒形状可呈球形、丝状和杆状。

二、病毒的结构、化学组成及功能

（一）病毒的结构

病毒的基本结构是核心（core）和衣壳（capsid），二者统称核衣壳（nucleocapsid），有些病毒的核衣壳外还有包膜（envelope）（图 26-3）。

图 26-3　病毒的结构
A. 包膜病毒；B. 裸露病毒

1. 病毒核心　是病毒的中心结构，病毒的核心主要是核酸，构成病毒基因组（genome）。病毒体核心除由一种核酸 DNA 或 RNA 组成外，还有少量的功能性蛋白质参与，如病毒自身编码的一些酶类。

2. 病毒衣壳　包围在核酸外面的蛋白外壳称衣壳，其主要功能是保护核心内的核酸免受破坏，并能介导病毒核酸进入宿主细胞。衣壳具有抗原性，是病毒体的主要抗原成分。核心和衣壳共同组成核衣壳。无包膜病毒的核衣壳就是病毒体。

衣壳由一定数量的壳粒（capsomere）组成，在电子显微镜下可见壳粒的形态。壳粒是构成衣壳的形态学亚单位（morphologic subunit）。每个壳粒是由一些多肽分子组成，多肽分子又称结构亚单位（structural subunit）或化学亚单位。不同核酸类型的病毒，壳粒数目和排列方式不同，可作为病毒鉴别和分类的依据（图 26-4）。

根据壳粒排列方式的不同，病毒结构有以下几种对称型：

（1）螺旋对称型（helical symmetry）：壳粒沿着螺旋形盘绕的病毒核酸链对称排列，如正黏病毒、副黏病毒及弹状病毒等。

（2）二十面体立体对称型（icosahedral symmetry）：核酸浓集成球形或近似球形结构，外周壳粒排列成二十面体对称型，它包括有 12 个顶角、20 个三角面、30 条边，呈 5 ：3 ：2 轴对称。腺病毒是一个典型的二十面体，其顶角的壳粒总是与周围 5 个相同的壳粒为邻，呈梅花状排列，此谓五邻体；在三角面或边上的每个壳粒则与 6 个间距相等的壳粒为邻，称为六邻体。

（3）复合对称型（complex symmetry）：结构复杂的病毒体，既有螺旋对称又有二十面体立体对称，仅见于痘病毒和噬菌体等。经测定用二十面体立体构成的外壳最为坚固，内部容积最大，螺旋对称型衣壳则相对不坚固，衣壳外需有包膜。

图 26-4　病毒衣壳对称类型
A. 螺旋对称型；B. 二十面体立体对称型；C. 复合对称型

3. 包膜　是包绕在病毒核衣壳外面的双层膜。主要成分是蛋白质、多糖及脂类。蛋白质由病毒基因编码，多糖、脂类来自宿主细胞膜或核膜。包膜病毒成熟并以"出芽"方式释放时，穿过胞膜或核膜并获得脂类、多糖成分和少许蛋白质而形成包膜。有些病毒的包膜表面有突起，称刺突（spike）（图 26-5），赋予病毒一些特殊功能。例如，流感病毒包膜上有血凝素（hemagglutinin，HA）和神经氨酸酶（neuraminidase，NA）两种刺突。HA 对呼吸道上皮细胞和红细胞有特殊的亲和力；NA 能破坏易感细胞表面受体，便于病毒从细胞内释放。有包膜的病毒称为包膜病毒（enveloped virus），无包膜的病毒体称裸露病毒（naked virus）。有包膜病毒对脂溶剂（如乙醚、氯仿和胆汁）敏感，乙醚能破坏包膜而灭活病毒，常被用于鉴定病毒有无包膜。有包膜病毒（如

图 26-5　包膜病毒结构模式

呼吸道病毒）可被胆汁灭活，故经消化道侵入后一般不致病或致病力弱。

4. 其他辅助结构 腺病毒在二十面体的各个顶角上有触须样纤维，亦称纤维刺突或纤突，能凝集某些动物红细胞并破坏宿主细胞。

病毒的大小、形态和结构在病毒分类学中具有重要价值，在诊断病毒感染过程中也起到了重要作用。

（二）病毒的化学组成及其功能

1. 病毒核酸 位于病毒体的核心，病毒的核酸是 DNA 或 RNA，据此可将病毒划分成 DNA 病毒和 RNA 病毒两大类。病毒核酸的存在形式是多样的，可以为线型或环型，单链或双链，DNA 病毒大多为双链，微小 DNA 病毒（parvovirus）和环状病毒（circovirus）除外；RNA 病毒大多为单链，呼肠病毒（reovirus）和博尔纳病毒（Borna virus）除外。单链 RNA 有正链与负链之分。双链 DNA 或 RNA 皆有正链与负链。有的病毒核酸分节段。病毒核酸大小随病毒大小差异较大，微小病毒（parvovirus）仅由 5000 个核苷酸组成，而最大的痘类病毒则由约 4 000 000 个核苷酸组成。病毒核酸是主导病毒感染、增殖、遗传和变异的物质基础。其主要功能有以下方面。

（1）决定病毒增殖复制：病毒的增殖是以基因组为模板，经过转录、翻译过程合成病毒的前体形式，如子代核酸、结构蛋白，然后再装配成子代病毒体。

（2）决定病毒的特性：病毒核酸链上的基因密码记录着病毒全部信息，由它复制的子代病毒保留亲代病毒的一切特性，故称为病毒的基因组。

（3）决定病毒感染性：有的病毒核酸在去除衣壳蛋白后，仍可进入易感宿主细胞并增殖，同时具有感染性，被称为感染性核酸。感染性核酸不受衣壳蛋白和宿主细胞表面受体的限制，易感细胞范围较广。但易被体液中核酸酶等因素破坏，因此感染性比完整的病毒体要低。

2. 病毒蛋白质 蛋白质是病毒的主要组成部分，占病毒体总量的 70%，由病毒基因组编码。病毒蛋白可分为结构蛋白和非结构蛋白两大类。结构蛋白指的是组成病毒体的蛋白成分，主要分布于衣壳、包膜和基质中，具有良好的抗原性。包膜蛋白多突出于病毒体外，即刺突糖蛋白。能与宿主细胞表面受体结合的蛋白称为病毒吸附蛋白（viral attachment proteins，VAP），VAP 与受体的相互作用决定了病毒感染的组织亲嗜性，如与红细胞结合的 VAP 称为血凝素。有些糖蛋白还是免疫保护作用的主要抗原。基质蛋白是连接衣壳蛋白和包膜蛋白的部分，多具有跨膜和锚定的功能。病毒结构蛋白具有以下几种功能。

（1）保护病毒核酸：衣壳蛋白包绕着核酸，避免了环境中的核酸酶和其他理化因素对核酸的破坏。

（2）参与病毒感染过程：VAP 能特异地吸附至易感细胞表面受体上，介导病毒核酸进入宿主细胞，引起感染。

（3）具有抗原性：衣壳蛋白、包膜蛋白具有良好的抗原性，可以用于特异性诊断，也可激发机体的免疫学反应。

病毒的非结构蛋白是指由病毒基因组编码，但不参与病毒体构成的病毒蛋白多肽。它不一定存在于病毒体内，也可存在于感染细胞中。它包括病毒编码的酶类和特殊功能的蛋白，如蛋白水解酶、DNA 聚合酶、逆转录酶、胸腺嘧啶核苷激酶和抑制宿主细胞生物合成的蛋白等，因其广泛用作抗病毒药物的作用靶点而备受重视。

3. 脂类和糖 病毒体的脂类主要存在于包膜病毒的包膜中，有些病毒含少量糖类，以糖蛋白形式存在，也是包膜结构成分之一。包膜的主要功能是维护病毒体结构的完整性。来自宿主细胞膜的病毒体包膜中的脂类与细胞脂类成分同源，彼此易于亲和及融合，因此包膜也起到了辅助病毒感染的作用。包膜构成病毒体的表面抗原，与致病性和免疫性有密切关系。另外，包膜具有病毒种、型特异性，是病毒鉴定、分型的依据之一。

> **案例 26-1 提示：**
> 　　病毒的基本结构是核心和衣壳，二者统称核衣壳，有些病毒的核衣壳外还有包膜。
> 　　病毒的化学组成是由病毒核酸、蛋白质、脂类和糖组成。

第二节　病毒的增殖

病毒缺乏增殖所需的酶系统、能量和原料，因此必须在活细胞内进行生命活动和增殖。病毒的增殖是以其基因组为模板，在 DNA 聚合酶或 RNA 聚合酶以及其他必要因素作用下，经过复杂的生化合成过程，复制出病毒基因组。此时宿主细胞的生化合成受到抑制，病毒基因组则经过转录、翻译过程，产生大量病毒蛋白质，再经装配，最终释放出子代病毒。病毒这种以病毒核酸分子为模板进行复制的方式称为自我复制（self replication）。

一、病毒复制周期

从病毒进入宿主细胞开始，经过基因组复制，到最后释放出子代病毒，称为一个复制周期（replication cycle）。人和动物病毒的复制周期依次包括吸附（adsorption）、穿入（penetration）、脱壳（uncoating）、生物合成（biosynthesis）及组装、成熟和释放（assembly maturation and release）等步骤。

（一）吸附

病毒对易感细胞的吸附是病毒增殖的第一步。吸附可分为两个阶段：吸附的早期为静电引力结合，是一种非特异性的可逆过程；吸附后的结合主要由包膜或无包膜病毒衣壳表面的吸附蛋白与细胞表面的特异受体所介导，是不可逆的特异结合。病毒与受体的结合具有高度的特异性，这些特异性决定着病毒的宿主范围和组织嗜性，但体外培养细胞的受体不一定与体内组织或细胞的受体相同。例如，人类免疫缺陷病毒（HIV）的包膜糖蛋白 gp120 的受体是人辅助 T 淋巴细胞表面的 CD4 受体。

（二）穿入

病毒吸附在宿主细胞膜后，穿过细胞膜的过程称为穿入。主要有以下两种方式：

（1）吞饮（endocytosis）或胞饮（viropexis）：即病毒与细胞表面结合后内凹入细胞，细胞膜内陷形式类似吞噬泡，病毒原封不动地进入细胞质内。无包膜的病毒多以吞饮形式进入易感动物细胞内。

（2）融合（fusion）：是指病毒包膜与细胞膜密切接触，在融合蛋白的催化下，融合孔开口，病毒包膜与细胞膜融合，而将病毒的核衣壳释放至细胞质内。有包膜的病毒，如正黏病毒、副黏病毒等都以融合的形式穿入细胞。

（三）脱壳

病毒脱去蛋白衣壳后，核酸才能发挥作用。多数病毒在穿入细胞之后，随即在细胞内溶酶体酶的作用下脱壳释放出核酸。但痘病毒特殊，分为两步脱壳，先由溶酶体酶作用脱去外壳蛋白，病毒核心（含有内层衣壳和核酸）释放于细胞质中，然后再经病毒编码产生一种脱壳酶，脱去内层衣壳方能释放出核酸。

（四）生物合成

病毒基因组一旦从衣壳中释放后，就进入到病毒复制的生物合成阶段，即病毒利用宿主细胞提供的环境和物质合成大量病毒核酸和结构蛋白。病毒核酸在细胞内复制的部位因核酸类型不同而异。除痘病毒外，DNA 病毒都在细胞核内复制；除正黏病毒和逆转录病毒外，RNA 病毒均在细胞质内复制。

生物合成一般分早期和晚期两个阶段。早期蛋白合成阶段是病毒亲代基因组在细胞内进行转录、翻译而产生病毒生物合成中必需的酶类及某些抑制或阻断细胞核酸和蛋白质合成的非结构蛋白（亦称功能蛋白），以利于病毒进一步复制，阻断宿主细胞的正常代谢。晚期蛋白合成阶段是根据病毒基因组指令，开始复制子代病毒核酸，并经过子代病毒基因的转录、翻译而产生病毒的结构蛋白。生物合成阶段用电镜方法在细胞内查不到完整病毒颗粒，用血清学方法也测不到病毒抗原，故称为隐蔽期（eclipse）。各病毒隐蔽期长短不一，如脊髓灰质炎病毒为 3～4 小时，而腺病毒为 16～18 小时。

由于病毒核酸类型不同，病毒生物合成过程可归纳为 6 大类型：双链 DNA 病毒、单链 DNA 病毒、单正链 RNA 病毒、单负链 RNA 病毒、双链 RNA 病毒和逆转录病毒。

图 26-6　双链 DNA 复制示意图

吸附
穿入
脱壳
核酸游离
mRNA 转录
早期蛋白质转译
病毒 DNA 复制
mRNA 转录
晚期蛋白质转译
组装成熟
释放

1. 双链 DNA（dsDNA）病毒　病毒在细胞核内合成 DNA，在细胞质内合成病毒蛋白。双链 DNA 病毒首先利用细胞核内依赖 DNA 的 RNA 聚合酶，转录早期 mRNA，再于胞质内的核糖体转译成早期蛋白。这些早期蛋白主要是非结构蛋白，为合成病毒子代 DNA 所需要的 DNA 聚合酶及脱氧胸腺嘧啶激酶，利用这两种酶类来合成子代 DNA 分子。然后以子代 DNA 分子为模板转录大量晚期 mRNA，继而在胞质核糖体上转译出病毒的晚期蛋白即结构蛋白，主要为衣壳蛋白。dsDNA 复制为半保留复制形式，即亲代 DNA 的双链在解链酶的作用下，解开成为正、负两个 DNA 单链。再分别以这两条单链为模板，在 DNA 聚合酶的作用下，分别合成互补的 DNA（负链或正链），形成子代 DNA。通过此复制过程，生成大量与亲代结构完全相同的子代 DNA（图 26-6）。

2. 单链 DNA（ssDNA）病毒　以亲代为模板，在 DNA 聚合酶的作用下，产生互补链，并与亲代 DNA 链形成 ± dsDNA 作为复制中间型（replicative intermediate，RI），然后解链，以半保留形式进行复制，由新合成互补链为模板复制出子代 ssDNA，转录 mRNA 并翻译合成病毒蛋白质。

3. 单正链 RNA（+ssRNA）病毒　由于该病毒 RNA 具有 mRNA 功能，其 RNA 可直接附着于宿主细胞的核糖体上转译早期蛋白——依赖 RNA 的 RNA 聚合酶。在该酶的作用下，转录出与亲代正链 RNA 互补的负链 RNA，形成双股 RNA（± RNA）即复制中间型。其中，正链 RNA 起 mRNA 作用转译晚期蛋白，即病毒衣壳蛋白及其他结构蛋白。负链 RNA 起模板作用，转录与负链 RNA 互补的子代病毒 RNA。

4. 单负链 RNA（-ssRNA）病毒　大多数有包膜的 RNA 病毒都属于此类。这些病毒含有依赖 RNA 的 RNA 聚合酶。病毒 RNA 在此酶的作用下，首先转录出互补正链 RNA，形成 RNA 复制中间型，再以其正链 RNA 为模板起 mRNA 作用，转录出与其互补的子代负链 RNA，再翻译出病毒结构蛋白和酶。

5. 双链 RNA（dsRNA）病毒　在依赖 RNA 的 RNA 聚合酶作用下转录 mRNA，然后再翻译出蛋白质。双链 RNA 病毒由原负链 RNA 复制出正链 RNA，再由正链 RNA 复制出新的负链 RNA，构成子代 RNA。

6. 逆转录病毒　此类病毒自身携带有逆转录酶，其基因组独特，是由两条相同的正链 RNA 构成，称为单正链双体 RNA。但不具有 mRNA 的功能。故生物合成过程与其他单链 RNA 不同。首先以病毒 RNA 为模板，在逆转录酶的作用下合成 cDNA，构成 RNA：DNA 中间体。中间体中的 RNA 链由 RNA 酶 H 水解，DNA 链进入细胞核内，在 DNA 聚合酶作用下复制成双链 DNA。该双链 DNA 则整合至宿主细胞的染色体 DNA 上，形成前病毒（provirus），并可随宿主细胞的分裂存在于子代细胞内。前病毒在细胞核内转录出子代病毒 RNA 和 mRNA。mRNA 在胞质核糖体上翻译出子代病毒的蛋白质。

（五）组装、成熟和释放

病毒核酸与蛋白质合成之后，根据病毒的种类不同，在细胞内组装的部位和方式亦不同。除痘病毒外，DNA 病毒均在细胞核内组装；除正黏病毒外，大多数 RNA 病毒则在细胞质内组装。装配一般要经过核酸浓聚、壳粒集聚及装灌核酸等步骤。有包膜病毒还需在核衣壳外加一层包膜。包膜中的蛋白质是由病毒基因编码合成的，脂质及糖类都来自宿主细胞的细胞膜，个别病毒如疱疹病毒则来自细胞核膜。裸病毒和 RNA 病毒，在组装完成后，随宿主细胞破裂而把病毒全部释放到周围环境中，而有包膜的 DNA 病毒和 RNA 病毒，在装配完成后则以出芽方式释放到细胞外，宿主细胞通常不死亡。有些病毒如巨细胞病毒，很少释放到细胞外，而是通过细胞间桥或细胞融合，在细胞之间传播。另有致癌病毒，其基因组以整合方式，随细胞分裂而出现在子代细胞中。

二、病毒的异常增殖

病毒进入细胞并在细胞内复制的实质是病毒和细胞相互作用的过程，但并非所有的病毒成分均能组装成完整的子代病毒，可因病毒自身和宿主细胞两方面的原因导致病毒不能完成复制。此外，若两种或两种以上病毒感染同一细胞时，病毒之间也会发生相互影响。

（一）顿挫感染

病毒进入宿主细胞后，如细胞不能为病毒增殖提供所需要的酶类、能量及必要成分，则病毒在其中不能合成本身的成分；或者虽合成部分或全部病毒成分，但不能装配和释放，称为顿挫感染（abortive infection）。例如，人腺病毒感染人胚肾细胞能正常增殖；若感染猴肾细胞则发生顿挫感染。猴肾细胞对人腺病毒而言，被称为非容纳细胞，而对脊髓灰质炎病毒则是容纳细胞。

（二）缺陷病毒

因病毒基因组不完整或因某一基因位点改变，不能进行正常增殖，复制不出完整的有感染性病毒颗粒，此病毒称为缺陷病毒（defective virus）。当与其他病毒共同感染细胞时，若其他病毒能为缺陷病毒提供所需的条件，使缺陷病毒增殖出完整的病毒体，就将这种有辅助作用的病毒称为辅助病毒（helper virus）。腺病毒伴随病毒（adeno-associated viruses，AAV）就是一种缺陷病毒，用任何细胞培养都不能增殖，只有和腺病毒共同感染细胞时才能产生成熟病毒，故腺病毒是其辅助病毒。丁型肝炎病毒（HDV）也是一种缺陷病毒，必须依赖于乙型肝炎病毒（HBV）才能复制。缺陷病毒虽然不能复制，但具有干扰同种成熟病毒体进入细胞的作用，又称其为缺陷性干扰颗粒（defective interfering particle，DIP）。DIP 具有正常病毒的衣壳和包膜，只是内含缺损的基因组。DIP 不仅能干扰非缺陷病毒的复制，还能影响细胞的生物合成。

（三）干扰现象

当两种病毒感染同一细胞时，可发生一种病毒抑制另一种病毒增殖复制的现象，称为病毒的干扰现象（interference）。干扰现象可发生在异种病毒之间，也可在同种、同型及同株病毒之间发生。发生干扰的主要机制：

（1）一种病毒诱导细胞产生干扰素（interferon，IFN），抑制另一种病毒增殖。

（2）病毒吸附时与宿主细胞表面受体结合，改变了宿主细胞代谢途径，阻止了另一种病毒的吸附和穿入等复制过程。

（3）DIP 所引起的干扰。

病毒之间的干扰现象能够阻止发病，也可以使感染中止，使宿主康复。但在预防病毒性疾病使用疫苗时，要避免由于干扰对疫苗的免疫效果产生影响。

第三节　病毒的遗传与变异

作为一种生命体，病毒也有遗传性和变异性。病毒体在外界因素的影响下，可通过与细胞、机体之间的相互作用和病毒体之间的相互作用，导致其遗传学方面发生改变。最早发现的病毒变异是病毒性状的变异，如毒性、抗原性、抵抗性、依赖性等。传统遗传学就是利用不同表型的病毒株之间遗传物质交换来分析病毒基因的生物学功能。随着分子遗传学的兴起，人们对病毒的遗传与变异有了更深入的认识。病毒基因组的差异决定了病毒的生物学性状不同，也决定了病毒遗传变异的机制。

一、基因突变

病毒基因组中的碱基序列由于置换、缺失或插入而发生改变。病毒基因复制时发生自发突变，其自发突变率为 $10^{-8} \sim 10^{-6}$。当用物理因素（如紫外线或 X 射线）、化学因素（如亚硝基胍、5- 氟尿嘧啶或 5- 溴氧尿苷）处理病毒时，也可诱发突变，可提高突变率。由基因突变产生的病毒表型性状发生改变的毒株称为突变株（mutant）。它可呈多种表型，如病毒空斑（或痘斑）大小、病毒颗粒形态、抗原性、宿主范围、营养要求、细胞病变及致病性的改变等，其中最常见的并有实际意义的是条件致死性突变株。

（一）条件致死性突变株

条件致死性突变株（conditional lethal mutant）是指在某种条件下能够增殖，而在另一种条件下不能增殖的病毒株。例如，温度敏感性突变株（temperaturesensitive mutant，ts）在 28 ~ 35℃条件下可增殖（称为容许性温度），而在 37 ~ 40℃条件下不能增殖（称为非容许性温度）。这是因为引起 ts 变异的基因所编码的蛋白质或酶在较高温度下失去功能，故病毒不能增殖。ts 变异可来源于基因任何部位的改变，能产生各种各样的 ts 突变株。ts 突变株常具有毒力减低而保持其免疫原性的特点，是生产减毒活疫苗的理想毒株。但 ts 突变株容易回复（回复率为 10^{-4}），因此必须经多次诱变后，方可获得在一定宿主细胞内稳定传代的突变株，亦称变异株。脊髓灰质炎病毒活疫苗即为这种变异株。

（二）缺陷型干扰突变株

缺陷型干扰突变株（defective interference mutant，DIM）是因病毒基因组中碱基缺失突变引起，其所含核酸较正常病毒明显减少，并发生各种各样的结构重排。多数病毒可自然地发生 DIM。当病毒以高感染复制传代时可出现 DIM。其特点是由于基因的缺陷而不能单独复制，必须在辅助病毒（通常是野生株）存在时才能进行复制，并同时能干扰野生株的增殖。

（三）宿主范围突变株

宿主范围突变株（host-range mutant，hr）是指病毒基因组因突变而影响了对宿主细胞的感染范围，能感染野生型病毒所不能感染的细胞。利用此特性可制备狂犬病疫苗，也可以对分离的流感病毒株等进行基因分析，及时发现是否带有非人来源（禽、猪）流感毒株血凝素的毒株等。

（四）耐药突变株

耐药突变株（drug-resistant mutant）常因编码病毒酶基因的改变而降低了靶酶对药物的亲和力或作用，从而使病毒对药物产生抗药性而能继续增殖。

二、基因重组与重配

当两种或者两种以上病毒感染同一宿主细胞时，它们之间可发生多种形式的相互作用，但常发生于有近缘关系的病毒或宿主敏感性相似的病毒之间。两种病毒的基因组互换基因，产生具有两个亲代特征的子代病毒，并能继续增殖，该过程称为基因重组（gene recombination）。子代病毒称为重组体（recombinant）。重组不仅能发生于两种活病毒之间，也可发生于一种活病毒与另一种灭活病毒之间，甚至发生于两种灭活病毒之间。对于基因分节段的 RNA 病毒，通过交换 RNA 节段而进行基因重组的被称为重配（reassortment）。一般而言，发生重配的概率可高于不分节段病毒的基因重组的概率。已灭活的病毒在基因重组中可成为具有感染性的病毒，如经紫外线灭活的病毒与另一近缘的活病毒感染同一宿主细胞时，经基因重组而使灭活病毒复活，称为交叉复活（crossing reactivation）；两个或两个以上同种灭活病毒感染同一细胞时，经基因重组而出现感染性的子代病毒，称为多重复活（multiplicity reactivation）。

三、基因整合

基因整合是指病毒基因组与宿主细胞基因组的整合。在病毒感染宿主细胞的过程中，有时病毒基因组中的 DNA 片段可插入到宿主染色体 DNA 中，这种病毒基因组与细胞基因组的重组过程称为基因整合（gene integration）。逆转录病毒、多种 DNA 病毒等均有整合宿主细胞染色体的特性，整合既可引起病毒基因的变异，也可引起宿主细胞染色体基因的改变，导致细胞转化发生肿瘤等。

四、病毒基因产物的相互作用

当两种病毒感染同一细胞时，除可发生基因重组外，也可发生病毒基因产物的相互作用，包括互补作用、表型混合与核壳转移等，产生子代病毒的表型变异。

（一）互补作用和加强作用

互补作用（complementation）是指两种病毒感染同一细胞时，通过基因产物相互作用，一种或两种病毒都能产生感染性子代病毒。这种现象可发生于感染性病毒与缺陷病毒或灭活病毒之间，甚至发生于两种缺陷病毒之间。其机制不是病毒基因的重组，而是一种病毒能产生另一缺陷病毒所需的基因产物，如病毒的衣壳、包膜或酶等。加强作用（enhancement）是一种病毒与另一非杀细胞性病毒同时感染细胞，后者能增加前一种病毒复制产量的现象。这种现象仅发生于个别病毒之间，如 I 型副流感病毒与水疱性口炎病毒（vesicular stomatitis virus，VSV）同时感染细胞可产生更多的 VSV。

（二）表型混合与核壳转移

两株病毒共同感染同一细胞时，一种病毒复制的核酸被另一病毒所编码的蛋白质衣壳或包膜包裹，也会发生诸如耐药性或细胞嗜性等生物学特征的改变，这种改变不是遗传物质的交换，而是基因产物的交换，称为表型混合（phenotypic mixing）。因为不是遗传物质的变异，所以表型混合不稳定，细胞培养传代后又可恢复为亲代表型。无包膜病毒发生的表型混合称为核壳转移（transcapsidation），如脊髓灰质炎病毒与柯萨奇病毒感染同一细胞时，常发生衣壳的张冠李戴，甚至有两种亲代编码的壳粒相互混合所组成的衣壳。因此，在获得新表型病毒株时，应通过传代来确定病毒新性状的稳定性，以区分是基因重组体还是表型混合。

第四节 理化因素对病毒的影响

病毒受理化因素作用后失去感染性，称为病毒的灭活（inactivation）。灭活的病毒仍保留其抗原性、红细胞吸附、血凝和细胞融合等特性。不同病毒对理化因素的敏感性不同。理化因素对病毒的灭活机制：①破坏包膜病毒的脂类结构，如冻融、脂溶剂或去垢剂等；②直接损伤核酸，如高温、化学消毒剂和射线等；③使病毒蛋白变性，如酸、碱和高温等。了解理化因素对病毒的影响，不仅对采取正确的消毒措施有实用价值，而且在病毒分离、疫苗制备和预防病毒感染等方面具有重要的意义。

一、物理因素

（一）温度

大多数病毒耐冷不耐热，在 0℃ 以下的温度，特别是在低温（−70℃）和液氮（−196℃）下，可长期保持其感染性。大多数病毒于 50 ～ 60℃、30 分钟即被灭活。热对病毒的灭活作用，主要是使病毒衣壳蛋白变性和病毒包膜的糖蛋白刺突发生变化，阻止病毒吸附于宿主细胞。热也能破坏病毒复制所需的酶类，影响病毒的复制。

（二）pH

多数病毒在 pH 5.0 ～ 9.0 范围内稳定，在强碱或强酸条件下可被灭活。但有些病毒如肠道病毒在 pH 2.0 时感染性可保持 24 小时，披膜病毒在 pH 8.0 时也可保持稳定，所以可利用对 pH 的稳定性来鉴别病毒。病毒实验室常用酸性或碱性消毒剂处理污染病毒的器材和用具。

（三）射线和紫外线

X 射线、γ 射线和紫外线都能破坏核酸而使病毒灭活。射线可以使病毒核酸链发生致死性断裂；而紫外线则使病毒基因组中核苷酸结构形式发生变化或形成双聚体、变性而影响核酸复制。有些病毒如脊髓灰质炎病毒经紫外线灭活后，再用可见光照射，可因除去双聚体而复活，称为光复活（photoreactivation），故不宜用紫外线来制备灭活病毒疫苗。

二、化学因素

（一）脂溶剂

乙醚、氯仿、去氧胆酸盐等脂溶剂可使有包膜病毒的包膜脂质溶解而灭活病毒，使其失去吸附能力。但对无包膜的病毒几乎无作用。因此，可用乙醚灭活试验鉴别包膜病毒与无包膜病毒。

（二）化学消毒剂

除强酸、强碱消毒剂外，酚类、氧化剂、醇类和卤素类等对病毒也有很强的灭活作用。但消毒剂灭活病毒的效果不如细菌，可能是由于病毒缺乏酶类。不同病毒对化学消毒剂的敏感性不同，无包膜的小病毒抵抗力较强。由于醛类消毒剂能破坏病毒感染性但可保持其抗原性，故常用来制备灭活病毒疫苗。

三、抗生素与中草药

现有的用于抗菌作用的抗生素对病毒无抑制作用，但在待检标本中加入抗生素的目的是抑制细菌，有利于分离病毒。近年来研究证明，有些中草药如大青叶、板蓝根、黄芪、大黄和七叶一枝花等对某些病毒有一定的抑制作用。

第五节　病毒的分类

病毒分类其目的在于从整体上对病毒的起源、进化、共性和个性特点进行归纳和研究，以便更好地揭示病毒的本质、生物遗传特性和控制病毒感染。病毒分类的原则：①病毒形态与大小：病毒体呈球形、砖形、杆状或多形性。②宿主种类：动物病毒、植物病毒和细菌病毒（噬菌体）。③核酸类型：基因组是 DNA 或 RNA 分子；核酸是线状或环状；是否分节段；分子量大小及 G+C 含量等。④核衣壳的对称型：立体、螺旋或复合对称。⑤有无病毒包膜及对乙醚等脂溶剂的敏感性。⑥抗原性。⑦病毒在宿主细胞中的增殖部位、过程及生长特性。⑧人类病毒还考虑传播方式、媒介种类、流行病学特征及病理学特点等。国际病毒分类委员会（International Committee on Taxonomy of Viruses，ICTV）定期对病毒的分类进行重新修订。2017 年 ICTV 公布的病毒分类命名最新报告中将病毒分为 122 个科、35 个亚科、735 个属（表 26-1）。

表26-1　病毒分类表

核酸	病毒科	病毒体大小	包膜	乙醚敏感否	衣壳对称型	衣壳装配	基因组类型	大小（kb）	人类有关病毒
DNA	微小 DNA 病毒	18～26nm	无	否	立体	核内	ssDNA	5.6	B19
	乳多空病毒	40～55nm	无	否	立体	核内	环状 dsDNA	4.5～7.8	HPV
	腺病毒	70～90nm	无	否	立体	核内	dsDNA	70～90	人腺病毒
	疱疹病毒	120～200nm	有	敏	立体	核内	dsDNA	120～225	HSV, VZV CMV, EBV
	痘病毒	230nm×300nm	有，复杂	敏	复合	胞质	dsDNA	130～370	疫苗病毒
	嗜肝病毒	42nm	有，复杂	敏	立体	胞质	dsDNA 部分环状	3.2	HBV
RNA	小核糖核酸	20～30nm	无	否	立体	胞质	+ssRNA	7～9	肠道病毒
	杯状病毒	30～39nm	无	否	立体	胞质	+ssRNA	5	HEV

续表

核酸	病毒科	病毒体大小	包膜	乙醚敏感否	衣壳对称型	衣壳装配	基因组类型	大小（kb）	人类有关病毒
RNA	黄病毒	30～50nm	无	否	立体	胞质	+ssRNA	9～10	HCV 乙脑
	披膜病毒	50～70nm	有	敏	立体	胞质	+ssRNA	12	风疹病毒
	呼肠病毒	60～80nm	有	敏	立体	胞质	dsRNA 分节段	30	轮状病毒
	正黏病毒	80～120nm	有	敏	螺旋	胞质	-ssRNA 分节段	14	流感病毒
	副黏病毒	100～300nm	有	敏	螺旋	核内	-ssRNA 分节段	16～20	麻疹病毒
	布尼雅病毒	90～100nm	有	敏	螺旋	胞质	-ssRNA 分节段	16～30	出血热病毒
	冠状病毒	80～160nm	有	敏	螺旋	胞质	+-ssRNA	20	冠状病毒
	弹状病毒	75nm×80nm	有	敏	螺旋	胞质	-ssRNA 分节段	11	狂犬病病毒
	逆转录病毒	80～110nm	有	敏	未知／复合	胞质	+ssRNA 双倍体	5～8	HIV

自然界中还存在一类比病毒更小，结构更简单的微生物，称为亚病毒（subvirus）。它是一些新的非寻常病毒的致病因子，包括类病毒、卫星病毒和朊粒。

一、类 病 毒

类病毒（viroid）为植物病毒，是 1971 年美国的 Diener 首先发现的，迄今已发现有 12 种植物病由类病毒引起。类病毒很小，是具有感染性的 RNA 分子。其特点是：①由 246～600 个核苷酸组成，是具有棒状二级结构的单链杆状 RNA 分子。②病毒 RNA 在细胞核内复制，不需要辅助病毒参与复制。③无包膜和衣壳，不含蛋白质，不编码蛋白质。④对核酸酶敏感，对热、有机溶剂有一定抵抗力。

二、卫 星 病 毒

卫星病毒（satellite virus）是在研究类病毒过程中发现的又一种与植物病害有关的致病因子。卫星病毒多数与植物病毒有关，少数与噬菌体和动物病毒有关，如人类腺病毒卫星病毒。基因组是小RNA 分子。其特点是：①基因组为 500～2000 个核苷酸构成的单链 RNA 分子；②复制必须依靠辅助病毒，复制地点与辅助病毒完全相同；③具有自己的蛋白质衣壳；④与辅助病毒基因组之间没有或很少有同源序列；⑤常干扰辅助病毒的增殖。

三、朊 粒

朊粒（prion）是于 1982 年由 Prusiner 首先发现于羊瘙痒病（scrapie），其结构仅由一种 3.0×10^4Da 耐蛋白酶 K 的蛋白质组成。由于朊粒具有感染性，故亦称其为蛋白侵染子（prion 来自 proteinaceous infectious particles）。近年研究证明侵犯中枢神经系统慢发病毒感染的羊瘙痒病和人的库鲁病（Kuru）、克 - 雅病（CJD）以及疯牛病均是由朊粒引起的。Prusiner 因此项研究获得了 1997 年诺贝尔生理学或医学奖（详见朊粒章节）。

Summary

Viruses are the smallest infectious agents（ranging from about 20nm to about 300nm in diameter）and contain only one kind of nucleic acid（RNA or DNA）.The nucleic acid is encased in

笔记栏

a protein shell called a coat，which may be surrounded by a lipid-containing membrane named an envelope. Viruses can replicate only in living cells for they can't generate energy or synthesize proteins to replicate independetly.

Although the details of viral replication vary from group to group，the general outline of the replication cycles is similar. The cycles include the following steps：① Attachment；② Penetration；③ Uncoating；④ Expression of viral genomes and synthesis of viral components；⑤ Assembly，mature and release.

（姚淑娟）

进一步阅读文献

Harvey RA，Cornelissen CN，Fisher BD. Microbiology[M]. 3rd ed. Beijing：Peking University Medical Press，2013，23:233-243.

第二十七章　病毒的感染与免疫

病毒通过多种传播途径进入机体并在细胞中增殖的过程称为病毒感染（viral infection）。病毒感染的实质是病毒与机体、病毒与易感细胞相互作用的过程。病毒感染的结果取决于病毒的毒力和机体免疫状态。两者的平衡关系被打破，则导致疾病的发生。

第一节　病毒的致病作用

一、病毒的传播方式与途径

病毒的传播方式与途径和细菌基本相同，但在某些方面较为特殊。

（一）水平传播

水平传播（horizontal transmission）是病毒在人群不同个体之间的传播方式。病毒主要通过皮肤和黏膜如呼吸道、消化道或泌尿生殖道等传播，但在特定条件下可直接进入血循环，如输血、注射、机械损伤和昆虫叮咬等而感染机体。水平传播还包括由寄生虫媒介和动物参与的传播，导致水平感染（表27-1）。

表27-1　水平传播的病毒及常见传播途径

主要传播途径	传播方式及媒介	病毒种类
呼吸道	空气、飞沫、痰、唾液、皮屑或气溶胶	流感病毒、鼻病毒、麻疹病毒、风疹病毒、腮腺炎病毒、部分EB病毒、肠道病毒及水痘病毒等
消化道	污染的水或食物	脊髓灰质炎病毒、其他肠道病毒、轮状病毒、甲型肝炎病毒（HAV）、戊型肝炎病毒（HEV）、部分腺病毒
血液	输血、注射、器官移植	HIV、HBV、丙型肝炎病毒（HCV）、巨细胞病毒（CMV）等
眼或泌尿生殖道	密切接触、游泳池、性交	HIV、疱疹病毒、肠道病毒、腺病毒、人乳头瘤病毒（HPV）等
破损皮肤	昆虫叮咬、狂犬、鼠类	脑炎病毒、出血热病毒、狂犬病毒等

> **案例 27-1**
>
> 患者，女，28岁，为乙型肝炎病毒携带者。已婚3年，计划近期要小孩。目前体检肝功能正常，HBsAg（＋）、HBeAg（＋）、HBeAb（＋）。
>
> 思考题：
>
> 此患者如不采取预防措施所生小孩会出现什么结果？为什么？

（二）垂直传播

垂直传播（vertical transmission）指存在于母体的病毒经胎盘或产道由亲代传播给子代的方式。多种微生物可经垂直传播引起子代的感染，其中以病毒最为常见（表27-2）。孕妇发生病毒血症可造成子代的感染。此外，还可通过哺乳、密切接触和微生物基因经生殖细胞遗传。垂直传播是病毒感染的特点之一。已知有十余种病毒可致垂直感染，其中以风疹病毒、HBV、CMV、HIV 为多见，可引起死胎、流产、早产或先天畸形，子代也可以没有任何症状而成为病毒携带者，如 HBV。垂直传播较难控制，应注意孕妇及围生期保健，尤其是在妊娠 3 个月内应注意预防。

表27-2 可垂直传播的常见微生物

类型	途径	病原体
产前	胎盘	风疹病毒、CMV、梅毒螺旋体、弓形体、淋病奈瑟菌
围生期	已感染的产道	衣原体
产后	哺乳	CMV、HBV
生殖细胞	人基因组含病毒 DNA	多种逆转录病毒

案例 27-1 提示：
　　乙型肝炎病毒携带者在孕期或分娩期可通过垂直传播方式将乙型肝炎病毒传给胎儿或新生儿，使其成为乙肝病毒携带者。为防止感染应在怀孕 3 个月后注射乙肝免疫球蛋白，出生后 12 小时内对新生儿进行疫苗和免疫球蛋白的联合接种。

二、病毒的感染类型

　　机体感染病毒后，根据病毒的种类、毒力强弱和机体免疫力等不同，表现出不同的临床类型，如不引起临床症状的隐性感染和出现临床症状的显性感染。显性感染根据病程的长短，又可分为急性感染与持续性感染。

（一）隐性病毒感染

　　病毒在宿主细胞内增殖但不出现临床症状者称为隐性病毒感染（inapparent viral infection）或亚临床感染（subclinical infection）。可能是入侵机体的病毒数量少、毒力弱及机体防御能力强，病毒在体内不能大量增殖，或不能到达靶细胞，因而对组织的损伤不明显，故不表现出明显症状。隐性感染过程结束后，多数人可获得对该病毒的特异性主动免疫，病原体被清除，从而终止感染。但也有少数人为病毒携带者（viral carrier），或称"健康携带者"，病毒在体内增殖并持续排出体外，成为重要的"隐性"传染源。

（二）显性病毒感染

　　病毒在宿主细胞内大量增殖，引起细胞结构或功能损伤，而出现临床症状的感染类型，称为显性病毒感染（apparent viral infection）或临床感染（clinical infection）。显性感染可以是局部的如腮腺炎、单纯疱疹等，也可以是全身的。按症状出现早晚和持续时间长短又分为急性感染和持续性感染。

　　1. 急性病毒感染（acute viral infection） 也称病毒消灭型感染。病毒感染机体后在宿主细胞内增殖，潜伏期短、发病急。除死亡病例外，患者数日或数周即恢复，机体内往往不再有病毒，如流行性感冒和甲型肝炎等。

　　2. 持续性病毒感染（persistent viral infection） 是病毒感染中的一种重要类型。在这类感染中，病毒可在机体内持续存在数月、数年甚至数十年，可成为重要的传染源。患者可出现症状也可不出现症状。其发生机制主要由机体和病毒两方面因素决定：①机体免疫功能弱，不能清除病毒，病毒在体内长期存留；②病毒存在于受保护的部位，可逃避宿主的免疫作用；③病毒抗原性弱或抗原性发生变异，以致机体不能识别，导致免疫逃逸；④某些病毒在感染过程中产生缺陷性干扰颗粒，干扰病毒增殖，改变了病毒的感染过程；⑤病毒基因组整合于宿主细胞染色体上，与细胞长期共存；⑥病毒侵犯免疫细胞导致机体不能形成有效的免疫应答。持续性病毒感染可分为潜伏感染、慢性感染及慢发病毒感染等。

　　（1）潜伏感染（latent viral infection）：某些病毒在显性或隐性感染后，病毒基因存在于某些组织或细胞中，但并不能产生感染性病毒，也不出现临床症状。在某些条件下病毒被激活又开始复制，感染急性发作而出现症状。急性发作期可以检测出病毒。例如，单纯疱疹病毒 I 型感染后，潜伏于三叉神经节，此时机体既无临床症状也无病毒排出；受机体免疫力低下、劳累、环境、内分泌和辐射等因素影响，潜伏的病毒被激活，沿感觉神经到达皮肤和黏膜，引起口唇单纯疱疹。水痘－带状疱疹病毒初次感染儿童时引起水痘，临床症状消失后，病毒可长期潜伏在脊髓后根神经节或脑神经的感觉神经节，当局部神经受冷、热、压迫或 X 线照射，以及肿瘤或使用免疫抑制剂等使机体免疫力降低时，潜伏的病毒可被激活，经神经扩散至皮肤，引起沿肋间神经分布的带状疱疹。

（2）慢性感染（chronic viral infection）：某些病毒在显性或隐性感染后，病毒未能完全清除，患者可有症状，也可无症状而长期带毒。在慢性感染全过程中患者体内随时都可检测到病毒，如巨细胞病毒、EB 病毒、乙型肝炎病毒等。

（3）慢发病毒感染或迟发感染（slow viral infection or delay infection）：较为少见但后果严重。病毒感染后有很长的潜伏期，数年或数十年，其间既不能分离出病毒也无症状，一旦症状出现多为亚急性、进行性加重并导致死亡。例如，HIV 可引起 AIDS，朊粒感染与羊瘙痒病、库鲁病、克-雅病等有关。

（4）急性病毒感染的迟发并发症（delayed complication after acute viral infection）：指在病毒急性感染后 1 年或数年，发生致死性的病毒病，如儿童期感染麻疹病毒恢复后，经过十余年后可发生亚急性硬化性全脑炎（subacute sclerosing panencephalitis，SSPE）。

三、病毒感染的致病机制

病毒是严格细胞内寄生的微生物，其生物学特性、致病机制均有其特殊性。病毒感染是否会造成个体严重损伤甚至死亡，还是仅出现隐性感染，最终病毒被清除而恢复健康，均由病毒与机体两方面因素所决定。病毒致病的基础是在细胞中增殖导致宿主细胞结构损害和功能障碍。机体的生理、遗传特性，固有和适应性免疫应答均影响感染的结局。病毒感染的致病机制由病毒的直接作用和病毒对机体的致病作用两方面所决定。

（一）病毒对宿主细胞的直接作用

1. 杀细胞效应（cytocidal effect） 病毒在宿主细胞内复制成熟后，可在短时间内一次大量释放子代病毒，导致细胞裂解死亡。主要见于无包膜、杀伤性强的病毒，如脊髓灰质炎病毒等。其发生机制：①病毒阻止细胞的核酸与蛋白质合成，使细胞新陈代谢功能紊乱，造成细胞病变或死亡；②病毒增殖引起细胞溶酶体膜的通透性增高或被破坏，导致溶酶体酶释放，引起细胞溶解；③病毒抗原成分插入细胞膜后，引起细胞膜抗原改变，使细胞融合或发生自身免疫性细胞损伤；④病毒的毒性蛋白对细胞的毒性作用，如腺病毒的刺突；⑤病毒感染造成细胞的损伤，包括核、内质网和线粒体等。发生溶细胞性感染的病毒多数引起急性感染。

2. 稳定状态感染（steady state infection） 某些病毒进入细胞后能够复制，却不引起细胞裂解、死亡，常见于有包膜的病毒。例如，流感病毒和疱疹病毒等以出芽方式释放子代病毒，其过程缓慢，不阻碍细胞的代谢，也不破坏溶酶体膜，因而不使细胞死亡，这些不具有杀细胞效应的病毒所引起的感染称稳定状态感染。宿主细胞病变相对较轻，在短时间内不出现溶解和死亡，而细胞融合及细胞表面出现新抗原具有重要意义。

（1）细胞融合：有些病毒感染细胞时，导致感染细胞膜与邻近细胞膜融合形成多核巨细胞，利于病毒扩散，并具有病理学特征。例如，麻疹病毒引起的肺炎，在肺部可出现融合的华新（Warthin）多核巨细胞，具有诊断价值。

（2）细胞表面出现病毒基因编码的抗原：病毒感染细胞后，在复制的过程中，细胞膜上常出现病毒基因编码的新抗原。例如，有些病毒的血凝素成分使细胞具有吸附红细胞的功能；细胞膜表面嵌有病毒特异抗原，可被机体的特异抗体或杀伤性 T 细胞（CTL）所识别。

稳定状态感染的细胞，因不断大量释放子代病毒以及机体的免疫细胞和抗体的作用，最终仍会死亡。

3. 包涵体的形成 某些病毒感染细胞后在普通显微镜下可见胞质或胞核内出现嗜酸或嗜碱性、

大小和数量不等的圆形、椭圆或不规则的斑块结构，称为包涵体（inclusion body）。例如，狂犬病病毒感染后在脑细胞的胞质内出现的嗜酸性包涵体，称为内基小体（Negri body），可作为狂犬病的辅助诊断。病毒包涵体可以是病毒颗粒或未装配的病毒成分组成，也可以是病毒增殖的场所或细胞对病毒作用的反应物。包涵体破坏细胞的正常结构和功能，有时引起宿主细胞死亡。

4. 细胞凋亡（cell apoptosis） 细胞凋亡是一种由基因控制的程序性死亡，属正常的生物学现象。有些病毒如 HIV 和腺病毒等感染细胞后可由病毒直接或由病毒编码的蛋白质间接作为诱导因子引发细胞凋亡。了解病毒引起细胞凋亡的机制，对研究如何阻断或减少细胞损伤具有重要价值。

5. 细胞增生与细胞转化（cell proliferation and transformation） 少数病毒感染细胞后，不但不抑制细胞的 DNA 复制，反而促进细胞的 DNA 合成，如引起动物肿瘤的 SV_{40} 病毒编码的一种 T 蛋白可以与宿主细胞 DNA 复制起始点及细胞的 DNA 聚合酶结合，从而促进细胞的增生。给小鼠注射 SV_{40} 病毒可致肿瘤。

6. 病毒基因组的整合（viral genome integration） 某些 DNA 病毒的基因组或 RNA 病毒经逆转录产生的 DNA，插入到宿主细胞染色体中称为整合。病毒基因组整合有两种方式：一种是全基因整合，如逆转录病毒复制过程中以双链 DNA 整合入细胞 DNA 中；另一种称为失常式整合（aberration），即病毒基因组中部分 DNA 片段随机整合入细胞 DNA 中，多见于 DNA 病毒。整合的病毒 DNA 可随细胞分裂带入子代细胞中。整合后的病毒核酸称为前病毒。病毒基因组的整合导致插入部位细胞染色体基因或附近基因的失活或激活，如果整合部位或附近有宿主细胞抑癌基因或癌基因（C-onc）存在，或某些病毒整合片段本身携带癌基因（V-onc），则细胞可发生与肿瘤相关的一系列变化。

（二）病毒感染对机体的致病作用

1. 病毒对组织器官的亲嗜性与组织器官的损伤 病毒侵入机体感染细胞有一定选择性，即病毒对机体特定的细胞易感，并在一定种类细胞内寄生，称为病毒对组织器官的亲嗜性。病毒的亲嗜性主要取决于不同的细胞是否表达病毒受体以及细胞是否具有病毒增殖的条件，如肝炎病毒对肝脏组织有亲嗜性而引起肝炎。

病毒感染细胞并在细胞内复制造成细胞结构和功能损伤，进而影响整个组织器官的结构与功能。病毒直接导致的细胞病变及病毒核酸编码的毒性蛋白可造成组织器官的炎症反应。与细菌性感染不同，病毒感染的炎性细胞是单核细胞。

2. 病毒感染的免疫病理损伤 在病毒感染中，病理性免疫导致的损伤很常见。病毒本身的抗原、被感染的宿主细胞膜上出现的新抗原、暴露或释放的细胞内自身抗原，均可诱导以超敏反应和炎症反应为主的免疫病理损伤。

（1）体液免疫病理损伤：在病毒感染中，病毒的包膜和衣壳蛋白为良好的抗原，能刺激机体产生相应抗体，抗原抗体结合，激活补体，导致宿主细胞裂解、损伤，属Ⅱ型超敏反应。

病毒的抗原与抗体形成免疫复合物沉积于肾小球基底膜，引起肾小球肾炎；登革热病毒与相应抗体结合后，黏附在红细胞和血小板表面，激活补体引起Ⅲ型超敏反应，导致血细胞和血小板破坏，出现出血和休克综合征，属Ⅲ型超敏反应。

（2）细胞免疫病理损伤：特异性细胞免疫在病毒感染的恢复上起着非常重要的作用，然而特异性细胞毒性 T 细胞（CTL）对出现了新抗原的宿主细胞造成损伤，属Ⅳ型超敏反应。例如，受 HBV 感染的肝细胞膜存在 HBsAg、HBeAg 和 HBcAg，CTL 介导的效应具有双重性：既清除病毒也造成肝细胞损伤。其免疫应答的强弱决定了临床过程的转归。此外，病毒蛋白与宿主细胞之间存在共同抗原而导致自身免疫应答。对 700 种病毒蛋白进行序列分析和单克隆抗体分析，结果表明，约 4% 的病毒蛋白与宿主有共同的抗原决定簇，如麻疹病毒引起的脑炎。

（3）免疫抑制作用：某些病毒感染可导致免疫抑制，甚至导致免疫缺陷。HIV 侵犯 $CD4^+$ 辅助性 T 细胞和巨噬细胞，可使辅助性 T 细胞的数量大量减少而发生 AIDS，最终因多种微生物机会感染而死亡。多种病毒感染都能引起免疫抑制，如麻疹病毒可侵入巨噬细胞和 T、B 淋巴细胞，并可致淋巴组织中出现多核巨细胞，因而麻疹患儿对结核菌素皮肤试验应答低下或由阳性转为阴性。

第二节 抗病毒感染免疫

抗病毒感染免疫由固有免疫和适应性免疫组成。对初次病毒感染的机体，在适应性免疫力产生之前，主要依靠固有免疫阻止病毒迅速复制及扩散，但不能将病毒从体内清除。适应性免疫在抗病毒感染免疫过程中发挥主要作用，由抗体介导的体液免疫应答和由 T 细胞介导的细胞免疫应答完成抗病毒作用，最终清除病毒。

一、固有免疫的抗病毒作用

在抗病毒感染的固有免疫中，宿主的屏障结构、吞噬细胞、补体系统等组织结构和细胞以及免疫分子均起作用，但干扰素和 NK 细胞起主要作用。

（一）干扰素

干扰素（interferon，IFN）是由病毒或其他干扰素诱生剂诱导人或动物细胞产生的一类具有抗病毒、抗肿瘤和免疫调节等多种生物学活性的糖蛋白。1957 年 Isaac 和 Lindenmann 发现在流感病毒感染的组织细胞培养物中，存在一种能抑制病毒增殖的物质，由于这种物质是在研究病毒干扰现象时发现的，故称之为干扰素。

1. IFN 的种类 根据 IFN 产生细胞和抗原性的不同，将人类细胞产生的干扰素分为 IFN-α、IFN-β 和 IFN-γ 三种（表 27-3）。IFN-α、IFN-β 属于 I 型 IFN，抗病毒作用强于免疫调节作用；IFN-γ 属于 II 型 IFN，又称免疫 IFN，其免疫调节作用较抗病毒作用强。

表27-3 干扰素的种类

型别	产生细胞	理化性状		主要作用
		56℃ 30 分钟	pH 2	
IFN-α	白细胞	稳定	稳定	抗病毒
IFN-β	成纤维细胞	稳定	稳定	抗病毒
IFN-γ	致敏 T 细胞	不稳定	不稳定	免疫调节

2. IFN 的诱生 编码人 IFN-α 和 IFN-β 的基因位于第 9 号染色体的短臂上，编码人 IFN-γ 的基因则位于第 12 号染色体的长臂上。病毒或其他干扰素诱生剂，如细菌内毒素、人工合成的双链 RNA 等诱导细胞产生 IFN，其中以病毒和人工合成的双链 RNA 的诱生能力最强。巨噬细胞、淋巴细胞及体细胞被病毒感染或其他 IFN 诱生剂作用，使编码 IFN 的基因被活化而表达 IFN。目前三种 IFN 均有基因工程的产品。

3. IFN 抗病毒作用的机制 IFN 的抗病毒作用不是直接杀病毒，而是通过与受感染靶细胞上的干扰素受体结合，经信号转导等一系列生化反应，通过调控宿主细胞的基因，使之合成抗病毒蛋白（antiviral proteins，AVP）而发挥抗病毒效应。AVP 主要有 2′-5′ 腺嘌呤核苷酸合成酶（2′-5′ A 合成酶）和蛋白激酶 R（protein kinase R，PKR）等。通过 2′-5′ A 合成酶途径和 PKR 途径，降解病毒 mRNA，抑制蛋白质合成，以发挥抗病毒作用（图 27-1）。AVP 只作用于病毒，对宿主细胞的蛋白质合成没有影响。

4. IFN 抗病毒活性的特点

（1）高活性：约 1mg 纯化的 IFN 就有约 2 亿个活性单位，1～10 个 IFN 分子即可使一个细胞产生抗病毒蛋白，进入抗病毒状态。

（2）广谱性：IFN 对多种类病毒均有抑制作用，作用无特异性。

（3）选择性：干扰素作用于受感染细胞，而对正常宿主细胞无作用或作用微弱。

（4）间接性：不能直接使病毒灭活，其抗病毒作用是通过诱导产生酶类等效应蛋白而发挥作用。

（5）相对种属特异性：一般在同种细胞中活性最高。

（6）敏感性不同：同一个体的不同细胞对干扰素作用的敏感性不同；不同病毒对干扰素敏感性

不同；同种病毒的不同株，甚至同株病毒的不同变种对干扰素的敏感性也不同。

图 27-1　IFN 作用模式图

（二）NK 细胞

NK 细胞是来源于骨髓，存在于人外周血及淋巴组织中的一类淋巴细胞亚群。病毒进入机体后，首先刺激巨噬细胞等固有免疫细胞产生 IFN-α、IFN-β、TNF-α 和 IL-2 等细胞因子。在病毒感染后 2 天，NK 细胞即通过趋化作用聚集到感染部位，在上述细胞因子作用下，NK 细胞被活化，对病毒感染细胞的溶解破坏作用大大增强，同时释放细胞毒性介质，如穿孔素、IFN-γ 和 IFN-β 等，通过干扰病毒复制和进一步活化吞噬细胞等固有免疫效应细胞，扩大和增强机体抗病毒免疫能力。由于 NK 细胞发挥作用在机体特异免疫应答之前，其杀伤过程不受主要组织相容性复合体（MHC）限制，不依赖抗体，对靶细胞无特异性，且多种分子均可激活 NK 细胞，因此具有抗病毒时间早、范围广和作用强的特点。

二、适应性免疫的抗病毒作用

病毒感染能诱导机体产生特异性体液免疫和细胞免疫应答。病毒是一类严格细胞内寄生的非细胞型微生物，因此，机体细胞免疫中的杀伤性 T 细胞（CTL）通过杀伤病毒感染的靶细胞来清除病毒是使机体康复的主要机制。活化 T 细胞还能释放多种细胞因子，如 IL-2、IFN-γ 和 TNF-α 等共同参与抗病毒。特异性体液免疫产生的中和抗体作用如下：①可与游离病毒结合，改变病毒表面构型以阻止病毒吸附和穿入易感细胞；②与病毒还可形成免疫复合物，使之易被巨噬细胞吞噬清除；③可对再次入侵的病毒体有预防作用，但对已进入细胞内的病毒不能发挥作用；④与受感染细胞表面抗原结合，通过补体依赖的细胞毒作用（complement dependent cytotoxicity，CDC）或抗体依赖的细胞介导的细胞毒作用（antibody dependent cell-mediated cytotoxicity，ADCC）来破坏受病毒感染的细胞。

（一）体液免疫

机体受病毒感染或接种疫苗后，体内出现针对病毒结构蛋白，如衣壳蛋白、基质蛋白或包膜蛋白等的特异性抗体，包括中和抗体和非中和抗体。对机体具有保护作用的主要是中和抗体，非中和抗体无抗病毒作用，有时可用于诊断某种病毒感染。中和抗体主要包括三类免疫球蛋白。

1. IgM　是病毒感染或疫苗接种后最早出现的抗体，分子量最大，可中和血循环中的病毒，但作用不如 IgG 类抗体强。IgM 具有强大的固定补体功能，可通过 CDC 效应破坏受感染宿主细胞和有胞膜的病毒体。IgM 不能通过胎盘，如新生儿血中出现特异的病毒 IgM 抗体可诊断为宫内感染。由于 IgM 抗体出现早，消失快，故患者血清中测出 IgM 抗体可诊断为近期感染。

2. IgG　是重要的病毒中和抗体，体液中含量最高，出现较晚但持续时间长，中和作用强。IgG 类抗体不仅可以中和血循环中的病毒体，还可通过 ADCC 或 CDC 效应破坏感染细胞，也可通过与病毒形成免疫复合物使巨噬细胞更易于吞噬。IgG 通过胎盘进入胎儿血循环，使出生 6 个月内的新生儿获得先天被动特异免疫。

3. SIgA　主要存在于黏膜分泌液中，在局部黏膜免疫中发挥重要作用，如存在于呼吸道和消化道黏膜的 SIgA，可有效地防御呼吸道和消化道病毒的侵入。

（二）细胞免疫

已进入宿主细胞内的病毒，主要依靠 CD8$^+$ CTL 细胞和 CD4$^+$ Th 细胞释放的细胞因子在病毒感染的局部发挥抗病毒作用。

1. CTL 的作用　CTL 是清除病毒感染的主要效应细胞。病毒感染早期非特异性 NK 细胞起着重要的抗病毒作用。约 1 周后，出现特异性 CTL 细胞，它能识别与 MHC 分子结合的靶细胞表面的病毒抗原特异肽段，通过分泌穿孔素和细胞毒素，使靶细胞出现很多小孔而致使细胞裂解。细胞被破坏后释放的病毒体和蛋白可在抗体作用下由巨噬细胞（Mϕ）吞噬清除。

2.Th 的作用　根据所分泌的细胞因子不同，分为不同亚型。Th1 细胞主要分泌 IL-2、IL-12 和 IFN-γ，与迟发型超敏反应性 T 细胞（T$_{DHT}$）和 CTL 细胞的增殖、分化与成熟有关，因此可促进抗病毒细胞免疫应答。Th2 细胞主要分泌 IL-4、IL-5、IL-6、IL-10 等，与 B 细胞的增殖、成熟和产生抗体有关，故可促进抗体介导的体液免疫。

3. 细胞因子　在特异性抗病毒细胞免疫应答中，被激活的 Th 细胞可分泌多种细胞因子如 IL-2、IL-4、IL-5、IL-6、IL-10、IL-12、IFN-γ 和 TNF 等，以进一步活化 CTL、Th、Mϕ、NK 细胞和 B 淋巴细胞，使之发挥抗病毒作用。

在抗病毒免疫中，机体的 IFN、NK 细胞、中和抗体和致敏的 T 细胞共同发挥作用。一般认为能引起全身感染、病毒性状稳定并有显著病毒血症者，病愈后可获得持久甚至终身免疫，如脊髓灰质炎、水痘、天花、腮腺炎、麻疹和流行性乙型脑炎病毒。局部或黏膜表面的感染，病毒仅在细胞间扩散而不进入血流，或抗原性易发生变异的病毒，感染后只能获得短暂的免疫力，可反复多次感染，如流感病毒和鼻病毒等。

Summary

The ability of viruses to cause disease can be viewed on two distinct levels： ① the changes that occur with individual cells； and ② the process that takes place in the infected patient. The fundamental process of viral infection is the viral replication cycle in a host cell. The cellular response to that infection may range from normal cell to death or cancer. The host response to an invading virus will depend upon the types of the infectious agent and where it is encountered. Virus infections may be clinical， subclinical， acute， chronic， latent， and delayed. Interferon（IFN）is host-coded proteins of the large cytokine family that inhibit viral replication and can modulate humoral and cellular immunity. Host defenses against viruses fall into two major categories： ① nonspecific， of which the important are interferons； and ② specific， including both humoral and cellular immunity.

（张　佩）

进一步阅读文献

1. Greber UF， Way M. A superhighway to virus infection[J]. Cell，2006，124（4）：741-754.

2. Yuen MF， Chen DS， Dusheiko GM， et al. Hepatitis B virus infection[J]. Nat Rev Dis Primers，2018，4：18035.

3. Shoukry NH. Hepatitis C vaccines， antibodies， and T cells [J]. Front Immunol，2018，9：1480.

4. Kennedy PGE， Gershon AA. Clinical features of varicella-zoster virus infection [J]. Viruses，2018，10（11）:E609.

5. Depledge DP， Sadaoka T， Ouwendijk WJD. Molecular aspects of varicella-zoster virus latency [J]. Viruses，2018，10（7）:349.

第二十八章　病毒感染的检查方法与防治原则

病毒感染性疾病在临床上极为常见，正确的病毒学诊断对于临床病毒性疾病的确诊、合理用药以及流行病学监测具有重要价值。随着分子生物学技术的发展以及快速诊断技术的推出，病毒感染的确诊率已大为提高，且检查方法已日趋完善与常规化。目前治疗病毒感染性疾病尚无理想的抗病毒药物，应用病毒疫苗和生物制品进行人工主动免疫和人工被动免疫是控制病毒感染的主要措施。

第一节　病毒感染的检查方法

常用的病毒感染的检查方法主要包括病毒的分离与鉴定、形态学检查、血清学诊断和病毒抗原与核酸的检测等。

一、标本的采集与送检

采集病毒标本基本原则同细菌，结合病毒特殊性，强调以下原则。

1.标本采集　分离培养病毒或检测病毒成分应于患者急性期采集合适的标本，通常在感染部位采集，对于污染标本则需使用抗生素以抑制标本中杂菌的生长繁殖。

2.低温保存、快速送检　为避免病毒在室温中失去活性，标本应在采集后保冷速送。病变组织可置于含抗生素的50%甘油缓冲盐水中低温保存，不能立即送检的标本应置于－70℃保存。

3.采集双份血清　病毒感染的血清学诊断标本通常取急性期和恢复期双份血清，动态观察血清抗体效价变化，血清标本应置于－20℃保存。

二、病毒的分离培养与鉴定

病毒具有严格的细胞内寄生性，通常选用易感动物接种、鸡胚接种或细胞培养等方法分离培养和鉴定病毒，这是病毒病原学诊断的金标准。但由于操作复杂、耗时费力，并不适合临床诊断，只适用于实验室研究或流行病学调查。

■（一）病毒的分离培养

1.动物接种　是最原始的病毒分离方法，现少有应用。但在嗜神经病毒，如乙型脑炎病毒、狂犬病毒等分离鉴定中常用到乳鼠脑内接种。

2.鸡胚接种　鸡胚适合多种病毒生长，多采用孵化9～14天的鸡胚，依病毒种类不同接种于不同部位。常用接种部位有羊膜腔、尿囊腔、卵黄囊、绒毛尿囊膜（图28-1）。羊膜腔和尿囊腔适合接种流感病毒、腮腺炎病毒等；绒毛尿囊膜适合接种痘病毒、疱疹病毒等；卵黄囊适合接种嗜神经的狂犬病病毒、乙型脑炎病毒等。目前除流感病毒的分离仍选用外，而其他病毒的分离已基本被细胞培养取代。

图28-1　鸡胚培养病毒的各接种部位

3.细胞培养　是最常用的分离鉴定病毒的方法。根据细胞的来源、染色体特征及传代次数，可分为三种类型：①原代细胞（primary cells），来源于动物、鸡胚、人胚组织的分散单个细胞。这类细胞对病毒敏感，但来源困难。②二倍体细胞（diploid cell），指在体外分裂50代后仍能保持其二倍染色体数目的单层细胞，如人胚肺成纤维细胞是目前常用的细胞株。多用于人用病毒疫苗的生产及病毒分离。③传代细胞系（continuous cell line），指来源于人和动物的肿瘤细胞，可在体外无限分裂传代，如HeLa细胞，它们对病毒敏感性稳定，应用广泛，但不能用于疫苗的生产。

（二）病毒的鉴定

1. 病毒感染常用的鉴定方法　包括：①通过电子显微镜进行病毒体大小测定与形态观察；②利用已知抗体通过免疫标记法或血凝抑制试验对病毒进行种、型和亚型的鉴定；③利用核酸扩增、核酸杂交、基因芯片、基因测序等技术进行病毒核酸检测。除上述方法外，还可从病毒的核酸类型、理化性状等方面对未知病毒进行鉴定。

2. 病毒在细胞内增殖的鉴定指标

（1）细胞病变（cytopathy）：大多数病毒感染组织细胞后，在细胞内增殖引起特征性的细胞病变称为致细胞病变效应（cytopathic effect，CPE）。常见的变化有正常生长的细胞变圆、聚集、坏死、脱落，细胞堆积呈现葡萄串状等（图28-2）；而某些包膜病毒如呼吸道合胞病毒、麻疹病毒等，可引起细胞膜的融合而形成多核巨细胞；有些病毒感染后则在细胞质内或核内形成圆形或椭圆形的包涵体（inclusion body），如狂犬病病毒感染后可在神经细胞胞质内形成内基小体。

图28-2　正常细胞与病毒感染细胞的比较
A. 正常单层细胞；B. 病毒感染细胞（出现CPE）

（2）红细胞吸附（hemadsorption）：包膜上带有血凝素的病毒感染细胞后，于细胞膜上出现了血凝素，加入红细胞悬液后，红细胞可吸附于感染细胞上。这种现象可作为识别正黏病毒和副黏病毒复制的一个指标。若加入特异性抗体即中和病毒，红细胞吸附现象即被抑制。

（3）病毒干扰作用（viral interference）：某些病毒感染细胞后无CPE现象，但能干扰后接种的另一种病毒的增殖，此为干扰现象，如风疹病毒干扰埃可病毒Ⅱ型的复制。

（4）细胞代谢的改变：病毒感染细胞后，细胞的代谢发生改变，使细胞培养液pH发生变化，可作为判断病毒增殖的指标。

3. 病毒数量与感染性的测定　对于已增殖的病毒必须进行感染性和数量的测定。常用的方法有以下几种。

（1）50% 组织细胞感染量（50% tissue culture infectious dose，$TCID_{50}$）：将病毒原液作10倍系列稀释，接种于单层细胞，培养后观察细胞病变。以半数培养细胞受感染的最高病毒稀释度作为判定终点，经统计学处理算出$TCID_{50}$，判断原液中病毒的毒力和感染性。

（2）空斑形成试验（plaque forming test）：将适当浓度的病毒接种于敏感单层细胞培养，病毒的增殖使局部单层细胞脱落，用中性红等活性染料染色后可清楚地显示出空斑，每个空斑由单个病毒增殖形成，故以此计数出病毒数量。通常以每毫升病毒液的空斑形成单位（plaque forming unit，PFU），即PFU/ml表示。

（3）红细胞凝集试验（red cell agglutination test）：将含有血凝素的病毒接种于鸡胚或感染细胞，病毒增殖后从细胞内释放出来，收集培养上清液与红细胞作用，则可出现红细胞凝集。将病毒悬液作不同稀释，以血凝反应的最高稀释度作为血凝效价，可半定量检测病毒体含量。

（4）感染复数（multiplicity of infection，MOI）：原用于噬菌体感染细菌的研究，即感染时噬菌体与细菌的数量之比。现作为病毒感染性的定量检测，即感染时病毒与细胞数量之比。

三、病毒感染的血清学诊断

用已知病毒抗原检测患者血清中的相应抗体，可辅助临床诊断病毒性疾病。血清学诊断的用途包括：①长期潜伏病毒感染的诊断；②确定病毒的感染阶段；③目前无法或难以分离的病毒感染的诊断；④血清流行病学调查。常用的方法有如下：

1. 中和试验（neutralization test，NT）　宿主体内或细胞培养中的病毒可被特异性抗体中和而失去感染性的一种试验，常用于检测患者血清抗体的消长情况，也用于鉴定未知病毒。

2. 血凝抑制试验（hemagglutination inhibition，HI）　表面具有血凝素的病毒能凝集脊椎动物（如鸡、豚鼠、人等）的红细胞，但相应的抗体能抑制血凝素与红细胞的结合，称为血凝抑制试验。

常用于黏病毒、黄病毒感染的辅助诊断和流行病学调查，也用于病毒型与亚型的鉴定。

3. 蛋白质印迹法（Western blotting）　是将 SDS- 聚丙烯酰胺凝胶（polyacrylamide gelelectro-phoresis，SDS-PAGE）的高分辨率与酶免疫技术的特异性和敏感性相结合的方法。是用已知病毒蛋白捕捉未知病毒性抗体的方法。

4. ELISA　在病毒感染性疾病的诊断中常用，目前已有多种商品化的检测试剂盒，应用于疱疹病毒、肝炎病毒、人类免疫缺陷病毒等感染的诊断。

<h2 style="text-align:center">四、病毒感染的快速诊断</h2>

（一）形态学检查

1. 光学显微镜检查　用于检查病毒包涵体及某些大病毒颗粒如痘病毒。在被某些病毒感染后的细胞质或核内会出现嗜酸性或嗜碱性的斑块结构，即包涵体。光学显微镜可观察到这些特征性的病毒包涵体，对病毒感染性疾病的诊断有一定价值。例如，狂犬病病毒感染后可在脑神经细胞胞质内检出嗜酸性包涵体（内基小体），可辅助诊断狂犬病。

2. 电镜和免疫电镜检查　电子显微镜技术用于观察病毒颗粒的大小与形态特征。含有高浓度病毒颗粒（≥ 10^7 /ml）的样品可直接用电镜进行观察。而含低浓度病毒颗粒的样品可用免疫电镜技术观察，预先将特异性抗血清与标本混合，使病毒颗粒凝集成团，再用电镜观察，可提高检出率和特异性。例如，采用此法可从相应患者的粪便标本中快速检出甲型肝炎病毒、轮状病毒颗粒。

（二）病毒抗原检测

利用免疫学标记技术，在标本中直接检测病毒特异性抗原，而待检标本中无须完整的病毒体，目前广泛应用于病毒性疾病的早期快速诊断。常用的检测方法包括：①酶免疫测定（enzyme immunoassay，EIA），其中以 ELISA 的应用最为广泛；②免疫荧光测定（fluoro immunoassay，FIA）；③放射免疫测定（radioimmunoassay，RIA），较少用，已被非放射性标记物标记技术取代。

（三）特异性 IgM 抗体检测

检测病毒感染机体早期出现的特异性 IgM 抗体，可辅助诊断病毒的急性感染，主要的方法包括 ELISA 和 FIA。此外，检测早期抗原的抗体也可进行快速诊断，如针对 EB 病毒早期抗原、核抗原和衣壳抗原等抗体的检测，可区分 EB 病毒的急性或慢性感染。

（四）病毒核酸检测

1. 核酸杂交技术　用已知序列的病毒核酸片断制成探针，与待测样本进行杂交，判断其中是否存在相应的病毒核酸，从而确定诊断。常用方法有斑点杂交、原位杂交、DNA 印迹、RNA 印迹等，目前已应用于某些病毒性（如腺病毒、巨细胞病毒、疱疹病毒）疾病的快速诊断。

2. 核酸扩增技术（nucleic acid amplification）　利用已知病毒的特异性、保守性片断作为靶基因，设计相应的基因引物扩增病毒特异性序列，可诊断病毒感染性疾病。由 PCR 技术衍生出的实时定量 PCR 技术（quantitative real-time PCR，qPCR）实现了对 PCR 扩增产物进行实时动态检测和结果自动分析。该法适用于目前难以培养或增殖缓慢的病毒如 HBV、HCV、HIV 等的诊断。

3. 基因芯片（gene chip）技术　作为一种新的高通量基因信息筛选或检测技术（原理见第八章）可同时对多个样本的基因进行快速、高效的检测与分析，具有集成化、微型化、自动化的优点，广泛应用于病毒基因诊断、抗病毒药物筛选和流行病学调查等方面。

4. 基因测序技术　包括病毒全基因和特征性基因片断的测序。将待检病毒进行特征性基因测序并与基因库中已知病毒标准序列进行对比，用于病毒感染的诊断。

需要强调的是，病毒核酸检测结果阳性并不等于标本中或病变部位一定存在活病毒。新病毒和未知基因序列的病毒不能采用该类方法。

<h2 style="text-align:center">第二节　病毒感染的特异性预防</h2>

目前有效治疗病毒感染的药物十分有限，因此针对病毒感染的免疫预防尤为重要。

一、人工主动免疫

人体通过接种疫苗等免疫原可产生特异性免疫力，用以预防病毒感染性疾病。许多病毒疫苗已应用于临床（表28-1）。

表28-1　我国常用的病毒疫苗

疫苗名称	疫苗种类	培养细胞	毒株来源
脊髓灰质炎疫苗	减毒活疫苗	人二倍体 Vero 细胞	美国 Sabin I 株，II 型中 II$_{17}$ 株，中 II$_2$ 株
麻疹疫苗	减毒活疫苗	鸡胚细胞	沪 191 株，长 47 株
流行性腮腺炎疫苗	减毒活疫苗	鸡胚细胞	上海 S$_{79}$ 株
风疹疫苗	减毒活疫苗	人二倍体细胞	北京 BRD II 株
甲型肝炎疫苗	减毒活疫苗，灭活疫苗	人二倍体细胞	杭州 H$_2$ 株，上海 – 长春 L-A-1 株
人用狂犬病疫苗	灭活疫苗	地鼠肾细胞	北京 aG 株
乙型脑炎疫苗	灭活疫苗	地鼠肾细胞	北京 P$_3$ 株
森林脑炎疫苗	灭活疫苗	地鼠肾细胞	森长株
乙型肝炎疫苗	基因工程疫苗	酵母菌	美国 Merck 公司引进

传统病毒疫苗以及新型病毒疫苗主要有下列几种。

1. 灭活疫苗（inactivated vaccine）　用理化方法灭活病毒核酸使之丧失感染性，但保留病毒的抗原性。常用的有流感疫苗、甲型肝炎疫苗、狂犬病疫苗等。

2. 减毒活疫苗（attenuated live vaccine）　由自然界或人工培育筛选出减毒或无毒的病毒突变株制备而成。常用的有脊髓灰质炎疫苗、麻疹疫苗、风疹疫苗、甲型肝炎疫苗、腮腺炎疫苗等。

3. 亚单位疫苗（subunit vaccine）　用化学试剂裂解病毒，提取包膜或衣壳的蛋白亚单位，去除核酸而制成。例如，提取具有免疫原性的血凝素和神经氨酸酶制备的流感亚单位疫苗。

4. 基因工程疫苗（gene engineered vaccine）　是利用基因工程技术表达的病毒蛋白抗原成分。例如，目前已广泛应用的重组乙肝疫苗（rHBsAg）。

5. 重组载体疫苗（recombinant carrier vaccine）　将病毒的保护性抗原的基因转入减毒的病毒或细菌体内而制成的疫苗。常用的载体为痘苗病毒，已用于 HAV、HBV、单纯疱疹病毒（HSV）等重组载体疫苗的研制。

6. 核酸疫苗（nucleic acid vaccine）　包括 DNA 疫苗和 RNA 疫苗，是由病毒基因组中能编码保护性免疫抗原的基因片段和载体构建而成，导入人体表达产生抗原，引起免疫反应。目前研制的核酸疫苗包括 HBV 疫苗、HIV 疫苗等。

二、人工被动免疫

人工被动免疫的生物制品有免疫球蛋白及相关的细胞免疫制剂，正常人均受过病毒的隐性或显性感染，血清中含有相应的病毒抗体。从正常人血浆中提取的血清丙种球蛋白，可用于某些病毒性疾病（如甲型肝炎、麻疹）的紧急预防；而应用高效价的特异性免疫球蛋白可专门针对某一特定病毒性疾病的紧急预防，如应用乙肝免疫球蛋白（HBIg）预防乙型肝炎的母婴传播。

第三节　病毒感染的治疗

理论上病毒复制的任何环节均可视为抗病毒药物作用的靶位。由于病毒具有严格的细胞内寄生性，故要求抗病毒药物既能穿入细胞、选择性地抑制病毒增殖又不损伤宿主细胞或机体，但病毒复制与人类细胞的生物合成过程高度相似，因此难以获得高效、理想的抗病毒药物，目前大多数的抗病毒药物的应用都有一定的限制。

一、抗病毒化学制剂

案例 28-1

治疗 HIV 感染的"鸡尾酒"治疗方案之一：3TC+d4T+EFV

药物名称	用法及用量
拉米夫定（3TC）	口服，成人：300mg，每天1次
司坦夫定（d4T）	口服，成人：体重 > 60kg，40mg，每天2次 体重 ≤ 60kg，30mg，每天2次
依非韦仑（EFV）	口服，成人：600mg，每天1次

思考题：

1. 本治疗方案中运用了哪几类抗病毒化学药物？
2. 为何需要联合用药？
3. 常用的抗病毒化学药物包括哪些？

（一）核苷类药物

核苷类药物是最早应用于临床，亦是应用最广泛的抗病毒药物。核苷类药物可模拟核苷成分掺入病毒基因组，并合成异常嘧啶以取代病毒 DNA 前体的胸腺嘧啶，阻止子代病毒核酸的合成和抑制 DNA 聚合酶，从而终止病毒复制。目前常用的药物有以下几种。

1. 碘苷（idoxuridine，IDU） 即疱疹净，1959 年由 Prusoff 合成，成功地用于治疗疱疹病毒引起的角膜炎，至今沿用，被誉为抗病毒发展史上的里程碑。

2. 阿昔洛韦（acyclovir，ACV） 又名无环鸟苷，为鸟嘌呤或脱氧鸟嘌呤核苷类似物。是目前最有效的抗疱疹病毒药物之一，广泛用于治疗单纯疱疹病毒和带状疱疹病毒感染。

3. 阿糖腺苷（vidarabine，adenine arabinoside，Ara-A） 为嘌呤类核苷类似物，能抑制病毒 DNA 聚合酶，阻断病毒 DNA 合成。用于治疗疱疹病毒和嗜肝病毒引起的感染。

4. 齐多夫定（azidothymidine，AZT） 即叠氮胸苷，为胸腺嘧啶苷类化合物。可模拟天然的二脱氧核苷底物，经过一系列磷酸化后，作为类似的底物竞争并抑制病毒的逆转录酶和 DNA 聚合酶的活性。它对 HIV 有明显的抑制作用，是最早用于治疗艾滋病的药物，能有效降低艾滋病的发病率与病死率，但此药物易形成耐药性和出现抑制骨髓等不良反应而面临被淘汰。

5. 双脱氧肌苷（dideoxyinosine，ddI）和双脱氧胞苷（dideoxycytidine，ddC） 为胸腺嘧啶苷类化合物，对 HIV 有明显的抑制作用，可用于临床治疗艾滋病。

6. 司坦夫定（stavudine，d4T） 为脱氧胸苷类化合物，与上述的 AZT、ddI、ddC 均属于核苷类逆转录酶抑制剂，可抑制 HIV 转录酶的活性，临床主要用于治疗艾滋病。

7. 利巴韦林（ribavarin） 即病毒唑（virazole），具有广谱的抗病毒作用。对多种 RNA 及 DNA 病毒的复制有抑制作用，主要用于 RNA 病毒感染的治疗。此外，利巴韦林还有免疫调节功能。临床上多用于流感病毒和呼吸道合胞病毒感染的治疗。

8. 拉米夫定（lamivudine，3TC） 为脱氧胞嘧啶核苷类化合物，可作为底物类似物竞争抑制病毒的逆转录酶活性。早期主要用于艾滋病的治疗，现也用于慢性乙型肝炎的临床治疗，该药可迅速抑制慢性乙型肝炎患者体内 HBV 的复制，使血清 HBV DNA 转阴。长期使用拉米夫定治疗慢性乙肝和艾滋病时，易发生病毒 DNA 聚合酶基因的突变而形成病毒的耐药性导致治疗失败。在治疗艾滋病时，常与其他核苷类、非核苷类药物或蛋白酶抑制剂合用，组成高效抗逆转录病毒联合疗法，以减少耐药性，提高疗效。

此外，鸟嘌呤核苷类似物泛昔洛韦（famciclovir）、喷昔洛韦（penciclovir）可用于治疗疱疹病毒、HBV 的感染；嘌呤核苷类似物阿德福韦（adefovir）在体外对 HBV、HIV、HSV、CMV 有抑制作用；

而脱氧鸟苷类似物恩替卡韦（entecavir）在临床上有明显的抗 HBV 感染作用。

> **案例 28-1 提示：**
> 　　长期应用单一的抗病毒化学药物进行治疗，易出现耐药性而导致治疗失败。治疗艾滋病时，应用 2 种核苷类药物 +1 种非核苷类药物或蛋白酶抑制剂，组成高效抗逆转录病毒联合疗法（"鸡尾酒"治疗方案），可减少耐药性，提高疗效。

（二）非核苷类药物

非核苷类药物为非竞争性抑制剂，作用时不需要经过磷酸化，具有抑制病毒逆转录酶的作用。主要包括奈韦拉平（nevirapine）、依非韦仑（efavirenz）及吡啶酮（pyridone）等。该类药物联合核苷类药物可减少耐药性并对抑制 HIV 的复制有协同作用。

> **案例 28-1 提示：**
> 　　拉米夫定（3TC）和司坦夫定（d4T）为核苷类逆转录酶抑制剂，依非韦仑（EFV）为非苷类化合物逆转录酶抑制剂。

（三）蛋白酶抑制剂

虽然病毒的复制依赖于宿主细胞的酶系统，但一些病毒含有自身复制酶或转录后剪接加工修饰酶，寻找抑制或阻断这些酶功能的药物，是抗病毒药物设计研究的一个新途径。此类药物可抑制病毒蛋白酶的活性，干扰其主要结构蛋白和蛋白酶的合成，导致病毒复制终止。

1. 沙奎那韦（saquinavir）　为高效、高选择性的 HIV 蛋白酶抑制剂，能抑制 HIV 复制周期晚期蛋白酶活性，从而阻断结构蛋白的合成。它是此类药物中第一个用于治疗 HIV 感染的药物。

2. 茚地那韦（indinavir）、利托那韦（ritonavir）　是新一代蛋白酶抑制剂，主要用于治疗 HIV 的感染。

（四）整合酶抑制剂

通过抑制 HIV 整合酶，可有效抑制 HIV 在体内复制，且不损伤正常细胞，因此具有较高的选择性和较低的毒性。目前已批准进入临床应用的 HIV 整合酶抑制剂药物有拉替拉韦（raltegravir）、埃替拉韦（elvitegravir）以及固定剂量复方制剂 Stribild 等。而我国内地治疗 HIV 感染的首个单片复方制剂绥美凯（含多替拉韦、阿巴卡韦和拉米夫定）已于 2018 年被批准上市。

（五）其他抗病毒药物

奥司他韦（oseltamivir）和扎拉米韦（zanamivir）为神经氨酸酶抑制剂，对甲型和乙型流感病毒各亚型均有抑制其扩散的作用，对流感的治疗效果良好。膦甲酸钠（phosphonoformic acid）为焦磷酸化合物，能够选择性地抑制病毒 DNA 聚合酶和逆转录酶的活性，可抑制多种疱疹病毒，也可用于治疗慢性乙肝和艾滋病。

> **案例 28-1 提示：**
> 　　常用的抗病毒化学药物包括核苷类和非核苷类药物、蛋白酶抑制剂、整合酶抑制剂及其他抗病毒药物等，它们通过抑制病毒蛋白酶或整合酶的活性、阻断病毒蛋白的合成、抑制病毒的脱壳或释放等方式发挥抗病毒作用。

二、干扰素和干扰素诱生剂

干扰素具有广谱的抗病毒作用，通过诱导细胞产生抗病毒蛋白而发挥作用。主要用于甲型、乙型、丙型肝炎病毒，人类疱疹病毒和人乳头瘤病毒的防治。干扰素诱生剂包括多聚肌苷酸和多聚胞苷酸（polyI：C）、甘草酸（甘草甜素）、芸芝多糖等。

三、天然中草药

迄今从中药内筛选出的有抗病毒作用的天然药物多达 200 多种。例如，黄芩、板蓝根、大青叶，以及天然花粉、甘草、大蒜等的提取物，其抗病毒作用机制主要是直接抑制病毒增殖或调整、增强机体的免疫功能。

四、新抗生素类

具有抗病毒作用的抗生素类物质来自真菌、放线菌等微生物的天然产物。例如，新霉素 B 可以作用于病毒复制中的调控因子，阻断 RNA 与蛋白质的结合，干扰病毒 RNA 的合成。放线菌产物 Chloropeptins Ⅰ 和 Ⅱ 能有效抑制 HIV 包膜蛋白 gp120 与 T 细胞 CD4 分子的结合，阻止病毒的吸附与穿入。

五、治疗性疫苗

治疗性疫苗是指在已感染病原微生物或已患有某些疾病的机体中，可诱生适应性免疫应答，达到治疗或防止疾病恶化目的的天然、人工合成或用基因重组技术表达的产品或制品。有别于传统的预防性疫苗，这种新型疫苗以治疗为目的，主要有 DNA 疫苗和抗原抗体复合物疫苗。

六、基因治疗

1. 反义寡核苷酸（antisense oligonucleotide，asON） 根据病毒基因组的已知序列，设计出与病毒基因的某段序列互补的寡核苷酸（oligonucleotide）。它可介入感染细胞内，通过与病毒基因某序列特异性结合而抑制病毒复制。包括反义 RNA 和反义 DNA。反义 RNA 与病毒靶基因的 mRNA 互补结合后，可阻断病毒 mRNA 与核糖体结合，从而抑制病毒蛋白的转译。而合成与病毒起始点互补的反义 DNA 可抑制病毒基因的复制。

2. 核酶（ribozyme） 是既能与靶基因序列结合又具有酶活性的一类 RNA 分子。核酶一方面能识别特异的靶 RNA 序列，并与之互补结合，具有反义核酸的特性，另一方面具有酶活性，能通过特异性位点切割降解靶 RNA，从而抑制病毒的复制。核酶易被 RNA 酶破坏，尚难实际应用。

3. 干扰短 RNA（short interfering RNA，siRNA） 用双链短 RNA 分子阻断或者降低体内特定基因表达，导致相同序列病毒基因的静止，促使同源 mRNA 降解，诱使细胞出现特定基因缺失的表型。根据不同细胞的特性设计出针对不同病毒疾病的小的 siRNA，能特异、高效地抑制病毒复制相关基因在宿主细胞中的表达，从而抵御病毒的感染。

七、免疫治疗

免疫治疗病毒感染可应用特异性抗体、免疫调节剂等。根据不同的病程早期应用中和抗体，可阻断病毒在体内血液中的扩散。我国已应用针对乙脑病毒包膜抗原的单克隆抗体，可有效治疗乙脑患者。免疫调节剂主要指一大类能够增强、促进和调节免疫功能的生物制品，主要包括转移因子、胸腺素及细胞因子 IL-12 和 TNF 等，具有抑制病毒的作用。

Summary

The present routine diagnostic methods of virus infectious diseases include virus isolation and identification as well as serological diagnosis. The rapid diagnoses comprise morphological examination, direct detection of virus specific antigens and detection of virus nucleic acid. The prevention of viral infection by artificial immunization is effective, in which live attenuated vaccines, recombinant vector vaccines and nucleic acid vaccine have been of great importance. Exploration of new antiviral drugs and treatment has been an important medical issue, anti-viral gene therapy and immune therapy has been established.

（孙剑刚）

第二十九章　呼吸道病毒

呼吸道病毒是指以呼吸道为侵入门户，引起呼吸道局部病变或呼吸道以外组织器官病变的病毒，主要包括正黏病毒科的流行性感冒病毒；副黏病毒科的副流感病毒、麻疹病毒、腮腺炎病毒等；冠状病毒科的 SARS 冠状病毒；以及其他病毒科的一些病毒，如风疹病毒、腺病毒、鼻病毒等。急性呼吸道感染约 90% 是由病毒引起的。呼吸道感染病毒传染性强，波及范围广，人群感染率高。

第一节　正黏病毒

案例 29-1

某患者急起畏寒、高热持续 3 天，头痛剧烈、严重全身酸痛、乏力，并伴有咽痛、干咳等呼吸道症状和呕吐、腹泻等胃肠道症状。患者所在地近期有 H1N1 流感的流行。实验室检查：血 WBC（白细胞）总数不高。

思考题：
1. 流感的病原体是什么？该病原体结构有哪些特征？和流感的流行有何关系？
2. 如何确诊是 H1N1 流感病毒感染？如何控制感染、阻止新病例发生？

正黏病毒（Orthomyxoviridae）是一类对人和动物细胞表面的黏蛋白有亲和性、有包膜、RNA 基因组分节段的病毒。只有流行性感冒病毒（influenza virus）一个种，简称流感病毒，分为甲、乙、丙三型，是引起人或动物（猪、马、禽类等）流行性感冒（简称流感）的病原体。其中，甲型流感病毒在引起人类流感流行上最为重要，可引起大流行，甚至世界性大流行；乙型流感病毒常引起局限性流行；丙型流感病毒只引起散发感染，较少流行。三种类型流感病毒的生物学性状基本一致。

一、生物学性状

（一）形态与结构

流感病毒呈球形或椭圆形，直径为 80～120nm（图 29-1），初次分离出时可见丝状，长短不一。结构由内至外分为 2 个部分（图 29-2）。

图 29-1　流感病毒电镜照片

图 29-2　流感病毒结构模式图

1. 核心　由分节段的单负链 RNA 及包绕其周围的核蛋白（nucleoprotein，NP）和 RNA 聚合酶（PA、PB1、PB2 复合体蛋白）组成。RNA 和 NP 合称核糖核蛋白，是病毒的核衣壳，呈螺旋对称。

甲型和乙型流感病毒 RNA 有 8 个片段，1～6 片段编码单个蛋白，分别为 PB2、PB1、PA、HA、NP 和 NA；第 7 和第 8 个片段都编码 2 个蛋白，分别为 M1、M2 和 NS1、NS2。各片段的基因产物及功能见表 29-1。丙型流感病毒只有 7 个片段。由于基因分段的特点，每一个分段的基因都决定流感病毒的遗传特性，使流感病毒在复制中易发生基因重排，导致基因编码的蛋白抗原发生变异而出现新亚型。病毒核蛋白是主要的结构蛋白，为可溶性抗原，抗原结构稳定，很少发生变异，具有型特异性。

表29-1　流感病毒基因片段的产物

基因片段	蛋白	功能
1	PB2	聚合酶成分
2	PB1	聚合酶成分
3	PA	聚合酶成分
4	HA	血凝素、病毒附着蛋白、融合蛋白、中和抗体的靶位
5	NP	核壳蛋白
6	NA	神经氨酸酶（裂解唾液酸及启动病毒的释放）
7[+]	M1	基质蛋白，病毒结构蛋白（介于衣壳与包膜之间启动装配）
	M2	膜蛋白（形成膜通道和金刚烷胺的靶点，促进脱壳及产生 HA）
8[+]	NS1	非结构蛋白（抑制细胞 mRNA 转录）
	NS2	非结构蛋白（帮助病毒 RNP 出核）

注：+ 编码 2 种 mRNA

案例 29-1 提示：
　　流感病毒核酸分节段，病毒复制时易发生基因重排，导致基因编码的蛋白抗原发生变异而出现新亚型。

2. 包膜　具有两层结构，由内向外，位于核蛋白与包膜脂质双层之间的是内层基质蛋白（亦称 M1 蛋白），具有保护核心与维持病毒外形的作用，并可促进病毒装配；位于基质蛋白之外的是脂质双层，来源于宿主细胞膜，包膜中镶嵌着膜蛋白（亦称 M2 蛋白），形成膜通道，利于病毒脱壳及 HA 的产生，并能选择性地从该部位出芽释放病毒。M 蛋白抗原性较稳定，具有型特异性。在包膜上镶嵌着两种刺突，即血凝素（hemagglutinin，HA）和神经氨酸酶（neuraminidase，NA），两者的数量之比为 5：1，均为病毒编码的糖蛋白。它们是划分流感病毒亚型的依据，抗原性极易变异。

（1）HA：与病毒吸附和穿入宿主细胞有关，因能凝集红细胞而得名。HA 占病毒蛋白的 25%，呈柱状，为三聚体。每个单体的原始肽链（HA0）必须经细胞蛋白酶裂解活化后，形成二硫键连接的 HA1 和 HA2 两个亚单位，病毒才具有感染性。HA1 可与上皮细胞表面寡聚糖末端的唾液酸受体结合；HA2 疏水端具有膜融合活性，因而病毒经 HA1 吸附于敏感细胞被吞饮后，HA2 可促进病毒包膜与细胞质膜的融合而释放核衣壳。HA 能与人、鸡、豚鼠等多种红细胞表面的 N-乙酰神经氨酸（唾液酸）受体结合引起红细胞凝集（简称血凝）。HA 具有免疫原性，诱导的相应抗体为血凝抑制抗体，能抑制血凝现象和中和病毒感染性，为保护性抗体。

（2）NA：为糖蛋白，四聚体，呈蘑菇状，具有酶活性。NA 占病毒蛋白的 5%，主要作用于宿主细胞表面糖蛋白末端神经氨酸与相邻糖基的连接链，使其断裂，破坏细胞膜上病毒特异受体，使病毒从感染细胞膜上解离，有利于成熟病毒的释放和集聚病毒的扩散，但不能中和病毒的感染性。NA 具有抗原性，其相应抗体能抑制酶的水解作用。

（二）分型、命名与变异

根据 NP 和 M 蛋白抗原性的不同，可将流感病毒分为甲、乙、丙三型。甲型流感病毒根据其表面 HA 和 NA 抗原性不同，再区分为若干亚型。目前从禽类已鉴定出 16 个 H 亚型（H1～H16），9 个 NA 亚型（N1～N9）。近一个世纪，在世界各地流行的流感病毒主要是 H1、H2、H3 和 N1、N2 几种抗原构成的亚型，但禽流感病毒 H5N1、H9N2 也可感染人。乙型、丙型流感病毒至今尚未发现亚型。目前对流感病毒的命名是根据 1980 年 WHO 公布的命名法，即型别 / 宿主（人可省略）/ 分离地点 / 病毒株序号 / 分离年代（HA 与 NA 亚型号），如 A/Hong Kong/1/68（H3N2）。

流感病毒变异有抗原性变异、温度敏感性变异、宿主范围以及对非特异性抑制物敏感性等方面的变异，但最主要的是抗原性变异。流感病毒抗原性变异与其他病毒不同，其特点是表面抗原 HA 和 NA 极易变异。在 3 个型别的流感病毒中，甲型流感病毒 HA 和 NA 最容易发生变异，HA 变得更快。常见的流感病毒抗原变异有两种形式：①抗原性漂移（antigenic drift），其变异幅度小，HA、NA 氨基酸的变异率小于 1%，属量变，即亚型内变异。一般认为是由病毒基因点突变所造成，并与人群选择力有关，每 2～5 年出现一个新的变异株，引起中、小型流行。②抗原性转换（antigenic shift），变异幅度大，HA 氨基酸的变异率为 20%～50%，属质变，即病毒株表面抗原结构发生一种或两种变异，导致新亚型的出现。由于人群对变异病毒株缺少免疫力，故每次新亚型出现都会引起流感大流行，甚至世界性流感大流行，随后该亚型进入抗原漂移阶段，直至又一新亚型出现。近一个世纪，甲型流感病毒已经历过数次重大变异（表 29-2）。乙型流感病毒不发生抗原转换。

表29-2　甲型流感病毒抗原变异情况

亚型名称	抗原结构	流行年代	代表病毒株[※]
原甲型（A0）	H0N1	1930～1946	A/PR/8/34（H0N1）
亚甲型（A1）	H1N1	1946～1957	A/FM/1/47（H1N1）
亚洲甲型（A2）	H2N2	1957～1968	A/Singapore/1/57（H2N2）
香港甲型	H3N2	1968～1977	A/HongKong/1/68（H3N2）
香港甲型与新甲型	H3N2 H1N1	1977～	A/USSR/90/77（H1N1）
新甲型	H5N1 H1N1	1977～	A/California/7/2009（H1N1）

[※] 代表病毒株命名法：型别 / 分离地点 / 毒株序号 / 分离年代（亚型）

案例 29-1 提示：

　　流感病毒包膜上有血凝素和神经氨酸酶，其抗原性易发生变异。通过病毒抗原性漂移，引起甲型流感周期性的局部中、小型流行；而病毒抗原性转变，因变异幅度大，属质变，会产生新亚型，由于人群对变异病毒株缺少免疫力，故每次新亚型出现都会引起流感大流行，甚至世界性流感大流行。

（三）培养特性

流感病毒可在鸡胚和细胞中增殖。初次分离接种鸡胚羊膜腔阳性率较高，传代适应后可移种于尿囊腔。细胞培养一般可用原代猴肾细胞（PMK）或狗肾传代细胞（MDCK）。病毒在鸡胚和细胞中均不引起明显的病变，需用红细胞凝集试验或红细胞吸附试验以及免疫学方法证实有无病毒的增殖。易感动物为雪貂，病毒在小鼠体内连续传代可提高毒力。

（四）抵抗力

流感病毒抵抗力较弱，加热 56℃ 30 分钟可灭活，室温下感染性很快消失，0～4℃可保存数周，–70℃或冷冻真空干燥可长期保存。对干燥、脂溶剂、日光、紫外线、甲醛、去污剂和氧化剂均敏感。

二、致病性与免疫性

（一）致病性

传染源主要为急性期患者和隐性感染者，被感染的动物也可能是一种传染源。传染途径主要是经飞沫直接传播，也可通过密切接触而感染。流感病毒经呼吸道侵入呼吸道上皮细胞并增殖，引起上皮细胞产生空泡、变性、坏死与脱落并迅速扩散至邻近细胞，造成呼吸道黏膜上皮细胞受损。病毒在呼吸道局部增殖，一般不入血。

流感发病突然，潜伏期一般为 1 ～ 4 天，长短取决于侵入的病毒量和机体的免疫状态。临床特征一般为畏寒、发热、头痛、肌痛、厌食、乏力、鼻塞、流涕、咽痛和咳嗽等症状。亦有部分患者全身症状较重，如持续高热，热度可高达 38 ～ 40℃，可持续 1 ～ 5 天。体弱多病者容易发生流感病毒性肺炎或继发感染而死亡。全身症状与病毒感染刺激机体产生的干扰素和免疫细胞释放的细胞因子有关。无并发症患者发病后 3 ～ 4 天开始恢复。约 50% 的隐性感染者感染后无症状。

（二）免疫性

人体在感染流感病毒后可产生适应性细胞免疫和体液免疫。抗 HA 为中和抗体，包括 IgG、IgM 和 SIgA，具有阻止病毒吸附、防御病毒侵入细胞、抵抗病毒感染的作用。呼吸道局部 SIgA 抗体在清除呼吸道病毒、抵抗再感染中起重要作用。抗 NA 对病毒无中和作用，但与减轻病情和阻止病毒传播有关。抗 HA 中和抗体可维持数十年，对同型病毒有牢固免疫，对型内变异株的交叉免疫可维持 4 ～ 7 年。但不同型流感病毒间无交叉保护作用，对新亚型也无交叉免疫。分泌性 SIgA 抗体仅存留几个月。细胞免疫应答主要是特异性 CD4+ 和 CD8+ T 细胞，可产生广泛的亚型间交叉免疫，决定病毒的清除和疾病的恢复。

三、微生物学检查

在流感暴发流行时，根据典型症状即可作出临床诊断。实验室检查主要用于鉴别诊断和分型，特别是监测新变异株的出现、预测流行趋势和提出疫苗预防建议。检查方法包括以下几类。

1.病毒分离与鉴定　取急性期患者咽漱液或咽拭子，经抗生素处理后接种于 9 ～ 11 日龄鸡胚羊膜腔或尿囊腔中，于 33 ～ 35℃孵育 3 ～ 4 天后，收集羊水或尿囊液进行血凝试验并测定其滴度。如血凝试验阳性，再用已知免疫血清进行血凝抑制（hemagglutination inhibition，HI）试验鉴定型别。HI 试验阴性者，经 3 次盲目传代仍不出现血凝者判为阴性。也可用组织细胞（如人胚肾或猴肾）培养分离病毒，因 CPE 不明显，常用红细胞吸附法或荧光抗体法判定有无病毒增殖。

2.血清学诊断　采取患者急性期（发病 5 日内）和恢复期（病程 2 ～ 4 周）双份血清进行血清学试验，如果恢复期血清抗体效价比急性期升高 4 倍或 4 倍以上，即有诊断意义。常用 HI 试验检测抗体。HI 试验所用的病毒应当是与当前流行密切相关的病毒株，具有型或株的特异性，才能测定准确。也可用中和试验测定病毒亚型。补体结合试验（compliment fixation，CF）具有型的特异性，只能检测 NP、MP 的抗体。这些抗体出现早、消失快，可作为近期感染的指标。

3.快速诊断

（1）免疫荧光法（间接或直接）或 ELISA 法：检测患者鼻甲黏膜或咽漱液及呼吸道脱落细胞中的病毒抗原。

（2）免疫酶标法：检测甲型、乙型流感病毒感染的细胞内流感病毒颗粒或其相关抗原。

（3）PCR、核酸杂交或序列分析等方法：检测流感病毒核酸及进行分型鉴定。

> **案例 29-1 提示：**
> 通过病毒核酸检测：以 RT-PCR 法（最好采用 real-time RT-PCR）检测呼吸道标本（咽拭子、口腔含漱液、鼻咽或气管抽取物、痰）中的甲型 H1N1 流感病毒核酸，结果呈阳性，就能确诊 H1N1。

笔记栏

预防流感的一般措施，主要是加强自身锻炼增强免疫力。在流感流行期间应尽量避免人群聚集，必要时应戴口罩。公共场所可进行空气消毒。

疫苗接种是预防流感最有效的方法，但必须与当前流行株的型别基本相同，才有特异性预防作用。流感疫苗有全病毒灭活疫苗、裂解疫苗和亚单位疫苗三种。我国以使用灭活疫苗为主，采用皮下注射，可产生大量的 IgG，缺点是局部 SIgA 产生较少，需多次接种，一般在流感高峰前 1～2 个月接种。

> **案例 29-1 提示：**
> 　　要加强流感病毒变异性的检测，以便进行有针对性的疫苗接种；切断流感病毒在人群中的传播，尽早发现流感患者，对公共场所使用化学消毒剂熏蒸等；对于流感患者，使用抗病毒等药物进行治疗。

流感的治疗主要是对症治疗和预防继发性细菌感染。抗病毒药奥司他韦、金刚烷胺及其类似物甲基金刚烷胺对甲型流感病毒有一定抑制作用，可用于流感的预防和早期治疗。此外，干扰素滴鼻及中药板蓝根、大青叶等也有一定疗效。

第二节　副黏病毒

副黏病毒（Paramyxovirus）与正黏病毒具有相似的病毒形态和血凝作用，但基因结构、抗原性和致病性不同。基因为单负链 RNA，不分节段；抗原相对稳定。属于副黏病毒科的病毒有麻疹病毒（measles virus）、副流感病毒（parainfluenza virus）、呼吸道合胞病毒（respiratory syncytial virus，RSV）、腮腺炎病毒（mumps virus）等。

一、麻疹病毒

> **案例 29-2**
> 　　患儿，男，1 岁。发热、咳嗽，流涕、打喷嚏、两眼畏光 4 天，皮肤出现红斑丘疹 1 天，查体：T 39℃，急性病容，口腔颊黏膜贴近第二白齿处有黏膜斑，发际、耳后、头面部及躯干有红色斑丘疹。
> **思考题：**
> 　　1. 引起本病最可能的病原体是什么？
> 　　2. 该病原体是如何传播的？所致疾病怎样进行特异性预防？

麻疹病毒是引起麻疹的病原体。麻疹是传染性很强的急性传染病，多见于儿童，易并发支气管性肺炎或脑膜炎，患并发症者病死率高。由于全球广泛接种麻疹减毒活疫苗，麻疹的发病率大幅度下降，WHO 已将麻疹列为即将被消灭的传染病。麻疹病毒感染还与亚急性硬化性全脑炎（subacute sclerosing panencephalitis，SSPE）的发生有关。

（一）生物学性状

1. 形态与结构　麻疹病毒呈球状或丝形，球形直径为 120～250nm。病毒核心为单负链 RNA，不分节段。螺旋对称，有包膜，包膜上含有血凝素（HA）和血溶素（haemolysin，HL）两种刺突。HA 只能凝集猴红细胞，还能与宿主细胞受体吸附。HL 具有溶血和使细胞发生融合形成多核巨细胞的作用。HA 和 HL 具有免疫原性，诱导机体产生中和抗体，具有保护性作用。麻疹病毒包膜上无神经氨酸酶。

2. 培养和抗原性　麻疹病毒可在许多原代或传代细胞（如人胚肾、人羊膜、Vero 细胞、HeLa 细胞等）中增殖，产生融合、多核巨细胞病变；在胞质及胞核内均可见嗜酸性包涵体。

麻疹病毒抗原性较稳定，只有一个血清型，但近年也有麻疹病毒抗原发生变异的报道。根据麻疹病毒核蛋白基因 C 端高变区或全长血凝素基因进行分型，可将野生型麻疹病毒分为 8 个不同的基因组，23 个基因型。

3. 抵抗力　病毒对理化因素抵抗力较弱，加热 56℃ 30 分钟可被灭活，对脂溶剂及一般消毒剂、日光及紫外线都敏感。

（二）致病性与免疫性

1. 致病性　人是麻疹病毒的唯一自然宿主，传染源为急性期患者。病毒主要通过咳嗽、喷嚏等飞沫经呼吸道侵入人体，也可因鼻咽分泌物污染用具、玩具或密切接触传播。冬春季发病率最高。潜伏期 10～14 天，病毒先在呼吸道上皮细胞内增殖，然后进入血流，出现第一次病毒血症，在全身淋巴组织和单核吞噬细胞内增殖后，再次入血形成第二次病毒血症，此时眼结膜、口腔黏膜、皮肤、呼吸道、消化道、泌尿道、小血管受感染产生病变，表现为细胞融合成多核巨细胞，核内和胞质内形成嗜酸性包涵体等。少数病例病毒尚可侵犯中枢神经系统。麻疹的初期表现为发热，继而出现畏光、流涕、咳嗽、结膜炎、鼻炎和上呼吸道卡他症状等。大多数在口内颊黏膜上出现中心灰白色、周围红色的口腔黏膜斑（Koplik 斑），对临床早期诊断有一定意义。随后 1～3 天出现特征性红色斑丘疹，先颈部，然后躯干，最后四肢。一般在皮疹出齐 24 小时后，体温开始下降，呼吸道症状逐渐消退，皮疹变暗，有色素沉着。年幼体弱的患儿易并发细菌性肺炎，这是麻疹患儿死亡的主要原因之一。

> **案例 29-2 提示：**
> 　　典型病例根据临床表现即可诊断麻疹。麻疹病毒存在于患者鼻咽部分泌物中，主要通过咳嗽、喷嚏等飞沫经呼吸道侵入人体，也可因鼻咽分泌物污染用具、玩具或密切接触传播。

感染麻疹病毒后，大约有 0.1% 的患者常于麻疹病愈 1 周后发生迟发型超敏反应性疾病——脑脊髓炎，呈典型的脱髓鞘病理学改变及明显的淋巴细胞浸润，病死率为 15%。免疫缺陷儿童感染上麻疹病毒，常无皮疹，但可发生严重致死性麻疹巨细胞肺炎。此外，还有百万分之一的麻疹患者在其恢复后多年（平均 7 年），出现麻疹病毒急性感染后的迟发并发症——亚急性硬化性全脑炎。患者大脑功能呈渐进性衰退，主要表现为反应迟钝、精神异常、运动障碍，最终昏迷，1～2 年内死亡。SSPE 患者血清及脑脊液中有高水平的麻疹抗体。现认为脑组织中的病毒为麻疹缺陷病毒，其对神经的毒力比麻疹病毒强。

2. 免疫性　患过麻疹的人，恢复后可获终身免疫力，包括体液免疫和细胞免疫，细胞免疫在抗麻疹病毒感染中起主要作用。血清中的 HA 抗体和 HL 抗体，均有中和病毒、阻止病毒在细胞间扩散的作用，在预防再感染中有重要意义。细胞免疫有很强的保护作用，如细胞免疫缺陷的人患麻疹其症状极其严重，甚至导致死亡。6 个月内的婴儿因从母体获得 IgG 抗体，故不易感染。6 个月后至 5 岁前儿童是麻疹病毒的易感人群。

（三）微生物学检查

典型麻疹病例无须实验室检查，根据临床症状即可诊断。对轻症和不典型病例需进行微生物学检查。实验室诊断可采用病毒分离、血清学检查和快速诊断。

1. 病毒分离　取患者发病早期的咽洗液、咽拭标本或血液经抗生素处理后，接种于人胚肾、猴肾或人羊膜细胞中培养。一般经 7～10 天可出现典型 CPE，即有多核巨细胞出现，胞内和核内有嗜酸性包涵体，再以荧光抗体法检测培养物中的麻疹病毒抗原。

2. 血清学检查　取患者急性期和恢复期双份血清，检测血清中的特异性抗体，常用 HI 试验，也可采用 CF 试验或中和试验。如果恢复期血清抗体效价比急性期增高 4 倍以上即有诊断意义。此外，也可用间接荧光抗体法或 ELISA 法检测特异性 IgM 抗体。

3. 快速诊断　用荧光标记抗体检查患者咽漱液中黏膜细胞有无麻疹病毒抗原。亦可用核酸分子杂交技术检测细胞内的病毒核酸。

（四）防治原则

预防麻疹的主要措施是隔离患者；对儿童进行人工主动免疫，提高机体的免疫力。目前国内外普遍实行麻疹减毒活疫苗接种。我国应用的麻疹疫苗现已从单价疫苗发展为麻疹 - 风疹 - 腮腺炎三联疫苗（MMR），接种后，抗体阳转率达 90% 以上，但免疫力仅维持 10 ～ 15 年。对未注射过疫苗又与麻疹患儿接触的易感儿童，可在接触后的 5 天内紧急肌内注射胎盘球蛋白或丙种球蛋白，有较好的预防效果，可减轻症状和减少并发症的发生。

> **案例 29-2 提示：**
>
> 　　预防麻疹的特异措施是对儿童实行麻疹减毒活疫苗接种。对未注射过疫苗又与麻疹患儿接触的易感儿童，应紧急肌内注射胎盘球蛋白或丙种球蛋白。

二、副流感病毒

副流感病毒是引起普通感冒的病原体。病毒呈球形，较大，直径为 125 ～ 250nm。核酸为不分节段的单负链 RNA，核蛋白呈螺旋对称，包膜上有两种刺突，一种是 HN 蛋白，具有 HA 和 NA 作用；另一种为 F 蛋白，具有使细胞融合及溶解红细胞的作用。根据抗原构造不同，副流感病毒分为 5 型。

病毒通过人与人直接接触或飞沫传播，进入人体在呼吸道上皮细胞中增殖，引起各年龄组人的上呼吸道感染，尤其是可引起婴幼儿及儿童严重呼吸道疾病，如小儿哮喘、细支气管炎和肺炎等。病毒感染以副流感病毒 1、2、3 型为多见。成人感染潜伏期为 2 ～ 6 天，儿童感染的潜伏期尚不清楚，但排毒期一般为 7 ～ 10 天。感染后的主要症状为发热、鼻塞、咽喉炎，毛细支气管炎、间质性肺炎等。所有婴儿可自母体被动获得副流感病毒抗体，然而该抗体没有保护作用。自然感染产生的 SIgA 对再感染有保护作用，但不持久，故常发生再感染。

实验室诊断可用原代细胞或动物肾细胞（猴肾 LLC-MK 或狗肾 MDCK 细胞）分离鉴定病毒，也可用免疫荧光抗体法或 ELISA 法检查鼻咽部脱落细胞中的病毒抗原。目前尚无特异性疫苗和药物。

三、腮腺炎病毒

腮腺炎病毒是流行性腮腺炎的病原体。病毒仅一个血清型，呈球形，直径为 100 ～ 200nm，核酸为单负链 RNA，衣壳呈螺旋对称，包膜上有 HA 和 NA 等突起，成分是糖蛋白。病毒可在鸡胚羊膜腔内增殖，在猴肾等细胞中增殖引起细胞融合，出现多核巨细胞病变。

人是腮腺炎病毒唯一的自然宿主。传染源为早期患者和隐性感染者，病毒经飞沫传播，在呼吸道上皮细胞和面部局部淋巴结内增殖后，进入血流再通过血液侵入腮腺及其他器官，引起一侧或双侧腮腺肿大，若无合并感染，病程经 1 ～ 2 周自愈。儿童中有 15% 的病例发生脑膜炎、脑膜脑炎。部分成人可发生睾丸炎和卵巢炎等。腮腺炎是导致男性不育症和儿童期获得性耳聋最常见的病因。一般患病后可获持久免疫力。

典型的腮腺炎不需要做微生物学检查即可诊断。但不典型病例需做病毒分离或血清学诊断。

预防流行性腮腺炎的传播，必须及时隔离患者。疫苗接种是唯一有效的特异性预防措施，可注射麻疹 - 风疹 - 腮腺炎三联疫苗，免疫效果较好。目前尚无有效的药物治疗，主要是对症治疗，中草药有一定的治疗效果。

四、呼吸道合胞病毒

呼吸道合胞病毒（RSV）因能使病变细胞融合成多核巨细胞，故得名。呈球形，直径为 120 ～ 200nm。基因组为不分节段的单负链 RNA，有包膜。目前发现 RSV 只有一个血清型。病毒可在多种细胞中缓慢增殖，出现明显的细胞病变。病变特点是形成融合细胞，内含多个胞核，胞质内有嗜酸性包涵体。

RSV 感染流行于冬季和早春，传染性较强，经过飞沫，也能经污染的手和物体表面传播。它是 6 个月以下婴儿患细支气管炎和肺炎等下呼吸道感染的主要病原微生物，对较大儿童和成人可引起鼻炎、感冒等上呼吸道感染，也是医院内交叉感染的主要病原体之一。RSV 感染后，免疫力不强，不能防止再感染。

RSV 所致疾病在临床上与其他病毒和细菌所致类似疾病难以区别，因此需要进行病毒分离和抗体检查，但需要长时间才能获得结果。快速诊断常用免疫荧光、免疫酶标、放射免疫等标记技术检查鼻咽分泌物中的 RSV 抗原；也可用 RT-PCR 检查标本中 RSV 核酸作辅助诊断。

尚无特异的预防疫苗和有效的药物治疗。

第三节　冠状病毒

冠状病毒（coronavirus）在分类上属于冠状病毒科（Coronaviridae）冠状病毒属（*Coronavirus*），是一个大的 RNA 病毒家族，宿主范围广泛，包括哺乳动物和鸟类在内的很多脊椎动物，可引起人和动物的呼吸道、消化道和神经系统疾病。人冠状病毒是普通感冒的主要病原体，也可引起腹泻或胃肠炎。

现已证实 2002 年 11 月至 2003 年 6 月在世界范围内流行的严重急性呼吸综合征（severe acute respiratory syndrome，SARS）的病原体也是一种冠状病毒，称为 SARS 冠状病毒（SARS coronavirus，SARS Cov）。SARS Cov 在分类学上属于冠状病毒科，但并不是已知人或动物冠状病毒的突变株，其病毒基因序列与已知种系的序列相比差异大，是一种新的冠状病毒种。SARS Cov 是 21 世纪人类发现的第一个烈性传染病的病原体，所致疾病 SARS，俗称传染性非典型肺炎，2002 年底至 2003 年上半年，全世界有 32 个国家和地区出现疫情，发病人数达 8465 人，死亡 919 人，平均死亡率达 11%。我国内地发病人数为 5327 人，死亡 349 人，死亡率为 6.7%。

> ## 视　窗
> 中国是 SARS 的最早发现地和最严重灾区，SARS 病原体的发现经历了较为曲折的过程。世界卫生组织从世界各地召集 13 个实验室，开始联手追索 SARS 病原体。经过全球科研人员的通力合作，包括对病毒进行全基因组序列测定，以及感染动物模型的建立，终于正式确认冠状病毒的一个变种是引起传染性非典型肺炎的病原体，科学家将其命名为 SARS 冠状病毒。

一、生物学性状

（一）形态与结构

冠状病毒呈多形性，直径为 80～160nm，核酸为单正链 RNA，核衣壳呈螺旋对称，有包膜，其膜上有向四周伸出的突起，电镜下形如花冠而得名。SARS Cov 其形态与普通冠状病毒基本一致（图 29-3），病毒核酸编码 20 多个蛋白，除 RNA 聚合酶外，主要结构蛋白是 N、S、M、E 等蛋白。N 蛋白（nucleocapsid protein）结合于 RNA 上，是 SARS Cov 重要结构蛋白，在病毒转录、复制和成熟中起作用。包膜有 E 蛋白（envelope protein），其表面外周有冠状排列的突起为 S 蛋白（spike protein）和 M 蛋白（membrane protein），均为糖蛋白（图 29-4）。S 蛋白是病毒主要抗原，可与细胞受体结合，使细胞发生融合，是病毒侵染细胞的关键蛋白；M 蛋白为跨膜蛋白，参与胞膜形成。

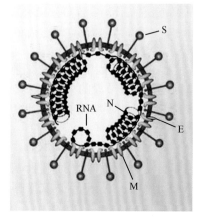

图 29-3　SARS 冠状病毒电镜图　　　　图 29-4　SARS 冠状病毒结构模式图

（二）培养

常用人胚气管及鼻甲黏膜等培养冠状病毒，也可用人胚肾、肺或肠原代细胞培养，但CPE较轻。SARS Cov可在Vero-E6及FRhK-4细胞内增殖并引起细胞病变，病毒复制可被SARS患者恢复期血清所抑制。

（三）抵抗力

冠状病毒对理化因素的抵抗力较弱，37℃数小时便丧失感染性，对乙醚、氯仿等脂溶剂及紫外线敏感。

二、致病性与免疫性

冠状病毒在世界各地普遍存在，可感染各年龄组人群，主要侵犯成人或较大儿童，引起普通感冒和咽喉炎。经飞沫传播，流行期为冬春两季。某些冠状病毒株还可引起成人腹泻。多为自限性疾病，病后免疫力不强，可发生再感染。

SARS Cov传染源主要是SARS患者。该病毒以近距离空气飞沫传播为主，同时可通过接触患者呼吸道分泌物经口、鼻、眼等途径传播。人类对SARS冠状病毒无天然免疫力，故人群普遍易感，密切接触者为高危人群。潜伏期为2～10天，一般为4～5天。临床表现以发热、头痛、全身酸痛、乏力、干咳少痰、气促或呼吸困难等为主要症状，部分可发展为呼吸窘迫综合征。原有糖尿病、冠心病、肺气肿等基础病的老年患者死亡率可达40%～50%。感染SARS Cov后，机体可产生特异性抗体，有人用恢复期血清治疗患者获得疗效，说明特异性抗体有中和该病毒的作用。

三、微生物学检查及防治原则

冠状病毒的检查，一般采用鼻分泌物、咽漱液标本，接种人胚气管、鼻甲黏膜等或人胚肾、肺，或肠原代细胞培养。也可用蚀斑试验做病毒量滴定或取双份血清做中和试验、CF试验和HI试验。快速诊断可用荧光抗体技术、酶免疫技术和RT-PCR技术检测病毒抗原或核酸。SARS相关样品处理、病毒培养及动物实验需要在生物安全三级（BSL-3）实验室中进行。

目前尚无疫苗预防，也无特效药物治疗，其治疗主要采用支持疗法。

第四节　其他呼吸道病毒

一、风疹病毒

> **案例29-3**
> 　　患者，女性，25岁。妊娠5周，近日全身出现粟粒大小红色丘疹，伴耳后淋巴结肿大，风疹病毒抗体IgM效价增高，印象诊断是风疹。
> **思考题：**
> 　　该病最严重的危害是什么？怎样才能有效预防这种危害？

风疹病毒（rubella vires）分类上属披膜病毒科（Togaviridae）。形态上呈不规则球形，直径为50～70nm，核心为单正链RNA，核衣壳呈二十面体立体对称。有包膜，包膜上有6nm的微小刺突，具有血凝和溶血活性。能在多种细胞内增殖，如人羊膜细胞、非洲绿猴肾细胞（Vero细胞）等，但不出现CPE。风疹病毒只有一个血清型。人是病毒的唯一自然宿主。

风疹病毒引起的风疹又称德国麻疹。发病高峰为春季至初夏，病毒经呼吸道传播，潜伏期2～3周，病毒先在呼吸道黏膜上皮细胞增殖，然后进入血流，继而扩散至全身。临床表现类似麻疹，先有上呼吸道感染的一般症状及耳后和枕下淋巴结肿大，随后面部出现浅红色斑丘疹并迅速遍及全身。人群对风疹病毒普遍易感，但多不出现症状。孕妇妊娠早期感染风疹病毒，病毒可通过胎盘导致胎儿发生先天性风疹综合征（congenital rubella syndrome，CRS），引起胎儿畸形、死亡、流产或产后死亡。畸形主要表现为先天性心脏病、白内障和耳聋三大主症。妊娠月数越小，发生畸形的可能性越大。为减少畸形儿的出生，孕妇感染风疹病毒的早期诊断很重要，常用的诊断方法除用血清学方法检测孕妇血清中特异性 IgM 外，还可检测胎儿绒毛膜中有无风疹病毒的特异性抗原或取羊水或绒毛尿囊膜做核酸分子杂交或 PCR 检测风疹病毒核酸。也可取羊水或绒毛膜进行病毒分离鉴定，但比较繁琐。

案例 29-3 提示：
　　该孕妇感染风疹后，风疹病毒可于病毒血症阶段随血流通过胎盘最后感染胎儿，导致胎儿发生先天性风疹综合征，引起胎儿畸形、死亡、流产或产后死亡。

风疹病毒自然感染可获得持久免疫力。风疹减毒活疫苗的接种是预防风疹的有效措施，目前常与腮腺炎病毒、麻疹病毒组合成三联疫苗使用，免疫保护持续时间一般为 7～10 年以上甚至终身免疫。育龄妇女和学龄儿童应接种风疹疫苗，特别是学龄女童接种更有意义。目前尚无特异性治疗方法。

案例 29-3 提示：
　　先天性风疹综合征危害大，因此我国已制成风疹减毒活疫苗，重点免疫对象包括婚前育龄妇女和各学龄女生。妊娠期，特别是妊娠早期的妇女在风疹流行期间应尽量避免接触风疹患者。

二、腺病毒

腺病毒（adenovirus）由 Rowe 等于 1953 年首次从一手术切除的扁桃体内分离到，故得名。腺病毒是一种无包膜的双链 DNA 病毒，直径 70～90nm（图 29-5）。衣壳呈规则的二十面体立体对称，含腺病毒的主要抗原，在病毒检测和疾病诊断中具有重要意义（图 29-6）。人腺病毒根据生物学性质分为 A～G 7 组，每一组包括若干血清型，共 52 型。人来源细胞是培养腺病毒的最适细胞，能引起细胞肿胀、变圆、聚集成葡萄串状等典型的细胞病变。

腺病毒主要通过呼吸道、胃肠道和密切接触传播，可引起呼吸道、胃肠道、泌尿系及眼等部位的多种疾病。一种血清型可引起不同的临床疾病；不同血清型也可引起同一种疾病。

图 29-5　腺病毒电镜照片　　　图 29-6　腺病毒结构模式图

在腺病毒引起的呼吸道感染中，C 组 1、2、5、6 型病毒可引起急性发热性咽喉炎，以婴儿和儿童发病为多见，出现咳嗽、鼻塞、发热和咽喉部溃疡等症状；B 组腺病毒 3 和 7 型所致咽结膜热，症状与急性发热性咽喉炎相似，但同时伴有结膜炎；腺病毒 4、7 型引起急性呼吸道感染，常在军队的新兵中流行，主要表现为咽炎、发热、咳嗽和全身不适；腺病毒 3、7 型引起的腺病毒肺炎，约占儿童期肺炎的 10%。新兵急性呼吸道疾病严重时也可发生肺炎，而且青年人患腺病毒肺炎死亡率较高。

腺病毒可致眼部及其他感染，其中 40、41 和 42 型腺病毒可在肠道细胞中复制，引起小儿胃肠炎，称为肠道腺病毒。C 组腺病毒能引起儿童急性出血性膀胱炎；37 型可引起女性宫颈炎和男性尿道炎；1、5、7 型腺病毒可引起免疫抑制或器官移植患者严重呼吸道感染和病毒性肝炎。感染后可产生特异性抗体，获得对同型腺病毒的持久免疫力。

微生物学检查取急性期患者咽拭子、眼分泌物、粪便和尿等标本，接种敏感细胞，根据特征性细胞病变可鉴定病毒。或直接将患者鼻黏膜上皮脱落细胞进行酶标试验或荧光抗体试验检测病毒抗原，或用 PCR 技术、DNA 杂交方法检测腺病毒 DNA。亦可取患者急性期和恢复期血清进行 CF、HI 及 NT 等试验，若恢复期血清抗体效价比急性期增长 4 倍或以上，即有诊断意义。

目前尚无理想疫苗及治疗腺病毒感染的有效药物，主要采用对症治疗和常规抗病毒治疗。

三、鼻　病　毒

鼻病毒（rhinovirus）在分类学上属于小 RNA 病毒科，是引起普通感冒最主要的病原体。目前鉴定出的鼻病毒已有 114 个血清型，是人类病毒中血清型最多的病毒。鼻病毒呈球形，直径 15 ～ 30nm。核衣壳呈二十面体立体对称，无包膜。能在人胚肾、肺、气管、皮肤肌肉成纤维细胞及猴肾细胞中增殖，引起多形态的细胞病变。

病毒常寄居于上呼吸道，可引起普通感冒等上呼吸道感染；在儿童还引起支气管炎和肺炎。潜伏期 24 ～ 48 小时，临床症状有流涕、鼻塞、打喷嚏、头痛、咽部疼痛和咳嗽，体温不增高或略有增高。为自限性疾病，一般 1 周左右自愈。感染后可产生局部 SIgA，对同型病毒有免疫力，但持续时间短。另外，鼻病毒型别多并存在抗原漂移现象，因而可反复再感染。

病毒的微生物学检查对临床诊断意义不大。治疗可用干扰素。

Summary

Most of acute respiratory illnesses（approximately 90%）are caused by viruses. Respiratory viruses attack respiratory tract, and only cause respiratory tract pathological changes or cause other tissues and organs illnesses. The viruses that are major causes of acute respiratory disease include influenza viruses, parainfluenza virus, measles virus, mumps virus, respiratory syncytial virus, coronavirus, rubella virus, adenovirus, rhinovirus and so on.

（钟民涛）

第三十章 肠道病毒

肠道病毒（enterovirus）属于小 RNA 病毒科（Picornaviridae），肠道病毒属包含 100 多种与人类疾病有关的血清型。同属该科的与人类疾病有关的病毒还有鼻病毒及甲型肝炎病毒。人类肠道病毒包括以下几种。

1. 脊髓灰质炎病毒（poliovirus） 有 Ⅰ、Ⅱ、Ⅲ 3 型。

2. 柯萨奇病毒（coxsackievirus） 分 A、B 两组，A 组包括 1 ～ 22、24 型；B 组包括 1 ～ 6 型。

3. 人肠道致细胞病变孤儿病毒（简称埃可病毒）（enteric cytopathogenic human orphan virus，ECHO） 包括 1 ～ 9、11 ～ 27、29 ～ 33 型。第 10 型、第 28 型和第 34 型被重新分类为呼肠孤病毒 Ⅰ 型、鼻病毒 Ⅰ 型和柯萨奇病毒 A 组 24 型。

4. 新肠道病毒（new enterovirus） 为 1969 年后陆续分离得到，包括 68、69、70 和 71 型。

肠道病毒的共同特征：

（1）球形，直径 24nm ～ 30nm，衣壳呈二十面体立体对称，由 60 个相同的壳粒组成，每个壳粒又由 VP1 ～ VP4 四种不同的多肽组成，无包膜。

（2）基因组为单正链 RNA，具有感染性，进入细胞后可直接起 mRNA 的作用。

（3）多数肠道病毒均可在易感细胞中增殖，迅速产生细胞病变，有较强的杀细胞作用。但柯萨奇病毒 A 组的某些血清型（如 A1、A19 和 A22），只能在新生乳鼠体内增殖。

（4）抵抗力较强，耐酸、乙醚及去垢剂，对氧化类消毒剂较为敏感。

（5）主要经粪 - 口途径传播，多表现为隐性感染。病毒虽在肠道内增殖，临床表现却呈多样化，可引起多种肠道外感染性疾病，如脊髓灰质炎、无菌性脑炎、心肌炎及急性出血性结膜炎等。

第一节 脊髓灰质炎病毒

脊髓灰质炎病毒是脊髓灰质炎（poliomyelitis）的病原体。病毒侵犯脊髓前角运动神经细胞，导致弛缓性肢体麻痹，多见于儿童，故脊髓灰质炎亦称小儿麻痹症（infantile paralysis）。

一、生物学性状

1. 形态与结构 该病毒的核衣壳为二十面体立体对称的球形结构（图 30-1），无包膜和刺突，直径 27 ～ 30nm，核酸为单正链 RNA。同其他肠道病毒属成员一样，脊髓灰质炎病毒基因组编码的多肽 VP1、VP2、VP3 及 VP4 构成原聚体，后者再拼装成具有五聚体样结构的亚单位（pentameric unit），60 个亚单位通过各自的结构域相互连接，最终形成病毒的外壳（图 30-2）。

图 30-1 脊髓灰质炎病毒

图 30-2 脊髓灰质炎病毒结构示意图

2. 基因组与编码蛋白　核心为单正链 RNA，长约 7.4kb，两端为保守的非编码区，与其他肠道病毒比较有很高的同源性，中间为连续开放阅读框。此外，5' 端共价结合一小分子蛋白质 VPg，与病毒 RNA 合成和基因组装配有关；3' 端带有 poly（A）尾，加强了病毒的感染性。病毒 RNA 为感染性核酸，进入细胞后，可直接起 mRNA 作用，转译出一个约 2200 个氨基酸的大分子多聚蛋白（polyprotein），经酶切后形成病毒结构蛋白 VPl ～ VP4 和功能性蛋白。

VPl、VP2 和 VP3 均暴露在病毒衣壳的表面，带有中和抗原位点，VPl 还与病毒吸附有关；VP4 位于衣壳内部，一旦病毒 VPl 与受体结合后，VP4 即被释出，衣壳松动，病毒基因组脱壳穿入细胞。病毒在胞质中经过生物合成装配为成熟病毒体，通过裂解细胞方式释放。

3. 抗原性及分型　脊髓灰质炎病毒有两种不同的抗原，一种为具有感染性的完整病毒颗粒，称为致密（dense，D）抗原，又称中和（N）抗原。可与中和抗体结合，具有型特异性，用中和试验可将该病毒分为 I 型、II 型和III 型，三型间无交叉反应。另一种为空壳颗粒（coreless，C），为未装配核心的空心衣壳，称为 C 抗原，它与三型间均可发生补体结合反应，因三型间有共同的补体结合抗原。脊髓灰质炎病毒常用人胚肾、猴肾或人羊膜细胞等灵长类细胞进行培养，病毒在细胞质内复制，产生典型的细胞病变，导致细胞变圆、坏死和脱落。若将病毒注入猴、猩猩的脊髓或脑内，可引起动物肢体的麻痹。

4. 抵抗力　病毒对理化因素的抵抗力较强。在污水和粪便中可存活数月；在胃肠道能耐受胃酸、蛋白酶和胆汁的作用；在 pH 3.0 ～ 9.0 时稳定，对热、去污剂均有一定抗性，在室温下可存活数日。但在紫外线或 55℃湿热条件下可迅速灭活病毒，对各种氧化剂，如高锰酸钾、漂白粉、过氧化氢（双氧水）等敏感。

二、致病性与免疫性

1. 传染源与传播途径　脊髓灰质炎病毒的传染源是患者或无症状带毒者。主要通过粪 - 口途径传播，儿童是主要易感者。

2. 致病性　病毒以上呼吸道和肠道为侵入门户，先在局部黏膜和咽、扁桃体等淋巴组织和肠道集合淋巴结中增殖，然后释放入血形成第一次病毒血症，扩散至带有受体的靶组织。在淋巴结、肝、脾的网状内皮细胞中再次增殖后，释放入血引起第二次病毒血症并出现相应的临床症状。脊髓灰质炎病毒识别的受体为免疫球蛋白超家族的细胞黏附分子（ICAM）——CD155，人体只有很少的组织表达这种受体，如脊髓前角细胞、背根神经节细胞、运动神经元、骨骼肌细胞和淋巴细胞等，因而限制了病毒的感染范围。

机体免疫力的强弱显著影响感染的结局。至少 90% 的感染者表现为隐性感染；约 5% 的患者产生顿挫感染，只出现发热、头痛、乏力、咽痛和呕吐等非特异性症状，并迅速恢复；1% ～ 2% 的患者，病毒侵入中枢神经系统和脑膜，引起非麻痹型脊髓灰质炎或无菌性脑膜炎，出现颈背强直、肌痉挛等症状；只有 0.1% ～ 2% 的患者产生最严重的结局，包括暂时性肢体麻痹，永久性弛缓性肢体麻痹，以及极少数患者发展为延髓麻痹，导致呼吸、心力衰竭而死亡。

有效的疫苗预防显著降低了脊髓灰质炎病毒野毒株的感染，但疫苗相关麻痹型脊髓灰质炎（vaccine-associated paralytic poliomyelitis，VAPP）病例的出现应引起足够的重视。

3. 免疫性　脊髓灰质炎病毒感染后，机体可获得牢固的型特异性免疫。在保护性免疫中，体液免疫发挥着重要作用。黏膜局部 SIgA 可阻止病毒在咽喉部、肠道内吸附和增殖，并阻断病毒随粪便排出扩散。血清中和抗体 IgG 和 IgM 可阻止病毒侵入中枢神经系统。中和抗体在病毒感染后 2 ～ 6 周达高峰，并能持续多年，甚至终身。

三、微生物学检查

1. 病毒分离与鉴定　粪便标本加抗生素处理后，接种原代猴肾或人胚肾细胞培养 7 ～ 10 天，若出现细胞病变，用中和试验进一步鉴定其型别。

2. 血清学试验　取患者发病早期和恢复期双份血清进行中和试验，若血清抗体有 4 倍或以上增长，则有诊断意义。

3. 快速诊断　用核酸杂交、PCR 等分子生物学方法检测标本中的病毒基因组，进行快速诊断。同时可根据核苷酸组成或序列的差异以及酶切位点的不同等来区别病毒的疫苗株与野毒株。

四、防治原则

自从 20 世纪 50 年代中期和 60 年代初期灭活脊髓灰质炎疫苗（inactivated polio vaccine，IPV，Salk 疫苗）和口服脊髓灰质炎减毒活疫苗（live oral polio vaccine，OPV，Sabin 疫苗）问世并广泛应用以来，脊髓灰质炎发病率急剧下降，绝大多数发达国家已消灭了脊髓灰质炎野毒株，但在非洲、中东和亚洲发展中国家仍有野毒株的存在，因此疫苗主动免疫仍需继续加强。

OPV 口服免疫类似自然感染，既可诱生血清中和抗体，预防麻痹型脊髓灰质炎的发生，又可刺激肠道局部产生 SIgA，阻止野毒株在肠道的增殖以及在人群中的流行。此外，口服 OPV 还可使接触者形成间接免疫，因为 OPV 在咽部存留 1 ～ 2 周，并随粪便排出达数周。

IPV 则经肌内注射接种，不能产生肠道局部免疫，且接种剂量大、使用不方便、接种面广等缺点使其在世界范围内很快被 OPV 所替代。事实上 20 世纪 80 年代后期最初的 IPV 已被抗原性较好的增效 IPV 所替代，增效 IPV 接种后，机体针对三个型别病毒的抗体产生率达 99% ～ 100%，同时还能诱导低水平的黏膜免疫。芬兰、法国、荷兰、挪威、瑞典等国家使用 IPV 后已控制并消灭了脊髓灰质炎，证明了 IPV 的效果。

由于 OPV 热稳定性差，保存、运输及使用要求高，且存在毒力回复的可能，特别是自 1979 年以来，美国等部分国家发生的麻痹型脊髓灰质炎都与疫苗株有关，即所谓 VAPP，所以新的免疫程序建议最初两次免疫宜使用 IPV 再口服 OPV 以排除 VAPP 发生的危险。

目前，IPV 和 OPV 都是三价混合疫苗（tIPV 或 tOPV），接种后都可获得抗 Ⅰ 型、Ⅱ 型和Ⅲ型脊髓灰质炎（以下简称脊灰）病毒的免疫力。2015 年世界卫生组织宣布Ⅱ型脊灰野病毒已经在全球范围内被消灭，接种含Ⅱ型毒株的减毒活疫苗已经没有必要。为此，世界卫生组织决定全球停用三价脊灰减毒活疫苗，改用含有 Ⅰ 型、Ⅲ 型两个血清型的二价减毒活疫苗，同时要求各国应引入至少 1 剂次脊灰灭活疫苗。我国于 2016 年 5 月 1 日实施新的脊髓灰质炎疫苗免疫策略，将 1 剂次脊灰灭活疫苗（tIPV）和 3 剂次二价脊灰减毒活疫苗（bOPV）纳入国家免疫规划。该策略的实施既有助于减少脊灰减毒活疫苗所致的相关病例的发生，同时也可有效降低脊灰野病毒输入和传播的风险。脊灰免疫策略调整是全球最终实现消灭脊灰目标的重要步骤。

第二节　柯萨奇病毒、埃可病毒与新型肠道病毒

> **案例 30-1**
>
> 　　患儿，男，4 岁。发热伴手足口皮疹 3 天就诊，发病前所在幼儿园有类似疾病史。入院查体：T 37.9℃，精神稍差，营养良好，口腔黏膜有多个疱疹，双手和脚掌可见红色斑丘疹，于当日下午患儿精神明显变差，呈昏睡状态，对外界刺激几乎无反应。病原学检查：应用聚合酶链反应（RT-PCR）技术检测粪便标本可见 EV71 病毒核酸阳性。
>
> **思考题：**
> 　　1. 该患儿考虑为何种疾病？
> 　　2. 引起该病最常见的病原体有哪些？

柯萨奇病毒（coxsackievirus）、埃可病毒（echovirus）及新型肠道病毒（new enterovirus）的生物学性状、感染及免疫过程都与脊髓灰质炎病毒相似。但由于柯萨奇病毒、埃可病毒的型别多，识别的受体在组织和细胞中分布广泛，包括中枢神经系统、心、肺、胰、皮肤、黏膜等，因而引起的疾病谱较复杂。这些病毒主要通过粪 - 口途径传播，也可通过呼吸道或眼部黏膜感染。致病特点是病毒在肠道中增殖感染却很少引起肠道疾病。不同型别的病毒可引起相同的临床综合征，如散发性脊髓灰质炎样的麻痹症、暴发性的脑膜炎、脑炎、发热、皮疹和轻型上呼吸道感染。同一型别病毒亦可引起几种不同的临床疾病（表 30-1）。

表30-1 肠道病毒感染的临床表现和常见的病毒型别

临床表现	脊髓灰质炎病毒	柯萨奇病毒	埃可病毒	新型肠道病毒
麻痹症	1～3	A7，9；B2～5	2，4，6，9，11（可能1，7，13，14，16，18，31）	70，71
无菌性脑膜炎	1～3	A2，4，7，9，10；B1～6	1～11，13～23，25，27，28，30，31	70，71
无菌性脑炎		B1～5	2，6，9，19（可能3，4，7，11，14，19，20）	70，71
疱疹性咽峡炎		A2～6，8，10		
手足口病		A5，10，16		71
皮疹		A4，5，6，9，16；B5	2，4，6，9，11，16，18（可能1，3，5，7，12，14，19，20）	
流行性胸痛		A9；B1～5	1，6，9	
心肌炎，心包炎		A4，16；B1～5	1，6，9，19	
急性结膜炎		A24		
急性出血性结膜炎				70
感冒		A21，24；B4，5	4，9，11，20，25（可能1～3，6～8，16，19，22）	
肺炎		A9，16；B4，5		68
腹泻		A18，20，21，22，24	18，20	
肝炎		A4，9；B5	4，9	
发热	1～3	B1～6		
新生儿全身感染		B1～5	3，4，6，9，17，19	
糖尿病		B3，4，5		
病毒感染后疲劳综合征		B组		

　　几乎所有的肠道病毒都与无菌性脑膜炎、脑炎及轻瘫有关。除此以外，一些肠道病毒倾向于引起某种综合征。

　　1. 无菌性脑膜炎（aseptic meningitis）　几乎所有的肠道病毒都可引起。表现为发热、头痛及脑膜刺激证等症状。常发生于夏秋季。其中埃可病毒3、11、18、19及新型肠道病毒71型可引起暴发性流行。

　　2. 疱疹性咽峡炎（herpangina）　主要由柯萨奇A组病毒某些血清型引起，多见于夏秋季，以1～7岁儿童为主。典型的症状为发热、咽痛，在软腭、腭垂（悬雍垂）周围出现水疱性溃疡。

　　3. 手足口病（hand-foot-mouth disease）　主要由柯萨奇病毒A16及新型肠道病毒71型引起，常见于5岁以下儿童。特点为手足皮肤、口舌及臀部与肛周等处呈水疱性损伤。部分患儿会出现咳嗽、呕吐、咽痛、咽部充血等感冒样症状。重症病例多在发病后3～7天内出现中枢神经系统、呼吸系统、循环系统严重并发症，可引起死亡。

　　案例30-1 提示：
　　　　结合案例中临床资料，首先考虑诊断手足口病。由于患儿入院后精神一直较差，并逐渐出现昏睡表现，所以考虑手足口重症并发脑炎。为确证病原体，需进行手足口病病原学检查。

　　4. 流行性胸痛（pleurodynia）　常由柯萨奇B组病毒引起，表现为突发性发热和单侧胸痛。

5. 心肌炎（myocarditis）和心包炎（pericarditis） 主要由柯萨奇 B 组病毒引起，散发流行于成人与儿童。在伴有短暂的发热感冒后出现心脏症状，病毒通过直接作用和免疫病理作用引起心肌细胞的损伤。新生儿死亡率很高。

6. 眼病 见于柯萨奇 A24 型引起的急性结膜炎和新肠道病毒 71 型引起的急性出血性结膜炎。

此外，肠道病毒感染还可能与病毒感染后疲劳综合征、糖尿病相关。

肠道病毒感染所致临床表现的特点，决定了对病因的确诊必须借助微生物学检查。先取咽拭、粪便、脑脊液及心包液等标本进行动物接种或细胞培养。除柯萨奇 A 组病毒等少数几个型别必须在乳鼠中增殖外，其余病毒均可在猴肾原代和传代细胞、某些人源性传代细胞等易感细胞中增殖，产生典型细胞病变。用病毒特异性组合和单价血清做中和试验进行鉴定。采用 RT-PCR 技术检测病毒核酸可进行快速诊断。

> **案例 30-1 提示：**
> RT-PCR 技术检测病毒核酸可对引起包括手足口病在内的多种疾病的各类肠道病毒作出快速特异性诊断。

柯萨奇病毒和埃可病毒尚无疫苗可用于预防。新型肠道病毒 71 型已有疫苗，用于由其感染所致的手足口病的预防。

Summary

Enterovirus represents a very large virus family with respect to the number of members but one of the smallest in terms of virion size and complexity. They are transient inhabitants of the human alimentary tract and may be isolated from the throat or lower intestine. Many enteroviruses cause diseases in humans ranging from severe paralysis to aseptic meningitis, pleurodynia, myocarditis, vesicular and exanthematous skin lesions, mucocutaneous lesions, respiratory illnesses, undifferentiated febrile illness, conjunctivitis, and severe generalized disease of infants. However, subclinical infection is far more common than clinically manifest disease. Etiology is difficult to establish, as different viruses may produce the same syndrome, the same enterovirus may cause more than a single syndrome, and some clinical symptoms cannot be distinguished from those caused by other types of viruses. The most serious disease caused by any enterovirus is poliomyelitis.

（王 燕）

进一步阅读文献

1. Huang HI, Shih SR. Neurotropic enterovirus infections in the central nervous system [J]. Viruses, 2015, 7（11）:6051-6066.

2. Chong PF, Kira R, Morirl, et al. Clinical features of acute flaccid myelitis temporally associated with an enterovirus D68 outbreak: results of a nationwide survey of acute flaccid paralysis in Japan, August–December 2015 [J]. Clin Infect Dis, 2018, 66（5）:653-664.

3. Pallansch MA, Roos RP. Enteroviruses: Polioviruses, Coxsackie-viruses, Echoviruses, and Newer Enteroviruses [M] // Knipe DM, Howley PM, Griffin DE, et al. Fields Virology. 4th ed. Philadelphia: Lippincott Williams & Wilkins, 2001.

4. Esposito S, Principi N. Hand, foot and mouth disease: current knowledge on clinical manifestations, epidemiology, aetiology and prevention[J]. Eur J Clin Microbiol Infect Dis, 2018, 37（3）:391-398.

笔记栏

第三十一章 急性胃肠炎病毒

第一节 轮状病毒

案例 31-1

　　患儿，女，半岁，以突然发病，出现发热、水样腹泻及呕吐等症状于某年 11 月 5 日急诊入院，询问病史患者为早产 1 个月，人工喂养，体检轻微脱水征，蛋花样粪便，体温 38℃。

思考题：

　　1. 患儿可能患何种疾病？

　　2. 该病应采取哪些治疗措施？

　　1973 年澳大利亚学者 Bishop 等在急性非细菌性胃肠炎儿童十二指肠黏膜超薄切片中首次发现轮状病毒颗粒，随后几乎在世界各地，包括加拿大、美国、荷兰、丹麦、澳大利亚、新西兰和日本等都发现了轮状病毒。由于轮状病毒形态似车轮故得名。1975 年国际病毒分类委员会正式将该病毒命名为轮状病毒，并列入双链 RNA 的呼肠孤病毒科（Reoviridae）轮状病毒属（*Rotavirus*）。1983 年我国学者洪涛发现了成人轮状病毒（adult diarrhea rotavirus，ADRV）。

一、生物学性状

　　1. 形态与结构　完整病毒体大小为 60～80nm，球形，无包膜，有双层衣壳，每层衣壳呈二十面体立体对称，内衣壳的壳微粒沿着病毒体边缘呈放射状排列，形同车轮辐条（图 31-1）。具有双层衣壳的病毒体有传染性。

图 31-1　轮状病毒

　　2. 病毒体的核心　为双股 RNA，约 18 550bp，由 11 个不连续的片段组成。每个片段含 1 个开放阅读框，分别编码 6 个结构蛋白（VP1、VP2、VP3、VP4、VP6 和 VP7）和 5 个非结构蛋白（NSP1～NSP5）。VP6 位于内衣壳，具有组和亚组特异性抗原；VP4 和 VP7 位于外衣壳，VP7 为表面糖蛋白，是中和抗原，决定病毒血清型，VP4 为病毒的血凝素，与病毒吸附到易感细胞表面和增强穿入有关，也是重要的中和抗原；VP1～VP3 位于核心，分别是病毒的 RNA 聚合酶、转录酶成分和与帽状 RNA 转录子形成有关的蛋白。

　　非结构蛋白为病毒复制的功能性酶或调节蛋白，在病毒复制和毒力产生中起重要作用。

　　轮状病毒基因组片段在聚丙烯酰胺凝胶电泳（PAGE）中形成特征性的电泳图谱，不同轮状病毒的电泳图谱不同，据此可对轮状病毒进行快速鉴定。

　　3. 抗原和分型　轮状病毒外衣壳上具有型特异性抗原，内衣壳上具有共同抗原。根据内衣壳

VP6 的抗原性，轮状病毒可分为 7 个组（A～G）。A 组又根据 VP6 蛋白的差异再分成 4 个亚组（Ⅰ、Ⅱ、Ⅰ + Ⅱ、非Ⅰ非Ⅱ）；还可根据表面中和抗原 VP7 和 VP4 分为 14 个 G 血清型（VP7 为糖蛋白）和 20 个 P 血清型（VP4 为蛋白质）。根据病毒 RNA 各片段在聚丙烯酰胺凝胶电泳中移动距离的差异，可将人轮状病毒分为多个血清型。

4. 病毒的培养 轮状病毒在一般组织培养中不适应，需选用特殊的细胞株培养（如恒河猴胚肾细胞 MA-104 株和非洲绿猴肾传代细胞 CV-1 株）。培养前应先用胰酶处理病毒，降解病毒多肽 VP3，该多肽能限制病毒在细胞中的增殖。在培养的细胞维持液中也应含有一定浓度的胰酶。

5. 抵抗力 轮状病毒对理化因素有较强的抵抗力。病毒经乙醚、氯仿、反复冻融、超声、37℃ 1 小时或 25℃ 24 小时等处理，仍具有感染性。该病毒耐酸、耐碱，在 pH 3.5～10.0 时具有感染性。95% 的乙醇是最有效的病毒灭活剂，56℃加热 30 分钟也可灭活病毒。在室温下相对稳定，在粪便中可存活数天到数周。经胰酶作用感染性增强。

二、致病性与免疫性

轮状病毒 A～C 组可引起人类和动物腹泻，D～G 组只引起动物腹泻。A 组呈世界性分布，最为常见，主要流行的血清型为 G1P8、G2P4、G3P8 和 G4P8，是引起 6 个月至 2 岁婴幼儿严重胃肠炎的主要病原体，占病毒性胃肠炎的 80% 以上，是导致婴幼儿死亡的主要原因之一。深秋初冬季节流行，在我国常被称为"秋季腹泻"。

传染源为患者和无症状携带者，患者每克粪便中可排出病毒体达 10^{10} 个，一般通过粪 - 口途径传播，亦可通过呼吸道传播，在动物中已证明气溶胶可传播病毒。

病毒经胃肠道侵入人体后在小肠黏膜绒毛细胞内增殖，病毒基因产物 VP4 为主要致病因子，造成细胞溶解死亡，微绒毛萎缩、变短和脱落；腺窝细胞增生和分泌增多，导致严重腹泻，其原因可能是病毒增殖影响细胞的转运功能，妨碍钠和葡萄糖的吸收，严重时可导致脱水和电解质紊乱。

潜伏期为 1～4 天。突然发病，出现发热、腹痛、水样腹泻及呕吐等症状，一般为自限性，病程 3～5 天，可完全恢复。但当婴儿营养不良或大量脱水时，如不及时治疗，可危及生命，是导致婴儿死亡的主要原因之一。

B 组轮状病毒引起成人腹泻，可产生暴发流行。1982～1983 年在我国东北和西北矿区工人中曾暴发由 B 组轮状病毒引发的大规模霍乱样腹泻流行，患者达数十万人。临床症状为黄水样腹泻、腹胀、恶心和呕吐。一般多为自限性，可完全恢复，病死率低。

C 组轮状病毒对人的致病性类似 A 组，但发病率很低。

感染后血液中很快出现特异性 IgM 和 IgG，尤其肠道局部出现 SIgA，可中和病毒，对同型病毒再感染有保护作用，对异型病毒只有部分保护作用。隐性感染机体内同样产生特异性抗体。抗轮状病毒的细胞免疫具有交叉保护作用。

> **案例 31-1 提示：**
> 　　患儿起病急，出现发热、水样腹泻及呕吐等症状，发病时间在深秋，体检轻微脱水征，蛋花样粪便。患儿可能为轮状病毒感染所致腹泻。

三、微生物学检查

1. 电镜检测病毒颗粒 由于在腹泻高峰时患者粪便中存在大量病毒颗粒，运用电镜或免疫电镜可以直接检测粪便标本中的病毒颗粒，轮状病毒的特殊形态有助于诊断，诊断率可达 90%～95%，是一种快速可靠的检测方法。但由于设备上的限制，较难普及推广。

2. 免疫学检测技术 世界卫生组织已将 ELISA 双抗体夹心法（检测病毒抗原）列为诊断轮状病

毒感染的标准方法，目前国内外均有相应试剂盒出售。直接或间接 ELISA 法检测轮状病毒抗原，具有敏感、特异和快速的优点，既可定量亦可进行 G 和 P 分型。

3. 分子生物学检测技术　应用聚丙烯酰胺凝胶电泳法，根据 A、B 和 C 三组轮状病毒 11 个基因片段特殊分布图形进行分析判断，此法和核酸杂交已渐成为常规技术。RT-PCR 法不仅检测灵敏度高，利用引物设计还可进行 G 和 P 分型。这些方法在鉴别、诊断及分子流行病学研究中发挥着重要作用。

4. 细胞培养　轮状病毒可在原代猴肾细胞和传代 MA-104 猴肾上皮细胞等细胞中增殖，胰酶处理后可加强病毒对细胞的感染性。但因为细胞培养程序繁琐复杂，不是临床诊断的常规方法。

四、防治原则

主要防治原则是控制传染源和切断传播途径。严格消毒可能污染的物品和加强洗手环节是其中重要的措施。重视饮用水卫生，并注意防止医源性传播，医院内应严格做好婴儿病区及产房婴儿室的消毒工作。目前尚无特异有效的治疗药物，主要采用补液以纠正电解质紊乱等支持疗法，以减少婴儿的死亡率。用疫苗预防轮状病毒感染，降低重症死亡率是有效手段。目前两种减毒活疫苗 Rotarix 和 RotaTeq 正在全球广泛使用，其可刺激特异性抗体产生，有良好的免疫效果，但存在毒力返祖和副反应及外源因子污染的可能性。动物试验证明肠道外接种的轮状病毒灭活疫苗亦具有好的免疫效果和保护作用，且理论上相对于口服减毒活疫苗，不会出现毒力返祖、肠套叠等情况，使用相对更安全，但当前尚未进入临床试验。

> **案例 31-1 提示：**
> 　　患儿为早产儿，人工喂养，体检轻微脱水征，病情变化快，如不及时治疗，可危及生命。目前尚无特异有效的治疗药物，主要采用及时补液以纠正电解质紊乱等支持疗法，以减少婴儿的死亡率。

第二节　肠道腺病毒

肠道腺病毒（enteric adenovirus，EAd）归属于人类腺病毒 F 组，其形态结构、基因组成、复制特点与其他腺病毒基本一致。基因组为双链 DNA，衣壳呈二十面体立体对称，无包膜。肠道腺病毒不易在通常用于分离腺病毒的细胞中增殖。

肠道腺病毒 40、41、42 三型已证实是引起婴儿病毒性腹泻的第二位病原体，世界各地均有小儿腺病毒急性胃肠炎的报道。病毒主要经粪 - 口途径传播，也可经呼吸道传播；四季均可发病，以夏秋季多见，可引起暴发。主要侵犯 5 岁以下小儿，引起水样腹泻，可伴有咽炎、咳嗽等呼吸道症状，发热及呕吐较轻。

通过检查病毒抗原、核酸及血清抗体可以进行微生物学诊断。目前主要采取补液等对症治疗，尚无有效疫苗和抗病毒治疗方法。

第三节　杯状病毒

与人类胃肠炎病毒相关的人肠道杯状病毒（human enteric calicivirus，HECV）常根据形态学、遗传学和抗原性分为两类：一类为诺如病毒（Norovirus，NV），表面缺乏杯状凹陷或只有小凹陷，有参差不齐边缘（"ragged" edge），即为小圆形结构病毒（small round structured virus，SRSV），如 Norwalk 病毒和雪山因子（snow mountain agent，SMA）；另一类为札幌病毒，又称沙波病毒（Sapovirus，SV），有明显的表面结构和高低不平的棱，具有典型杯状凹陷，即为典型杯状病毒（"classic" calicivirus）（图 31-2）。

图 31-2　SRSV 和典型杯状病毒

A. SRSV；B. 典型杯状病毒

1. 生物学特性　杯状病毒的特点是球形，直径为 27nm，无包膜，外缘粗糙，有表面结构特征。人杯状病毒（HuCV）颗粒外观为六边形，立体对称，边缘不清楚，直径 30 ~ 34 nm。电镜检查可见颗粒内部高密度区为数根明亮的交叉线条，低密度区是 7 个发暗的凹陷，中央 1 个，周围 6 个，构成六芒星样图像，形似花边杯状或花蕾状。基因组为单正链 RNA，7.3 ~ 7.7kb，有 3 个开放阅读框。只有一种衣壳蛋白。尚不能进行细胞培养，也无合适的动物模型。

2. 致病性与免疫性　诺如病毒是世界上引起急性病毒性胃肠炎暴发流行的最主要的病原体之一。流行季节为秋冬季，任何年龄组均可发病。学校、家庭、医院和度假村等集体机构为暴发流行的常见场所，在美国约 85% 以上的急性非细菌性胃肠炎的暴发与该类病毒有关，我国也有暴发流行的报道。患者、隐性感染者和健康带毒者为主要传染源，多以粪 - 口途径传播，也可通过呕吐物的气溶胶传播。该病毒传染性较强，人群普遍易感。

诺如病毒感染引起小肠绒毛轻度萎缩和黏膜上皮细胞的破坏。潜伏期约为 24 小时，突然发病，恶心、呕吐、腹痛和轻度腹泻，常呈自限性，一般无死亡发生。

沙波病毒主要引起 5 岁以下小儿腹泻，发病率低，症状轻，临床表现类似轮状病毒感染。

病毒感染后可产生相应抗体，但抗体没有明显的保护作用。

3. 微生物学检查与防治原则　通过 ELISA 法检测病毒抗原或血清中特异性抗体，可确认病毒感染。尚无有效的抗病毒疗法与疫苗，以补液等对症治疗为主。

第四节　星状病毒

图 31-3　星状病毒

1. 生物学性状　星状病毒（astrovirus）包括人、哺乳动物和鸟类星状病毒。人星状病毒于 1975 年从腹泻婴儿粪便中分离得到，球形，直径 28 ~ 30nm，无包膜，电镜下表面结构呈星形，有 5 ~ 6 个角（图 31-3）。核酸为单正链 RNA，7.0kb，两端为非编码区，中间有三个重叠的开放阅读框。在有胰酶存在下，星状病毒可在某些培养细胞（如大肠癌细胞）中生长并产生 CPE。人星状病毒至少有 8 个血清型。

2. 致病性与免疫性　该病毒呈世界性分布，经粪 - 口途径传播，易感者为 5 岁以下婴幼儿，其中 5% ~ 20% 为隐性感染。在温带地区，冬季为流行季节，但发病率只占病毒性腹泻的 2.8%。

病毒侵犯十二指肠黏膜细胞，并在其中大量增殖，造成细胞死亡，释放病毒于肠腔中。在急性期，每克粪便中病毒颗粒数可达 10^{10}，是医院内感染的主要病原体。临床表现类似于轮状病毒胃肠炎，但症状较轻。感染后可产生抗体，3 ~ 4 岁儿童抗体阳性率为 64%，5 ~ 10 岁可达 87%，抗体有保护作用，免疫力较牢固。

3. 微生物学检查与防治原则 电镜和酶免疫试验直接检测粪便标本中病毒可以辅助诊断。尚无有效的抗病毒方法与疫苗。

Summary

Acute gastroenteritis viruses are viruses with distinct infectious route of gastrointestinal tract besides enterovirus. They include rotavirus，calicivirus，enteric adenovirus and astrovirus. Although these viruses have distinct epidemiologic characteristics，clinical symptoms caused by them are similar to viral gastroenteritis，such as watery diarrhea，vomiting，etc. The most popular approach has been clearly divided into two types：one is caused by diarrhea in children less than 5 years old，another is a cause unrelated to an outbreak of age.

（王　燕）

进一步阅读文献

1. Uchiyama R，Chassaing B，Zhang B，et al. Antibiotic treatment suppresses rotavirus infection and enhances specific humoral immunity [J]. J Infect Dis，2014，210（2）:171-182.

2. Bern C，Glass RI. Impact of diarrheal diseases world wide [M] // Kapikian AZ. Viral Infections of the Gastrointestinal Tract. 2nd ed. New York：Marcel Dekker，1994.

3. Kapikian AZ，Chanock RM. Rotaviruses [M] // Fields BN，Knipe DM，Howley PM，et al. Fields Virology. 3rd ed. New York：Lippincott-Raven，1996.

第三十二章　肝炎病毒

肝炎病毒（hepatitis virus）是指以侵害肝脏为主并引起病毒性肝炎的一组不同种属的病毒，即甲型肝炎病毒（hepatitis A virus，HAV）、乙型肝炎病毒（hepatitis B virus，HBV）、丙型肝炎病毒（hepatitis C virus，HCV）、丁型肝炎病毒（hepatitis D virus，HDV）及戊型肝炎病毒（hepatitis E virus，HEV）。这些病毒分别属于不同病毒科，结构性状显著不同，但均以肝细胞为复制场所，引起病毒性肝炎。此外，其他种类的病毒，如黄热病毒、巨细胞病毒、EB病毒、单纯疱疹病毒、风疹病毒等有时也可引起病毒性肝炎，它们在各自章节中描述，不属本章内容。

第一节　甲型肝炎病毒

案例 32-1

患者，女性，20岁。在旅游期间曾生食毛蚶。因食欲缺乏、恶心、黄疸入院。实验室检查：肝功能异常。血清学检测：anti-HAV IgM（+）；HBsAg（-）；anti-HCV（-）；anti-HDV（-）；anti-HEV（-）。

思考题：
1. 根据以上描述，患者可能感染了哪种病原体？
2. 诊断的依据是什么？
3. 试分析其感染途径？
4. 如何防治该病原体感染？

甲型肝炎病毒（hepatitis A virus，HAV）主要经粪-口途径传播，引起隐性感染和急性甲型肝炎。1973年 Feinstone 应用免疫电镜技术首次在甲型肝炎急性期患者的粪便中发现甲型肝炎病毒颗粒。1993年国际病毒分类命名委员会将 HAV 归类为小 RNA 病毒科嗜肝病毒属。全世界每年新发病例140万，主要集中在卫生状况欠佳的发展中国家。

一、生物学性状

1. 形态与结构　HAV 的直径为 27～32nm，呈球形，无包膜，衣壳为二十面体立体对称。HAV 的核酸为单正链 RNA，长约 7.5kb。基因结构由 5′端非编码区、编码区和 3′端非编码区组成。5′端以共价键结合 VPg。VPg 为一短肽，经修饰后作为引物参与病毒 RNA 的复制（图32-1）。编码区只有一个开放阅读框，编码约2200个氨基酸的前体蛋白，经翻译后剪切，形成不同的蛋白，如衣壳蛋白、RNA 聚合酶和蛋白酶等。病毒的衣壳蛋白具有免疫原性，可诱导中和抗体的产生。HAV 只有一个血清型，抗原稳定，主要抗原表位是暴露于衣壳表面的 VP1 和 VP3。

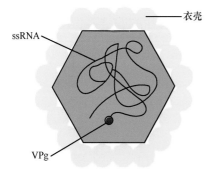

图 32-1　甲型肝炎病毒形态与结构模式图

2. 易感动物和细胞培养　黑猩猩、狨猴及恒河猴等对 HAV 易感，经口服或静脉注射可使动物患肝炎，并能在肝细胞中检出 HAV。动物模型主要用于研究 HAV 的发病机制、免疫机制，以及对疫苗的毒力和免疫效果进行评价。

1979年，Provost 等首次将已在狨猴中传代的 HAV 在体外培养成功。目前，多种原代及传代细胞株均可用于 HAV 的分离培养，如非洲绿猴肾细胞（Vero）、传代恒河猴肾细胞（FRhK4、FRhK6）、人胚肾细胞和人肝癌细胞株（PLC/PRF/5）等。HAV 增殖非常缓慢，不引起细胞病变效应。

因此，从临床标本中分离培养 HAV 比较困难，常需数周甚至数月。应用免疫荧光染色法和放射免疫法可检出细胞中培养的 HAV。

3. 抵抗力　HAV 有较强的抵抗力，耐酸、耐有机溶剂，70℃ 处理 10 分钟仍具有活性。HAV 在淡水、海水、土壤以及毛蚶等水产品中可存活数天至数月。经高压蒸汽灭菌、煮沸、甲醛及含氯化学消毒剂处理可使之灭活。

二、致病性与免疫性

1. 传染源与传播途径　HAV 的传染源为患者和隐性感染者。甲型肝炎的潜伏期为 10～50 天（平均 30 天）。潜伏期后期和急性期的粪便有传染性，病毒常在患者转氨酶升高前 5～6 天就存在于患者的血液和粪便中。HAV 主要经粪 - 口途径传播，偶尔可通过血液传播。HAV 随患者粪便排出体外，通过污染水源、食物、水产品及食具等传播。发病后 2 周开始，随着肠道中抗 -HAV IgA 及血清中抗 -HAV IgM／IgG 的产生，粪便中不再排出病毒。在 1988 年，上海发生了因生食被 HAV 污染的毛蚶而暴发的甲型肝炎流行，发病人数多达 30 余万例，危害十分严重。

2. 致病性与免疫性　HAV 主要感染儿童和青少年，儿童大多数不出现明显的症状和体征即可恢复，成人大多症状明显。甲型肝炎潜伏期过后，其临床表现包括厌食、乏力、腹痛、恶心、呕吐、发热、茶色尿、黄疸（同时伴转氨酶的升高）等。HAV 经口感染，侵犯靶器官肝脏。病毒在细胞培养中增殖缓慢并不直接造成明显的细胞损害，机体特异性 CTL 的直接杀伤作用可以清除 HAV，但同时对病毒所在的肝细胞也造成了病理损害，这是其主要的致病机制，这也解释了为什么机体免疫反应较强的成人症状明显。

在甲型肝炎的显性感染或隐性感染中，机体都可产生抗 -HAV 的 IgM 和 IgG 抗体，我国成人血清中抗 -HAV 阳性率高达 70%～90%，无论显性和隐性感染后都可以产生持久的免疫力。HAV 感染早期血清中出现抗 -HAV IgM，感染 4～6 周达高峰，3 个月后降至检测水平以下。在 IgM 出现的同时，从粪便中可检出抗 -HAV SIgA。恢复期出现抗 -HAV IgG，可持续多年，并对 HAV 的再感染起保护作用（图 32-2）。病毒特异性细胞免疫应答也在恢复期出现。甲型肝炎的预后较好，一般不转为慢性肝炎和携带者，但有少数可引起急性重型肝炎并导致死亡。

图 32-2　甲型肝炎感染过程

三、微生物学检查

1. 血清学检查　HAV 的实验室诊断以血清学检查为主。检查患者血清抗 -HAV IgM 可作为 HAV 早期感染的指标。常用酶联免疫吸附试验（ELISA）进行检测。检测抗 -HAV IgG 有助于流行病学调查。检测粪便中抗 -HAV SIgA 也有助于本病的诊断。

2. 病毒及其抗原检测　甲型肝炎患者一般不进行病毒分离培养。在潜伏末期和急性期早期，可采用免疫电镜检测粪便标本中的 HAV 颗粒进行诊断。用 ELISA 法可检测粪便中 HAV 抗原。

3. 病毒核酸检测　应用 RT-PCR 技术可检测标本中 HAV RNA。

四、防治原则

1. 一般预防措施　HAV 主要通过粪便污染饮食和水源，并经口传播。因此，要加强卫生宣传工作，做好餐饮业卫生管理，保护水源，注意个人卫生。患者排泄物、食具、物品和床单衣物等，要认真消毒处理。

2. 特异性预防措施　接种疫苗主要用于学龄前和学龄儿童，以及其他易感人群。现有 HAV 减毒活疫苗和灭活疫苗两种。我国应用的减毒活疫苗（H2 株或 L-A-1 株）是从患者粪便中分离的 HAV，在人胚肺二倍体细胞连续传代减毒而制成，效果良好，已正式批准使用。国外已经发展了

HAV 灭活疫苗，产生的抗 -HAV IgM 和 IgG 都具有保护力。注射丙种球蛋白对 HAV 感染有应急预防作用。潜伏期肌内注射丙种球蛋白能预防或减轻临床症状，但在急性期则无此作用。

3. 治疗　目前无有效的抗病毒药物，除支持和营养疗法外，一般不经治疗可痊愈。

第二节　乙型肝炎病毒

案例 32-2

　　患者，男，29 岁。因食欲缺乏、乏力、恶心、腹胀入院。入院后出现黄疸并迅速加深。实验室检查：转氨酶升高，肝功能异常。血清学检测：anti-HAV IgM（－）；HBsAg（＋）、HBeAg（＋）、anti-HBc IgM（＋）；anti-HCV（－）；anti-HDV（－）；anti-HEV（－）。

思考题：
　　1. 根据以上描述，患者可能感染了哪种病原体？患者血清中能否检出该病原体？
　　2. 诊断的依据是什么？
　　3. 试分析其感染途径和致病机制？
　　4. 如何防治该病原体感染？如何判断预后？

　　乙型肝炎病毒（hepatitis B virus，HBV）属嗜肝 DNA 病毒科（Hepadnaviridae），是乙型肝炎的病原体。1963 年 Blumberg 在澳大利亚土著人血清中发现一种新抗原，称为澳大利亚抗原（即乙型肝炎表面抗原，HBsAg），他因这一发现及随后的研究于 1976 年获得诺贝尔奖。1970 年由 Dane 在电镜下观察到 HBV 的形态，故亦称其为 Dane 颗粒。根据 WHO 数据，2015 年全球 HBV 携带者达 2.7 亿，每年超过 100 万人死于 HBV 和 HCV 感染导致的肝衰竭、肝硬化和原发性肝细胞癌。我国约 9000 万人是 HBsAg 携带者，因而对 HBV 的防治已成为我国传染病控制中重要的公共卫生问题。

一、生物学性状

（一）形态与结构

　　在 HBV 感染者血清中可查出三种不同形态的病毒颗粒，即大球形颗粒、小球形颗粒和管状颗粒（图 32-3）。

图 32-3　HBV 形态及结构

1. 大球形颗粒　具有感染性的完整的 HBV 颗粒为大球形颗粒，亦称为 Dane 颗粒。直径为 42nm，具有双层壳结构，外层由脂质双层和 HBV 抗原（HBsAg、M 蛋白、L 蛋白）组成。用去垢剂去除外壳，可见内部核衣壳为二十面体立体对称结构，直径约 27nm，由 HBcAg 构成，衣壳内部包含不完全双股环状 DNA 和聚合酶。

2. 小球形颗粒 是 HBV 感染者血清中最常见的颗粒，直径 17～25nm，是 HBV 装配过程中过剩的 HBsAg 组成，无核酸，不具有传染性。

3. 管状颗粒 直径与小球形颗粒相当，长度 100～700nm 不等，含有 HBsAg，实际上是由许多小球形颗粒串联而成，无核酸，也不具有感染性。

这些非感染性颗粒的数量一般是有感染性病毒数量的 10^3～10^5 倍。

（二）HBV 基因结构与功能

HBV 基因组是不完全闭合环状双链 DNA，长约 3.2kb。长链即负链，位于外部，为完全闭合环，具有固定的长度，5' 端连有聚合酶。短链即正链，位于内侧，呈半环状，长度可变，占长链的 50%～85%，其 5′ 端有一寡核苷酸帽状结构，可作为合成正链 DNA 的引物。长链和短链 5′ 端的黏性末端互补，使 HBV 基因组 DNA 形成部分环形结构。在正、负链 5′ 端的互补区的两侧有 11 个核苷酸构成的直接重复序列（direct repeat, DR），与 DNA 复制有关。HBV DNA 聚合酶能以负链 DNA 为模板，使正链 DNA 延伸，最后形成全长的共价闭合环状双链 DNA（图 32-4）。

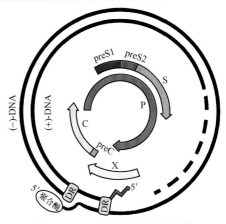

图 32-4 HBV 基因结构示意图

HBV 基因组 DNA 含有 S、C、P 与 X 4 个 ORF（开放阅读框），包含 HBV 的全部遗传信息，且 ORF 相互重叠。S 区含有 3 个不同的起始密码，分别编码 S 蛋白（即 HBsAg）、M 蛋白（含 PreS2Ag+HBsAg）及 L 蛋白（含 PreS1Ag+PreS2Ag+HBsAg）。C 区含 PreC 基因和 C 基因。C 基因编码核心抗原（HBcAg）。PreC 基因和 C 基因共同编码一前体蛋白，经剪切后形成 e 抗原（HBeAg）。P 区基因最长，编码病毒的聚合酶，该蛋白具有依赖 DNA 的 DNA 聚合酶、反转录酶和 RNase H（核糖核酸酶）三种功能。X 区是最小的 ORF，编码 X 蛋白（HBxAg）。HBV 负链可转录出 4 种长度的病毒 RNA（3.5、2.4、2.1、0.7kb）。3.5kb 的 RNA 既可作为模板逆转录成负链 DNA，也可作为 mRNA，编码 HBcAg、HBeAg 及聚合酶。其余不同长短的 RNA 作为 mRNA，分别编码 HBsAg、M 蛋白、L 蛋白及 X 蛋白。

HBV 通过受体结合到肝细胞的表面，进入肝细胞，在胞质中脱去衣壳。病毒基因组被释放到细胞核内，以负链为模板合成正链，形成共价闭合环状双链 DNA，并以此为模板在宿主细胞 RNA 聚合酶Ⅱ作用下，转录出 4 种长度的病毒 RNA（3.5、2.4、2.1、0.7kb）。这些病毒 RNA 在胞质内合成病毒结构蛋白和非结构蛋白。在胞质内，3.5kb RNA 作为前基因组和聚合酶一起被包装入蛋白衣壳中，并在其中逆转录成负链 DNA，同时 RNA 链被水解，再合成正链 DNA。核衣壳在内质网加上外层脂双层及表面蛋白，经高尔基体分泌至细胞外（图 32-5）。

图 32-5 HBV 复制示意图

（三）抗原组成

1. 表面抗原 HBV 外衣壳上含有 3 种蛋白质：含量最多的是 S 蛋白，24kDa，即 HBsAg；M 蛋白，由 S 蛋白和 PreS2 蛋白组成，31kDa，含量为 HBsAg 的 1%～2%；L 蛋白，由 S、PreS2 及 PreS1 组成，39kDa，含量为 HBsAg 的 5%～15%，参与肝细胞受体的结合。

HBsAg 有不同亚型，各亚型含有共同抗原决定簇 a，还有二组亚型抗原决定簇 d/y 及 w/r，按不同组合构成 adw、adr、ayw、ayr 四个亚型，亚型分布有明显的地区性差异，与种族有关，我国汉族以 adr 为主，少数民族以 ayw 为主。

HBsAg 是 HBV 感染的指标之一，HBsAg 有抗原性，可刺激机体产生抗 -HBs，有中和作用，是保护性抗体。

2.核心抗原（HBcAg） 存在于 HBV 的核心部分以及受感染的肝细胞核内、胞质内及肝细胞表面，不易在血循环中检测出游离的 HBcAg。但 HBcAg 抗原性强，能刺激机体产生抗 -HBc。

3.e 抗原（HBeAg） 与 Dane 颗粒在血清中平行出现，与 DNA 聚合酶活性在血循环中的消长基本一致，可作为体内有 HBV 复制及血清具有传染性的指标，能刺激机体产生抗 -HBe。

（四）动物模型与细胞培养

黑猩猩是对 HBV 最敏感的动物，常用于致病机制、疫苗效果及安全性的研究。1980 年发现 HBV 的基因结构与同科的鸭乙型肝炎病毒相似，雏鸭的鸭乙型肝炎病毒感染模型在我国被用于筛选抗病毒药物和致病机制研究。HBV 可以在体外细胞中分离及培养。

（五）抵抗力

HBV 对外界抵抗力较强，对低温、干燥等均有抵抗力。高压灭菌（121℃ 20 分钟）、0.25% 次氯酸钠、70% 异丙醇、80% 乙醇（11℃ 2 分钟）、2% 戊二醛溶液、5% 福尔马林可使 HBV 失活。但 HBV 的感染性丧失与 HBsAg 的抗原性丧失并不一致，pH 2.4 处理 6 小时可使 HBV 失去感染性，但此时 HBsAg 仍具有抗原性。含 HBV 的血迹一般情况下经 1 周仍具传染性。

> 案例 32-2 提示：
> 　　在乙型肝炎病毒感染者血清中可查出三种不同形态的颗粒，具有感染性的完整 HBV 颗粒为大球形颗粒，亦称为 Dane 颗粒。

二、致病性与免疫性

（一）传染源

传染源主要是患者或无症状的 HBsAg 携带者。潜伏期（50～160 天）的患者血清也有传染性。

（二）传播途径

1.血液传播 人对 HBV 极易感，接触少量污染血即可感染。日常生活中文身（纹身）、扎耳环孔、共用牙刷及剃须刀、修足等可引起 HBV 感染。不洁静脉注射毒品也可引起 HBV 感染。应重视并避免以下的医源性传播：血制品、口腔科钻头、血液透析、器官移植、注射、手术、内镜检查及针灸等。

2.垂直传播 绝大多数由于分娩通过产道时，来自母体的病毒经新生儿的微小伤口侵入体内感染所致，少数可发生宫内感染。羊膜穿刺术等破坏母婴屏障的情况可使胎儿在母体子宫内被感染。

3.性传播 HBV 感染者的阴道分泌物、精液中含病毒，并可以通过性传播途径传播。唾液中也可检出 HBV，所以应引起注意。

（三）致病机制

HBV 对机体的损伤主要是免疫病理损伤所致。病毒侵入机体感染肝细胞，在细胞内复制产生完整的病毒颗粒，同时分泌 HBsAg、HBcAg 和 HBeAg 等抗原成分，诱导机体产生特异性体液免疫和细胞免疫应答。

1.细胞免疫及其介导的免疫病理损伤 特异性 CTL 的直接杀伤作用对清除 HBV 是最重要的。活化的特异性 CTL 识别肝细胞膜上与 MHC Ⅰ类分子结合的病毒抗原，清除病毒的同时，也杀伤了肝细胞。特异性 T 细胞还分泌多种细胞因子发挥抗病毒效应，其中有些细胞因子可活化非特异性自然杀伤细胞和巨噬细胞，从而扩大细胞毒效应。肝细胞的损伤是由于 CTL 杀伤了 HBV 感染的肝细胞，还有 T 细胞产生细胞因子的直接或间接损伤作用。

2. 体液免疫及其介导的免疫病理损伤　HBV 感染可使机体产生抗 -HBs、抗 -PreS1 和抗 -PreS2 等针对病毒抗原的抗体，这些保护性中和抗体可直接清除血循环中游离的病毒，并可阻断病毒对肝细胞的吸附作用。同时，HBsAg 及抗 -HBs 可形成抗原抗体复合物，这些免疫复合物沉积于肾小球基底膜、关节滑液囊等处，激活补体，引起 Ⅲ 型超敏反应，导致乙型肝炎的肝外临床表现。

3. 免疫耐受　当 HBV 感染者特异性细胞免疫和体液免疫处于较低水平或完全缺乏时，机体既不能有效地清除病毒，也不能杀伤靶细胞，形成免疫耐受，临床上表现为无症状 HBV 携带者或慢性肝炎。对 HBV 的免疫耐受可发生在母婴垂直感染和成人感染过程中，当发生 HBV 宫内感染时，胎儿胸腺淋巴细胞与抗原相遇，导致 HBV 特异的淋巴细胞克隆被排除，从而发生免疫耐受。幼龄感染 HBV 后，因免疫系统尚未发育成熟，也可对病毒形成免疫耐受。婴儿一出生就感染 HBV 者，其慢性化率为 90%，1 ～ 5 岁儿童感染 HBV 者，其慢性化率为 25% ～ 50%，成人感染 HBV 者，其慢性化率为 1% ～ 5%。

4. 病毒变异与免疫逃逸　HBV DNA 的 4 个 ORF 区均可发生变异，其中 S 基因、PreC 基因及 C 基因的变异较为重要，这些变异可导致病毒的免疫学性状和机体特异性免疫应答的改变。S 基因的 "a" 抗原决定簇基因可发生点突变或插入突变，从而使其抗原性改变，甚至使其抗原位点丢失。因此 "a" 抗原的变异可使抗 -HBs 不能与之结合或亲和力降低，使 HBV 可逃避体液免疫的监视与中和作用，出现临床上虽有 HBV 感染，但检测不到 HBsAg 的情况，即所谓的 "诊断逃逸"。PreC 基因的变异常发生在基因组 1896 位核苷酸，使之由鸟嘌呤（G）变为腺嘌呤（A），导致 PreC 区的第 28 位密码子由 TGG 变为终止密码子 TAG，从而不能正确翻译出 HBeAg，使病毒逃逸机体的免疫监视作用。C 基因编码的 HBcAg 是特异性 CTL 的靶抗原，C 基因的突变导致 HBcAg 抗原位点的改变，从而妨碍 CTL 对 HBcAg 所在细胞的清除。病毒基因突变导致的免疫逃避作用在 HBV 感染慢性化过程中具有重要的意义。

综上所述，机体对 HBV 的免疫效应具有双重作用：既可清除病毒，也可造成肝细胞的损伤。当病毒数量较少，感染的肝细胞数量不多，机体免疫应答处于正常范围时，特异的 CTL 可摧毁病毒感染的细胞，细胞外的 HBV 则可被抗体中和而清除，临床表现为急性肝炎，可较快痊愈。若受感染的肝细胞数量多（如合并 HDV 感染），机体的免疫应答超过正常范围，可引起大量的肝细胞迅速坏死、肝功能衰竭，临床表现为重症肝炎。当机体免疫功能低下，特异性 CTL 不能有效地清除受感染的细胞，又无有效的抗体中和病毒时，病毒则持续存在并再感染其他肝细胞，造成慢性肝炎，进一步发展为肝纤维化，引起肝硬化及肝细胞癌。

> **案例 32-2 提示：**
> 乙型肝炎病毒致病机制复杂，主要是机体产生的免疫病理损伤引起肝细胞病变。

（四）临床表现

潜伏期为 6 ～ 24 周，期间可表现为恶心、呕吐、厌食等。随后可有黄疸、茶色尿、大便颜色变浅、肝区压痛等表现，并伴血清转氨酶（如 ALT）的升高。

1. 急性肝炎　病程 8 周左右，随后抗 -HBs、抗 -HBe 出现，90% 以上的成人属此类，预后好，通常不向慢性化发展（图 32-6）。

2. 慢性肝炎　当感染持续 6 个月以上，表现为转氨酶增高及 HBsAg 阳性，无抗 -HBsAg 出现时，定义为慢性肝炎。约 5% 的成人，70% ～ 90% 的婴儿会慢性化，有些人可以有全身疲乏、厌食、焦虑等症状。对 HBsAg、HBeAg 及病毒 DNA 持续检出的患者，经 30 年后易发展成肝硬化，乃至肝细胞肝癌。

3. 急性重型肝炎　大量肝细胞损伤坏死，见于 1% 的乙型肝炎患者，HBV 急性重型肝炎常伴有其他肝炎病毒的感染，如伴有 HDV 感染者比无 HDV 感染者急性重型肝炎的发病率高 10 倍。PreC 区突变株引起的肝炎，患者血清 HBeAg 阴性，但临床上常表现为严重慢性肝炎或急性重型肝炎。有时患者过强的免疫反应也可导致急性重型肝炎。此类肝炎预后凶险，常致命。

图 32-6　急性乙型肝炎血清学变化

4. 乙型肝炎的肝外表现　在 20% 的患者可见，表现为：①血清病样综合征，包括发热、皮疹和多关节炎；②坏死性血管炎（结节性多动脉炎）；③肾小球肾炎。

5.HBV 与原发性肝细胞癌　幼时就感染 HBV 及有肝硬化者易发展为肝细胞癌。已有大量的证据表明 HBV 感染与原发性肝细胞癌有密切关系。

（1）流行病学调查：我国 90% 以上原发性肝细胞癌患者感染过 HBV，HBsAg 携带者发生原发性肝细胞癌的危险性比正常人高 100 倍以上。

（2）动物实验：用土拨鼠肝炎病毒感染新生的土拨鼠，3 年后 100% 的被感染土拨鼠发生肝癌，对照组未感染肝炎病毒的土拨鼠则无肝癌发生。

（3）分子机制：90% 的肝细胞癌染色体中有 HBV DNA 的整合，50% 为 X 基因片段，转基因小鼠证明 X 基因片段持续性高水平表达能诱发原发性肝细胞癌。X 蛋白不仅可促进病毒的复制，有利于疾病的慢性化，还可激活细胞内原癌基因，抑制抑癌基因，促进细胞转化，发展成原发性肝细胞癌。

（五）免疫性

HBV 感染后特异的抗 -HBs 有保护作用。由于 HBsAg 有共同的特异性抗原决定簇 a，抗 -HBs 能提供不同亚型的交叉保护作用。

三、微生物学检查

（一）乙型肝炎抗原抗体的检测

免疫学方法检测 HBV 标志物是临床最常用的 HBV 感染的病原学诊断方法。HBV 具有三个抗原抗体系统，即 HBsAg 与抗 -HBs、HBeAg 与抗 -HBe、HBcAg 与抗 -HBc（抗 -HBc IgM 和抗 -HBc IgG）。由于 HBcAg 在血液中难以检出，临床进行的免疫学检测不包括 HBcAg，故常称为"两对半"检测。

检测方法以酶联免疫吸附法最为常用。HBV 抗原与抗体的免疫学标志与临床关系较为复杂，必须对各项指标综合分析，为临床提供诊断依据（表 32-1）。

1.HBsAg 和抗 -HBs　HBsAg 是 HBV 感染后第一个出现的血清学标志物，也是诊断乙型肝炎的重要指标之一，是筛选献血员所必需的指标。HBsAg 阳性见于急性、慢性肝炎和无症状携带者。急性肝炎恢复后，一般在 1 ~ 4 个月内 HBsAg 消失，持续阳性 6 个月以上则认为转为慢性肝炎。在急性感染恢复期可检出抗 -HBs，一般是在 HBsAg 从血清消失后产生抗 -HBs。从 HBsAg 消失到抗 -HBs 出现的这段时间，称为窗口期，此期可以短至数天或长达数月，此时，抗 -HBc IgM 是 HBV 感染的唯一的血清学标志物。抗 -HBs 是一种中和抗体，是乙型肝炎恢复的一个重要标志，对病毒的再感染具有保护作用，可持续数年，抗 -HBs 的出现也是乙肝疫苗免疫接种成功的标志。

2.HBeAg 和抗 -HBe　HBeAg 是 HBV 复制及血清具有传染性的指标，在潜伏期可与 HBsAg 同时验出，或在 HBsAg 出现稍后数天可在血清中检出。HBeAg 持续存在时间超过 10 周则提示感染易转为慢性化。HBeAg 具有抗原性，可刺激机体产生抗 -HBe。随着抗 -HBe 的出现，HBeAg 阴转，一般表示 HBV 复制水平降低，传染性下降。

3.HBcAg 和抗 -HBc　HBcAg 是 HBV 存在和复制活跃的指标，血液中不易检测到。HBcAg 抗原性强，在 HBV 感染早期即可刺激机体产生抗 -HBc，较抗 -HBs 的出现早得多，早期以 IgM 为主，随后产生 IgG 型抗体。常以抗 -HBc IgM 作为急性 HBV 感染的指标，但慢性乙肝患者在病变活动时也可持续低效价阳性。急性感染恢复期抗 -HBc IgG 出现，可终身存在。抗 -HBc 不是保护性抗体，不能中和 HBV。

表32-1　HBV抗原、抗体检测结果及临床意义

HBsAg	抗 -HBs	HBeAg	抗 -HBe	抗 -HBc IgM	抗 -HBc IgG	临床意义
+	−	+/−	−	−	−	急性乙肝潜伏期
+	−	+	−	+	−	急性乙肝（"大三阳"）
+	−	−	+	−	+	急性乙肝趋向恢复（"小三阳"）；无症状携带者
−	+	−	+	−	+	乙肝恢复期，有免疫力
−	+/−	−	−	−	+/−	既往感染
+	−	+	−	−	+	慢性乙肝
−	+	−	−	−	−	接种疫苗，有免疫力
−	−	−	−	−	−	易感染者

HBV 抗原、抗体检测主要用于：①乙型肝炎诊断；②乙型肝炎病情监测、疗效及预后的判断；③筛选献血人员；④乙肝疫苗预防接种免疫效果监测；⑤流行病学调查。

（二）血清 HBV DNA 检测

血清中存在 HBV DNA 是诊断 HBV 感染最直接的证据，可用核酸杂交法、PCR 法、荧光定量 PCR 法检测。HBV DNA 的检测可作为 HBsAg 阴性感染者的诊断手段，也有助于判断 HBV 感染者传染性的高低，进行 HBV 基因变异的研究以及抗病毒药物临床疗效的评价等。

（三）血清 DNA 聚合酶检测

血清 DNA 聚合酶在感染 1 周即已出现，测定 HBV 特异的 DNA 聚合酶活性是反映 HBV 增殖的一个有效指标。

案例 32-2 提示：
　　1.诊断依据　检测 HBV 标志物是临床诊断 HBV 感染的最常用方法。HBV 抗原与抗体的免疫学标志与临床关系较为复杂，必须对各项指标综合分析。排除其他肝炎可能，该患者为典型的急性乙肝。
　　2.预后　HBeAg 消失而 anti-HBe（＋）时，传染性降低，anti-HBs（＋）时患者趋于痊愈。如果持续 HBsAg（＋）及 HBeAg（＋），患者易转为慢性肝炎。

四、防治原则

对患者的血液、分泌物等均须消毒处理。加强对献血员的筛选。使用一次性医疗器械,对高危人群采取免疫接种等相应的预防措施。

(一)人工主动免疫

1.乙肝血源疫苗 用HBsAg阳性携带者的血浆,经分离获得22nm直径的HBsAg小球形颗粒后,用福尔马林灭活后制成。

2.基因工程疫苗 它的基本原理是将病毒S基因克隆到质粒中,然后转染至酵母细胞或哺乳动物细胞中表达表面抗原,制造的乙肝疫苗可得到与血源疫苗同样的免疫效果。其优点是可以大量制备,并排除了血源疫苗中可能有潜在病毒的危险。

本疫苗主要应用于婴幼儿及小学生,同时也用于所有易感者、危险人群和免疫抑制者。一般采用0、1、6月免疫方案,对90%的易感人群有免疫效果,但成人随着年龄的增长,免疫效果有所下降。

(二)人工被动免疫

含高效价抗-HBs的人血清免疫球蛋白(HBIg)可用于紧急预防。①黏膜或破损皮肤接触了HBV的成人应该在48小时内注射HBIg来提供被动免疫所需的抗体,然后接种HBsAg疫苗以产生主动免疫。②对于携带HBV的孕妇,将HBIg和乙肝疫苗联合用于出生12小时内的新生儿,保护率可达90%以上。

(三)治疗

急性乙肝不需特殊治疗。α干扰素及恩替卡韦(entecavir)等可用于慢性乙肝的治疗,对多数慢性乙肝患者,治疗只能抑制病毒复制,并不能完全清除病毒,但可以减缓肝硬化及肝癌的发生。

> **案例32-2提示:**
> 应采取的综合性防治措施:
> (1)一般性防治:针对患者的血液和分泌物等。
> (2)特异性防治:人工主动免疫,接种乙肝疫苗;人工被动免疫,注射高价抗-HBs的人血清免疫球蛋白(HBIg)可用于紧急预防。

第三节 丙型肝炎病毒

> **案例32-3**
> 患者,男,63岁。因消瘦、恶心、乏力、便血入院。追问病史,约30年前因外伤手术输血500ml。近几年多次出现食欲缺乏、厌油腻等症状,但并未就医。影像学检查:超声显示轻度腹水及6cm×7cm肝脏占位性病变。实验室检查:甲胎蛋白600 μg/L,血红蛋白70 g/L,肝功异常。血清学检测:anti-HAV IgM(−),HBsAg(−),anti-HCV IgG(+),anti-HDV(−),anti-HEV(−)。基因检测:HCV RNA(+)。
> 思考题:
> 1.患者最可能的诊断及病因是什么?
> 2.感染途径有哪些?如何防止感染?
> 3.该病原体治疗的最新进展有哪些?

HCV(hepatitis C virus,HCV)曾被称为肠道外传播的非甲非乙型肝炎病毒,于1989年归类于黄病毒科(Flaviviridae)。HCV主要通过血液传播,感染在全世界分布广泛,WHO数据显示,

2015 年全世界有 7100 万 HCV 携带者，其危险性是发展为肝硬化和肝癌。

一、生物学性状

（一）形态结构

HCV 是直径约 50nm 的球形颗粒，有包膜。HCV 基因组是单股正链 RNA，全长 9.4kb，仅含有单一的 ORF，自 5′ 端开始依次为 5′ 非翻译区（untranslated region，UTR），C 区、E1 区、E2 区、NS1 ～ NS5 区及 3′ UTR（图 32-7）。5′ UTR 对病毒蛋白翻译有重要的作用，其核苷酸序列保守，病毒株间差异小，可用于基因诊断。C 区和 E 区为结构蛋白编码区，分别编码病毒的核心和包膜蛋白。核心蛋白具有强的抗原性，可诱发机体产生抗体，几乎存在于所有丙型肝炎患者血清中，且持续时间较长，有助于 HCV 感染的诊断。E 区为 HCV 基因中变异最大的部位，在不同的分离株中核苷酸序列差异可达 30%，包膜蛋白抗原性的改变可以逃避免疫监视，这是 HCV 易引起慢性肝炎的主要原因，也是 HCV 疫苗研制的一大障碍。NS2 ～ NS5 区为非结构蛋白编码区，如 NS3 区编码蛋白酶和解旋酶，NS5 区编码依赖 RNA 的 RNA 聚合酶。3′ UTR 对 HCV RNA 结构的稳定及病毒包装有重要作用。

5′UTR	C	E1	E2	NS2	NS3	NS4	NS5	3′UTR

图 32-7　HCV 基因结构示意图

根据世界各地分离的 HCV 毒株，可将 HCV 分为 6 个基因型。在世界不同地方有不同的优势基因型，欧美各国流行株多为 I 型，我国以 I、II 型为主。

（二）培养特性

黑猩猩是研究 HCV 感染的可靠动物模型，其感染过程、急性期的表现、宿主的免疫应答及长期感染的后果，与人类 HCV 感染的临床和免疫学特征十分相似。用于 HCV 研究的其他动物还有狨猴、猕猴等，但结果均不如黑猩猩满意。HCV 可在体外细胞分离培养。

（三）抵抗力

HCV 对各种理化因素的抵抗力较弱，不耐酸、不耐热，对氯仿、乙醚等有机溶剂敏感，紫外线照射、37℃用 1 ∶ 2000 的甲醛溶液处理 72 小时、煮沸 2 分钟、60℃ 10 小时等均可使其感染性丧失。

二、致病性与免疫性

（一）致病性

1. 传播途径　HCV 的传播与 HBV 相似，主要通过输血、血液制剂（如免疫球蛋白）传播。也可通过性传播和垂直传播，但比 HBV 要少。

2. HCV 感染的发病机制　HCV 的致病机制目前认为以免疫病理损害为主。特异性 CTL 的直接杀伤作用可以清除 HCV，同时对病毒所在的肝细胞也造成病理损害。

3. 临床表现　潜伏期 6 ～ 10 周，80% 的急性丙型肝炎患者无明显症状，其余主要表现为食欲缺乏、恶心、呕吐，乏力，约 25% 的患者可出现黄疸（少于乙肝患者）。HCV 的感染者，40% 可完全恢复，60% 发展为慢性肝炎，即持续半年以上无明显改善。慢性肝炎患者中 20% 可进一发展为肝硬化，肝硬化患者中 20% 最终导致肝细胞癌。HCV 感染本身不引起急性重型肝炎，但若同时又合并其他类型的肝炎则易引起急性重型肝炎（图 32-8）。

（二）免疫性

HCV 感染虽然产生结构和非结构蛋白特异性抗体，但无中和作用，不能产生有效的免疫保护，因此 HCV 的重复感染是可能的。

图 32-8　由急性进展至慢性丙型肝炎的血清学变化

三、微生物学检查

1. 检测抗体　检测抗 -HCV，抗 -HCV 阳性者表示曾经被 HCV 感染。

2. 检测病毒 RNA　目前采用 RT-PCR 检出 HCV RNA 以确定感染。出生 12 个月以内儿童体内可含有母亲的抗 -HCV，因此应采用检测 HCV RNA 的方法以确定有无感染。

四、防治原则

我国已规定，检测抗 -HCV 作为筛选献血员的必要步骤，对血制品亦需进行检测以防被 HCV 污染。由于 HCV 不能诱导中和性抗体的产生，且病毒易变异，目前仍无有效疫苗。HCV RNA 阳性持续 6 个月以上，应根据不同的基因型选择相应的化学药物，如 HCV 蛋白酶和聚合酶的抑制剂等，经规范治疗，90% 可治愈。

> **案例 32-3 提示：**
> 　　该患者输血后发生肝炎，HCV RNA（＋），anti-HCV IgG（＋），排除其他肝炎病毒，则为丙型肝炎病毒感染，肝脏占位性病变和甲胎蛋白增高等提示肝癌。该病毒主要经输血途径传播。严格筛选献血员和加强血制品的管理，控制输血途径传播是丙型肝炎最主要的预防措施。

第四节　丁型肝炎病毒

丁型肝炎病毒是 1977 年在慢性乙型肝炎患者的肝细胞核内发现的一种新的肝炎病毒，当时称之为 δ 因子，现已正式命名为丁型肝炎病毒（hepatitis D virus，HDV）。目前，全世界 HDV 感染者超过 1500 万。

一、生物学性状

图 32-9　HDV 形态及结构模式图

HDV 直径为 35 ～ 37nm，病毒基因组为 1.7kb 单负链环状 RNA，被 HDV 抗原包绕，再外面则是由含 HBsAg 的脂双层包裹着（图 32-9）。HDV 是一种缺陷病毒，必须随嗜肝 DNA 病毒（如 HBV）共同增殖，由其提供最外层的膜蛋白，嗜肝 DNA 病毒就成为 HDV 的辅助病毒。

二、致病性

HDV 主要是通过输血或血液制品传播，也可以通过性传播或母婴垂直传播。它是一种缺陷病毒，因此必须在同时感染 HBV（共同感染）或先有 HBV 感染（重叠感染）的条件下，HDV 才能复制增殖。HDV

和 HBV 的共同感染虽然症状可以较重，但大多为急性肝炎，只有不到 5% 的患者慢性化。重叠感染常常导致肝炎症状加重，使病情恶化并慢性化。

三、微生物学检查

通过检测 HDV 感染的标志物，结合 HBV 感染的检测，可进行 HDV 感染的实验室诊断。

1.HDV 抗原 主要存在于受感染者的肝细胞核内，在 HDV 血症时，血中也可查到。直接检查血清中或肝活检组织中 HDV 抗原时，需先用去垢剂处理，去除 HDV 表面的含 HBsAg 的脂双层，然后再用荧光免疫或 ELISA 法检测。血清中 HDV 抗原阳性主要见于急性丁型肝炎的早期。在慢性 HDV 感染中，HDV 抗原可呈波动性地反复阳性。

2. 抗 -HDV（IgM、IgG） 在 HDV 急性感染时，抗 -HDV IgM 是首先可以检出的抗体，抗 -HDV IgG 较后出现，但持续时间较长。

3. 核酸检测 HDV RNA 是病毒存在的直接证据，常用 RT-PCR 和核酸杂交法进行检测，敏感性和特异性均较高。HDV RNA 阳性提示存在 HDV 感染及病毒复制。

四、防治原则

丁型肝炎的预防原则与乙型肝炎一样，需加强对血液制品的检测和管理。对丁型肝炎目前无有效疫苗，因 HDV 为缺陷病毒，其感染依赖 HBV，现通过对乙型肝炎的预防来控制丁型肝炎。治疗可采用 α 干扰素。

第五节 戊型肝炎病毒

戊型肝炎病毒（hepatitis E virus，HEV）是戊型肝炎的病原体。1955 年首次在印度暴发流行，约 2.9 万人发病。1986 年，我国新疆南部地区发生戊型肝炎流行，约 12 万人发病，死亡 700 余人，是迄今世界上最大的一次流行。1989 年，Reyes 等应用基因克隆技术，获得了该病毒基因组 cDNA，并正式命名为戊型肝炎病毒，现归于 Hepeviridae 科。

一、生物学性状

HEV 呈球状，无包膜，直径为 27～34nm，表面有凹陷，形似杯状。HEV 基因组为单正链 RNA，全长约 7.2kb，共有 3 个开放阅读框（ORF），最长的第一个 ORF 约 5kb，编码病毒复制所需的依赖 RNA 的 RNA 聚合酶等非结构蛋白。第二个 ORF 长约 2kb，编码病毒衣壳蛋白。第三个 ORF 编码小蛋白以促进病毒装配。目前认为，HEV 至少存在 4 个基因型，各基因型的分布有一定的地域性，目前从我国感染人群中分离的 HEV 为基因型 I 和基因型 IV。

HEV 对高浓度盐敏感，对酸碱相对耐受。在干冰、液氮中可稳定保存，但不宜反复冻融。

HEV 可以感染恒河猴、猕猴、黑猩猩和猪等。HEV 也可在体外细胞分离培养。

二、致病性与免疫性

HEV 的传染源主要是潜伏末期和急性期早期的戊型肝炎患者，大量病毒随粪便排出，污染水源、水产品、食物和周围环境，然后经粪 - 口途径传播。

戊型肝炎的潜伏期为 20～60 天，平均 40 天。病毒经胃肠道进入血液，感染肝脏并在肝内复制，经肝细胞释放到血液和胆汁中，然后经粪便排出体外。HEV 感染肝细胞后，引起肝细胞的炎症和坏死，其临床表现与甲型肝炎相似。成人感染后临床表现明显，儿童则多为亚临床型。多数患者于发病后 6 周即好转并痊愈，不发展为慢性肝炎。戊型肝炎的病死率一般为 0.4%～4%。孕妇感染后病情常较重，尤以怀孕 6～9 个月最为严重，常发生流产或死胎，孕妇病死率达 10%～20%。其他肝炎患者重叠感染 HEV 后，病情也较重。

戊型肝炎病后有一定免疫力，可产生中和抗体，但维持时间较短。

三、微生物学检查

戊型肝炎从症状上很难与甲型肝炎相区别，病原学诊断是鉴别这两种肝炎的可靠方法，可用电镜或免疫电镜技术检测患者粪便中的 HEV 病毒颗粒，也可用 RT-PCR 法检测血清、粪便或胆汁中的 HEV RNA。目前，临床诊断常用的方法是检查血清中的抗 -HEV IgM 或 IgG，由于抗 -HEV IgM 出现时间与临床症状出现的时间相吻合，且抗体滴度经 3～6 个月降至基础水平，所以用抗 -HEV IgM 作为 HEV 急性感染的指标。抗 -HEV IgG 则可以持续几年。

四、防治原则

预防 HEV 感染主要是以切断传播途径为主的综合性预防措施，包括防止水源被粪便污染、加强食品卫生管理、讲究个人卫生和提高环境卫生水平。感染过 HEV 者的免疫球蛋白对预防 HEV 感染有一定效果，我国已有 HEV 疫苗。除孕妇和急性重型肝炎外，急性戊型肝炎为自限性疾病，无须特殊治疗，主要应用支持疗法和对症治疗。

第六节 新发现的感染肝脏的病毒

甲～戊型肝炎病毒被鉴定后，仍然有一部分肝炎患者的病原体不明。近年来从输血后肝炎患者中发现几种新病毒，包括庚型肝炎病毒 /GB 病毒 -C、TT 病毒等。最初认为这些病毒与肝炎相关，随着研究的深入，发现它们并不是肝炎的病原体，其致病性有待进一步研究。

一、庚型肝炎病毒 /GB 病毒 -C

1995 年，美国科学家在非甲～戊型肝炎患者中扩增出一新病毒 GBV-C 的序列（GB 为患者姓名缩写）。几乎与此同时，美国另一实验室在患者血清中也发现了与非甲～戊型肝炎病毒相关的基因序列，称为庚型肝炎病毒（hepatitis G virus，HGV）。GBV-C 和 HGV 是同种病毒的不同分离株。由于其命名未正式明确，现一般将其称为 HGV 或 GB 病毒 -C。

1. 生物学性状 HGV 是有包膜的 RNA 病毒，属黄病毒科，与 HCV 相似，基因组为单正链 RNA，长 9.4kb。有一个开放阅读框，编码一种约 3000 个氨基酸的前体蛋白，经翻译后加工，形成病毒的结构蛋白和非结构蛋白。

HGV 可以感染狨猴、绢猴和黑猩猩，并可以连续传代。我国学者用 HGV RNA 阳性血清感染狨猴也获得了成功。

2. 致病性与免疫性 HGV 的传染源是病毒感染者或携带者。主要经血液传播，也可经母婴传播。在发达国家的健康献血者中，感染率为 1%～5%，在发展中国家则更高。大多数研究显示，HGV 感染者不出现明显的肝脏损伤及临床症状，HGV 感染的意义尚待进一步研究。

HGV 可刺激机体产生抗包膜 E2 蛋白的抗体，抗体与 HGV RNA 的含量呈反比关系。提示该抗体可能是中和抗体。

3. 微生物学检查 目前，HGV 感染的诊断以 RT-PCR 为主。由于 E2 抗体的出现与 HGV RNA 的消失相关，可将 E2 抗体作为 HGV 感染恢复的标志或以前感染的标志。

二、TT 病毒

1997 年 Nishizawa 从一例输血后肝炎患者血清中分离到一种新病毒，现将这种病毒命名为单股环状病毒（torque teno virus，TTV），属 Circoviridae 科。

1. 生物学性状 TTV 是无包膜的单负链环状 DNA 病毒。病毒体呈球形，直径为 30～32nm。基因组长约 3.8kb，编码区至少有 4 个开放阅读框（ORF），ORF1 可能编码衣壳蛋白，其中 3 个高变区可能与病毒免疫逃避、在体内持续感染有关。ORF2、ORF3 和 ORF4 所编码蛋白质的功能尚不清楚。TTV 基因组序列差异很大。有研究根据 ORF1 的核酸序列将 TTV 分为 5 个基因群，至少 39 个基因型。

2. 致病性 TTV 可以在血液、粪便、唾液和精液等中检出，所以其传播途径也多样化。TTV 感染呈全球性分布，人群感染率很高。欧美等国家献血员的感染率为 33%～93%，亚洲、非洲和南美洲正常献血员的感染率为 80%～100%。感染 TTV 一般表现为无症状携带者，病毒长时间甚至终身存在，尚未发现 TTV 可引起肝炎或其他疾病的确切证据。

3. 微生物学检查　主要是采用 PCR 法检测血中 TTV DNA。根据高度保守的非编码区序列设计引物，检测不同基因群及基因型的 TTV 变异株，这有助于 TTV 流行病学特点和致病性的研究。

Summary

The hepatitis viruses include HAV, HBV, HCV, HDV and HEV. Although the target organ for each of these viruses is the liver and the basic hepatitis symptoms are similar, they differ greatly in their structure, mode of replication, transmission, the time course and consequence of the disease they caused.

HAV is spread by the fecal-oral route. The infections often result from consumption of contaminated water, shellfish, or other food. HAV has a 27nm, naked icosahedral capsid surrounding a single-stranded RNA genome. HAV can't initiate a chronic infection and is not associated with hepatic cancer. Vaccine is available in China.

HBV is a small enveloped DNA virus. The genome is a circular, partly double-stranded DNA of 3200bp. The infectious Dane particle contains HBsAg and nucleocapsid core with genome. The major source of infectious virus is in blood, but HBV can be found in semen, saliva, milk and vaginal secretions. The most efficient way to acquire HBV is through injection of the virus into the bloodstream, common but less efficient routes of infection are sexual contact and birth. The initial diagnosis of hepatitis can be made on the basis of the clinical symptoms and the presence of liver enzymes in the blood. Acute and chronic HBV infections can be distinguished by the presence of HBsAg and HBeAg in the serum and the pattern of antibodies to the individual HBV antigens. Chronic HBV infection can be treated with interferon-α and Entecavir. The chronic active hepatitis can lead to cirrhosis, or primary hepatocellular carcinoma. The vaccine contains HBsAg and expressed in yeast. Vaccination is recommended for infants, children, and especially people in high-risk groups. Hepatitis B immune globulin has shown a protective effect if it is given soon after exposure, if given together with vaccine which can provide passive and active protection at the same time.

HCV is transmitted by means similar to HBV, but has an even greater potential for establishing persistent, chronic hepatitis. The chronic hepatitis often leads to cirrhosis and potentially to hepatocellular carcinoma. HDV (delta agent) is responsible for causing 40% of the fulminant hepatitis infections. HDV is unique because it uses HBsAg for packaging the virus. HEV is similar to those of HAV, and causes only acute disease.

（孙文长　邓国英）

进一步阅读文献

Terrault NA，Bzowej NH，Chang KM，et al. AASLD guidelines for treatment of chronic hepatitis B[J]. Hepatology，2016，63（1）:261-283.

第三十三章　虫媒病毒

虫媒病毒（arbovirus）是一类以节肢动物（蚊、蜱等）作为传播媒介，引起自然疫源性疾病和人畜共患病的病毒。与节肢动物的分布、活动与自然环境和季节密切相关，所以，虫媒病毒病具有明显的地方性和季节性。虫媒病毒在病毒学分类上属于不同病毒科的不同病毒属，引起不同的疾病。目前，国际上已发现的虫媒病毒至少有557种，其中对人类致病的至少有130多种。目前我国流行的虫媒病毒有流行性乙型脑炎病毒、登革病毒和森林脑炎病毒等，均归类于黄病毒属（*Flavivirus*）。

虫媒病毒结构很相似，多数为有包膜、二十面体立体对称的RNA病毒，可在蚊、蜱、白蛉等吸血节肢动物体内增殖。对节肢动物不致病，但可以通过叮咬传染给动物或人，引起人畜共患的自然疫源性疾病。临床表现多样，主要包括脑炎、脑脊髓膜炎等疾病。

第一节　流行性乙型脑炎病毒

案例33-1

患者，男，10岁。于8月上旬出现发热，剧烈头痛，伴有喷射状呕吐。居住地蚊虫较多，未接种过疫苗。查体：T 39.4℃，昏迷状态，面色潮红，呼吸急促，双瞳孔等大，对光反射迟钝，颈抵抗阳性，四肢肌张力较高，脑脊液微混，新生隐球菌（−），乙脑特异性抗体IgM（＋）。

思考题：
1. 患者感染该病原体的传染源及传播途径是什么？
2. 该病原体的易感人群以及流行特征怎样？

流行性乙型脑炎病毒（epidemic type B encephalitis virus）是流行性乙型脑炎（简称乙脑）的病原体，简称乙脑病毒。1935年日本学者首先从死亡患者脑组织中分离到该病毒，曾命名为日本脑炎病毒（Japanese encephalitis virus，JEV）。流行性乙型脑炎是一种主要以库蚊为传播媒介的急性传染病，多发生于夏秋季，该病毒主要侵犯中枢神经系统，临床表现轻重不一，死亡率高，幸存者中5%～20%留有各种神经系统后遗症。

一、生物学性状

1. 形态结构　乙脑病毒呈球形，直径35～50nm，外有包膜，包膜表面有E蛋白组成的刺突，内层为膜蛋白M。核心为二十面体立体对称的核衣壳，由单股正链RNA和衣壳蛋白C组成。

2. 基因与蛋白质　病毒基因组全长10 976bp，含有蛋白酶、依赖RNA的RNA聚合酶等4～8个非结构蛋白基因和编码衣壳及包膜蛋白的结构基因。在病毒复制过程中，开放阅读框（ORF）先转译一个由3432个氨基酸组成的多蛋白前体，然后再经蛋白酶切割加工成3种结构蛋白和至少7种非结构蛋白。病毒的结构蛋白包括衣壳蛋白（capsid protein，C蛋白）、膜蛋白（membrane protein，M蛋白）和包膜蛋白（envelope protein，E蛋白）。E蛋白是镶嵌在病毒包膜上的糖基化蛋白，与病毒的吸附、穿入、致病等作用密切相关。E蛋白含有中和抗原表位和型特异性抗原表位，并具有血凝活性，能凝集雏鸡、鹅、鸽和绵羊红细胞；能刺激机体产生中和抗体和血凝抑制抗体，具有抑制血凝和中和病毒的作用。C蛋白和M蛋白在病毒的包装及成熟过程中起重要作用。非结构蛋白包括NS1、NS2a、NS2b、NS3、NS4a、NS4b和NS5等。NS3和NS5在病毒复制过程中起重要作用。NS1存在于感染细胞表面，能诱导机体产生细胞免疫，但不能产生中和抗体。

3. 培养特性　病毒在动物、鸡胚及组织细胞内均能增殖，在地鼠肾、幼猪肾等多种原代细胞和C6/36蚊传代细胞中增殖后能引起明显的细胞病变。最易感的动物是乳鼠，在脑内接种病毒后，出现神经系统兴奋性增高、肢体痉挛等症状，不久转入麻痹期而死亡。病毒在鼠脑内或体外培养细胞

笔记栏

中连续传代后，其毒力明显下降，我国在体外连续传代后成功研制出了 SA$_{14}$-14-2 减毒活疫苗株。

4.抗原性与变异　乙脑病毒抗原型别单一，只有一个血清型；抗原性稳定，很少变异，株间毒力差异小，故用疫苗预防效果好。

5.抵抗力　乙脑病毒抵抗力弱，对酸、乙醚和氯仿等脂溶剂敏感，对化学消毒剂也较敏感。不耐热，56℃ 30 分钟、100℃ 2 分钟均使之灭活。

二、流行病学特征

1.传染源　乙脑病毒的主要传染源是带毒的猪、牛、羊、马、驴等家畜和鸟类。因为新生幼猪缺乏免疫力，具有高感染率和高滴度的病毒血症，所以幼猪是最重要的传染源和中间宿主。人感染乙脑病毒后仅发生短暂的病毒血症，血中病毒滴度不高，所以不是主要的传染源。

2.传播媒介　乙脑病毒的主要传播媒介是三节吻库蚊。当蚊子吸取带毒动物血后，病毒先在肠上皮细胞中增殖，然后进入血液并移行至唾液腺，再去叮咬易感动物或人而传播。受感染的蚊子可带毒越冬并可经卵传代，因此蚊子不仅是乙脑病毒的传播媒介也是重要的储存宿主。

3.流行特征　我国是乙脑的主要流行区，除青海、新疆和西藏外均有乙脑流行。乙脑的流行与蚊子的密度直接相关，在热带地区，由于蚊子一年四季均可繁殖，故全年都可发生乙脑的流行或散发流行。在亚热带和温带地区则有明显的季节性，以夏秋季流行为主。易感人群主要是儿童，尤以 2～9 岁年龄组发病率较高。

> **案例 33-1 提示：**
> 　　患者可能为乙脑病毒感染。乙脑病毒以家畜（幼猪等）为传染源，以库蚊为储存宿主和传播媒介，其病毒可长期储存在蚊虫体内，通过叮咬家畜或人使其感染。易感人群以自身免疫力较弱者为主。多在夏秋季散发，其流行特征与蚊子密度的高峰期一致。

三、致病性与免疫性

1.致病性　病毒经带毒蚊子叮咬后侵入人体，先在皮下毛细血管内皮细胞及局部淋巴结增殖，经毛细血管和淋巴管进入血流，引起第一次病毒血症，患者出现轻微发热症状。病毒随血流播散到肝、脾等脏器的单核巨噬细胞中大量增殖，然后再次侵入血流，引起第二次病毒血症，患者出现发热、头痛、寒战及全身不适等症状。绝大多数感染者病情不再发展，成为隐性感染。少数免疫力低下的患者，病毒可突破血脑屏障侵犯中枢神经系统，在脑组织内增殖，引起脑实质和脑膜炎症，出现高热、头痛、颈项强直、呕吐、惊厥、抽搐、脑膜刺激症状等严重的中枢神经系统症状，进一步可发展为昏迷、中枢性呼吸衰竭或脑疝，病死率可达 10%，幸存者可留下不同程度的后遗症，表现为痴呆、瘫痪、失语、智力减退等症状。近年来研究表明，免疫病理反应可能在乙脑病毒的致病机制中起重要作用。目前，乙脑病毒的致病机制尚未完全清楚。

2.免疫性　乙脑病后免疫力稳定而持久，隐性感染同样可获得免疫力。抗乙脑病毒感染免疫以体液免疫为主，感染后机体可产生具有中和作用的特异性 IgM、IgG 等抗体，但完整的血脑屏障和细胞免疫也起重要作用。

> **案例 33-1 提示：**
> 　　根据患者的症状体征和免疫学检测结果提示乙脑特异性抗体 IgM（＋），可诊断为乙脑病毒感染。微生物学诊断主要检测发病初期患者血液或脑脊液中的乙脑病毒抗原或特异性 IgM 抗体，具有早期诊断意义。

四、微生物学检查

1.病毒的分离培养与鉴定　乙脑病毒的分离培养可用细胞培养法或乳鼠脑内接种法。可采用红细胞吸附试验、单克隆抗体免疫荧光试验或观察细胞病变等方法鉴定病毒。

2. 病毒抗原检测　可用 ELISA 或免疫荧光技术检测发病初期患者血液或脑脊液中的乙脑病毒抗原，阳性结果对乙脑有早期诊断意义。

3. 血清学试验　包括 ELISA、胶乳凝集试验或血凝抑制试验等。用 ELISA 法检测乙脑患者血清或脑脊液中特异性 IgM 抗体，阳性率可达 90% 以上，可用于早期快速诊断。乙脑病毒特异性 IgG 抗体通常需检测急性期和恢复期双份血清，当恢复期血清抗体效价比急性期升高 4 倍或 4 倍以上时，才有诊断价值。检测血凝抑制抗体可用于临床诊断和流行病学调查。

4. 病毒核酸检测　RT-PCR 技术检测乙脑病毒特异性核酸片段是一种特异而敏感的诊断方法，近年来已广泛用于乙脑早期的快速诊断。

五、防治原则

目前对乙脑尚无特效的治疗方法，只能对症治疗，所以预防尤为重要。防蚊、灭蚊、疫苗接种和动物宿主的管理是预防本病的关键。

乙脑疫苗有灭活疫苗和减毒活疫苗两种，国际上使用的疫苗主要是鼠脑来源的乙脑病毒灭活疫苗。目前，我国使用的是地鼠肾细胞培养的 SA$_{14}$-14-2 减毒活疫苗，接种对象为 8 月龄以上，10 岁以下的易感儿童，具有安全、价廉和免疫效果好的特点，已大量用于人群预防接种，并收到了良好的效果。

第二节　登革病毒

> **案例 33-2**
>
> 患者，男，24 岁，海南某林场伐木工人。于 7 月中旬出现发热、头痛，全身肌痛和关节酸痛。居住地蚊虫较多，未接种过疫苗。查体：面部潮红，皮肤出现散在出血点及局部有大片紫癜。体温 39.3℃，白细胞 12×10^9/L，中性粒细胞 0.7，单核细胞 0.3。检测患者血清登革病毒特异性抗体 IgM（＋）。
>
> 思考题：
> 1. 患者感染该病原体的传播媒介、传染源是什么？
> 2. 该病原体的易感人群以及流行病学特征怎样？

登革病毒（dengue virus）是登革热（dengue fever，DF）、登革出血热/登革休克综合征（dengue hemorrhagic fever/dengue shock syndrome，DHF/DSS）的病原体，主要传播媒介是埃及伊蚊和白纹伊蚊，人类和灵长类动物是登革病毒的自然宿主。登革病毒的感染在东南亚、西太平洋和中南美洲地区是比较严重的地方流行病之一。我国南方也有本病的流行。由于患病后有发热、肌肉和关节剧烈疼痛等症状，故俗称断骨热。近年来登革病毒在全球的感染范围有不断扩大的趋势。

一、生物学性状

1. 形态结构　其形态和结构与乙脑病毒相似，但体积较小，为 17 ~ 25nm。登革病毒的基因组为单股正链 RNA。

2. 基因与蛋白质　基因组长约 11kb，在病毒复制过程中，基因组先合成一个分子量为 380kDa 的多蛋白前体，然后再加工切割成单个成熟的结构蛋白和非结构蛋白。结构蛋白有包膜蛋白（E 蛋白）、衣壳蛋白（C 蛋白）和膜蛋白（M 蛋白）。非结构蛋白至少有 7 种，分别是 NS1、NS2a、NS2b、NS3、NS4a、NS4b、NS5。病毒主要的包膜糖蛋白为 E 蛋白，与病毒的吸附、穿入和细胞融合有关；E 蛋白分子上含有中和抗体表位，具有血凝特性。登革病毒的衣壳蛋白为 C 蛋白，是一种非糖基化蛋白，C 蛋白上具有特异的抗原决定簇，但一般不诱导机体产生中和抗体。NS1 蛋白在病毒的复制和抗感染过程中起重要的作用。

3. 培养特性　登革病毒最敏感的实验动物是乳鼠，因此通常用乳鼠作为登革病毒感染模型的首选动物。灵长类动物对登革病毒易感，可诱导机体产生特异性免疫反应，常为疫苗研究的动物模型。该病毒易在蚊体中增殖，故可用蚊胸内接种培养。亦可在地鼠肾等哺乳类动物细胞内进行登革病毒培养。

笔记栏

4. 抗原性与变异　根据包膜 E 蛋白的抗原性不同可分为 4 个血清型，各型病毒间有交叉抗原性。登革病毒易发生变异，变异后形成的新毒株可引起地区性登革热的暴发流行。

二、流行病学特征

在自然界，人和灵长类动物是登革病毒的主要储存宿主，埃及伊蚊和白纹伊蚊为主要传播媒介。患者和阴性感染者为主要传染源，通过蚊子叮咬而造成病毒的传播。在丛林地区登革病毒的主要传染源是灵长类动物。

病毒在蚊→人→蚊间循环传播，患者为主要传染源。我国于 1978 年在广东佛山市首次发现登革病毒，此后南方许多省市和地区也不断发生登革热的流行或暴发流行。流行季节与蚊虫的消长一致，人群对登革病毒普遍易感，儿童发病率较高。

> **案例 33-2 提示：**
> 在丛林地区登革病毒的主要传染源是灵长类动物，以伊蚊为主要传播媒介，其易感人群以自身免疫力较弱者为主。登革病毒主要在热带和亚热带地区传播，与蚊子密度高峰期一致，以散发病例为主，但可发生登革病毒的流行或暴发流行。

三、致病性与免疫性

1. 致病性　病毒经蚊虫叮咬进入人体，先在毛细血管内皮细胞增殖，然后病毒释放入血引起病毒血症，进而感染血液和组织中的单核 - 巨噬细胞。感染症状轻重不一，多为隐性感染。登革病毒感染的临床类型分为登革热（DF）和登革出血热 / 登革休克综合征（DHF/DSS）两种，前者为自限性疾病，病情较轻，表现为发热、头痛、全身肌痛和关节酸痛、淋巴结肿大及皮疹等典型登革热的症状和体征，与病毒感染的直接作用和免疫病理损伤作用密切相关；后者病情较重，多发生于再次感染异型登革病毒的患者或母亲为登革病毒抗体阳性的婴儿，初期表现典型登革热的症状，继而病情发展迅速，出现皮肤出血（大片紫癜及瘀斑）和黏膜出血（如消化道出血）等，血小板减少、血液浓缩，进一步发展为出血性休克、循环衰竭，死亡率达 5% ～ 10%，易与流行性出血热相混淆。

DHF/DSS 的发病机制尚未完全清楚，可能与以下因素有关。单核 – 巨噬细胞为登革病毒的主要靶细胞，初次感染登革病毒后几天可产生非中和或亚中和浓度的 IgG 抗体，当再次感染同型或异型登革病毒时，病毒与这些抗体形成免疫复合物，通过单核 – 巨噬细胞表面的 Fc 受体与单核 – 巨噬细胞结合，从而增强病毒对细胞的吸附和感染作用。此外，单核巨噬细胞和活化的 T 细胞过度释放炎性细胞因子以及抗原抗体免疫复合物激活补体系统等作用，可导致毛细血管通透性增强，血浆渗漏，引起出血和休克等严重症状。

2. 免疫性　登革病毒感染主要引起体液免疫，所产生的同型病毒特异性抗体可保持终身，只对同型病毒的感染有保护作用，与其他型别的病毒有交叉反应，但无中和作用。如其他血清型病毒再次感染机体时，可能引起 DHF/DSS。另外，再次感染后激活的 T 淋巴细胞可对同型或其他血清型病毒发生反应，并释放细胞因子参与 DHF/DSS 的发生。

> **案例 33-2 提示：**
> 患者为登革病毒感染。诊断依据是于 7 月中旬出现发热、头痛、肌痛和关节酸痛，皮肤出现散在出血点及局部有大片紫癜，居住地蚊虫较多，未接种过疫苗。检测患者血清登革病毒特异性抗体 IgM（+）。

四、微生物学检查

1. 病毒的分离培养　可采集患者早期血清接种白纹伊蚊 C6/36 细胞、乳鼠或经胸腔内接种埃及伊蚊和白纹伊蚊进行病毒的分离培养。

2. 血清学检查　近年来应用 ELISA 法及斑点免疫测定法检测患者血清 IgM 抗体，有助于早期快速诊断，阳性率达 80% ～ 93%。

3. 病毒核酸检测 应用 RT-PCR 技术检测登革病毒核酸，可用于病毒的快速诊断。

五、防治原则

目前登革热疫苗尚未研制成功，亦无特效的治疗方法，因此防蚊、灭蚊是预防该病的主要措施。国外已试用减毒活疫苗、灭活全病毒疫苗及亚单位疫苗。

第三节 森林脑炎病毒

森林脑炎病毒（forest encephalitis virus）为森林脑炎的病原体。森林脑炎病毒在分类上属于黄病毒属，是一种由蜱传播脑炎的自然疫源性疾病。最初在苏联东部发现，以春夏季发病为主，故又称苏联春夏脑炎病毒（Russian spring-summer-encephalitis virus）。在世界范围内分布广泛，我国东北和西北的一些林区也有该病流行。

1. 生物学性状 森林脑炎病毒呈球形，直径为 30 ～ 40nm，外有包膜，含血凝素糖蛋白，核酸为单正链 RNA。动物感染范围较广，以小鼠最为敏感，多途径接种均能感染。该病毒能在鸡胚细胞和地鼠肾传代细胞培养中增殖并引起病变。森林脑炎患者的血清与乙脑和圣路易脑炎患者的血清在血凝抑制试验中有交叉反应。

2. 致病性与免疫性 森林脑炎是一种中枢神经系统的急性传染病，蜱既是传播媒介又是储存宿主，病毒在蜱内增殖，并可经卵传代，也能由蜱携带过冬。在自然疫源地，由蜱传染森林中的兽类和野鸟，在动物中增殖和传播。人类进入自然疫源地被带病毒的蜱叮咬后而感染。近年来发现此病毒亦可通过胃肠道传播，感染病毒的山羊可通过乳汁排出病毒，摄入带病毒的乳品可引起感染。人感染病毒后，大多数成为隐性感染，少数感染者经 1 ～ 2 周潜伏期后突然发病，出现高热、头痛、呕吐、颈项强直、肢体弛缓性瘫痪等症状；重症患者可出现发音和吞咽困难、呼吸及循环衰竭等症状，病死率达 30%。病后或隐性感染者均可获得持久免疫力，以体液免疫为主。

3. 微生物学检查 与流行性乙型脑炎病毒的检查法相似。

4. 防治原则 以灭蜱、防蜱叮咬为重点。预防森林脑炎的特异性方法是对林区的有关人员进行接种地鼠肾细胞培养的灭活疫苗。

第四节 西尼罗病毒

西尼罗病毒（West Nile virus，WNV）是引起西尼罗热的病原体，在病毒分类上属于黄病毒属。伊蚊和库蚊是主要的传播媒介，患者、隐性感染者和受感染的候鸟为传染源。蚊子吸血感染后，病毒在其唾液腺及神经细胞中大量繁殖，并可常年带毒。人群对该病毒普遍易感，以儿童发病率最高，病毒进入脑实质感染后，引起西尼罗热及西尼罗脑炎两种临床类型。前者以发热、皮疹、头痛、乏力为主要特征，可伴有肌肉、关节疼痛及全身淋巴结肿大等，预后较好；后者起病急骤，高热，出现头痛、恶心、呕吐、嗜睡，伴有颈项强直、反射异常等症状和体征，重症患者出现惊厥、昏迷及呼吸衰竭，死亡率较高。

西尼罗病毒感染广泛分布于非洲、中东、东南亚、欧洲及澳大利亚。1999 年夏天传入美洲，纽约首先发现病例，随后病毒迅速扩散。患者表现为高热、头痛、意识障碍、弛缓性瘫痪等脑炎的症状和体征。在美国流行期间，当地有大批候鸟死亡，分子流行病学的研究结果表明，本病可能是由候鸟作为传染源。

第五节 寨卡病毒

寨卡病毒（Zika virus）是引起寨卡病毒病（Zika virus disease）的病原体。寨卡病毒最早于 1940 年在非洲被发现，此后传播到东南亚、太平洋岛国和美洲地区。

1. 生物学性状 寨卡病毒属黄病毒科黄病毒属，呈球形，有包膜，直径为 40 ～ 70nm。基因组为单股正链 RNA，长度约为 10.8kb，分为亚洲型和非洲型两个基因型，目前在南美地区流行的病毒为亚洲型。寨卡病毒与同为黄病毒属的登革病毒、黄热病毒及西尼罗病毒等存在较强的血清学交反应。病毒可在蚊源细胞（C6/36）、哺乳动物细胞（Vero）等细胞中培养繁殖并产生病变。寨卡病毒的抵抗力不详，但黄病毒属的病毒一般不耐酸、不耐热，60℃ 30 分钟可灭活，70% 乙醇、1% 次氯酸钠、脂溶剂、过氧乙酸等消毒剂及紫外照射均可灭活。

2. 致病性与免疫性 该病毒引起寨卡病毒病。患者、隐性感染者和感染寨卡病毒的非人灵长类动物是该病的可能传染源。埃及伊蚊为寨卡病毒主要传播媒介，白纹伊蚊、非洲伊蚊、黄头伊蚊等多种伊蚊属蚊虫也可能传播该病毒。蚊媒叮咬寨卡病毒感染者而被感染，其后再通过叮咬的方式将病毒传染给其他人。寨卡病毒也可通过胎盘由母亲传染给胎儿，还可以通过血液传播和性传播。人群对寨卡病毒普遍易感。曾感染过寨卡病毒的人可能对再次感染具有免疫力。该病的潜伏期为 3～12 天。患者早期产生病毒血症，并有传染性。临床症状与登革热相似，包括发热、皮疹（多为斑丘疹）、关节痛、肌肉痛、结膜炎等。感染寨卡病毒后，约 80% 人为隐性感染，仅有 20% 人出现上述临床症状，一般持续 2～7 天后自愈，重症和死亡病例少见。寨卡病毒感染可能导致少数人出现神经系统和自身免疫系统并发症，孕妇感染后可能会导致新生儿小头畸形。发病季节与当地媒介伊蚊的季节消长有关，疫情高峰多出现在夏秋季。在热带和亚热带地区，寨卡病毒病一年四季均可发病。

3. 微生物学检查 将标本接种于蚊源细胞（C6/36）或哺乳动物细胞（Vero）等细胞中进行分离培养。RT-PCR 等核酸扩增方法，检测病毒 RNA，阳性窗 3～7 天。采用 ELISA、免疫荧光法等检测 IgM 抗体；采用空斑减少中和试验（PRNT）检测中和抗体。寨卡病毒抗体与登革病毒、黄热病毒和西尼罗病毒等有较强的交叉反应，易于产生假阳性，在诊断时应注意鉴别。

4. 防治原则 防蚊灭蚊。目前无疫苗，也没有特异性的治疗方法。

Summary

Arbovirus are transmitted through the blood-sucking arthropods（mosquitoes，ticks，etc.）biting people，livestock and wild animals. They spread with a natural focus. The epidemic ones recently are mainly epidemic type B encephalitis virus，dengue virus，forest encephalitis virus，Zika virus and West Nile virus. The primarily transmitted medium for epidemic type B encephalitis virus is three kisses Culex. Mosquitoes are not only the transmitted medium of epidemic type B encephalitis but also the important reservoir. The virus can cause brain parenchyma infection. Japanese encephalitis occurs after the illness and left varying degrees of sequelae. Dengue virus is the pathogens of dengue fever，dengue hemorrhagic fever / dengue shock syndrome. Dengue virus is mainly transmitted by Aedes aegypti and Aedes vector albopictus. Humans and primates are the natural reservoir of dengue virus. Forest encephalitis virus are the pathogens of forest encephalitis. Tick is not only the transmitted medium of forest encephalitis but also an important storage host. Zika virus can cause zika virus disease and it can be transmitted by Aedes aegypti. Patients，latent infection and non-human primates infected with the virus are the possible sources of the disease. Clinical symptoms of Zika virus disease are similar to dengue fever. West Nile virus can cause West Nile fever and West Nile encephalitis. Aedes and Culex are the main mediums. Patients，latent infection and infected birds are the sources of infection for West Nile fever and West Nile encephalitis.

（付玉荣）

进一步阅读文献

1. Lenz N，Engler O，Grandgirard D，et al. Evaluation of antivirals against tick-borne encephalitis virus in organotypic brain slices of rat cerebellum[J]. PLoS One，2018，13（10）:e0205294.

2. Ko HY，Li YT，Chao DY，et al. Inter- and intra-host sequence diversity reveal the emergence of viral variants during an overwintering epidemic caused by dengue virus serotype 2 in southern Taiwan[J]. PLoS Negl Trop Dis，2018，12（10）:e0006827.

3. Mancera-Páez O，Román GC，Pardo-Turriago R，et al. Concurrent Guillain-Barré syndrome，transverse myelitis and encephalitis post-Zika：A case report and review of the pathogenic role of multiple arboviral immunity[J]. J Neurol Sci，2018，395:47-53.

第三十四章　出血热病毒

出血热（hemorrhagic fever）是一组疾病或一组综合征的统称。这些疾病或综合征以发热、皮肤和黏膜出现瘀点或瘀斑、不同脏器的损害和出血，以及低血压和休克等为主要特征。引起出血热的病毒种类较多，统称为出血热病毒（hemorrhagic fever virus），它们分属于不同的病毒科（表34-1）。目前在我国已发现的有汉坦病毒、克里米亚-刚果出血热病毒。

表34-1　人类出血热病毒及其所致疾病

病毒科	病毒	主要媒介	所致疾病	分布
披膜病毒科	基孔肯雅病毒	蚊	基孔肯雅热	非洲、东南亚
黄病毒科	黄热病病毒	蚊	黄热病	非洲、南美洲
	登革病毒	蚊	登革出血热	亚洲、加勒比海地区
	Kyasanur 森林热病毒	蜱	Kyasanur 森林热	印度
	Omsk 出血热病毒	蜱	Omsk 出血热	俄罗斯
汉坦病毒科	汉坦病毒	啮齿动物	肾综合征出血热 汉坦病毒肺综合征	亚洲、欧洲、非洲、美洲 美洲、欧洲
	Rift 山谷热病毒	蚊	Rift 山谷热	非洲
	克里米亚-刚果出血热病毒	蜱	克里米亚-刚果出血热	非洲、中亚、中国新疆
沙粒病毒科	Junin 病毒	啮齿动物	阿根廷出血热	南美
	Machupo 病毒	啮齿动物	玻利维亚出血热	南美
	Lassa 病毒	啮齿动物	Lassa 热	非洲
线状病毒科	马尔堡病毒	未确定	马尔堡出血热	非洲、德国
	埃博拉病毒	未确定	埃博拉出血热	非洲、美洲

第一节　汉坦病毒

> **案例 34-1**
> 患者，女，25岁。主述：发热，全身疼痛，牙龈出血，尿少；以务农为业，有鼠类接触史。查体：体温39℃，躯干上部稍充血，腋前及胸部有散在的出血点及条状瘀斑。结膜充血，口唇周围黏膜有渗血。实验室检查：血常规　血红蛋白（Hb）122.2g/L，红细胞（RBC）301×10¹²/L，白细胞（WBC）8.9×10⁹/L，中性粒细胞0.64，淋巴细胞0.26，异常淋巴细胞0.04，血尿素氮（BUN）35.34mmol/L，抗HFRS病毒抗体IgM及IgG阳性。
> 思考题：
> 1. 在我国，引起出血热的病原体主要有哪些？传播媒介分别是什么？
> 2. 诊断出血热的常用微生物学检查方法是什么？

汉坦病毒（Hantavirus）是出血热的重要病原之一。韩国李镐汪等于1978年从韩国汉滩河附近流行性出血热疫区捕获的黑线姬鼠中分离出汉滩病毒（Hantaan virus），分类归于汉坦病毒科正汉坦病毒属。根据其抗原性及基因结构特征的不同，目前至少有10余种型别。其中汉滩病毒、多布拉伐-贝尔格莱德病毒、汉城病毒和普马拉病毒为引起汉坦病毒肾综合征出血热（hemorrhagic fever with renal syndrome，HFRS）的病原体；辛诺柏病毒、黑港渠病毒及囚犯港病毒为引起汉坦病毒肺综合征（Hantavirus pulmonary syndrome，HPS）的病原体；而希望山病毒对人的致病性目前尚不清楚。

> **案例 34-1 提示：**
>
> 　　在我国引起出血热的病原体有汉坦病毒、克里米亚－刚果出血热病毒和登革病毒。其中，汉坦病毒以鼠类为传播媒介，通过直接接触或经呼吸道、消化道侵入而感染。而克里米亚－刚果出血热病毒和登革病毒主要通过节肢动物叮咬传播。

　　1982 年世界卫生组织会议将具有发热、出血和肾损伤为特征的病毒性感染统称为 HFRS，是由鼠类等传播的自然疫源性急性病毒性传染病，它包括我国的流行性出血热（epidemic hemorrhagic fever，EHF）、朝鲜出血热等；HPS 则在 1993 年首先发现于北美，是以肺组织的急性出血、坏死为主。

　　中国是世界上 HFRS 疫情最严重的国家，流行范围广、发病人数多、死亡率较高。迄今为止，我国尚未见 HPS 的病例报道。因此本节主要介绍引起 HFRS 的汉坦病毒。

一、生物学性状

（一）形态与结构

　　汉坦病毒颗粒具有多形性，多数呈圆形或卵圆形，直径为 75 ～ 210nm（图 34-1）。病毒的核酸为单股负链 RNA，分为大（L）、中（M）和小（S）三个片段，编码 4 种蛋白，即 N、G1、G2 和 L。S 片段编码核衣壳蛋白（nucleocapsid protein，N 蛋白），其主要功能是包裹病毒 RNA 的 3 个片段，该蛋白免疫原性强，可刺激机体的体液免疫和细胞免疫；病毒有包膜，包膜上镶嵌有 G1 和 G2 两种糖蛋白刺突，由 M 片段编码，有独立存在的中和抗原位点和血凝活性位点，病毒在 pH 5.6 ～ 6.4 时可凝集鹅红细胞；L 蛋白为依赖 RNA 的 RNA 聚合酶，由 L 片段编码，在病毒复制中起重要作用。

图 34-1　汉坦病毒（电镜）

（二）培养特性

　　多种传代、原代及二倍体细胞均对 HFRS 病毒敏感，实验室常用非洲绿猴肾细胞（Vero E6）来分离培养该病毒。病毒在细胞内增殖一般不引起可见的细胞病变，通常需采用免疫学方法来检测证实。病毒在培养细胞内生长缓慢，一般需 7 ～ 14 天病毒滴度才达高峰。

　　易感动物有多种，如黑线姬鼠、长爪沙鼠、小白鼠、大白鼠和金地鼠等。实验感染后的鼠肺和肾等组织中可检出大量病毒。但除了小白鼠乳鼠感染后可发病及致死外，其余均无明显症状。

（三）抗原分型

　　采用血清学方法（主要是空斑减少中和试验）及 RT-PCR 技术和酶切分析方法，可将汉坦病毒分为 14 个不同型别，其中有 6 个型别与人类疾病有密切关系（表 34-2）。从我国不同疫区、不同动物及患者分离出的 HFRS 病毒，分属于汉滩病毒和汉城病毒，两型病毒的抗原性有交叉。

表34-2　与人类疾病有关的汉坦病毒型别

病毒型	流行地区	所致疾病	主要宿主
汉滩病毒（Hantaan virus）	亚洲、欧洲	HFRS（重）	黑线姬鼠
汉城病毒（Seoul virus）	全世界	HFRS（中）	褐家鼠
普马拉病毒（Puumala virus）	欧洲、亚洲	HFRS（轻）	棕背鼠
希望山病毒（Prospect Hill virus）	北美、俄罗斯	不详	草原田鼠

续表

病毒型	流行地区	所致疾病	主要宿主
多布拉伐 - 贝尔格莱德病毒（Dobrava-Belgrade virus）	巴尔干半岛	HFRS（重）	黄颈姬鼠
辛诺柏病毒（Sin Nombre virus ）	北美	HPS	鹿鼠

（四）抵抗力

汉坦病毒抵抗力不强。对酸（pH 3.0）及丙酮、氯仿、乙醚等脂溶剂敏感。一般消毒剂如来苏尔、新洁尔灭等也能灭活病毒。病毒对热的抵抗力较弱，60℃ 1 小时可灭活病毒。紫外线照射也可灭活病毒。

二、流行特点

HFRS 是一种多宿主性的自然疫源性疾病，其主要宿主动物和传染源为啮齿类动物，疫源地遍及世界五大洲。在亚洲、欧洲、非洲和美洲 28 个国家均有病例报道。HFRS 是有明显的地区性和季节性，我国以 10 ～ 12 月份为多见，这与宿主动物的分布与活动密切相关。传播途径尚未完全肯定，可能的途径有 3 类 5 种，即动物源性传播（包括通过呼吸道、消化道和伤口 3 种途径）、虫媒传播和垂直传播。其中，动物源性传播是主要的传播途径，即携带病毒的动物通过唾液、尿、粪便排出病毒污染环境，人或动物通过呼吸道、消化道或直接接触感染动物受到传染。螨类也可能是该病的传播媒介。虽然能够从 HFRS 患者的血、尿中分离到病毒，但尚未见在人与人之间水平传播 HFRS 的报道。

三、致病性与免疫性

（一）致病性

汉坦病毒对毛细血管内皮细胞及免疫细胞有较强的亲嗜性和侵袭力。潜伏期一般为 2 周左右，起病急，发展快。HFRS 表现为发热、出血、肾脏损害和免疫功能紊乱；临床过程分为发热期、低血压休克期、少尿期、多尿期和恢复期。

HFRS 的发病机制及病理变化很复杂，有些环节尚未完全清楚。目前一般认为，病毒作为发病的始动因素，一方面可直接导致感染细胞和脏器的结构和功能损害，另一方面可激发机体的免疫应答，进而导致免疫病理损伤。病毒感染造成病毒血症以及机体组织细胞，特别是血管内皮细胞的结构与功能损害，引起细胞肿胀、细胞间隙形成和通透性增高，感染的单核细胞可携带病毒向其他组织扩散。同时研究表明，Ⅰ型及Ⅲ型超敏反应参与了出血热的发病。

> 案例 34-1 提示：
> 汉坦病毒的感染以发热、出血为主要症状，并可发生多脏器功能衰竭。

（二）免疫性

人类对汉坦病毒普遍易感，但多呈隐性感染，仅少数人致病。感染后抗体出现早，发热 1 ～ 2 天即可检测出 IgM 抗体，第 7 ～ 10 天达高峰；第 3 ～ 4 天可检测出 IgG 抗体，第 10 ～ 14 天达高峰，IgG 抗体在体内可持续多年甚至终身。近年来的研究表明，在不同的免疫成分中，对机体起免疫保护作用的主要是由病毒包膜糖蛋白刺激产生的中和抗体，而由病毒 NP 刺激产生的特异性抗体在免疫保护中也起重要作用。

细胞免疫在对 HFRS 病毒感染的免疫保护中同样起重要作用，HFRS 患者的抑制性 T 细胞功能低下，Tc 细胞和 B 细胞功能相对增强，一些细胞因子（如白细胞介素 1、干扰素、肿瘤坏死因子、白细胞介素 2 受体、前列腺素 E2 等）的水平在 HFRS 的不同病期也有明显变化。细胞免疫（包括一些细胞因子）与特异性抗体一样，除参与抗感染免疫，具有抵御和清除病毒的作用外，也参与超敏反应，造成免疫病理损伤。

HFRS 病后可获稳定而持久免疫力，二次发病极为罕见，但隐性感染产生的免疫力多不能持久。

四、微生物学检查

患者急性期血液、尸检组织或感染动物的肺、肾等组织均可用于病毒分离。常用 Vero E6 和 A549 细胞分离培养，培养 7 ～ 14 天后，用免疫荧光染色法检查细胞内是否有病毒抗原，胞质内出现黄绿色颗粒荧光为阳性。也可取检材接种易感动物来分离病毒，常用者为小白鼠乳鼠，通过腹腔或脑内接种，接种后逐日观察动物有无发病或死亡，并取动物脑、肺等组织用免疫荧光法或 ELISA 检查是否有病毒抗原。用细胞或动物分离培养阴性者继续盲传，连续三代阴性者方能肯定为阴性。此外，在进行动物实验时采取严格的隔离及防护措施，以防止发生实验室感染。检测特异性 IgM 抗体具有早期诊断价值。恢复期血清特异性 IgG 抗体滴度比急性期升高 4 倍以上可确诊。

案例 34-1 提示：
汉坦病毒感染的微生物学检查方法有病毒的分离培养、病毒抗原的检查和特异性 IgM、IgG 的检测。

五、防治原则

汉坦病毒的一般性预防主要采取灭鼠、防鼠、灭虫、消毒和个人防护等措施。

对于 HFRS 应坚持"三早一就"（早发现、早休息、早治疗、就近治疗）。目前尚无特效疗法，主要是采取以"液体疗法"为基础的综合治疗措施，利巴韦林（病毒唑）具有一定疗效。

第二节 克里米亚 – 刚果出血热病毒

克里米亚 - 刚果出血热（Crimean-Congo hemorrhagic fever）归类于布尼亚病毒目（Bunyavirales）内罗病毒科（Nairoviridae）正内罗病毒属（*Orthonairovirus*），是欧、亚、非三大洲都有分布的蜱媒自然疫源性病毒疾病。人群普遍易感，感染发病以青壮年为多，但也有 2.5 ～ 3 岁婴幼儿被感染。临床表现与其他型出血热相似，唯肾脏的损伤较为轻微。患者入院时多呈重症，病死率高达 50%。本病因在克里米亚和刚果相继发现而得名。在国内首先发现于新疆巴楚，故我国又称新疆出血热。

一、生物学性状及流行病学特点

本病病原体为虫媒 RNA 病毒，呈圆形或椭圆形，有包膜，直径为 85 ～ 105nm。该病毒的形态结构、培养特性抵抗力等与汉坦病毒相似，但抗原性、传播方式、致病性及部分储存宿主却不相同。小白鼠、乳鼠对此病毒高度易感，可用于病毒分离和传代。

克里米亚 - 刚果出血热是一种自然疫源疾病，主要分布于有硬蜱活动的荒漠和牧场。除野生啮齿动物外，牛、羊、马、骆驼等家畜及野兔、刺猬和狐狸等野生动物也是病毒的主要储存宿主。硬蜱特别是亚洲璃眼蜱（*Hyalomma asiaticum*）既是该病毒的传播媒介，也因病毒在蜱体内可经卵传代而成为储存宿主。通过蜱的叮咬，病毒传播于人与动物间；通过破损的皮肤接触带有病毒的动物血或脏器以及患者血等也可造成感染。

克里米亚 - 刚果出血热的发生有明显的地区性和季节性。本病在我国西北和西南地区存在着较广泛的自然疫源地。克里米亚、顿河下游、伏尔加河盆地，以及非洲等地均有本病流行。每年 4 ～ 5 月为流行高峰，与蜱在自然界的消长情况及牧区活动的繁忙季节相符合。

二、致病性与免疫性

人群普遍易感，但以青壮年为多，发病与放牧有关。潜伏期 7 天左右，起病急骤，有发热、头痛、困倦乏力、呕吐等症状。患者早期面部、胸部皮肤潮红，继而在口腔黏膜及其他部位皮肤有出血点，严重者有鼻衄、呕血、血尿、便血甚至低血压休克等。但患者一般无明显的肾功能损害。病程中患者血液检查白细胞和血小板数均减少，分类中淋巴细胞增多，有异常淋巴细胞出现。本病的发病机制尚不清楚，可能病毒的直接损害和通过抗体介导的免疫损伤均起作用。

病后第6天血清中可出现中和抗体，第14天达高峰，并可维持5年以上。病后可获得持久免疫力。

三、微生物学检查和防治原则

采取急性期患者的血清或血液经脑内途径接种小白鼠乳鼠分离病毒，阳性率可达90%以上。或采用尸检标本或动物、蜱的标本分离病毒。可采用不同方法分别检测患者血清中的病毒抗原、特异性IgM抗体、补体结合抗体或血凝抑制抗体等，其中前两项的准确性较高。

防蜱、灭蜱是预防本病的主要措施。隔离患者，做好个人防护工作。我国已研制出克里米亚 - 刚果出血热的疫苗（精制灭活乳鼠脑疫苗），在牧区试用的初步结果表明安全有效。

早期诊断、早期治疗可延缓病情发展。治疗采用综合疗法，对发热早期患者给予静脉输液，补充足量液体和电解质，应用肾上腺皮质激素有一定疗效。近年来应用被感染的羊血清制备成冻干治疗血清，早期治疗可获得良好的效果。

第三节　埃博拉病毒

埃博拉病毒（Ebola virus）是埃博拉出血热的病原体，于1976年首次在苏丹和扎伊尔引起出血热暴发流行，1987年病毒分类国际会议认可将其归为丝状病毒科（Filoviridae）。目前确认该病毒包括5个种，其中苏丹型（Sudan ebolavirus）、扎伊尔型（Zaire ebolavirus）、塔伊森林型（Taï Forest ebolavirus）和本迪布焦型（Bundibugyo ebolavirus）均有感染人发病的记录；莱斯顿型（Reston ebolavirus）可致人隐性感染，并与多起猕猴暴发疫情有关。人类埃博拉病毒病的病死率可高达90%。

一、生物学性状

图34-2　埃博拉病毒（电镜）

埃博拉病毒与马尔堡病毒同属丝状病毒科，在形态上与其极为相似，呈多形性。由电镜负染呈丝状或长杆状，也可能出现"U"字、"6"字形、缠绕、环状或分枝状等多种形态。病毒直径80nm左右，但长度变化很大，一般为1000nm，最长可达14000 nm（图34-2）。核衣壳呈螺旋对称型，外有包膜，包膜上仅有一种糖蛋白。埃博拉病毒为不分节段的单股负链RNA病毒，基因组大小约19kb，病毒基因组编码7个结构蛋白和2个非结构蛋白。

二、致病性与免疫性

1. 传染源　埃博拉出血热一直被认为是动物源性传染病，既往暴发疫情提示埃博拉病毒可从猩猩、果蝠等动物直接传播给人类。人可通过接触患病猩猩等动物或其尸体而感染。这些动物将埃博拉病毒传染给人之后，病毒在人与人之间传播，最终引起病毒在人群中的暴发流行。人感染埃博拉病毒后会产生高滴度的病毒血症。未采取正确防护措施的医护人员、家庭护理人员，以及接触患者血液、体液，或接触患者血液、体液等污染的物品，或接触病例尸体的人员均为高风险感染人群。

2. 传播途径　最主要的传播途径是接触传播。通过接触感染者的血液、体液等，埃博拉病毒可经黏膜、破损皮肤等侵入人体。临床痊愈后7周，仍可通过精液传播。其次是通过注射器传播。另外，气溶胶传播是该病的另一种传播途径。

3. 发病机制　埃博拉病毒的主要靶细胞是血管内皮细胞、肝细胞、巨噬细胞等，通过抑制天然和获得性免疫应答反应，增加血管通透性，引起以肝脏为代表的多脏器损伤，引发严重的发热、出血、休克、多器官功能衰竭等症状，重者可致死亡。

4. 临床表现　潜伏期一般5～14天。发病突然，感染者最初的症状是突然高热，伴有头痛、厌食、肌肉酸痛、全身不适和结膜充血等非特异性症状，可通过检测病毒核酸、抗原、抗体等方法确诊。

在随后的 2～3 天内，出现恶心、呕吐、咽痛、腹痛、腹泻等症状，有些患者躯干部出现麻疹样斑丘疹，随后脱屑，以肩部、手心、脚掌多见。接着出现轻重不一的出血倾向和体内外大出血。出血可为致命原因，但更多患者死于肝衰竭、肾衰竭和致死性并发症。病程 7～16 天，恢复慢。

在发病后 7～14 天可出现循环抗体，但即使在疾病的恢复期也难检出中和抗体，输入患者恢复期血清也无明显的保护作用，说明疾病的恢复与体液免疫可能关系不大，而更可能与细胞免疫有关。

三、微生物学检查

实验室检查有很大的危险性，必须仔细收集和处理标本，严格安全防护措施。目前，针对埃博拉病毒的实验室诊断方法主要有两类，即检测病毒颗粒或抗原、检测特异性抗体。抗原和抗体检测主要用 ELISA 法（酶联免疫法），检测 IgM 抗体还可用捕获 ELISA 法。检测病毒核酸主要采用 RT-PCR 法，但传统 RT-PCR 法会因易污染而出现假阳性结果，所以推荐实时荧光定量 PCR 法（Real-time RT-PCR）用于检测疑似患者的临床标本。

四、防治原则

目前，尚无治愈埃博拉出血热的方法和预防埃博拉病毒感染的安全有效的疫苗，以对症治疗和支持治疗为主。病毒基因疫苗的研究已取得一定的进展。预防控制策略主要包括早期发现病例、及时调查处置、追踪和密切观察接触者，以及有效的医院内和社区的感染控制。应实施严格的隔离措施，严格消毒其排泄物、痰、血和患者接触过的所有物品，以及血液检查使用过的实验仪器。

Summary

Hemorrhagic fevers（HFs）refer to a group of illnesses that are caused by several distinct families of viruses. In general，the term "hemorrhagic fever（HF）" is used to describe a severe multisystem syndrome. Characteristically，the overall vascular system is damaged，and the body's ability to regulate itself is impaired. These symptoms are often accompanied by hemorrhage（bleeding）；however，the bleeding is itself rarely life-threatening. While some types of hemorrhagic fever viruses can cause relatively mild illnesses，many of these viruses cause severe，life-threatening disease.

Viruses associated with most HFs are zoonotic. This means that these viruses naturally reside in an animal reservoir host or arthropod vector. They are totally dependent on their hosts for replication and overall survival. For the most part，rodents and arthropods are the main reservoirs for viruses causing VHF. Arthropod ticks and mosquitoes serve as vectors for some of the illnesses. The viruses that cause VHF are distributed over much of the globe.

Viruses causing hemorrhagic fever are initially transmitted to humans when the activities of infected reservoir hosts or vectors and humans overlap. The viruses carried in rodent reservoirs are transmitted when humans have contact with urine，fecal matter，saliva，or other body excretions from infected rodents. The viruses associated with arthropod vectors are spread most often when the vector mosquito or tick bites a human.

Specific signs and symptoms vary by the type of HF，but initial signs and symptoms often include marked fever，fatigue，dizziness，muscle aches，loss of strength，and exhaustion. Patients with severe cases of VHF often show signs of bleeding under the skin，in internal organs，or from body orifices like the mouth，eyes，or ears.

For yellow fever and Argentine hemorrhagic fever，vaccines have been developed，no vaccines for other HF diseases. Therefore，prevention efforts must concentrate on avoiding contact with host species. Because many of the hosts that carry hemorrhagic fever viruses are rodents，disease prevention efforts include：controlling rodent populations；discouraging rodents from entering or living in homes or workplaces; encouraging safe cleanup of rodent nests and droppings. For hemorrhagic fever viruses spread by arthropod vectors, prevention efforts often focus on the insect and arthropod control.

（伦永志）

进一步阅读文献

1. Lefkowitz EJ, Dempsey DM, Hendrickson RC, et al. Virus taxonomy: the database of the International Committee on Taxonomy of Viruses（ICTV）[J].Nucleic Acids Res, 2018, 46（D1）: D708-D717.

2. Szabó R. Antiviral therapy and prevention against hantavirus infections[J]. Acta Virol, 2017, 61（1）:3-12.

3. Jadav SS, Kumar A, Ahsan MJ, et al. Ebola virus: current and future perspectives[J]. Infect Disord Drug Targets, 2015, 15（1）:20-31.

4. Sakurai Y. Ebola virus host cell entry[J]. Uirusu, 2015, 65（1）:71-82.

5. Holmes EC, Dudas G, Rambaut A, et al. The evolution of Ebola virus: Insights from the 2013—2016 epidemic[J]. Nature, 2016, 538（7624）:193-200.

第三十五章　疱疹病毒

疱疹病毒属（*Herpesvirus*）的病毒是一群有包膜的双链 DNA 病毒，属于疱疹病毒科（Herpesviridae）。已发现的疱疹病毒达 100 多种，可分别感染哺乳类、禽类、鱼类、爬行动物类、贝类等宿主。各种人类疱疹病毒的生物学特性和所致主要疾病见表 35-1。

表35-1　人类疱疹病毒的种类及其所致主要疾病

病毒常用名	所属亚科	生物学特性	主要潜伏部位	所致主要疾病
单纯疱疹病毒 I 型（HSV-1 型）	α	增殖快，溶解细胞	三叉神经节	唇疱疹、齿龈炎、咽炎
单纯疱疹病毒 II 型（HSV-2 型）	α	增殖快，溶解细胞	骶神经节	生殖器疱疹
水痘 - 带状疱疹病毒	α	增殖快，溶解细胞	脊髓后根和脑神经的感觉神经节	水痘、带状疱疹
EB 病毒	γ	在 B 淋巴细胞中增殖	B 淋巴细胞	传染性单核细胞增多症、Burkitt 淋巴瘤，鼻咽癌
巨细胞病毒	β	增殖慢，形成巨细胞	淋巴细胞、分泌腺体	巨细胞性单核细胞增多症、先天性感染
人疱疹病毒 6 型	β	增殖慢，形成巨细胞	淋巴细胞、分泌腺体	幼儿急疹
人疱疹病毒 7 型	β	增殖慢，形成巨细胞	淋巴细胞、分泌腺体	未确定
人疱疹病毒 8 型	γ	在淋巴细胞中增殖	淋巴细胞	Kaposi 肉瘤

> **案例 35-1**
>
> 　　患者，女，20 岁，因反复发作的唇周水疱就诊。患者每在感冒、月经等情况下口唇周围形成局灶性针尖大小的疱疹，自觉痒、痛及烧灼感，历时 1 周左右可结痂并自愈，可伴有口腔溃疡、咽炎、舌炎等症状。
>
> **思考题：**
> 　1. 该患者最可能是什么病原体感染？反复发病的机制是什么？
> 　2. 该病原体主要通过什么方式与途径传播，常见引起哪些类型的疾病？
> 　3. 该病怎样进行预防和治疗？

第一节　单纯疱疹病毒

单纯疱疹病毒（herpes simplex virus，HSV）是一群有包膜的线形双链 DNA 病毒，包括 HSV-1、HSV-2 两个血清型，可自然感染人类和引起多种类型的疾病。

一、生物学性状

HSV 的核心是含约 150kb 的大分子 DNA，由两个长片段（L）与两个短片段（S）相互连接组成，其基因组可编码至少 70 种多肽分子。HSV 的衣壳是由 162 个壳微粒组成的二十面体对称型，核衣壳外依次是被膜与包膜。被膜由蛋白质充填形成，包膜由脂类与刺突样蛋白质构成。包膜的脂类从宿主细胞的核膜获得，蛋白质（包膜糖蛋白）由病毒的基因组编码产生（图 35-1）。

包膜糖蛋白

被膜

DNA

包膜

衣壳

图 35-1　单纯疱疹病毒的结构

HSV 的抗原至少包括 12 种包膜相关糖蛋白，主要是 gB、gC、gD、gE、gG、gH 及 gL。HSV-1 和 HSV-2 的 DNA 具有 50% 的序列同源性，在 DNA 内切酶图谱、细胞中增殖能力、温度敏感性等方面具有差别。

HSV 可实验性感染多种动物以及兔肾、人胚肾、人胚肺、人成纤维细胞、地鼠肾等细胞，能够以 8～16 小时完成一个增殖周期的速度迅速增殖。HSV 可导致宿主细胞肿胀、变圆、坏死等细胞病变效应，也可引起多核巨细胞形成和宿主细胞核内产生嗜酸性包涵体。

二、致病性与免疫性

HSV 感染的传染源主要是单纯疱疹患者和 HSV 无症状携带者，常通过分泌物、直接密切接触、性接触传播，也可通过器官移植、输血及血液制品的方式传播。HSV 水平传播可形成原发感染、潜伏感染、再发感染，垂直传播引起先天感染，其中通过胎盘感染可导致胎儿畸形、流产或死胎，通过产道感染可引起新生儿疱疹。

（一）感染类型

1. 原发感染　HSV 原发感染人体后，通常不引起宿主产生明显的临床表现。HSV-1 主要通过呼吸道传播和感染 6～18 月龄的婴幼儿，HSV-2 主要通过性接触传播和感染成人。

2. 潜伏感染　HSV 原发感染人体后可侵入神经细胞的细胞核内，形成潜伏感染。HSV-1 潜伏在三叉神经节及颈上神经感觉神经节的神经细胞内，HSV-2 潜伏在骶神经感觉神经节的神经细胞内。

3. 再发感染　HSV 再发感染为内源性感染，常见发生于感冒、受凉、劳累、酗酒、月经、肿瘤、AIDS、接受免疫抑制剂治疗等情况下。潜伏感染的 HSV 被激活后，可迅速增殖并且沿神经纤维扩散到初始感染部位的上皮细胞内增殖。HSV-1 再发感染常引起口唇疱疹、疱疹性角膜炎等腰以上部位的疾病，在免疫缺陷患者体内可扩散到中枢神经和引起脑炎。HSV-2 再发感染常见引起生殖器疱疹、疱疹性脑膜炎，在孕妇可上行扩散或分娩时引起新生儿先天性感染。

（二）所致疾病

HSV-1 感染所致疾病主要有龈口炎、唇疱疹、疱疹性角膜结膜炎及脑炎；HSV-2 感染所致疾病主要有生殖系统疱疹、新生儿疱疹，免疫力低下的患者易发生严重疱疹病毒感染（复发性疱疹），如移植、血液病或艾滋病患者，好发于呼吸道、食管、肠道黏膜等部位。

> **案例 35-1 提示：**
> 　该患者的唇周水疱反复发作就诊，提示为 HSV-1 感染所致。

机体产生的干扰素与 NK 细胞具有早期抗病毒作用，可限制 HSV 原发感染的发展；抗包膜糖蛋白抗体可中和病毒，阻止病毒扩散和形成潜伏感染；CTL 和 CD4+ 细胞可通过直接杀伤或诱导迟发型超敏反应破坏靶细胞，从而终止病毒的复制和清除病毒。各种免疫因素不能清除潜伏感染的 HSV。

三、微生物学检查

HSV 感染的微生物学检查主要包括病毒分离、病毒核酸检测、病毒抗原与抗体检测等。

1. 病毒分离　采集急性期患者的疱疹液、唾液、脑脊液、病灶组织等标本，接种人胚肾细胞、成纤维细胞及兔肾细胞等培养物，观察细胞肿胀、变圆、脱落等细胞病变效应。可用 HSV 型特异性单克隆标记抗体染色检查培养物的病毒抗原，或用限制性核酸内切酶分析病毒 DNA。

笔
记
栏

2. 病毒核酸检测　用 PCR 或原位杂交技术，可检测患者标本内或培养物内 HSV 的特异性核苷酸序列。

3. 病毒抗原与抗体检测　常用 ELISA 方法直接检测标本内的 HSV 抗原，也可检测血清标本内 HSV 特异性的 IgM 与 IgG 抗体。HSV-IgM 抗体阳性有助于 HSV 近期感染的诊断，但不能仅仅以此作为终止妊娠的依据。HSV-IgG 抗体阳性有助于流行病学调查与研究。

4. 快速诊断　用病灶拭子或病变组织标本制作涂片，用荧光素或标记抗体染色后检查细胞的 HSV 抗原。也可用 Giemsa 染色等方法，检查多核巨细胞及细胞核内嗜酸性包涵体。

四、防治原则

预防原则主要包括避免与单纯疱疹患者及 HSV 无症状携带者的密切接触和性接触，以减少 HSV 传播危险。使用阿昔洛韦（无环鸟苷）、碘苷、阿糖腺苷等抗病毒药物对于单纯疱疹患者可具有良好的治疗效果，但对 HSV 潜伏感染者没有治疗效果。

第二节　水痘 – 带状疱疹病毒

水痘 - 带状疱疹病毒（varicella-zoster virus，VZV）是一种有包膜的线形双链 DNA 病毒，能够引起水痘（chickenpox）与带状疱疹（herpes zoster）。

> **案例 35-2**
>
> 　　患者，男，58 岁，因感冒发热 2 天后胸部皮肤产生水疱疹，水疱逐渐增多并显著疼痛就诊。查体见患者胸部皮肤有片状水疱，沿肋缘分布形成带状。
>
> **思考题：**
> 　　1. 该患者最可能感染是何种病原体感染？发病机制是什么？
> 　　2. 该病怎样进行预防和治疗？

一、生物学性状

VZV 的生物学性状与单纯疱疹病毒（HSV）相似，但 VZV 具有自身独特的 DNA 序列与包膜糖蛋白，只有一个血清型。

二、致病性与免疫性

VZV 在自然条件下只感染人类，急性期水痘患者的皮肤疱疹液与上呼吸道分泌物以及带状疱疹患者的皮肤疱疹液都含有大量病毒。

1. 原发感染　VZV 原发感染常见于 3～9 岁的健康儿童，临床表现为水痘。VZV 在人体内通过血流和淋巴系统扩散到肝、脾等淋巴组织增殖，形成两次病毒血症并最终侵犯全身皮肤上皮细胞。患者表现为发热与皮疹，皮疹以躯干为多，向心性分布，初期为丘疹，随后转变为水疱疹甚至脓疱疹。患者病愈后皮疹可结痂、消失且不留瘢痕。孕妇感染 VZV 后可经垂直传播感染胎儿，引起畸胎、死胎与流产。

2. 潜伏感染　在原发感染后，VZV 可侵入脊髓后根和脑神经节的感觉神经细胞内形成潜伏感染。潜伏感染期间的 VZV 不增殖，宿主成为 VZV 无症状携带状态。用核酸原位杂交方法可在曾患过水痘的成人脊髓后根神经节的感觉神经细胞内检测到 VZV 的核苷酸序列。

3. 再发感染　VZV 再发感染临床表现为带状疱疹。潜伏感染的 VZV 可在机体感冒、受凉、劳累、肿瘤、AIDS、免疫抑制剂治疗等情况下被激活，从而迅速增殖并沿感觉神经纤维扩散到皮肤的上皮细胞内增殖，引起带状串联的疱疹，疼痛剧烈，称为带状疱疹。

> **案例 35-2 提示：**
> 　　患者胸部皮肤有片状水疱，沿肋缘分布形成带状，提示为带状疱疹。

水痘患者痊愈后产生的特异性血清抗体可抵抗 VZV 再次感染，致敏淋巴细胞可阻止再发感染。但免疫力不能完全清除潜伏感染病毒，因此不能阻止带状疱疹的发生。

三、微生物学检查

水痘 - 带状疱疹患者通常具有典型的临床表现，因此一般不需进行微生物学诊断。必要时可刮取患者皮肤疱疹病灶基底部标本做涂片和 H-E 染色，检查多核巨细胞和细胞核内嗜酸性包涵体或接种于人成纤维细胞培养 VZV。快速诊断可用免疫荧光抗体染色法，检测患者疱疹病灶细胞内的 VZV 抗原。

四、防治原则

VZV 的易感者为 1 岁以上未患过水痘的儿童与成人，接种 VZV 减毒活疫苗可预防水痘。治疗可用阿昔洛韦（无环鸟苷）、阿糖腺苷及干扰素，能够限制病毒扩散和缓解患者的症状。

> **案例 35-2 提示：**
> 接种 VZV 减毒活疫苗可预防水痘，抗病毒药物可以缓解病情。

第三节　EB　病　毒

EB 病毒（Epstein-Barr virus，EBV）于 1964 年由 Epstein 和 Barr 首先在非洲儿童恶性淋巴瘤组织中发现，常见引起传染性单核细胞增多症，也同非洲儿童恶性淋巴瘤及鼻咽癌等疾病的发生有关。

一、生物学性状

EBV 具有与其他疱疹病毒相似的形态和结构，核酸是含 172kb 的线形双链 DNA，但在转化细胞内大多是环状双链 DNA 并且以游离形式存在，少数情况下可整合于宿主细胞基因组。EBV 感染 B 淋巴细胞后可直接进入潜伏感染状态，使宿主细胞成为能够在体外传代培养和分泌免疫球蛋白、表达 CD23 及获得永生性的 EBV 转化细胞。

EBV 在宿主细胞内可表达至少 11 种抗原，包括 6 种不同的 EBV 核抗原（EBV nuclear antigen，EBNA）、3 种潜伏感染膜蛋白（latent membrane protein，LMP1、LMP2、LMP3）、早期抗原（early antigen，EA）、病毒衣壳抗原（viral capsid antigen，VCA）、膜抗原（membrane antigen，MA）等。

1. 潜伏感染的病毒抗原　EBV 潜伏感染期间产生的抗原包括 EBNA1 ～ 6 和 LMP1 ～ 3。EBNA 存在于宿主细胞的细胞核内，与病毒增殖无关。EBVN-1 是病毒 DNA 结合蛋白，可在宿主细胞内持续表达；EBVN-2 与细胞转化有关，可诱导 LMP 和 CD23 的合成。LMP 是存在于宿主细胞膜的蛋白质抗原，其中 LMP1 具有诱导 B 细胞转化的功能，LMP2 具有阻止潜伏病毒激活的功能。

2. 增殖感染早期的病毒抗原　EBV 增殖性感染的初期阶段主要产生早期抗原（EA），属于 EBV 的非结构蛋白，包括 EA-D（diffuse）与 EA-R（restricted），表示 EBV 开始进入复制增殖阶段。

3. 增殖感染后期的病毒抗原　EBV 增殖性感染的后期阶段可产生 EBV 衣壳抗原（VCA）与膜抗原（MA），VCA 与病毒 DNA 组成核衣壳。MA 存在于 EBV 转化细胞的表面，形成病毒的包膜糖蛋白抗原，可刺激机体产生血清 IgM 与 IgG 中和抗体。

二、致病性与免疫性

患者和无症状带病毒者是传染源，主要通过唾液传播或血液传播。EBV 首先在宿主口咽部上皮细胞内增殖，然后扩散和感染 B 淋巴细胞。病毒可直接形成潜伏感染，也可引起传染性单核细胞增多症及其他相关疾病。

1. 传染性单核细胞增多症（infectious mononucleosis）　是常见于青春期与成人的急性淋巴组织增生性疾病，原发感染后经过 30 ～ 50 天潜伏期发病。患者急性期表现为发热、疲乏无力、咽喉疼痛、淋巴结与脾脏肿大。外周血检查可见以淋巴细胞为主的白细胞增多，其中主要是体积增大和形态不典型的 T 淋巴细胞。传染性单核细胞增多症具有自限性，大多可在 2 ～ 4 周后自然痊愈。

2. 口腔毛状白斑 口腔毛状白斑（oral hairy leukoplakia）是在某些 HIV 感染者和器官移植患者舌上形成的疣样生长物，是 EBV 复制引起的一种上皮病灶。

3. 肿瘤 EBV 感染同 Burkitt 淋巴瘤（非洲儿童恶性淋巴瘤）、Hodgkin 病、鼻咽癌等肿瘤的发生相关，其中鼻咽癌在东南亚及我国南方高发，常见于 20 ～ 50 岁年龄者。

EBV 感染者可产生 EBV 抗原特异性的血清抗体与细胞毒 T 细胞，也可产生针对羊、马、牛的红细胞的异嗜性抗体。

三、微生物学检查

1. 病毒分离 采集急性期患者的唾液、咽漱液、外周血细胞以及肿瘤患者的病灶组织标本，接种于 B 淋巴细胞或脐带血淋巴细胞，培养物分离病毒，用荧光抗体染色法检测 EBV 抗原和鉴定病毒。

2. 病毒核酸检测 核酸杂交和 PCR 或 RT-PCR 是临床常用的 EBV 基因诊断方法，分别可测定病变组织内的 EBV 核酸及其基因转录产物，PCR 法比核酸杂交更具敏感性。

3. 抗体检测 EBV 感染者的抗体检测包括特异性抗体检测与异嗜性抗体检测，常用方法为 ELISA、免疫印迹、间接免疫荧光法。

（1）特异性抗体检测：在 EBV 感染患者及 90% 以上正常成人的血清内可检出 EBV 特异性抗体，常见包括 VCA-IgM、VCA-IgA 与 VCA-IgG、EBNA-IgG、EA-D、EA-R 及 MA-IgM、MA-IgG。

（2）异嗜性抗体检测：凝集绵羊红细胞的异嗜性 IgM 抗体滴度在传染性单核细胞增多症患者发病后 3 ～ 4 周可达高峰，恢复期迅速降低并最终消失。异嗜性抗体也可存在于某些正常人与血清病患者的血清内，因此抗体滴度升高至 1 ： 224 以上才具有诊断价值。

四、防治原则

目前尚无有效的疫苗，95% 的传染性单核细胞增多症患者可恢复，只有少数可发生脾破裂，在急性期应避免做剧烈运动。对 EBV 感染没有疗效肯定的药物，可采用对症治疗。

第四节 人巨细胞病毒

人巨细胞病毒（human cytomegalovirus，HCMV）是一群有包膜的线形双链 DNA 病毒，1970 年命名为人类疱疹病毒 5 型（human herpes virus 5，HHV-5）。

一、生物学性状

HCMV 的核酸是含 240kb 的大分子 DNA，病毒颗粒直径为 180 ～ 250nm，由 162 个壳微粒组成二十面体对称型。根据病毒颗粒发育的不同阶段可将其核衣壳分为 A、B、C 三个类型，C 型核衣壳是完全成熟的类型。HCMV 包膜蛋白的 GPUL155（gB）同病毒对于宿主细胞的穿入能力有关，GPUL75（gH）同病毒在宿主细胞内复制增殖有关。

HCMV 可用人成纤维细胞体外培养，以出芽方式释放但可引起宿主细胞病变（CPE），形成巨大细胞，细胞核内及其外周存在嗜酸性包涵体。活组织检查常见核内含嗜酸性包涵体的巨大细胞，称为"嗜酸性巨细胞包涵体细胞"（cytomegalic inclusion cell）或"猫头鹰眼细胞"（owl eye cell）。

二、致病性与免疫性

患者和无症状病毒携带者是传染源，主要通过人 - 人密切接触的方式水平传播。常见通过呼吸道、胃肠道、生殖道途径感染，也可经医源性传播以及通过胎盘与产道垂直传播。

1. 隐性感染 HCMV 感染后通常形成隐性感染，在 60% ～ 90% 成年人的血清内可存在 HCMV 特异性抗体。

2. 急性感染 急性感染可发生于儿童与成年人，由于病毒在宿主体内大量增殖并引起细胞死亡所致。患者急性期主要有发热、单核细胞增多、肝炎等单核细胞增多症样临床表现。

3. 潜伏感染 潜伏感染是 HCMV 在宿主体内暂时不增殖。当宿主免疫力降低时，HCMV 可大量增殖并引起再发感染。

4. 细胞转化 细胞转化同人体某些恶性肿瘤的发生有关, HCMV 感染相关肿瘤常见为前列腺癌、睾丸癌、宫颈癌、成神经细胞瘤、卡波西肉瘤。

5. 垂直感染 HCMV 垂直感染可引起死胎或流产。受感染胎儿出生后可出现先天性肝脾肿大、血小板减少性紫癜、溶血性贫血、肝炎、脉络膜视网膜炎、智力低下、耳聋等疾病。

三、微生物学检查

患者病变组织标本可接种人胚肺成纤维细胞分离病毒, 或用特异性抗体以 ELISA、RIA 等方法检测病毒抗原。患者活体组织标本涂片后 Giemsa 染色, 显微镜下观察典型形态的 "嗜酸性巨细胞包涵体细胞" 或 "鹰眼细胞"。也可用 PCR 扩增、核酸杂交方法检测标本内 HCMV 的特异性基因, 或用 HCMV 的抗原检测标本内相应的 IgG、IgM、IgA 抗体。

四、防治原则

主要是避免与传染源的密切接触, 防止通过胎盘与产道垂直传播。目前尚无安全有效的 HCMV 疫苗。严重感染患者可以用高滴度抗 HCMV 免疫球蛋白、更昔洛韦、膦甲酸钠等联合应用治疗。

第五节 其他人类疱疹病毒

引起人类感染的其他疱疹病毒包括人疱疹病毒 6 型 (human herpes viruses 6, HHV-6)、人疱疹病毒 7 型 (human herpes viruses 7, HHV-7)、人疱疹病毒 8 型 (human herpes viruses 8, HHV-8)。

1. 人疱疹病毒 6 型 (HHV-6) 其 DNA 大小为 160～170kb, 有 HHV-6A 与 HHV-6B 两个血清群。HHV-6 主要通过口腔分泌物传播, 可与 CD46 受体结合而感染宿主细胞。原发感染引起突发性幼儿急疹 (exanthem subitum) 或称婴幼儿玫瑰疹 (roseola infantum), 患者主要表现为发热与皮疹。

2. 人疱疹病毒 7 型 (HHV-7) 是一类嗜 T 淋巴细胞人类病毒, 常见引起较大年龄儿童发病, 与某些幼儿急疹的发生有关。

3. 人疱疹病毒 8 型 (HHV-8) 也称为卡波西肉瘤相关疱疹病毒 (Kaposi sarcoma-associated herpesvirus, KSHV), 具有嗜淋巴细胞性以及 EB 病毒相似性。HHV-8 的基因组含有细胞周期蛋白 D (cyclin D)、细胞因子 (cytokines)、趋化因子受体 (chemokine receptor) 等细胞增殖相关基因, 可能同 HHV-8 的致病机制有关。HHV-8 可在唾液内检出以及通过肾移植传播, 常见引起卡波西肉瘤 (Kaposi sarcoma)、原发性渗出性淋巴瘤、多中心性 Castleman 病等。

Summary

There are more than 100 viruses of the herpes group that infect many different animal species and humans. The major members of the group to infect humans are the two herpes simplex viruses (HSV-1 and HSV-2), cytomegalovirus (CMV), varicella-zoster virus (VZV), Epstein-Barr virus (EBV), human herpes viruses 6, 7 and 8 (HHV-6, HHV-7, HHV-8). Characteristically, all of these viruses produce an initial infection followed by a period of latent infection in which the genome of the virus is present in the host cell, but infectious virus is not recovered. Reactivation of virus may then result in the first episode of clinically apparent disease or as recurrent disease. Curiously, the reactivated infection may be clinically quite different from the disease caused by the primary infection. With all of these viruses, immunocompromised patients, especially those with altered cellular immunity, have more frequent and severe episodes, including clinically severe disease from reactivation of viruses.

（钟民涛）

第三十六章　逆转录病毒

逆转录病毒科（Retroviridae）是一类含逆转录酶（reverse transcriptase）的 RNA 病毒，分为肿瘤病毒（Oncovirus）和慢病毒（Lentivirus）两个亚科，共有 7 个属。对人致病的主要有人类免疫缺陷病毒和人类嗜 T 细胞病毒。

逆转录病毒的主要特性为有包膜，表面有刺突，病毒颗粒为球形，直径 80～120nm，基因组由两条相同的单股正链 RNA 组成，在 5′ 端通过部分碱基互补配对形成二聚体结构，病毒核心有逆转录酶（reverse transcriptase）、整合酶（integrase）和 RNA 酶 H（RNase H）等，这些酶与病毒核酸的逆转录及病毒整合作用有关，病毒复制的突出特征是通过 DNA 中间体（DNA replicative intermediate），整合于宿主细胞的染色体。

第一节　人类免疫缺陷病毒

案例 36-1

患者，男，26 岁，有不洁性交史和吸毒史。近半年来感觉疲乏无力，体重明显下降，腹泻，咽痛，反复出现口腔真菌感染。近 2 周出现持续性不规则发热（低热或高热），淋巴结肿大（颌下、颈部、腹股沟），全身散在皮疹，未进行过任何治疗。血常规检查：白细胞总数 $2.8×10^9$/L、中性粒细胞计数 $1.6×10^9$/L、淋巴细胞计数 $0.9×10^9$/L，CD4/CD8 比值下降。肺部 X 线检查见双肺弥散性渗出影，未见明显结核病灶。

思考题：
1. 本例可能是什么疾病？有何诊断依据？
2. 应做哪些病原学检查进一步确立诊断？
3. 如何防治疾病传播？

获得性免疫缺陷综合征（acquired immunodeficiency syndrome，AIDS）音译为艾滋病，最早由美国 Gottlieb 于 1981 年在同性恋患者中发现。1983 年法国巴斯德研究所 Montaginer 等首先从 1 例慢性淋巴腺病的男性同性恋患者血中分离到 1 株新逆转录病毒，命名为淋巴腺病综合征相关病毒（lymphadenopathy associated virus，LAV）。1984 年美国 Gallo 等从艾滋病患者中分离到相似的逆转录病毒，称为嗜人 T 淋巴细胞病毒Ⅲ型（human T cell lymphotropic virus type Ⅲ，HTLV-Ⅲ）。1986 年国际病毒分类委员会将 LAV 和 HTLV-Ⅲ统一命名为人类免疫缺陷病毒（human immunodeficiency virus，HIV）。HIV 主要型别为 HIV-1 和 HIV-2，艾滋病大多由 HIV-1 引起，HIV-2 只在西非呈地区性流行。近 20 多年来，由于尚无有效疫苗和治疗手段，艾滋病席卷全球，严重危害着人类的健康。

一、生物学性状

（一）形态与结构

病毒呈球形，直径 100～120nm，电镜下可见一致密的圆锥状核心（图 36-1），具有此种核心的病毒称为 D 型病毒颗粒，内含病毒 RNA 分子和酶（逆转录酶 P53、整合酶 P31 和蛋白酶等），病毒外层包膜系双层脂质蛋白膜，其中嵌

图 36-1　HIV 形态结构

有 gp120 和 gp41 两种病毒特异的糖蛋白，gp120 构成包膜表面刺突，而 gp41 形成跨膜蛋白。包膜内面为 P17 蛋白构成的衣壳，其内有核心蛋白（P24）包裹病毒 RNA。

（二）基因结构及编码蛋白的功能

HIV 基因组有 2 条相同的正链 RNA，长约 9.7kb，在基因组的 5′ 端和 3′ 端均有一段相同的核苷酸序列，称为长末端重复序列（long terminal repeat，LTR）。HIV 的主要基因结构与其他逆转录病毒相似，但它有较多的调节基因，所以 HIV 较其他逆转录病毒更复杂。LTR 中间含 *gag*（group-specific）、*pol*（polymerase）、*env*（envelope）三个结构基因（structural gene），*tat*、*rev*、*nef* 三个调节基因（regulator gene）及 *vif*、*vpu*、*vpr* 等数个辅助基因（图 36-2）。HIV-1 基因编码区有很多重叠，尤其在基因组 3′ 端。其部分基因如 *tat* 和 *rev* 是不连续的，被插入的内含子分隔成 2 个外显子。

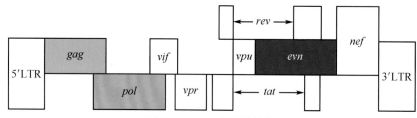

图 36-2　HIV 基因组结构

1. 结构基因

（1）*gag* 基因：能编码约 500 个氨基酸组成的聚合前体蛋白 P55，经蛋白酶水解形成 P17、P24 及 P15 三种蛋白，位于外层的是内膜蛋白 P17（matrix，MA），内层是衣壳蛋白 P24（capsid，CA）。衣壳蛋白的特异性最高，与其他多种逆转录病毒无抗原性关系，P15 继续分解成 P7 和 P9，其中 P7 为核衣壳蛋白（nucleocapsid，NC），富含碱性氨基酸，在病毒从宿主细胞出芽释放时，它与病毒 RNA 结合而进入病毒颗粒，使 RNA 不受外界核酸酶破坏。

（2）*pol* 基因：编码聚合酶前体蛋白（P66/P54 和 P31），经切割形成蛋白酶、整合酶、逆转录酶、核酸内切酶（RNase H），均与病毒增殖复制有关。

（3）*env* 基因：编码约 863 个氨基酸的前体蛋白并糖基化成 gp160，产生包膜糖蛋白（glycoprotein，gp），包括 gp120 和 gp41。gp120 的肽链有些区域（V1～V5）的氨基酸序列呈高度易变性，其高变区的 V3 肽段含有病毒体与中和抗体结合的位点，HIV 病毒在 gp120 V3 环上有中和抗原表位，在病毒与细胞融合中起重要作用。恒定区包括 C1～C4，其中 C4 肽段是病毒体与宿主细胞表面的 CD4 分子结合的部位。gp120 与跨膜蛋白 gp41 以非共价键相连。gp41 的疏水性氨末端具有介导病毒包膜与宿主细胞膜融合，促使病毒进入靶细胞的作用。实验表明，gp41 有较强抗原性，能诱导产生抗体反应。

（4）LTR：是病毒基因组两端重复的一段核苷酸序列，含有启动子、增强子、包装信号（package signal）及多个与病毒和细胞调节蛋白反应的区域，它们对病毒基因组转录的调控起关键作用，其顺式调控序列控制前病毒基因的表达。

2. 调节基因

（1）*tat* 基因：编码 Tat 蛋白（P14）。Tat 可与 LTR 结合，促进病毒所有基因的转录，也能在转录后促进病毒 mRNA 的翻译。

（2）*rev* 基因：编码 Rev 蛋白（P19），产物是一种顺式激活因子，能对 *env* 和 *gag* 中顺式作用抑制序列（cis-acting repression sequence，Crs）去抑制作用，增强 *gag*、*pol* 和 *env* 基因的表达，以合成相应的病毒结构蛋白。

（3）*nef* 基因：编码负调节蛋白 Nef，对 HIV 基因的表达有负调控作用，以推迟病毒复制。该蛋白作用于 HIV cDNA 的 LTR，抑制整合的病毒转录，是 HIV 在体内维持持续感染所必需。

（4）*vif* 基因：对 HIV 并非必不可少，但可能影响游离 HIV 感染性、病毒体的产生和体内扩散。

（5）*vpu* 基因：为 HIV-1 所特有，对 HIV 的有效复制及病毒体的装配与成熟是必需的。

（6）*vpr* 基因：编码蛋白是一种弱的转录激活物，在细胞内对病毒增殖周期起一定的作用。

HIV-2 基因结构与 HIV-1 有差别：它不含 *vpu* 基因，但有一功能不明的 *vpx* 基因。基因组测序发现 HIV-1 与 HIV-2 的核苷酸序列仅 40% 相同。*env* 基因表达产物激发机体产生的抗体无交叉反应。

（三）病毒受体与细胞嗜性

HIV 的主要靶细胞是 CD4$^+$ 的 T 细胞和单核 – 巨噬细胞，Langerhans 细胞、淋巴结的树突状细胞、脑小胶质细胞等亦可被感染。细胞表面的 CD4 分子是 HIV 的主要受体。另外，HIV 还需要一些辅助受体（coreceptor）才能导致病毒包膜与靶细胞膜形成有效的融合作用。当 HIV 与靶细胞接触时，病毒体的包膜糖蛋白刺突 gp120 与细胞上的特异受体 CD4 分子的 V1 区结合，随后与辅助受体结合，形成 CD4- gp120- 辅助受体三分子复合物，导致 gp120 构象改变而暴露被其掩盖的 gp41。gp41 与 gp120 解离后，其疏水性 N 端可伸入靶细胞膜中，使病毒包膜与细胞膜发生融合。

迄今已发现有 10 多种辅助受体与 HIV 感染有关，如 CXCR4、CXCR5、CCR2 和 CCR3 等。但在体内只有 CXCR4 和 CCR5 可作为辅助受体。其中，CXCR4 是 HIV 的亲 T 细胞病毒株的辅助受体；CCR5 是 HIV 的亲巨噬细胞病毒株的辅助受体。

> 案例 36-1 提示：
>
> 　　细胞表面的 CD4 分子是 HIV 的主要受体。HIV 的 gp120 与细胞上的 CD4 分子结合，在辅助受体 CXCR4/CCR5 的帮助下，HIV 病毒颗粒进入靶细胞，如果封闭了辅助受体，HIV 的感染过程可能被阻断。

HIV 包膜 gp120 肽段主要是 V3 功能区，决定病毒的细胞亲嗜性。V3 环基因的变异可改变 HIV 的细胞亲嗜性。

（四）病毒复制

HIV 复制是一个特殊而复杂的过程，当 HIV 利用 gp120 和 gp41 与宿主细胞膜有效融合，核衣壳进入细胞质内脱壳，释放其核心 RNA 进行复制。病毒的逆转录酶以病毒 RNA 为模板，以宿主细胞的 tRNA 为引物，经病毒逆转录作用产生互补股 DNA，构成 RNA∶DNA 中间体。中间体的 RNA 被 RNase H 水解去除，再由负股 DNA 复制正股 DNA 而组成 dsDNA。此时基因组的两端形成 LTR 序列，并由胞质移行到胞核内，在病毒整合酶的作用下，病毒基因组整合于细胞染色体中形成前病毒（provirus）。前病毒以非活化方式可长期潜伏于宿主细胞内，随细胞分裂而进入子代细胞。在一定条件下，当相关因素刺激前病毒活化而进行自身转录时，LTR 有启动和增强转录的作用。在宿主细胞 RNA 聚合酶的作用下，病毒 DNA 转录成 RNA，其中有些 RNA 经拼接形成 mRNA，经加帽加尾修饰后在细胞核糖体上转译成子代病毒的结构蛋白和调节蛋白；另一些 RNA 则可直接作为子代病毒基因组 RNA，并与结构蛋白装配成核衣壳，在通过细胞膜时获得包膜，以出芽方式至细胞外，形成完整的有感染性的子代病毒（图 36-3）。

图 36-3　HIV 的复制

（五）病毒的变异

HIV 基因组可发生变异，从而使分离到的 HIV 株间有不同的生物学特性。HIV 变异较多集中于

包膜糖蛋白 *env* 基因和调节基因 *nef*。基因核苷酸序列的变异导致编码氨基酸的改变。根据 *env* 基因序列的差异将目前全球流行的 HIV-1 分为 A、B、C 等 8 个亚型，在非洲主要流行的是 A、C、D、E 亚型，我国云南省感染者主要为 B 亚型和 C 亚型。全球流行以 C 亚型和 E 亚型为主，估计病毒 *env* 基因核苷酸变异概率为每年每个位点约 0.1%，其变异率与流感病毒相似。

（六）培养特性

将患者自身外周血或骨髓中淋巴细胞经 PHA 刺激 48～72 小时后做体外培养（培养液中加 IL-2），1～2 周后，病毒增殖可释放至细胞外，并使细胞融合成多核巨细胞，最后细胞破溃死亡。亦可用传代淋巴细胞系如 HT-H9、Molt-4 细胞做分离及传代。

HIV 动物感染范围窄，仅黑猩猩和长臂猿，一般多用黑猩猩做实验。

（七）抵抗力

HIV 对热敏感，56℃ 30 分钟可灭活。冻干血制品需 68℃ 72 小时方能保证污染 HIV 的灭活。WHO 规定 HIV 消毒与彻底灭活必须煮沸（100℃）20 分钟，或高压蒸汽灭菌（103.4kPa/121.3℃）20 分钟。HIV 对消毒剂和去污剂亦敏感，使用化学消毒剂 0.2% 次氯酸钠、0.1% 漂白粉、70% 乙醇、35% 异丙醇、50% 乙醚、0.3% H_2O_2、0.5% 来苏尔处理 5 分钟均能灭活病毒，1% NP-40 和 0.5% Triton X-100 能灭活病毒而保留其抗原性。HIV 对紫外线、γ 射线有较强抵抗力。

二、致病性与免疫性

（一）传染源和传播途径

HIV 感染者和艾滋病患者是 AIDS 的传染源。传染性最强的是临床无症状而血清 HIV 抗体阳性的感染者，其 HIV 分离率最高。无症状的感染者是艾滋病流行难以控制的重要原因，病毒阳性而抗体阴性的 HIV 感染者则更是危险的传播者，这种现象在早期和晚期患者比较多见。主要传播途径有三种。

1.性传播　通过性行为，包括同性及异性间的性接触感染。性伙伴数越多，性活动开始年龄越小，加上吸毒者，其感染倾向也越高。

2.血液传播　通过输血、血液制品或没有消毒好的注射器传播，静脉吸毒者共用不经消毒的注射器和针头造成严重感染。器官移植、人工授精也是更重要的传播途径。

3.母婴传播　包括经胎盘、产道和哺乳方式传播。携带有 HIV 的母亲可以经胎盘（胎内感染）、产道感染及经母乳传播给婴儿。很少通过唾液传播，但不能否定这种传播方式。

职业危险因素：医务人员可因针头刺伤或黏膜被污染的血液溅污而接触病毒，已有医务工作者因被 HIV 的血液针头刺伤而发病的报道，虽然病例不多，但应引起高度重视。

（二）临床表现和致病机制

1.临床表现　HIV 感染人体后，往往经历很长潜伏期（3～5 年或更长至 8 年）才发病，HIV 感染包括原发感染、潜伏感染、AIDS 相关综合征及典型 AIDS 等阶段，全过程大约 10 年。

（1）原发感染：HIV 进入机体后病毒开始大量复制，引起病毒血症。临床可表现出类似流感的非特异症状，如疲劳、发热、咽炎、淋巴结肿大、皮疹和黏膜溃疡以及急性单核细胞增多症样表现，一般持续 1～2 周。以后病毒常以前病毒的形式整合于宿主细胞染色体内，进入长期的、无症状的潜伏感染。

（2）潜伏感染：原发感染数周后转入较长时间的慢性感染期（3～5 年或更长），此期间临床无症状，有些患者可出现无痛性淋巴结肿大。此期虽然没有临床症状，但 HIV 在体内持续存在，并大量复制，每天有大量病毒产生及 CD4$^+$ T 细胞的死亡。CD4$^+$ T 细胞数目逐年下降，平均每年下降 50～90/μl。

（3）AIDS 相关综合征（AIDS related complex，ARC）：随着感染时间的延长，机体免疫系统受到进行性损伤，各种临床症状开始出现，如发热、盗汗、疲倦、体重减轻、皮疹和腹泻等，并出现白斑等口腔损害及进行性淋巴结肿大。症状逐渐加重。

（4）典型 AIDS：当 $CD4^+$ T 细胞数目降至 200/μl 以下时，感染者的免疫功能严重缺陷，最终进入 AIDS 期。细胞免疫功能严重缺损，导致顽固的机会性感染、恶性肿瘤和中枢神经系统损害。艾滋病患者常见的机会感染有鸟结核分枝杆菌、伊氏肺孢子菌、弓形虫、白假丝酵母菌、新生隐球菌、EB 病毒、巨细胞病毒、疱疹病毒、HHV-8 型等，或并发 Kaposi 肉瘤。感染者单核 – 巨噬细胞中 HIV 呈低度增殖，可将病毒传播全身，引起间质性肺炎和亚急性脑炎。AIDS 的 5 年间死亡率约为 90%，死亡常发生于临床症状出现后的 2 年内。

　　2. 致病机制　HIV 选择性地侵犯带有 $CD4^+$ 分子的细胞，主要有 $CD4^+$ T 淋巴细胞、单核巨噬细胞、树突状细胞等。HIV 可通过直接和间接途径损伤多种免疫细胞，导致机体免疫功能紊乱和缺陷。

　　（1）HIV 对 $CD4^+$ T 细胞损伤：$CD4^+$ T 细胞是 HIV 感染的主要靶细胞，其表面 $CD4^+$ 分子和 CXCR4 趋化因子是 HIV 的受体和辅助受体。HIV 通过 gp120 与上述细胞受体结合，使 gp41 暴露并介导膜融合，病毒侵入靶细胞。HIV 通过多种途径损伤 $CD4^+$ T 细胞，主要有：

　　1）由于 HIV 包膜蛋白插入细胞或病毒出芽释放导致细胞膜通透性增加，产生渗透性溶解。

　　2）感染细胞内 $CD4^+$-gp120 复合物与细胞器（如高尔基体等）的膜融合，使之溶解，导致感染细胞迅速死亡。

　　3）HIV 感染时未整合的 DNA 积累，或对细胞蛋白的抑制，导致 HIV 杀伤细胞作用。

　　4）HIV 感染细胞表达的 gp120 能与未感染细胞膜上的 $CD4^+$ 结合，在 gp41 作用下融合形成多核巨细胞而溶解死亡。

　　5）HIV 感染细胞膜病毒抗原与特异性抗体结合，通过激活补体或介导 ADCC 效应将细胞裂解。

　　6）HIV 诱导自身免疫，如 gp41 与 $CD4^+$ T 细胞膜上 MHC Ⅱ 类分子有一同源区，抗 gp41 抗体可与这类淋巴细胞起交叉反应，导致细胞破坏。

　　7）细胞程序化死亡，在艾滋病发病时可激活细胞凋亡，如 HIV 的 gp120 与 $CD4^+$ 受体结合；直接激活受感染的细胞凋亡。甚至感染 HIV 的 T 细胞表达的囊膜抗原也可启动正常 T 细胞，通过细胞表面 $CD4^+$ 分子交联间接地引起凋亡，$CD4^+$ T 细胞的大量破坏，结果造成以 $CD4^+$ T 细胞缺损为中心的严重免疫缺陷。患者的主要表现为：外周淋巴细胞减少，$CD4^+$ T/$CD8^+$ T 比例倒置，对植物血凝素和某些抗原的反应消失，迟发型超敏反应下降，NK 细胞、巨噬细胞活性减弱，IL-2、γ 干扰素等细胞因子合成减少。

　　（2）HIV 感染所致其他免疫细胞损害：HIV 感染后，机体 B 细胞功能出现异常，病程早期 B 细胞处于多克隆活化状态，患者血清中 Ig 水平往往增高，血循环中免疫复合物及自身抗体含量增高，随着疾病的进展，B 细胞对各种抗原产生抗体的功能也直接和间接地受到影响。因为 B 细胞功能紊乱和 T_H 细胞功能低下，导致患者的抗体应答能力低下。

　　HIV 感染可损伤巨噬细胞的趋化、黏附、杀菌及分泌细胞因子功能。HIV 感染可降低巨噬细胞表面 MHC 分子的表达水平，使呈递抗原功能下降。HIV 在巨噬细胞内复制，却不能导致巨噬细胞死亡。故巨噬细胞是 HIV 的庇护所。

　　（3）HIV 感染所致神经细胞损害：许多 AIDS 患者出现不同程度的神经异常，包括 HIV 脑病、脊髓病变、周围神经炎和严重的 AIDS 痴呆症。病毒利用神经系统糖脂 - 半乳糖神经鞘氨酸作为 gp120 的受体，介导 HIV 进入神经胶质细胞，gp120 活化单核细胞及小胶质细胞和星形细胞，这些细胞释放对神经元有毒性的细胞因子与神经毒素，同时产生炎性细胞浸润脑组织的趋化因子，使邻近神经细胞同时被损害。

■ （三）免疫性

　　HIV 感染后，可刺激机体生产 gp120、gp41 蛋白抗体和核心蛋白 P24 抗体。但抗体不能与单核 - 巨噬细胞内存留的病毒接触，且 HIV 包膜蛋白易发生抗原性变异，原有抗体失去作用，使中和抗不能发挥应有的作用。在潜伏感染阶段，HIV 前病毒整合入宿主细胞基因组中，不被免疫系统识别，逃避免疫清除。这些都与 HIV 引起持续感染有关。

三、微生物学检查

HIV 感染早期呈病毒血症时，从感染者血液、脑脊液和骨髓细胞中能分离到病毒，并从血液中查到 HIV 抗原；在无症状的潜伏期内一般不能或很少从外周血中检测到 HIV 抗原。从 HIV 进入人体到血液中产生足够量的、能用检测方法检出 HIV 抗体之间的这段时期称为窗口期（window period）。窗口期内虽检测不到 HIV 抗体，但体内已有 HIV，可以通过核酸检测确定；处于窗口期的感染者同样具有传染性。目前随着 HIV 检测技术的不断发展，窗口期已经从过去的 3 个月缩短到目前 WHO 明确的 14 ~ 21 天，即 HIV 感染后的 2 ~ 3 周。当感染者进入 AIDS 相关综合征或典型 AIDS 期，外周血中可查到病毒抗原、核酸及抗体。检测 HIV 感染者体液中病毒抗原和抗体的方法操作方便，易于普及应用，其中抗体检测尤为普通。但 HIV P24 抗原和病毒基因的测定，在 HIV 感染检测中的地位和重要性也日益受到重视。

（一）抗体检测

抗体检测主要有酶联免疫吸附试验（ELISA）和免疫荧光试验（IFA）。由于 HIV 的全病毒抗原与其他逆转录病毒有交叉反应，而且病毒是出芽释放，病毒包膜中可能带有细胞成分，与人血清中抗 HLA 也可发生交叉反应，易造成假阳性，如果发现阳性标本应重复一次。为防止假阳性，这类试验用于筛查抗 HIV 抗体，阳性者尚需进一步应用蛋白质印迹法（Western blotting，WB）确证。

> 案例 36-1 提示：
> 　　普通人艾滋病病毒抗体均阴性，如果 HIV 抗体阳性，又具有前述临床表现之一者，可确诊为艾滋病患者。进一步检查应检测 HIV 抗原及病毒分离等，但阳性率较低。

（二）抗原检测

用 ELISA 检测 P24 抗原，在 HIV 感染早期尚未出现抗体（窗口期）时，血中就有该抗原存在。由于 P24 量太少，阳性率通常较低。现有用解离免疫复合物法或浓缩 P24 抗原，来提高敏感性。

（三）核酸检测

用 PCR 法检测 HIV 基因，具有快速、高效、敏感和特异等优点，目前该法已被应用于 HIV 感染早期诊断及艾滋病的研究中。

（四）病毒分离

常用正常人外周血液分离单个核细胞，加 PHA 刺激并培养 3 ~ 4 天，然后接种患者血液的单个核细胞、骨髓细胞、血浆或脑脊液，2 ~ 3 天后观察病毒的生长情况。如果出现 CPE，特别是发现多核巨细胞，说明有病毒增殖。采用 IFA 法检测培养细胞中的 HIV 抗原，或用生化方法检测培养液中的逆转录酶活性，也可通过电镜检测 HIV 颗粒。

四、防治原则

艾滋病惊人的蔓延速度和高度的致死率，已引起 WHO 和许多国家的重视。预防 HIV 感染的主要措施是控制和切断传播途径及接种疫苗。非常有效的疫苗尚未问世，目前主要采用一系列综合措施进行预防，主要包括以下方面。

（一）特异性预防

1. 阻断母婴传播　CD4+ T 淋巴细胞＞ 200/μl 的艾滋病孕妇，用 AZT 于产前、产程内及对婴儿治疗，有一定的保护效果。

2.艾滋病疫苗　迄今尚缺理想疫苗。减毒活疫苗和灭活全病毒疫苗，由于难以保证疫苗安全，不宜人体应用。目前选择基因工程方法研制疫苗，如克隆包膜蛋白基因、核心蛋白基因，在细胞中表达多肽制备亚单位疫苗，或包膜基因插入病毒或腺病毒中制备重组疫苗。最大的问题是包膜蛋白具有高度易变性，不同毒株 HIV gp120 有明显差别，使疫苗的使用受到了限制。现已证明，包膜蛋白 gp120 的肽键中有一些区段的氨基酸序列比较保守恒定，用该保守恒定片段制备疫苗，将能解决问题。美国对含有 gp120 成分的两种艾滋病疫苗进行了第二期 296 人的试验，由于已有 6 人发生了感染而暂时终止。泰国正进行合成疫苗试验。

> **案例 36-1 提示：**
> 目前尚不能治愈 AIDS，也无有效疫苗预防，预防 HIV 感染只能采取综合措施切断传播途径。

（二）综合预防

（1）广泛地开展宣传教育，普及宣传艾滋病的预防知识，认识本病传染源及悲惨结局；了解传播途径和临床表现及预防方法。加强道德教育，禁止滥交，取缔暗娼；禁止与静脉药隐者共用注射器、针头；提倡使用避孕套和避免肛交；艾滋病或 HIV 感染者应避免妊娠，出生婴儿应避免母乳喂养。

（2）建立 HIV 感染和艾滋病的监测系统，掌握流行动态。对高危人群实行监测，包括供血员、同性恋、静脉注射毒品成瘾者、血友病患者等。避免与 HIV 感染者、艾滋病患者及高危人群发生性接触，严格管理艾滋病患者及 HIV 感染者。

（3）对供血者进行 HIV 抗体检测，确保输血和血液制品安全。献血、献器官、组织及精液者应做 HIV 检测。

（4）加强国境检疫，防止本病传入。

（三）AIDS 治疗

1.阻止 HIV 吸附穿入　重组的可溶性 CD4 分子（rsCD4）。

2.核苷类逆转录酶抑制剂　齐多夫定（azidothymidine，AZT）、双脱氧胞苷（2′,3′-dideoxycytidine，DDC）、双脱氧肌苷（2′,3′-dideoxyinosine，DDI）等。AZT 能干扰病毒 DNA 合成，从而抑制 HIV 在体内增殖，缓解症状，延长患者生存期。DDC 是最有效的 HIV 抑制剂，能明显减少 HIV 的复制和改善患者免疫功能。DDI 抗病毒的范围比 AZT 和 DDC 窄一些，但毒性较低，半衰期较长。

3.非核苷类逆转录酶抑制剂　如耐维拉平（nevirapine）、德拉维拉丁（delavirdine）。

4.蛋白酶抑制剂　如赛科纳瓦（saquinavir）、瑞托纳瓦（ritonavir）、英迪纳瓦（indinavir）等，其作用机制是抑制 HIV 蛋白水解酶，使大分子聚合蛋白不被裂解而影响病毒的成熟和释放。

5.鸡尾酒疗法　单独使用抗 AIDS 药物，抗药性 HIV 突变株可迅速形成。通常选用一种蛋白酶抑制剂与两种逆转录酶抑制剂联合使用，这种联合使用三种药物的三联疗法称为"三合一鸡尾酒疗法"，疗效可持续 3 年之久。

中草药中发现括萎蛋白、贝母苷、甘草酸（甘草甜素）及地丁、空心苋、紫草等抽提物有抑制 HIV 的作用。中药方剂治疗也能缓解症状。

第二节　人类嗜 T 细胞病毒

20 世纪 70 年代末，美国和日本学者从人类 T 淋巴细胞白血病细胞中分离出一种新的病毒，并证实了其与成人 T 细胞白血病的病因学关系，将其命名为人类嗜 T 淋巴细胞病毒（human T cell leukemia virus，HTLV）。HTLV 属逆转录病毒科的 RNA 肿瘤病毒亚科，可分为 HTLV-1 和 HTLV-2 两型，分别是引起 T 淋巴细胞白血病和毛细胞白血病的病原体。两型 HTLV 间基因组约有 50% 同源。从目前的流行病学资料来看，HTLV-1 感染主要流行于日本南部、加勒比海地区、非洲中部、美洲中部和南部、巴布亚新几内亚和澳大利亚，近年来欧洲和中东一些国家也有关于 HTLV-1 感染的报道；

而美国、巴拿马、巴西、意大利、法国和瑞典等几个国家 HTLV-2 感染率较高。

一、生物学特性

HTLV 呈球形，直径为100～120nm。包膜表面有刺突，嵌有特异糖蛋白gp46，能与CD4分子结合。内层核衣壳呈二十面体立体对称，含有 P18 和 P24 两种结构蛋白，核心内含有 2 个相同单链的病毒 RNA 分子、逆转录酶和 Gag 蛋白。HTLV-l 基因组长度约 9.0kb，两端含有 LTR，中间有 3 个结构基因（*gag*、*pol*、*env*）和 2 个调节基因（*tax*、*rex*）。其中，*gag* 基因编码病毒聚合蛋白前体，通过蛋白酶切割形成 P19、P24 和 P15 三种蛋白，分别组成病毒的基质、衣壳和核衣壳，三种蛋白均有抗原性，在感染者血清中可出现相应抗体；*pol* 基因编码病毒逆转录酶、RNase H 和整合酶（integrase）；*env* 基因编码两个糖基化蛋白 gp46 和 gp21，其中 gp46 位于病毒包膜表面，gp21 是跨膜蛋白。2 个调节基因编码的蛋白与 HTLV 的致病性有关，*tax* 基因编码蛋白 P40，分布于感染细胞的核内，属反式激活蛋白，可与 HTLV 基因组的 LTR 相互作用，不仅激活 HTLV 前病毒 DNA 的转录，促进病毒复制，亦可启动细胞 DNA 链上某些癌基因的表达，诱导肿瘤形成。*rex* 基因编码的两种蛋白 P27 和 P21 分布在感染细胞核内，能与病毒 mRNA 的特定结构结合，由此阻止 mRNA 转运至细胞质。

二、致病性与免疫性

HTLV-1 主要通过输血、注射、性接触等方式传播，亦可通过胎盘、产道及哺乳等途径垂直传播。HTLV-1 主要感染 CD4$^+$ T 淋巴细胞并在其中生长，使受感染的 T 淋巴细胞转化，最后发展成为 T 淋巴细胞白血病。受 HTLV 感染的 T 淋巴细胞除增生、转化及癌变外，其正常免疫功能亦受影响，主要引起免疫缺陷和多克隆 B 淋巴细胞激活。HTLV-1 感染通常是无症状的，但受染者发展为成人 T 淋巴细胞白血病的概率为 1/20，CD4$^+$ T 细胞的恶性增生可呈急性或慢性，出现淋巴细胞数异常升高、淋巴结病、肝脾肿大的临床表现，也可见斑点、丘疹样小结和剥脱性皮炎等皮肤损伤。HTLV-1 还能引起热带下肢痉挛性瘫痪和 B 细胞淋巴瘤。HTLV-2 的传播方式与 HTLV-1 相同，感染 HTLV-2 可引起毛细胞白血病和 CD4 细胞淋巴瘤。

HTLV 诱发肿瘤的机制与其他 RNA 肿瘤病毒不同，病毒基因组不含有已知的病毒癌基因（*V-onc*），目前认为其致病与 TAX 和 REX 两个调节蛋白有关。TAX 能激活宿主细胞产生细胞转录因子，这些转录因子不仅激活病毒启动子，而且激活宿主细胞 IL-2 受体基因和 IL-2 基因的异常高表达，导致 CD4$^+$ T 细胞大量增殖；TAX 还能激活细胞原癌基因，导致细胞恶性转化和增殖；HTLV 前病毒基因与宿主细胞染色体的整合，亦可导致细胞基因突变。

机体被 HTLV-1 感染后，血清中可出现抗 HTLV-1 抗体，但抗体的出现可下调病毒抗原的表达，影响细胞免疫清除感染的靶细胞，使感染细胞得以生存。

三、微生物学检查

检查 HTLV 特异性抗体是 HTLV 感染实验室诊断的主要方法依据。HTLV-1 和 HTLV-2 有血清交叉反应，常规血清学方法不能区分。目前常用的 ELISA 法是用 HTLV-1 病毒裂解物或裂解物加重组 P21 蛋白作为抗原，与患者血清反应，可检测血清中的 HTLV-1/HTLV-2 抗体。经 ELISA 初筛后，还需用 Western blot 试验验证 HTLV 特异性抗体。

用 PCR 检查外周血单个核细胞中前病毒 DNA，以及 HTLV 的型别诊断，是敏感性最高的分子生物学方法。病毒分离可将标本与外周血单个核细胞共培养以提高 HTLV 分离的敏感性。

四、防治原则

目前尚无有效防治 HTLV 感染的措施。齐多夫定对 HILV 感染有一定疗效，也可选用 IFN-α 等药物进行综合治疗。预防 HTLV 感染的措施包括加强卫生知识的宣传、避免与患者的体液尤其是血液或精液等接触、对供血者行 HTLV 抗体检测、保证血源的安全性等。

Summary

Retroviruses are a kind of RNA virus that contain reverse transcriptase，and can be divided into seven genera. Clinically important retroviruses are human immunodeficiency virus（HIV）and human T-cell leukemia virus（HTLV）.

The virion of retrovirus is a spherical particles surrounded by an envelope containing glycoprotein，about 100nm in diameter. The viral genome consists of two identical positive（sense）single-stranded RNAs，which encode three structural genes（*gag*，*pol*，*env*）and some regulatory genes. These viruses replicate through a unique life cycle. The genomic RNA is reversely transcribed into a DNA，then the DNA integrated into the host chromosomal DNA. The integrated viral genomic DNA is named as provirus.

HIV is the etiological agent of acquired immunodeficiency syndrome（AIDS）. The viruses have two types：HIV-1 and HIV-2. HIV uses CD4 molecules as cell receptor and CCR5 or CXCR4 as co-receptor. The HIV is transmitted between human in three ways：sexually，exposure to contaminated blood or blood products，and vertical transmission. HIV infection is characterized by pronounced suppression of the immune system，development of a wide range of severe opportunistic infections and unusual cancers.

HTLV is transmitted by sexual contact，blood exposure，and mother-to-infant transmission. HTLV-1 is endemic in human populations，causes adult T cell leukemia-lymphoma（ATL）and HTLV-1-associated myelopathy/tropical spastic paraparesis（HAM/TSP）.

（汤　华）

进一步阅读文献

1. Ghosn J，Taiwo B，Seedat S，et al. HIV [J]. Lancet，2018，392（10148）:685-697.

2. Sabin CA，Lundgren JD. The natural history of HIV infection [J]. Curr Opin HIV AIDS，2013，8（4）:311-317.

3. Verma R，Khanna P，Chawla S，et al. HIV vaccine：Can it be developed in the 21st century？[J]. Hum Vaccin Immunother，2016，12（1）:222-224.

4. Moysi E，Petrovas C，Koup RA. The role of follicular helper CD4 T cells in the development of HIV-1 specific broadly neutralizing antibody responses [J]. Retrovirology，2018，15（1）:54.

5. Pitman MC，Lau JSY，McMahon JH，et al. Barriers and strategies to achieve a cure for HIV [J]. Lancet HIV，2018，5（6）:e317-e328.

第三十七章 其他病毒

本章主要介绍狂犬病病毒、人乳头瘤病毒、细小DNA病毒、痘病毒和博尔纳病病毒。

第一节 狂犬病病毒

案例37-1

　　患儿，男，10岁，右下肢膝部被犬咬伤，伤口面积不大且出血少，未作处理。被犬咬伤后2个月，患儿出现发热、咬伤处麻木刺痛、咽喉紧缩感而入院。入院当天出现抽搐，每隔1～2小时发作1次，每次持续15～30秒，伴口吐白沫，次日出现狂躁、失语、流涎、见光、遇风、听见水滴声均可诱发咽肌痉挛和抽搐，给予对症支持治疗，入院第5天终因呼吸、循环衰竭而死亡。临床诊断为狂犬病。

思考题：

　　1. 人一旦被犬等动物咬伤后，应该怎样进行紧急处理？

　　2. 这起狂犬咬人事件，应当吸取哪些教训？

　　狂犬病病毒（rabies virus）为弹状病毒科（Rhabdoviridae）狂犬病病毒属（*Lyssavirus*），是一种嗜神经病毒。病毒主要在野生动物（犬、狼、狐狸、鼬鼠、蝙蝠、浣熊等）及家畜中储存及传播。人被病兽或带毒动物咬伤后可感染，一旦受染，如不及时采取有效防治措施，可导致严重的中枢神经系统急性传染病。该病是一种人兽共患的自然疫源性疾病，在世界大部分地区都有流行，近年来，我国狂犬病死亡人数明显上升，成为一种对人类健康危害较大的致死性传染病。一旦发病死亡率几乎达到100%，因此，预防尤为重要。

一、生物学性状

（一）形态与结构

图37-1　狂犬病病毒电镜照片

　　狂犬病病毒外形呈子弹状，一端钝圆，另一端扁平，长130～300nm，宽60～85nm，有包膜（图37-1）。中心为螺旋形对称的核衣壳，由基因组RNA、核蛋白（N蛋白）、聚合酶蛋白（L蛋白）和磷蛋白（P蛋白）或基质蛋白（M1蛋白）组成。病毒包膜由外层糖蛋白刺突G和内层基质蛋白M2组成。

（二）基因组与编码蛋白

　　病毒的基因组为单负链RNA，不分节段，全长12kb，从3′端到5′端依次为先导序列—编码N、P（M1）、M2、G、L蛋白的五个结构基因—非编码区，各基因间含非编码的间隔序列。五个结构基因分别编码五种病毒蛋白，核蛋白（N蛋白）负责保护病毒RNA；基质蛋白（P/M1和M2蛋白）分别构成病毒衣壳和包膜；包膜糖蛋白（G蛋白）构成病毒的糖蛋白刺突，决定病毒的感染性、抗原性、血凝性和毒力；依赖RNA的RNA聚合酶（L蛋白）负责病毒基因组的复制转录。

（三）病毒的复制

　　狂犬病病毒在感染细胞的胞质中完成复制。病毒通过其包膜表面糖蛋白（G蛋白）与神经细胞表面乙酰胆碱受体特异性结合而吸附于易感细胞，继而膜内陷，病毒进入细胞，病毒包膜与细胞膜发生融合。病毒脱去衣壳，核酸释放入胞质。在生物合成阶段，病毒单负链RNA一方面复制互补正链 RNA，并以此为模板复制子代病毒基因组，另一方面转录并翻译 N、M1、M2、L 和 G 蛋白的合成，最后子代病毒核酸与子代病毒结构蛋白装配成核衣壳，并以出芽方式释放形成子代病毒颗粒，同时获得包含 G 蛋白与 M2 蛋白的病毒包膜。

（四）培养特性

狂犬病病毒对神经组织有较强的亲嗜性，在易感动物或人的中枢神经细胞（主要是大脑海马回锥体细胞）中增殖，在细胞质中形成嗜酸性、圆形或椭圆形包涵体称为内基小体（Negri body）（图 37-2），可作为狂犬病的辅助诊断指标。

图 37-2　内基小体

（五）变异

狂犬病病毒可发生毒力变异。从自然感染动物体内分离的狂犬病毒株称为野毒株（wild strain）或街毒株（street strain），野毒株的特点是接种动物发病所需潜伏期长，毒力强。若野毒株在家兔脑内连续传代 50 代，其潜伏期逐渐从最初的 4 周缩短至 4～6 天，再继续传代时，家兔发病的潜伏期不再缩短，这种狂犬病病毒株称为固定毒株（fixed strain）。固定毒株对家兔和犬的致病性均明显增强，但将固定毒株接种于兔脑，取发病兔脑在空气中经干燥处理可逐步灭活病毒并保留免疫原性。1885 年，法国科学家巴斯德第一次应用兔脑减毒疫苗成功地挽救了一例被狂犬咬伤的儿童，开创了人类预防免疫治疗的先河。

（六）抵抗力

狂犬病病毒对外界的抵抗力不强，对热、紫外线、日光、干燥的抵抗力弱，病毒经 56℃ 30～60 分钟或 100℃ 2 分钟即失去活力，4℃或室温可保持传染性 1～2 周，也易被强酸、强碱、甲醛、碘、乙醇、肥皂水及离子型和非离子型去污剂灭活。

二、致病性与免疫性

狂犬病是一种自然疫源性疾病，狂犬病病毒能引起多种家畜和野生动物如犬、猫、牛、羊、猪、狼、狐狸、臭鼬、野鼠、吸血蝙蝠等自然感染。动物之间的狂犬病主要是通过患病动物咬伤健康动物而传播。人狂犬病主要是被患病动物咬伤或抓伤所致。在发展中国家，病犬是主要传染源，80%～90% 的病例是由病犬传播的。在发达国家，犬狂犬病已得到有效控制，而野生动物如狐狸、食血蝙蝠、浣熊等逐渐成为重要传染源。

在患病动物发病前 5 天，唾液中可含有病毒。人被咬伤或抓伤后，病毒进入伤口，在肌纤维细胞内增殖，由神经末梢沿神经轴索上行至中枢神经系统，在神经细胞内增殖并引起中枢神经系统损伤，使神经细胞肿胀变性，然后又沿传出神经扩散至唾液腺和其他组织。人发病时的典型临床表现是神经兴奋性增高，表现为幻觉、精神错乱，呼吸肌及咽喉部肌肉发生痉挛，甚至吞咽或饮水时闻水声或受到其他轻微刺激均可引起痉挛发作，故又称恐水病（hydrophobia）。这种兴奋期典型症状经 3～5 天后，患者转入麻痹期，最后因昏迷，呼吸、循环衰竭而死亡。病死率几乎为 100%。

该病毒为严格嗜神经病毒，故对神经组织以外的其他组织和细胞不敏感，在入侵部位病毒不侵入血液，故不形成病毒血症。潜伏期 1～3 月，但也有短至 1 周或长至数年才出现症状者。潜伏期的长短取决于咬伤部位与头部距离的远近、伤口内感染的病毒数量。

机体感染病毒后产生细胞免疫和体液免疫。病毒包膜的糖蛋白和核衣壳的核蛋白均含有保护性抗原表位，可诱导产生中和抗体、辅助性 T 细胞和细胞毒性 T 细胞。中和抗体可以中和游离状态的病毒进而阻断病毒进入神经细胞，细胞毒性 T 细胞可特异性地作用于病毒 G 蛋白和 N 蛋白而引起病毒感染的靶细胞溶解。它们在狂犬病疫苗接种后诱生的抗狂犬病病毒感染性免疫机制中起重要作用。

三、微生物学检查

根据动物咬伤史和典型临床表现可以作出临床诊断。对于潜伏期、发病早期或咬伤史不明确的可疑患者，应及时进行微生物学检查和确诊。

将可疑动物进行捕获，隔离观察 10 天，若不发病，则可认为未患狂犬病；若观察期间发病，将动物杀死，取脑海马回部位组织做病理切片检查内基小体，或用免疫荧光抗体法检查病毒抗原。

可疑患者可采用免疫学、分子生物学或病毒分离等方法进行微生物学检测。取可疑患者的唾液、尿沉渣涂片、角膜印片等标本，用免疫荧光、酶联免疫等技术特异性检查细胞内病毒抗原，但一般阳性率不高。也可应用 RT-PCR 法检测标本中狂犬病病毒 RNA。取可疑患者的唾液、脑脊液等标本，接种到易感动物进行病毒分离，然后用中和试验可进行病毒鉴定和确诊，但阳性率低。

检测结果阴性的可疑患者仍需要早期接种狂犬病疫苗。

四、防治原则

捕杀野犬，加强家犬管理，注射犬用疫苗，是预防狂犬病的主要措施。人被可疑患病动物咬伤后，应采取下列方法。

1. 伤口处理　立即用 3%～5% 肥皂水、0.1% 新洁尔灭和清水反复冲洗伤口，再用 70% 乙醇或碘酊涂擦。

2. 被动免疫　如伤口严重，应使用高效价抗狂犬病毒血清或抗狂犬病免疫球蛋白于伤口周围与底部行浸润注射及肌内注射，使用前先进行试敏。

3. 疫苗接种　狂犬病疫苗的接种是预防和控制狂犬病的重要措施。人被狂犬病病毒感染后潜伏期较长，及时接种狂犬病病毒灭活疫苗，进行暴露后预防接种（post-exposure prophylaxis），可以预防发病。常用人二倍体细胞培养制备的狂犬病病毒灭活疫苗（human diploid cell vaccine，HDCV）全程免疫，于第 0、3、7、14、28 天进行肌内注射，全程免疫后可保持免疫力 1 年左右。重组痘苗病毒载体疫苗和亚单位疫苗正在研究中。此外，凡与动物密切接触者如兽医、动物饲养人员、屠宰人员、检疫人员及相关科研人员等均应做暴露前预防接种（pre-exposure prophylaxis）。

案例 37-1 提示：

人一旦被犬等动物咬伤后，应采取下列防治措施：

（1）动物圈养观察：咬人的犬、猫类动物圈养观察 10 天。

（2）伤口处理：立即清洗创口，可用 3%～5% 肥皂水、0.1% 新洁尔灭和清水反复冲洗伤口，再用 70% 乙醇或碘伏消毒。

（3）注射免疫血清：在伤口周围及底部浸润处同时在上臂三角肌内注射高效价抗狂犬病毒血清或人抗狂犬病毒免疫球蛋白。

（4）疫苗接种：我国目前用人二倍体细胞制备的灭活疫苗，于第 0、3、7、14、28 天各肌内注射 1 次，免疫效果好，不良反应小。

这起狂犬咬人事件，应吸取以下教训：捕杀无主犬，加强家犬管理，给家犬定期接种兽用狂犬病疫苗；对来自流行区的动物进行检疫；一旦被犬咬伤，应立即进行伤口处理，并就近去卫生防疫部门接种疫苗及注射免疫血清。

第二节　人乳头瘤病毒

案例 37-2

患者，男，28 岁。曾有不洁性行为史。一个月前，包皮系带处出现颗粒状的肉质赘生物，不痛不痒，未加重视。近 10 天肉质赘生物逐渐增大增多如菜花状，并伴有腹股沟疼痛及排尿困难等现象发生。

思考题：

1. 根据病史和临床表现，引起该病的病原体可能是什么？

2. 该病应如何预防？

人乳头瘤病毒（human papillomavirus，HPV）属于乳头瘤病毒科（Papillomaviridae）。HPV 能引起人类皮肤和黏膜的增生性病变，造成多种良性乳头状瘤或疣，某些型别感染还与致癌性密切相关。

一、生物学性状

HPV 是一种小的 DNA 病毒，成熟病毒颗粒直径 45 ～ 55nm，衣壳呈二十面体立体对称，无包膜（图 37-3）。HPV 基因组是一闭合环状双股 DNA，约 7.9kb。按功能可分为早期区（early region，ER）、晚期区（late region，LR）和非编码区（noncoding region，NCR）三个区域。E 区含 6 个开放阅读框，即 E1、E2、E4、E5、E6、E7，主要编码与病毒复制、转录、调控和细胞转化有关的早期蛋白。L 区分 L1 和 L2，分别编码主要衣壳蛋白和次要衣壳蛋白。NCR 也称上游调节区（upstream regulatory region，URR）或长控制区（long control region，LCR），是 E 区与 L 区间的 DNA 片段，可负责复制和转录的调控（图 37-4）。

通过基因克隆和 DNA 杂交方法，以核苷酸同源性少于 50% 定为新型别，至今已鉴定出 100 多型 HPV。每一型别都与体内特定感染部位和病变有关。

HPV 在体外细胞培养尚未完成。它具有宿主和组织特异性，只能感染人的皮肤和黏膜，不能感染动物。HPV 感染后在细胞核内增殖，细胞核着色深，核周围有一不着色的空晕，此种病变细胞称为空泡细胞（koilocytotic cell）（图 37-5）。

图 37-3　人乳头瘤病毒

图 37-4　HPV11 基因结构

图 37-5　HPV 感染形成空泡细胞

二、致病性与免疫性

HPV 主要通过直接接触感染者病变部位、间接接触污染物品或性接触等方式传播，HPV 引起的生殖道感染是性传播疾病（sexually transmitted disease，STD）之一。病毒也可在母亲分娩时通过生殖道感染新生儿。HPV 型别及感染部位不同，所致疾病不同，包括皮肤疣、尖锐湿疣和喉部乳头状瘤等。

临床常见皮肤疣：①寻常疣，主要为 1、2、3、4 型感染引起，民间俗称刺瘊或千日疮，可发生于任何部位，以手部最常见，多见于青少年；②跖疣，主要为 1 型、4 型感染，生长在胼胝下面，行走易引起疼痛；③扁平疣，主要为 3 型、10 型感染，好发于面部、手、臂、膝，为多发性，多见于青少年，亦称青年扁平疣；④肉贩疣，主要感染屠夫和肉贩的手部皮肤，引起肉贩疣，主要由 7 型感染引起。病毒停留于感染部位的皮肤和黏膜中，不产生病毒血症，多表现为一过性和自限性损害。

尖锐湿疣（condyloma acuminatum）主要为 6 型、11 型感染泌尿生殖道引起，好发于温暖潮湿部位，常在男性阴茎根部、包皮内，女性阴唇、阴道、子宫颈及肛门周围等，初发为少数微小淡红色丘疹，逐渐增大增多，形成菜花状，乳头状增殖，质软，触之易出血，可继发细菌感染。该病经治疗后或可自然消退，但易反复发作，传染性强，在性传播疾病中有重要地位。由于 6 型、11 型属于低危型，故尖锐湿疣较少发生癌变。此外，6 型和 11 型还可引起儿童咽喉部乳头瘤，虽属于良性瘤，但可因阻塞气道而危及生命。

> **案例 37-2 提示：**
> 　　根据病史和病变特点，临床诊断为尖锐湿疣，病原体为人乳头瘤病毒。诊断依据：①不洁性生活史；②病变特点符合尖锐湿疣，包皮处菜花状肉质赘生物。确诊需要做组织切片、病理学检查或核酸检测。

　　某些高危型别 HPV 可引起宫颈、外阴等处上皮细胞非典型增生，长期发展可成为宫颈癌。与宫颈癌发生密切相关的是 HPV16 型、18 型，其次是 31、33、35、39、45、51、52 和 56 型。HPV12 型、32 型与口腔癌有关，HPV57b 与鼻腔良恶性肿瘤有关。

　　目前认为 HPV 感染正常宫颈鳞状上皮是引发宫颈癌的始动因素，HPV 的致癌机制主要与早期蛋白 E6、E7 的转化有关。E6 和 E7 可以分别和细胞中的抑癌基因产物 P53 和 pRB 蛋白结合，干扰其抑制细胞分裂和增殖的功能，使细胞永生化（immortalize）进而发生恶变。其致癌机制与 HPV 基因同宿主细胞核酸整合也有一定关系，多数宫颈癌组织中病毒 DNA 以整合状态存在，而 HPV 相关良性病变者，病毒 DNA 常以游离状态存在。

三、微生物学检查

　　HPV 感染有典型临床表现，可迅速作出诊断，对不能确诊的临床或亚临床感染病例，可选下列各种方法辅助诊断。

　　1. 染色镜检　将疣状物做组织切片或生殖道局部黏液涂片，染色后光镜下观察到特征性空泡细胞或角化不良细胞和角化过度细胞，可初步诊断 HPV 感染。

　　2. 核酸检测　用核酸杂交法或 PCR 技术检测 HPV DNA 并鉴定型别，是诊断 HPV 感染快速、特异、敏感的方法，已被广泛用于 HPV 相关疾病的诊断和致病性研究。

　　3. 血清学检测　应用 ELISA 或蛋白质印迹法检测组织或局部黏液中 HPV 抗原或患者血清中的抗体。

四、防治原则

　　加强性安全教育和社会管理，对控制减少生殖器尖锐湿疣及宫颈癌的发生有重要意义。切断传播途径是有效的预防措施。

　　HPV 疫苗是采用 L1 蛋白制备的病毒样颗粒疫苗，包括二价（16、18 型）疫苗、四价（6、11、16、18 型）疫苗和 9 价（6、11、16、18、31、33、45、52、58 型）疫苗，可以预防宫颈癌及生殖器疣。宫颈癌也由此有望成为人类通过注射疫苗、筛查和早诊早治来预防，并被消灭的第一个恶性肿瘤。

> **案例 37-2 提示：**
> 　　尖锐湿疣具有病变易反复发作的特点，会给患者造成很大的生理和心理上的痛苦，因此预防很关键。应加强性安全教育和管理，杜绝不洁性行为，及时发现并治疗患者及其性伴，正确使用避孕套。

　　小的皮肤疣有自行消退的可能，一般无须处理。尖锐湿疣病损范围大，可施行手术，但常规外科切除有较高的复发率。物理疗法如电烙术、激光治疗、液氮冷冻疗法，或用干扰素结合物理辅助疗法具有较好的治疗效果。

笔记栏

第三节 细小 DNA 病毒

细小 DNA 病毒（parvovirus）属于细小 DNA 病毒科（Parvoviridae），对人致病的细小 DNA 病毒有红病毒属（*Erythroparvovirus*）的人类细小病毒 B19（human parvovirus B19）、博卡病毒属（*Bocaparvovirus*）的人类博卡病毒（human Bocavirus，HBoV）。

细小 DNA 病毒呈球形，直径 18 ～ 26nm，是已知最小的 DNA 病毒。核衣壳为二十面体对称，无包膜。基因组为线状单链 DNA（ssDNA），长度 5.5kb。病毒对热、干燥、冻融以及脂溶剂等十分稳定。

人类细小病毒 B19 由英国科学家 Cossart 在 1975 年筛查无症状乙肝患者血清时于 B 组的 19 号样品中发现，故得名。细小病毒 B19 感染的靶细胞是骨髓中分裂旺盛的红细胞系前体细胞，其通过对这些细胞的直接杀伤作用和免疫病理损伤而致病。该病毒主要通过呼吸道或消化道黏膜、密切接触和垂直传播引起感染，输入被该病毒污染的血制品也是其感染途径。人类细小病毒 B19 与人类的传染性红斑、镰状细胞贫血患者的再生障碍危象以及先天性感染造成的自发性流产等有关。25% 的感染者可无临床症状。

2005 年瑞典科学家首次在儿童呼吸道分泌物中发现了一种新型的人类细小病毒，命名为人类博卡病毒。该病毒是婴幼儿急性下呼吸道感染的重要病原体，主要引起肺炎与支气管炎。

目前尚无针对细小 DNA 病毒的有效疫苗及特异性治疗方法。

第四节 痘 病 毒

案例 37-3

患儿，女，12 岁。1 个月前右腿伸侧皮肤出现一半球状丘疹，突出于皮肤，周边无红肿，稍痒，生长缓慢，未经任何处理。近 1 周在颈部、前胸部、后背和下肢出现多个半圆形豌豆大小的丘疹，平均约 4mm×4mm，皮损中央有脐凹。用血管钳挤压半圆形皮损，可挤出乳白色乳酪样分泌物。激光除去疣体，半月后复诊创面愈合，未见新的皮损。

思考题：

1. 该病例应诊断为什么疾病？诊断依据是什么？

2. 该病病原体是什么？

痘病毒（Poxvirus）属于痘病毒科（Poxviridae），可引起人和多种脊椎动物的自然感染。引起人类感染的痘病毒有牛痘病毒（cowpox virus）、猴痘病毒（monkeypox virus）、天花病毒（variola virus）和传染性软疣病毒（molluscum contagiosum virus，MCV）。

痘病毒在病毒中体积最大，组成最复杂，大小为（300 ～ 450）nm×260 nm ×170nm，呈砖块或卵圆形。有包膜，衣壳呈复合对称型。传统负染时其核心如哑铃形，中间凹陷，两侧各有一个侧体（lateral body），双层外膜包裹核心（图 37-6）。基因组为线形双链 DNA，长度为 130 ～ 375kb。

大多数痘病毒能在兔、小白鼠和地鼠等动物细胞中繁殖。鸡胚对痘病毒敏感。病毒在胞质中复制，成熟病毒以出芽方式释放，是 DNA 病毒中唯一在胞质中复制的病毒。

人类痘病毒感染主要包括天花、人类猴痘、牛痘和传染性软疣。

1. 天花（smallpox） 天花病毒是天花的病原体。天花是一种传染性极强的烈性传染病，人类是其唯一宿主。传播途径主要是通过呼吸道飞沫，接触感染者的排泄物或皮损分泌物。患者出现两次病毒血症，临床表现为高热，面部及全身皮肤出现水疱或脓疱等症状。病死率高，病后痊愈者面部等部位遗留有明显瘢痕。1798 年，英国乡村医生琴纳应用牛痘病毒预防天花，取得明显效果，并在全球推广使用，

图 37-6 痘病毒电镜照片

使得天花成为从地球上消灭的第一种病毒性疾病。WHO 已于 1980 年 5 月宣布在世界范围内已消灭天花。目前因终止计划免疫导致人群普遍无免疫力，天花病毒成为潜在的生物恐怖武器而备受重视。

2. 人类猴痘（human monkeypox） 猴痘发生于非洲中西部雨林中的猴类，也可感染其他动物，病毒可以通过直接密切接触由受染动物传染给人，人与人之间传播罕见。传播途径主要通过血液和体液。但是，猴痘的传染性远逊于天花病毒。临床表现与天花类似，主要表现为高热、局部淋巴结肿大和全身发生水疱和脓疱，并有出血倾向，皮疹结痂后留有瘢痕，死亡率约为 11%。未接种过牛痘的人群对猴痘普遍易感。宠物爱好者、动物饲养人员等直接接触者可能成为高危人群。

3. 牛痘（cowpox） 是牛痘病毒引起的挤奶工人等密切接触者的轻度皮肤水疱样改变，一般无严重全身感染。牛痘病毒的毒力变异株即痘苗病毒（vaccinia virus），与天花病毒有交叉免疫原性，主要用于天花的计划免疫。目前，痘苗病毒主要作为研究基因调控的模型或表达外源蛋白的载体广泛应用。

4. 传染性软疣（molluscum contagiosum） 是由传染性软疣病毒引起的皮肤白色疣状物，一般通过直接接触传播，也可自体接种。可通过共用浴巾、浴池、自体抓痒引起。儿童多见，人是其唯一感染宿主。皮肤擦伤并感染病毒后，14～50 天可发病。其特点是好发于颈部和躯干部皮肤，皮肤上出现蜡样光泽的小丘疹，起初为米粒大小，呈半球状，以后可逐渐增至豌豆大小，中心微凹，质地由坚韧变为柔软，颜色呈白色或珍珠色，常有痒感，能挤出乳酪状软疣小体。该病毒也可经过性接触传播，引起生殖器传染性软疣。软疣可自行消退，不留瘢痕。

> **案例 37-3 提示：**
> 　　诊断为传染性软疣，病原体是传染性软疣病毒。诊断依据：①患者为儿童；②主要通过皮肤接触传播，也可通过自体接种引起，本病例是通过自体接种引起；③皮损特点是半圆形或扁平豌豆大小的半球状丘疹，中心微凹呈脐凹状，白色或珍珠色；④能挤出乳酪状软疣小体。

目前，人们使用的搓澡巾多为尼龙丝、合成纤维丝制品，搓擦皮肤时用力过大，可破坏皮肤的防护层，导致的轻微外伤使病毒侵入，进而引起传染性软疣。

治疗一般采用外治法，最常使用钳除法，用小镊子将病损中的软疣小体挤出或挑出，然后涂 2% 碘酊或三氯乙酸并压迫止血。也可用冷冻或激光疗法，巨大疣可手术切除。

第五节　博尔纳病病毒

1885 年，德国博尔纳镇大批马匹患了一种以精神行为异常为主的脑炎，当时，这些患病的马科动物又被称作"悲伤的马"，该病被命名为博尔纳病（Borna disease，BD）。随后，研究者们从病马脑组织分离出了病原体，并将该病毒命名为博尔纳病病毒。

博尔纳病病毒（Borna disease virus，BDV）是单负链 RNA 病毒目（Mononegavirales），博尔纳病毒科（Bornaviridae），博尔纳病毒属（*Orthobornavirus*）。BDV 颗粒呈球形，有包膜，直径约 100nm，核衣壳呈螺旋对称，基因组为单负链 RNA，长度约为 8.9kb，线性，不分节段。病毒在细胞核内复制和转录，在培养细胞中呈非裂解性低水平复制，无细胞病变效应，造成持续感染。

博尔纳病病毒是一种嗜神经病毒，引起多种脊椎动物中枢神经系统感染，即博尔纳病。该病是一种免疫病理损伤介导的脑脊髓膜炎，表现为明显的行为、情感异常，炎症细胞浸润。在自然界中，博尔纳病毒最初认为仅感染马，现证实它具有广泛的温血宿主群，包括绵羊、牛、猫及鸵鸟等。

关于该病毒是否能感染人类尚无一致的结论，主要是因为该病毒处于持续性感染状态，复制程度低，局限于神经系统，且检测该病毒存在一定困难。近年来，BDV 抗原、特异性抗体及 RNA 已频繁地在神经精神疾病患者的外周血单个核细胞和脑组织中被检测到，并已成功分离出病毒体。这些研究结果显示，该病毒可能与人类的神经精神疾病有关，如精神分裂症、情感性精神障碍、抑郁症、自闭症、慢性疲劳综合征、多发性硬化、脑膜脑炎等，但其确切的发病机制至今仍未明了。

目前常用的检测方法是通过血清学技术检测血清中的抗 BDV 抗体或病毒抗原，以及通过逆转录聚合酶链反应（RT-PCR）技术检测病毒 RNA。目前尚无有效疫苗。

Summary

Rabies virus，bullet-shaped particles，usually transmit to humans from the bite of rabid animals. Rabies is an acute infection of the central nervous system. Human rabies is nearly 100% fatal if prophylactic measures are not followed. Post exposure rabies prophylaxis consists of the immediate and thorough cleaning of all wounds with soap and water，administration of rabies immune globulin，and vaccination regimen. Human papilloma viruses include more than 100 distinct types. Human papillomaviruses show highly tropism for epithelial cells of the skin and mucous membranes and cause several different kinds of warts. HPV-associated sexually transmitted genital lesions are common. Many HPV types are considered benign. HPV type 16 and 18 are considered to be highly cervical cancer risky. Vaccines are available in china.

Human parvovirus B19 has tropism for erythroid progenitor cells. Transmission is presumably by respiratory route，blood transfusions and vertical transmission. Parvovirus infections are common in childhood. It can cause infectious erythema，poly-arthralgia-arthritis syndrome in normal adults，aplastic crisis in patients with hemolytic disorders，chronic anemia in immunocompromised individuals and fetal death. Laboratory diagnosis of B19 infection is not routinely done. No antiviral agent or vaccine is available. Poxvirus，etiologic agent of human and many vertebrate animal，cause smallpox，human monkeypox，cowpox and molluscum contagiosum. Borna disease virus，pathogen of Borna disease，is nerve-tropism and cause infection of central nerve system of many vertebrate. It is indistinct if it is associated with human infection.

（卢　颖）

进一步阅读文献

1. Fooks AR，Cliquet F，Finke S，et al. Rabies[J]. Nat Rev Dis Primers，2017，30（3）:17091.

2. Katz ISS，Guedes F，Fernandes ER，et al. Immunological aspects of rabies：a literature review [J]. Arch Virol，2017，162（11）:3251-3268.

3. Gaffney DK，Hashibe M，Kepka D，et al. Too many women are dying from cervix cancer：Problems and solutions[J]. Gynecol Oncol，2018，151（3）:547-554.

第三十八章　朊　粒

朊粒（prion）是一种由正常宿主细胞基因编码的、构象异常的朊蛋白，至今尚未发现任何核酸成分，是人和动物传染性海绵状脑病（transmissible spongiform encephalopathy，TSE）的病原体。

Prion 的名称来源于传染性蛋白粒子（proteinaceous infectious particle）。常见的动物 TSE 有羊瘙痒病、疯牛病，已知的人类 TSE 有克 - 雅病（Creutzfeldt-Jakob disease，CJD）和库鲁病。美国学者 Prusiner 首先提出朊粒是传染性海绵状脑病（TSE）的病原体，并因其对 Prion 研究工作的杰出贡献，于 1997 年获得诺贝尔生理学或医学奖。

朊粒的生物学分类仍未定论，因其无细胞形态，故曾被命名为朊病毒；朊粒的过滤性和增殖十分缓慢，也有慢发病毒之称；由于朊粒不含有核酸的这种特性与病毒的概念不符，朊粒又被称为非寻常病毒（unconventional virus）。

> **视窗**
>
> 疯牛病已经波及世界很多国家，如法国、爱尔兰、加拿大、丹麦、葡萄牙、瑞士、阿曼和德国。据考察发现，其中一些国家的疯牛病感染是由进口英国牛肉引起的。医学家们发现 TSE 的病程一般为 14～90 天，潜伏期长达 4～6 年。这种病多发生在 4 岁左右的成年牛身上，其症状不尽相同，多数病牛的中枢神经系统出现变化，行为反常，烦躁不安，对声音和触摸，尤其是对头部触摸过分敏感，步态不稳，经常乱踢以至摔倒、抽搐。发病初期无上述症状，后期出现强直性痉挛，粪便坚硬，两耳对称性活动困难，心搏缓慢（平均 50 次 / 分），呼吸频率增快，体重下降，极度消瘦，以至死亡。多年来，英国的专家宣称，有 10 例新发现的克 - 雅病患者，据说是吃了患疯牛病的牛肉引起的，由此引起了全球对疯牛病的恐慌。克 - 雅病简称 CJD，是一种罕见的致命性海绵状脑病。

一、生物学性状

朊粒的本质是一种不含核酸和脂类的疏水性糖蛋白，因能抵抗蛋白酶的消化作用，故称为蛋白酶抗性蛋白，是从羊瘙痒病因子感染的仓鼠脑组织中分离得到的一种特殊蛋白。它与目前已知的任何蛋白质都无同源性，称为羊瘙痒病朊蛋白（scrapie isoform of prion protein，PrP^{Sc}），由 254 个氨基酸组成，分子量为 27～30kDa，故又称为 $PrP^{27\sim30}$。

正常人和动物的神经细胞基因可编码一种与 $PrP^{27\sim30}$ 相似的 PrP 前体分子，这是一种正常的 PrP，没有致病性，分子量为 33～35kDa，命名为细胞朊蛋白（cellular isoform of PrP，PrP^{C}），又称为 $PrP^{33\sim35}$。PrP^{C} 分布在正常细胞表面，对蛋白酶敏感。在感染动物组织中 PrP 存在两种不同的分子构型，即 PrP^{Sc} 和 PrP^{C}，而在正常动物组织中 PrP 仅有一种构型，即 PrP^{C}。PrP^{Sc} 和 PrP^{C} 的一级结构完全相同，但由三级结构所决定的构象相异（图 38-1）。PrP^{C} 与 PrP^{Sc} 的主要区别见表 38-1。

α螺旋
β折叠
细胞朊蛋白（PrP^{C}）　　羊瘙痒病朊蛋白（PrP^{Sc}）

图 38-1　PrP^{C} 与 PrP^{Sc} 的三维结构模式图

表38-1 PrP^{C}与PrP^{Sc}的主要区别

	PrP^C	PrP^{Sc}
分子构型	42% α 螺旋，3% β 折叠	30% α 螺旋，43% β 折叠
对蛋白酶 K 的抗性	敏感	抗性
在非变性去污剂中的可溶性	可溶	不可溶
分布	正常及感染动物	感染动物
致病性与传染性	皆无	有致病性与传染性

人 PrP 基因位于第 20 号染色体短臂上，小鼠 PrP 基因位于第 2 号染色体上，两者的同源性高达90%。利用核酸杂交技术已在很多种脊椎动物（如人、绵羊、山羊、家兔、小鼠等）和无脊椎动物（如线虫、果蝇等）的基因组中检测出 PrP 基因，并且发现 PrP 基因在进化过程中具有高度的保守性。

Prion 对理化因素有非常强的抵抗力，对热、甲醛、乙醇、电离射线、紫外线、放射性核素等有抗性，对干扰素不敏感。对酚类、乙醚、丙酮、强去污剂和漂白剂等敏感。在 1mol/L 的氢氧化钠（NaOH）或 5% 次氯酸钠（NaClO）溶液中浸泡 1 小时，可使 Prion 丧失传染性。PrP^C 对蛋白酶 K 高度敏感，而 PrP^{Sc} 对蛋白酶 K 有抗性。目前灭活 Prion 的方法是室温 20℃，用 1mol/L NaOH 或 2.5% NaClO 溶液处理 1 小时以后，再高压蒸汽灭菌 134℃ ≥ 2 小时。

二、致 病 性

朊粒是人和动物的传染性海绵状脑病（TSE）的病原体。目前认为，PrP^C 转变为 PrP^{Sc} 是疾病发生的基本条件。因 PrP^{Sc} 在中枢神经系统细胞内大量聚集，神经细胞空泡变性、减少等而引发 Prion 病。这是一类人和动物中枢神经系统慢性退行性致死性疾病（表 38-2）。

表38-2 人和动物的Prion病

动物 Prion 病	羊瘙痒病（scrapie of sheep and goat）
	水貂传染性脑病（transmissible mink encephalopathy，TME）
	大耳鹿慢性消耗病（chronic wasting disease of mule deer）
	牛海绵状脑病（bovine spongiform encephalopathy，BSE）
	猫海绵状脑病（feline spongiform encephalopathy，FSE）
人类 Prion 病	库鲁病（Kuru）
	克 - 雅病（Creutzfeldt-Jakob disease，CJD）
	格斯特曼综合征（Gerstmann-Sträussler-Scheinker syndrome，GSS）
	致死性家族性失眠症（fatal familial insomnia，FFI）
	克 - 雅病变种（variant CJD，v-CJD）

这些疾病的共同特点为：①潜伏期长，可达数月至数年甚至数十年；病变部位只发生在中枢神经系统，而不累及其他器官。②一旦发病，呈慢性、进行性发展以死亡告终，临床表现为痴呆、共济失调、眼球震颤和癫痫等中枢神经系统病症。③病理学特征是脑皮质神经细胞空泡变性、死亡、缺失，而星形细胞高度增生，脑皮质疏松呈海绵状，并有淀粉样斑块形成，脑组织中无炎症反应。④免疫原性低，不能诱导机体产生特异性的免疫应答。

1. 羊瘙痒病 是羊的传染性海绵状脑病（TSE）。被感染的羊因皮肤瘙痒，在围栏上摩擦身体引起大量脱毛，故取名为羊瘙痒病。除皮肤瘙痒外，还有消瘦、步态不稳、麻痹等症状。此病病死率极高，在亚洲、欧洲和美洲均发现有羊瘙痒病病例。

2. 牛海绵状脑病（BSE） 俗称疯牛病（mad cow disease），1986 年 BSE 首先出现在英国，目前已蔓延到欧洲的 12 个国家，据报道美国、加拿大、日本等也发现了相似的病牛。BSE 症状类似羊瘙痒病，病牛出现体质差、产奶量减少、运动失调、震颤等症状，因病牛常表现出感觉过敏、紧张、恐惧、狂乱，故又称疯牛病。本病的病理变化为脑干区神经细胞空泡变性，灰质区神经纤维海绵样变，电镜下可见大量特征性的异常纤维蛋白。根据流行病学调查分析，这些国家 BSE 的发生与从英国进口的牛饲料如病羊或病牛的内脏、骨肉粉等有一定联系，其传播的原因是牛饲料中含有羊瘙痒病朊蛋白（PrP^{Sc}）。自 1987 年英国政府立法，禁止用反刍动物来源的饲料喂养牛以后，BSE 的发病率呈下降趋势。

3. 库鲁病（Kuru） 是第一个被确认的由 Prion 引起的人传染性海绵状脑病。库鲁病发生在巴布亚新几内亚高原土著部落，"Kuru"一词是当地土语，用来形容本病的颤抖并伴发热的特征。这是一种进行性小脑退行性疾病，当时因为本病的蔓延，整个部落面临着种族灭绝的危险。20 世纪 50 年代中期美国学者 Gajdusek 等发现此病发生与该地区祭奠礼仪中噬尸、噬脑的原始宗教习惯有关，多见于成年妇女和儿童，病原可经破裂的皮肤、黏膜或胃肠道感染。本病潜伏期长短不一，一般为 4 ~ 30 年，一旦发病，迅速进行性加重。患者表现为震颤、肌阵挛、共济失调、失语，晚期出现痴呆、瘫痪、衰竭，因感染而死亡。Gajdusek 等证明此病与羊瘙痒病和人克 - 雅病属同种病原因子，因此荣获 1976 年诺贝尔生理学或医学奖。

4. 克 - 雅病（CJD） 是人类最常见的传染性海绵状脑病。本病存在于世界各地，好发于 50 ~ 75 岁人群，典型临床表现为进行性发展的痴呆、肌阵挛、小脑共济失调、运动性失语，迅速发展为半瘫、昏迷，阵发性脑电图改变、广泛的大脑功能障碍，患者最终于 1 年内死于感染或中枢神经系统功能衰竭。可分为散发性、家族遗传性和医源性三型。

散发性 CJD 在三型中最多见，占 80% 左右，病因不明。家族遗传性 CJD 占 10% ~ 15%，在家族性 Prion 病的家系中常有 PrP 基因变异，存在家族性常染色体的显性遗传。医源性 CJD 约占 10%，主要由医源性感染所致。CJD 的病理特征与 Kuru 病十分相似，可见神经细胞变性、减少或消失，空泡形成、海绵状改变，出现淀粉样斑块。其中，海绵状空泡化被认为是克 - 雅病的特征性病理诊断依据。

5. 克 - 雅病变种（v-CJD） 1996 年英国首先报道一种新型的人类 TSE，v-CJD 与传统的 CJD 在易感年龄、临床特征、脑电图改变、病理变化等方面也有明显差异，故被认为是克 - 雅病的新变种。

v-CJD 与疯牛病密切相关，传播途径尚不清楚，但曾与牛接触或进食疯牛肉是最可能的发病原因。v-CJD 患者首先出现精神和感觉方面的异常，随后出现运动失调，最后才出现肌痉挛、痴呆。患者脑组织中有大量 PrP^{Sc} 样物质沉积，病理变化与疯牛病相似。现普遍认为 PrP 可跨物种由动物传染给人，这与 PrP 基因 DNA 序列有关。序列越相似，在不同种属间传播的可能性越大。牛与羊的 PrP 基因相似度约为 98%，故羊瘙痒病朊蛋白易传染给牛。与羊 PrP 基因型相比，人类的 PrP 基因型更接近牛，因此，人类 v-CJD 可经食用疯牛病的牛肉而不是食用羊瘙痒症的羊肉而患病。

6. 格斯特曼综合征（GSS） 是一种罕见的遗传性人类 TSE，病理特征为脊髓小脑束和皮质脊髓束变性，广泛淀粉样沉淀和海绵样变。临床表现为脊髓小脑性共济失调和痴呆。

7. 致死性家族性失眠症（FFI） 是另一种人类遗传性 TSE，病理特征为丘脑前核和背内侧核神经元丧失及神经胶质细胞增生，海绵样变少见。临床表现主要为进行性加重的失眠、运动失调、精神异常和内分泌紊乱等，很少见痴呆。

三、微生物学检查

朊粒病的诊断通常是先根据临床表现进行初步诊断，然后通过磁共振成像、检测脑脊液中 14-3-3 蛋白或 tau 蛋白水平升高，或在扁桃体活检中通过蛋白质印迹法使用抗体对 PrP^{Sc} 进行确定诊断。

PrP 基因的相关信息可通过 PCR、限制性酶切分析、等位基因特异性杂交或核酸序列分析等来确定，这些技术可用于辅助诊断遗传性朊粒病。蛋白质错误折叠循环扩增（protein misfolding cyclic amplification，PMCA）可显著提高检测的灵敏度，使血液等体液样本中的 PrP^{Sc} 的检测成为可能。

尸检时，可以通过观察到特征性淀粉样斑块、海绵状液泡以及免疫组化检测脑组织中的 PrP^{Sc} 来明确诊断。

四、防治原则

目前，对朊粒感染性疾病尚无有效的治疗方法，故预防朊粒的感染尤为重要。

　　1. 医源性朊粒感染的预防　对患者的血液、体液及手术器械等污染物应进行彻底消毒，彻底销毁含致病因子的动物尸体、组织块或注射器；严禁 Prion 病患者和任何退行性神经系统疾病患者的组织和器官用于器官移植；医护人员在诊疗过程中应严格遵守安全规程，加强防范意识，注意自我保护。

　　2. BSE 及 v-CJD 的预防　禁止用动物的骨粉作为牛羊等反刍动物的饲料，以防止致病因子进入食物链；对从有 BSE 的国家进口的活牛或牛制品，必须进行严格的特殊检疫，防止输入性感染。

Summary

　　Prion is small and filterable protein without DNA or RNA. Cellular prion protein can be identical to scrapie like prion protein in its protein sequence but differs in tertiary structure. After infection of prion, there is no immune response and no interferon production for the host. Prion is taken up by neurons and phagocytic cells but is difficult to degrade that may contribute to the vacuolation of neuron（spongiform）, amyloid-like plaques, and gliosis. Prion can also be isolated from tissue other than the brain, but only the brain shows any disease. Prion can cause human diseases, such as, Kuru（involves cerebellum）and Creutzfeldt-Jakob Disease（involves cerebrum or thalamus）. In animal, it can cause sheep scrapie and mad cow disease which use scrapie sheep bone as feed. The slow virus agents cause a progressive, degenerative neurologic disease with a long incubation period but with rapid progression to death after the onset of symptoms. The diseases are characterized by loss of muscle control, shivering, tremors, loss of coordination, rapid progressive dementia and death. The initial diagnosis must be made on clinical grounds. Confirmation of the diagnosis can be made by detection of protease resistant form of Prion in a Western blot using antibody in tonsil biopsy. Prion can be transmitted by oral or blood exposure. Prion shows extremely resistant to inactivation by heat, disinfectants and radiation. Prion can be inactivated by after treatment at room temperature of 20 ℃ with 1 mol/L NaOH or 2.5% NaClO solution for 1 hour, autoclave 134 ℃, ≥ 2 hours. Instruments and brain electrodes should be carefully disinfected before being reused. There is no treatment for Kuru or CJD.

（张　伟　黄　敏）

进一步阅读文献

　　1. Allison WT. The intrigue is infectious：Impacts of prion protein during neural development[J]. Dev Biol, 2018, 441（1）:1-3.

　　2. Behaeghe O, Mangelschots E, De Vil B, et al. A systematic review comparing the diagnostic value of 14-3-3 protein in the cerebrospinal fluid, RT-QuIC and RT-QuIC on nasal brushing in sporadic Creutzfeldt-Jakob disease[J]. Acta Neurol Belg, 2018, 118（3）:395-403.

　　3. Bagyinszky E, Giau VV, Youn YC, et al. Characterization of mutations in PRNP（prion）gene and their possible roles in neurodegenerative diseases[J]. Neuropsychiatr Dis Treat, 2018, 14:2067-2085.

　　4. Tamgüney G, Korczyn AD. A critical review of the prion hypothesis of human synucleinopathies[J]. Cell Tissue Res, 2018, 373（1）:213-220.

主要参考文献及重要医学网址

洪秀华，刘运德．临床微生物学检验 [M]．第 2 版．北京：中国医药科技出版社，2010．

黄汉菊．医学微生物学 [M]．北京：高等教育出版社，2009．

黄敏，张佩．医学微生物学案例版 [M]．第 2 版．北京：科学出版社，2010．

贾文祥．医学微生物学．英文版 [M]．北京：人民卫生出版社，2008．

李凡，徐志凯．医学微生物学 [M]．第 9 版．北京：人民卫生出版社，2018．

李明远，徐志凯．医学微生物学 [M]．第 3 版．北京：人民卫生出版社，2015．

谭红专．现代流行病学 [M]．北京：人民卫生出版社，2008．

王建华．流行病学 [M]．第 7 版．北京：人民卫生出版社，2008．

张佩，李咏梅．医学微生物学 [M]．北京：科学出版社，2007．

Allison WT. The intrigue is infectious：Impacts of prion protein during neural development[J]. Dev Biol，2018，441（1）:1-3.

Becker A，Leskau M，Schlingmann-Molina BL，et al. Functionalization of gold-nanoparticles by the Clostridium *perfringens* enterotoxin C-terminus for tumor cell ablation using the gold nanoparticle-mediated laser perforation technique[J]. Sci Rep，2018，8（1）：14963.

Beitelshees M，Hill A，Jones CH，et al. Phenotypic variation during biofilm formation：Implications for anti-biofilm therapeutic design [J]. Materials（Basel），2018，11（7）：1-18.

Bongomin F，Batac CR，Richardson MD，et al. A review of onychomycosis due to *Aspergillus* species[J]. Mycopathologia，2018，183（3）：485-493.

Carroll KC，Morse SA，Mietzner T. Jawetz Melnick & Adelberg's Medical Microbiology[M]. 27th ed. New York：McGraw-Hill Education，2015.

Depledge DP，Sadaoka T，Ouwendijk WJD. Molecular aspects of varicella-zoster virus latency[J]. Viruses，2018，10（7）. pii：E349.

Esposito S，Principi N. Hand，foot and mouth disease：current knowledge on clinical manifestations，epidemiology，aetiology and prevention[J]. Eur J Clin Microbiol Infect Dis，2018，37（3）：391-398.

Figueiredo AHA，Brouwer MC，van de Beek D. Acute Community-acquired bacterial meningitis[J]. Neurol Clin，2018，36（4）：809-820.

Fooks AR，Cliquet F，Finke S，et al. Rabies[J]. Nat Rev Dis Primers，2017，3：17091.

Hall CW，Mah TF. Molecular mechanisms of biofilm-based antibiotic resistance and tolerance in pathogenic bacteria[J]. FEMS Microbiol Rev，2017，41（3）：276-301.

Han HJ，Wen HL，Liu JW，et al. Pathogenic *Leptospira* species in insectivorous bats，China，2015[J]. Emerg Infect Dis，2018，24（6）：1123-1126.

Harvey RA，Cornelissen CN，Fisher BD. Microbiology[M]. 3rd ed. Beijing：Peking University Medical Press，2013.

Horn J，Stelzner K，Rudel T，et al. Inside job：*Staphylococcus aureus* host-pathogen interactions[J]. Int J Med Microbiol，2018，308（6）：607-624.

Jadav SS，Kumar A，Ahsan MJ，et al. Ebola virus：current and future perspectives[J]. Infect Disord Drug Targets，2015，15（1）：20-31.

Kakasis A，Panitsa G. Bacteriophage therapy as an alternative treatment for human infections. A comprehensive review[J]. Int J Antimicrob Agents，2018 Sep 17，pii：S0924-8579（18）30263-2.

Köck R，Daniels-Haardt I，Becker K，et al. Carbapenem-resistant *Enterobacteriaceae* in wildlife，food-producing，and companion animals：a systematic review[J]. Clin Microbiol Infect，2018，24（12）：1241-1250.

Li H，Javid B. Antibodies and tuberculosis：finally coming of age?[J] Nature Rev Immunol，2018，18（9）：591-596.

Li T，Lee N. *Mycoplasma pneumoniae*-associated mucositis[J]. N Engl J Med，2018，379（13）：1262.

Mancera-Páez O，Román GC，Pardo-Turriago R，et al. Concurrent Guillain-Barré syndrome，transverse myelitis and encephalitis post-Zika：A case report and review of the pathogenic role of multiple arboviral immunity[J]. J Neurol Sci，2018，395：47-53.

Miyoshi-Akiyama T，Tada T，Ohmagari N，et al. Emergence and spread of epidemic multidrug-resistant *Pseudomonas aeruginosa*[J]. Genome Biol Evol，2017，9（12）：3238-3245.

Murray PR，Rosenthal KS，Pfaller MA. Medical Microbiology[M]. 8th ed. Elsevier，2016.

Osman KL，Jefferies JM，Woelk CH，et al. The adhesins of non-typeable *Haemophilus influenzae*[J]. Expert Rev Anti Infect Ther，2018，16（3）：187-196.

Pilo P，Frey J. Pathogenicity，population genetics and dissemination of *Bacillus anthracis*[J]. Infect Genet Evol，2018，64：115-125.

Pitman MC，Lau JSY，McMahon JH，et al. Barriers and strategies to achieve a cure for HIV [J]. Lancet HIV，2018，5（6）:e317-328.

Quillin SJ，Seifert HS. *Neisseria gonorrhoeae* host adaptation and pathogenesis[J]. Nat Rev Microbiol，2018，16（4）：226-240.

Rosenberg E，Zilber-Rosenberg I. The hologenome concept of evolution after 10 years [J]. Microbiome，2018，6（1）：78.

Ryan KJ，Ray CG. Sherris Medical Microbiology[M]. 6th ed. New York：McGraw-Hill，2014.

Salmond GP，Fineran PC. A century of the phage：past，present and future[J]. Nat Rev Microbiol，2015，13（12）：777-786.

Sangal V，Hoskisson PA. Evolution，epidemiology and diversity of *Corynebacterium diphtheriae*：New perspectives on an old foe[J]. Infect Genet Evol，2016，43：364-370.

Suleyman G，Alangaden GJ. Nosocomial fungal infections：epidemiology，infection control，and prevention[J]. Infect Dis Clin North Am，2016，30（4）：1023-1052.

Szabó R. Antivir al therapy and prevention against hantavirus infections[J]. Acta Virol，2017，61（1）：3-12.

Talaro KP. Foundations in Microbiology[M]. 4th ed. New York：The McGraw Hill Higher Education，2002.

Terrault NA，Bzowej NH，Chang KM，et al. AASLD guidelines for treatment of chronic hepatitis B[J]. Hepatology，2016，63（1）：261-283.

Thung I，Aramin H，Vavinskaya V，et al. Review article：the global emergence of *Helicobacter pylori* antibiotic resistance[J]. Aliment Pharmacol Ther，2016，43（4）：514-533.

Uchiyama R，Chassaing B，Zhang B，et al. Antibiotic treatment suppresses rotavirus infection and enhances specific humoral immunity[J]. J Infect Dis，2014，210（2）：171-182.

Wiesenfeld HC. Screening for *Chlamydia trachomatis* infections in women[J]. N Engl J Med，2017，376（8）：765-773.

Wilson BA，Salyers AA，Whitt DD. Winkler ME：Bacterial pathogenesis[M]. 3rd ed. American Society for Microbiology，2011.

http：//www.epa.gov/nerlcwww/

http：//mic.sgmjournals.org/

http：//www.microbes.info/

http：//www.microbiol.org/

http：//www.who.int/csr/disease/hepatitis/en/

http：//ictv.global/report/

中外文名词对照

A

埃及嗜血杆菌（*H. aegyptius*）

埃希氏菌属（*Escherichia*）

氨基糖苷类钝化酶（aminoglycoside-modified enzyme）

B

八叠球菌（sarcina）

巴氏消毒法（pasteurization）

巴斯德菌属（*Pasteurella*）

巴通体病（Bartonella disease）

巴西诺卡菌（*N. brasiliensis*）

白百破三联疫苗（Diphtheria-Pertussis-Tetanus vaccine）

白喉棒状杆菌（*C. diphtheriae*）

白喉外毒素（diphtherotoxin）

百日咳鲍特菌（*B. pertussis*）

败血症（septicemia）

半数感染量（median infective dose）

半数致死量（median lethal dose）

棒状杆菌属（*Corynebacterium*）

包涵体（inclusion body）

包膜（envelope）

包膜病毒（enveloped virus）

孢子（spore）

孢子丝菌（*Sporothrix*）

孢子丝菌病（sporotrichosis）

孢子丝菌素（sporotrichin）

胞壁质（murein）

胞浆膜（cytoplasmic membrane）

胞内菌（intracellular bacteria）

胞外菌（extracellular bacteria）

胞饮（viropexis）

胞质颗粒（cytoplasmic granules）

鲍曼不动杆菌（*A. baumanii*）

鲍氏志贺氏菌（*S. boydii*）

鲍特菌属（*Bordetella*）

暴露后预防接种（post-exposure prophylaxis）

贝纳柯克斯体（*C. burnetii*）

鼻病毒（rhinovirus）

吡啶二羧酸（dipicolinic acid）

秕糠马拉色菌（*Malassezia furfur*）

鞭毛（flagellum）

变异（variation）

表皮剥脱毒素（exfoliative toxin）

表皮葡萄球菌（*S. epidermidis*）

表皮癣菌属（*Epidermophyton*）

表型（phenotype）

表型混合（phenotypic mixing）

丙酸杆菌属（*Propionibacterium*）

丙型链球菌（γ-streptococcus）

病毒基因组的整合（viral genome integration）

病毒体（virion）

病毒吸附蛋白（viral attachment proteins）

病毒携带者（viral carrier）

病原性球菌（pathogenic coccus）

伯氏疏螺旋体（*B. burgdorferi*）

博尔纳病（Borna disease）

博尔纳病毒（Borna virus）

博尔纳病毒科（Bornaviridae）

博尔纳病毒属（*Orthobornavirus*）

博卡病毒属（*Bocavirus*）

不动杆菌属（*Acinetobacter*）

不耐热肠毒素Ⅰ和Ⅱ（heat labile enterotoxin，LT-Ⅰ，LT-Ⅱ）

不相容性（incompatibility）

布鲁氏菌属（*Brucella*）

C

苍白密螺旋体（*T. pallidum*）

苍白亚种（subsp. *pallidum*）

草绿色链球菌（viridans streptococcus）

插入序列（insertion sequence）

产气荚膜梭菌（*C. perfringens*）

肠产毒素型大肠埃希氏菌（enterotoxigenic *E. coli*）

肠出血型大肠埃希氏菌（enterohemorrhagic *E. coli*）

肠道病毒（enterovirus）

肠道腺病毒（enteric adenovirus）

肠毒素（enterotoxin）

肠杆菌科（Enterobacteriaceae）

肠集聚型大肠埃希氏菌（enteroaggregative *E. coli*）

肠侵袭型大肠埃希氏菌（enteroinvasive *E. coli*）

肠球菌属（*Enterococcus*）

肠致病型大肠埃希氏菌（enteropathogenic *E. coli*）

超抗原（superantigen）

超氧化物歧化酶（superoxide dismutase）

成人轮状病毒（adult diarrhea rotavirus）

迟钝真杆菌（*E. lentum*）

持续性病毒感染（persistent viral infection）

齿双歧杆菌（*B. dentium*）

重配（reassortment）

重组（recombination）

重组体（recombinant）

重组载体疫苗（recombinant carrier vaccine）

虫媒病毒（arbovirus）

出血热（hemorrhagic fever）

出血热病毒（hemorrhagic fever virus）

穿透支原体（*M. penetrans*）

传染（infection or communication）

传染病（infectious disease）

传染性单核细胞增多症（infectious mononucleosis）

传染性海绵状脑病（transmissible spongiform encephalopathy）

传染性软疣（molluscum contagiosum）

传染性软疣病毒（molluscum contagiosum virus）

垂直传播（vertical transmission）

丛毛菌（lophotricha）

粗球孢子菌（*Coccidiodes immitis*）

痤疮丙酸杆菌（*P. acnes*）

错义突变（misssense mutation）

D

大分生孢子（macroconidium）

大叶性肺炎（lobar pneumonia）

带菌者（carrier）

担子菌门（Basidiomycota）

单纯疱疹病毒（herpes simplex virus）

单负链 RNA 病毒目（Mononegavirales）

单核吞噬细胞系统（mononuclear phagocyte system）

单毛菌（monotrichate）

弹状病毒科（Rhabdoviridae）

蛋白质错误折叠循环扩增（protein misfolding cyclic amplification）

登革病毒（dengue virus）

登革出血热 / 登革休克综合征（dengue hemorrhagic fever/dengue shock syndrome）

登革热（dengue fever）

地方亚种（subsp. *endemicum*）

颠换（transversion）

丁型肝炎病毒（hepatitis D virus）

定植（colonization）

痘病毒（Poxvirus）

痘病毒科（Poxviridae）

毒力（virulence）

毒力质粒（virulence plasmid）

毒性噬菌体（virulent phage）

毒性休克综合征（toxic shock syndrome）

毒性休克综合征毒素 -1（toxic shock syndrome toxin-1）

毒血症（toxemia）

杜克嗜血杆菌（*H. ducreyi*）

钝化酶（modified enzyme）

多杀巴氏菌（*P. multocida*）

多重复活（multiplicity reactivation）

多重耐药性（multiple drug resistance）

E

二十面体立体对称型（icosahedral symmetry）

二相型真菌（dimorphic fungi）

二重感染或重叠感染（superinfection）

F

发酵（fermentation）

发酵支原体（M. fermentans）

繁殖体（vegetative form）

反应性氮中介物（reactive nitrogen intermediate）

反应性氧中介物（reactive oxygen intermediate）

防腐（antisepsis）

放线菌属（*Actinomycetes*）

非编码区（noncoding region）

非结核分枝杆菌（nontuberculous mycobacteria）

非遗传型变异（phenotypic variation）

非致病菌（nonpathogenic bacteria）

肥达试验（Widal test）

肺孢子菌肺炎（pneumocystis pneumonia）

肺孢子菌属（*Pneumocystis*）

肺炎链球菌（*Streptococcus pneumoniae*）

肺炎链球菌溶素（pneumolysin）

肺炎球菌（pneumococcus）

肺炎支原体（*M. pneumoniae*）

费 - 高（Feeley-Garman）

分生孢子（conidium）

分枝杆菌（Mycobacterium）

分枝杆菌属（*Mycobacterium*）

风疹病毒（rubella vires）

弗朗西斯菌属（*Francisella*）

浮游细胞（planktonic cell）

福氏志贺菌（*S. flexneri*）

辅助病毒（helper virus）

腐生菌（saprophyte）

腐生葡萄球菌（*S. saprophyticus*）

复合对称型（complex symmetry）

复制周期（replication cycle）

副百日咳鲍特菌（*B. parapertussis*）

副流感病毒（parainfluenza virus）

副溶血性弧菌（*V. parahemolyticus*）

G

干扰素（interferon）

甘油残基（glycerol residues）

笔记栏

酵母型菌落（yeast type colony）

酵母样菌落（yeast like type colony）

接合（conjugation）

接合菌门（Zygomycota）

街毒株（street strain）

结构基因（cholera toxin A）

结构亚单位（structural subunit）

结合凝固酶（bound coagulase）

结核分枝杆菌（M. tuberculosis）

解脲脲原体（U. urealyticum）

金黄色葡萄球菌（S. aureus）

金黄色葡萄球菌的 A 蛋白（staphylococcal protein A）

紧密黏附素（intimin）

局部感染（local infection）

局限性转导（restricted transduction）

枸橼酸杆菌属（Citrobacter）

军团病（legionnaires disease）

军团菌属（Legionella）

菌落（colony）

菌毛（pilus）

菌毛蛋白（pilin）

菌群失调（flora disequilibrium）

菌群失调症（dysbacteriosis）

菌丝（hypha）

菌丝体（mycelium）

菌血症（bacteremia）

K

卡波西肉瘤相关疱疹病毒（Kaposi's sarcoma-associated herpesvirus）

卡介苗（Bacillus Calmette-Guerinvaccine）

卡氏肺孢子菌（P. carinii）

卡氏枝孢霉（Cladosporium carrionii）

抗菌药物（antimicrobial drugs）

抗链球菌溶血素 O 试验（antistreptolysin O test）

抗生素（antibiotic）

抗酸染色法（acid-fast stain）

抗原性漂移（antigenic drift）

抗原性转换（antigenic shift）

柯克斯体属（Coxiella）

柯萨奇病毒（coxsackievirus）

壳粒（capsomere）

克雷伯菌属（Klebsiella）

克氏巴通体（B. clarridgeiae）

空肠弯曲菌（C. jejuni）

空泡细胞（koilocytotic cell）

恐水病（hydrophobia）

口腔毛状白斑（oral hairy leukoplakia）

快速血浆反应素（rapid plasma regain）

狂犬病病毒（rabies virus）

狂犬病病毒属（Lyssavirus）

L

蜡状芽孢杆菌（B. cereus）

莱姆病（Lyme disease）

类鼻疽假单胞菌（P. Pseudomallei）

类毒素（toxoid）

类杆菌属（Bacteroides）

梨支原体（M. pirum）

李斯特菌溶素 O（listeriolysin O）

痢疾志贺氏菌（S. dysenteriae）

链道酶（streptodornase）

链格孢霉（Alternaria alternata）

链激酶（streptokinase）

链球菌（streptococcus）

链球菌 DNA 酶（streptococcal deoxyribonuclease）

链球菌溶纤维蛋白酶（streptococcal fibrinolysin）

链球菌溶血素（streptolysin）

链球菌溶血素 O（streptolysin O）

链球菌溶血素 S（streptolysin S）

链球菌属（Streptococcus）

临床感染（clinical infection）

淋巴腺病综合征相关病毒（lymphadenopathy associated virus）

淋病奈瑟菌（Neisseria gonorrhoeae）

磷壁酸（teichoic acid）

磷酸二酯键（phosphodiester linkage）

流产转导（abortive transduction）

流感嗜血杆菌（H. influenzae）

流行性出血热（epidemic hemorrhagic fever）

流行性感冒病毒（influenza virus）

流行性脑脊髓膜炎（epidemic cerebrospinal meningitis）

流行性乙型脑炎病毒（epidemic type B encephalitis virus）

硫磺样颗粒（sulfur granule）

鲁菲不动杆菌（A. lwoffii）

螺杆菌（helicobacter）

螺菌（spirillum）

螺形菌（spiral bacterium）

螺旋体（spirochete）

裸露病毒（naked virus）

吕氏培养基（Loeffler medium）

氯霉素乙酰转移酶（chloramphenicol acetyl transferase）

M

麻风分枝杆菌（M. leprae）

麻疹病毒（measles virus）

慢病毒（Lentivirus）

慢发病毒感染或迟发感染（slow viral infection or delay infection）

慢性移行性红斑（erythema chronic migrans）

猫抓病（cat scratch disease）

毛霉（Mucor）

毛霉病（mucormycosis）

毛癣菌属（Trichophyton）

梅毒（syphilis）

梅毒螺旋体（Treponema pallidum）

霉菌（mold）

弥散性血管内凝血（disseminated intravascular coagulation）

密度感知信号系统（quorum-sensing system）

密螺旋体属（Treponema）

灭活（inactivation）

灭活疫苗（inactivated vaccine）

灭菌（sterilization）

摩根菌属（Morganella）

莫拉菌属（Moraxella）

N

纳米（nanometer）

奈瑟菌属（Neisseria）

耐甲氧西林金黄色葡萄球菌（methicillin resistant Staphylococcus aureus）

耐热肠毒素（heat stable enterotoxin）

耐热核酸酶（heat-stable nuclease）

耐热相关溶血素（thermostable related hemolysin）

耐热直接溶血素（thermostable direct hemolysin）

耐药传递因子（resistance transfer factor）

耐药决定因子（resistance determinant）

耐药突变株（drug-resistant mutant）

耐药性（drug resistance）

耐药性变异（drug resistance variation）

耐药性突变体（drug-resistant mutant）

耐药性质粒（resistance plasmid）

脑膜炎奈瑟菌（N. meningitidis）

脑膜炎球菌（meningococcus）

内鞭毛（endoflagellum）

内毒素（endotoxin）

内毒素血症（endotoxemia）

内毒素样物质（endotoxin-like substance）

内基小体（Negri body）

内氏放线菌（A. naeslundii）

内源性感染（endogenous infection）

内源性致热原（endogenous pyrogen）

拟核（nucleoid）

拟态弧菌菌株（V. mimicus）

逆转录病毒科（Retroviridae）

逆转录酶（reverse transcriptase）

黏附（adhesion）

黏附素（adhesin）

黏液层（slime layer）

黏液放线菌（A.viscous）

尿路致病性大肠埃希氏菌（uropathogenic E. coli）

脲原体属（Ureaplasma）

凝固酶（coagulase）

凝固酶阴性葡萄球菌（coagulase negative staphylococcus）

凝集吸收试验（agglutination absorption test）

凝聚因子（clumping factor）

牛布鲁氏菌（B. abortus）

牛痘（cowpox）

牛痘病毒（cowpox virus）

牛分枝杆菌（M. bovis）

牛型放线菌（A. bovis）

脓毒血症（pyemia）

诺卡菌属（Nocardia）

诺如病毒（Norovirus）

粘连蛋白（fibronectin）

粘肽（mucopeptide）

P

彷徨试验（fluctuation test）

泡沫细胞（foam cell）

裴氏着色霉（Fonsecaea pedrosoi）

披膜病毒科（Togaviridae）

皮肤癣（tinea）

皮肤癣菌（dermatophytes）

皮炎芽生菌（Blastomyces dermatitidis）

破伤风梭菌（C. tetani）

葡激酶（staphylokinase）

葡萄球菌（staphylococcus）

葡萄球菌 A 蛋白（Staphylococcal protein A）

葡萄球菌溶素（staphylolysin）

葡萄球菌属（Staphylococcus）

普遍性转导（generalized transduction）

普通菌毛（common pilus or fimbria）

Q

气单胞菌属（Aeromonas）

气生菌丝（aerial mycelium）

气性坏疽（gas gangrene）

前病毒（provirus）

前噬菌体（prophage）

潜伏感染（latent viral infection）

潜伏感染膜蛋白（latent membrane protein）

侵袭力（invasion）

侵袭性基因（pInv gene）

侵袭性曲霉病（invasive aspergillosis）

侵袭质粒抗原（invasion plasmid antigen）

青霉素（penicillin）

琼氏不动杆菌（A. junii）

球杆菌（coccobacillus）

球菌（coccus）

曲霉（Aspergillus）

龋齿放线菌（A. odontolyticus）

全身感染（systemic infection）

犬布鲁氏杆菌（B. canis）

犬小孢子菌（M. canis）

缺陷型干扰突变株（defective interference mutant）

缺陷性干扰颗粒（defective interfering particle）

R

热原质（pyrogen）

人肠道杯状病毒（human enteric calivirus）

人肠道致细胞病变孤儿病毒（enteric cytopathogenic human orphan virus）

人二倍体细胞培养制备的狂犬病病毒灭活疫苗（human diploid cell vaccine）

人工被动免疫（artificial passive immunization）

人工主动免疫（artificial active immunization）

人巨细胞病毒（human cytomegalovirus）

人类博卡病毒（human Bocavirus）

人类猴痘（human monkeypox）

人类免疫缺陷病毒（human immunodeficiency virus）

人类嗜T淋巴细胞病毒（human T cell leukemia virus）

人类细小病毒B19（human parvovirus B19）

人葡萄球菌（S. hominis）

人乳头瘤病毒（human papillomavirus）

人型支原体（M. hominis）

日本脑炎病毒（Japanese encephalitis virus）

溶菌酶（lysozyme）

溶酶体（lysosome）

溶血不动杆菌（A. haemolytius）

溶血葡萄球菌（S. haemolyticus）

溶血素A（hemolysin A）

溶原性噬菌体（lysogenic phage）

溶原性细菌（lysogenic bacteria）

溶原性转换（lysogenic conversion）

融合（fusion）

肉毒梭菌（C. botulinum）

乳酸酚棉蓝（lactophenol cotton blue）

乳头瘤病毒科（Papillomaviridae）

乳头瘤病毒属（Papillomavirus）

朊粒（prion）

R质粒（resistance plasmid）

S

腮腺炎病毒（mumps virus）

色素（pigment）

森林脑炎病毒（forest encephalitis virus）

杀白细胞素（leukocidin）

杀细胞效应（cytocidal effect）

沙保弱培养基（Sabouraud's agar medium）

沙波病毒（Sapovirus）

沙雷菌属（Serratia）

沙门菌属（Salmonella）

申克孢子丝菌（S. schenckii）

神经氨酸酶（neuraminidase）

神经毒素（neurotoxin）

生物膜（biofilm）

生殖菌丝（reproductive mycelium）

生殖支原体（M. genitalium）

石膏样毛癣菌（T. gypseum）

石膏样小孢子菌（M. gypseum）

食物中毒（food poisoning）

始体（initial body）

适应性免疫（adaptive immunity）

嗜肺军团菌（L. pneumophila）

嗜冷菌（psychrophile）

嗜热菌（thermophile）

嗜人T淋巴细胞病毒Ⅲ型（human T cell lymphotropic virus type Ⅲ）

嗜水气单胞菌嗜水亚种（A. hydrophila subsp. hydrophila）

嗜温菌（mesophile）

嗜血杆菌属（Haemophilus）

嗜盐菌（halophilic bacterium）

嗜盐性（halophilic）

噬斑形成单位（plaque forming unit）

噬菌体（bacteriophage）

疏螺旋体属（Borrelia）

鼠毒素（murine toxin）

鼠疫耶尔森菌（Y. pestis）

束形成菌毛（bundle forming pili）

衰退型（involution form）

双毛菌（amphitrichate）

双歧杆菌（bifidobacterium）

双球菌（diplococcus）

水痘-带状疱疹病毒（varicella-zoster virus）

水泡性口炎病毒（vesicular stomatitis virus）

水平传播（horizontal transmission）

丝状病毒科（Filoviridae）

丝状菌落（filamentous type colony）

丝状体（filament）

丝状真菌（filamentous fungi）

四联球菌（tetrads）

松弛型质粒（relaxed plasmid）

宋内志贺氏菌（S. sonnei）

笔记栏

笔记栏

形态学亚单位（morphologic subunit）

性病研究实验室（venereal disease research laboratory）

性传播疾病（sexually transmitted disease）

性菌毛（sex pilus）

性质粒（fertility plasmid）

"汹涌发酵"（stormy fermentation）

须毛癣菌（*T. mentagrophytes*）

絮状表皮癣菌（*E. floccosum*）

选择培养基（selective medium）

血凝素（hemagglutinin）

血凝抑制试验（hemagglutination inhibition）

血溶素（haemolysin）

Y

芽孢（spore）

芽孢杆菌属（*Bacillus*）

芽管（germ tube）

芽生孢子（blastospore）

亚病毒（subvirus）

亚单位疫苗（subunit vaccines）

亚急性硬化性全脑炎（subacute sclerosing panencephalitis）

亚临床感染（subclinical infection）

烟曲霉（*A. fumigatus*）

延伸因子 1（elongation factor 1）

严紧型质粒（stringent plasmid）

严重急性呼吸综合征（severe acute respiratory syndrome）

厌氧培养基（anaerobic medium）

厌氧性细菌（anaerobic bacterium）

厌氧芽孢梭菌属（*Clostridium*）

羊布鲁氏杆菌（*B. melitensis*）

耶尔森菌属（*Yersinia*）

野毒株（wild strain）

野生型（wild type）

野生株（wild strain）

叶状孢子（thallospore）

伊丽莎白巴通体（*B. elizabethae*）

伊氏肺孢子菌（*P. jiroveci*）

衣壳（capsid）

衣氏放线菌（*A. israelii*）

医院感染（nosocomial infection）

医院获得性感染（hospital acquired infection）

移码突变（frameshift mutation）

遗传（heredity）

遗传型变异又称基因型变异（genotypic variation）

乙型肝炎病毒（hepatitis B virus）

乙型溶血性链球菌（β-hemolytic streptococcus）

异染颗粒（metachromatic granules）

异染质（volutin）

异位寄生（abnormal habitation）

异养菌（heterotroph）

抑菌（bacteriostasis）

疫苗（vaccine）

隐蔽期（eclipse）

隐球菌属（*Cryptococcus*）

隐性病毒感染（inapparent viral infection）

隐性感染（inapparent infection）

婴幼儿玫瑰疹（roseola infantum）

荧光假单胞菌（*P. fluorescens*）

营养菌丝（vegetative mycelium）

营养培养基（enriched medium）

营养缺陷型（auxotroph）

影印试验（replica plating）

硬下疳（chancre）

永生化（immortalize）

幽门螺杆菌（*Helicobacter pylori*）

疣状瓶霉（*Phialophora verrucosa*）

游离凝固酶（free coagulase）

有隔菌丝（septate hypha）

诱变剂（mutagen）

诱发突变（induced mutation）

原发性非典型肺炎（primary atypical pneumonia）

原内毒素蛋白（original endotoxin protein）

原生质球（spheroplast）

原生质体（protoplast）

原生质体融合（fusion of protoplast）

原体（elementary body）

圆柱状原生质体（cytoplasmic cylinder）

约翰逊不动杆菌（*A. johnsonii*）

Z

早期区（early region）

真杆菌属（*Eubacterium*）

真菌（fungus）

真菌病（mycoses）

真菌球型肺曲霉病（asperigilloma or fungus ball）

甄氏外瓶霉（*Exophiala jeanselmei*）

整合子（integron）

正常菌群（normal flora）

正常微生物群（normal microbe）

正黏病毒（Orthomyxoviriae）

支气管败血鲍特菌（*B. bronchiseptica*）

支原体（*Mycoplasma*）

支原体科（Mycoplasmataceae）

支原体目（Mycoplasmatales）

支原体属（*Mycoplasma*）

脂蛋白（lipoprotein）

脂低聚糖（lipooligosaccharide）

脂多糖（lipopolysaccharide）

脂寡糖（lipooligosaccharide）

脂磷壁酸（lipoteichoic acid）

脂酶（lipase）

脂质 A（lipid A）

脂质双层（lipid bilayer）

志贺氏毒素 I 和 II

志贺氏菌属（*Shigella*）

质粒（plasmid）

致病菌或病原菌（pathogenic bacteria）

致病性（pathogenicity）

致热外毒素（streptococcal pyrogenic exotoxin）

致细胞病变效应（cytopathic effect）

致育因子（fertility factor）

中间型（replicative intermediate）

肿瘤病毒（Oncovirus）

周毛菌（peritrichate）

周质间隙（periplasmic space）

猪布鲁氏杆菌（*B. suis*）

专性需氧菌（obligate aerobe）

专性厌氧菌（obligate anaerobe）

转导（transduction）

转化（transformation）

转换（transition）

转位紧密素受体（translocated intimin receptor）

转位因子（transposable element）

转座子（transposon）

子囊菌门（Ascomycota）

紫外线（ultraviolet ray）

自然突变（spontaneous mutation）

自溶酶（autolysin）

自我复制（self replication）

自养菌（autotroph）

足菌肿（mycetoma）